क्लिनिकल बुक ऑफ
वेटेरिनरी मेडिसिन
(हिन्दी-इंग्लिश की प्रैक्टिकल भाषा में)

Clinical Book of
Veterinary Medicine

SECOND EDITION

Other publication by the same author:

Wonderful World of Dogs
Complete Dog Guide Book
(in Hindi)
SECOND EDITION

in press

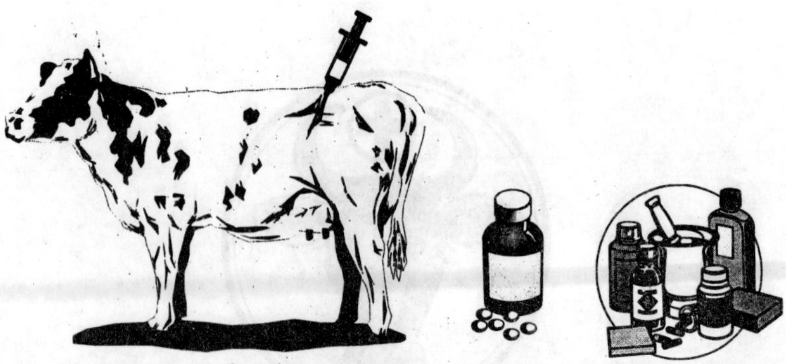

क्लिनिकल बुक ऑफ
वेटेरिनरी मेडिसिन

(हिन्दी-इंग्लिश की प्रैक्टिकल भाषा में)

Clinical Book of
Veterinary Medicine

SECOND EDITION

डॉ. एम.एल. परिहार
B.Sc., B.V.Sc. & A.H., M.V.Sc. (Surgery),
M.A.V.A. (Australia), B.J.M.C. (Journalism)
संयुक्त–निदेशक,
पशुपालन विभाग, राजस्थान, जयपुर

CBS

CBS Publishers & Distributors Pvt Ltd

New Delhi ⊙ Bengaluru ⊙ Chennai ⊙ Kochi ⊙ Kolkata ⊙ Lucknow ⊙ Mumbai
Hyderabad ⊙ Jharkhand ⊙ Nagpur ⊙ Patna ⊙ Pune ⊙ Uttarakhand

ISBN: 978-81-239-1042-0

First Edition: 2000
Second Edition: 2003
Reprint: 2005, 2008, 2012, 2013, 2014, 2016, 2017, 2018, 2019, 2021, 2022

Published by Satish Kumar Jain and produced by Varun Jain for
CBS Publishers & Distributors Pvt Ltd
4819/XI Prahlad Street, 24 Ansari Road, Daryaganj, New Delhi 110 002, India
Ph: 011-23289259, 23266861, 23266867 Website: www.cbspd.com
Fax: 011-23243014 e-mail: delhi@cbspd.com; cbspubs@airtelmail.in.

Corporate Office: 204 FIE, Industrial Area, Patparganj, Delhi 110 092, India
Ph: 011-4934 4934 Fax: 011-4934 4935 e-mail: publishing@cbspd.com; publicity@cbspd.com

Branches

- **Bengaluru:** Seema House 2975, 17th Cross, KR Road, Banasankari 2nd Stage, Bengaluru 560 070, Karnataka, India
  Ph: +91-80-26771678/79 Fax: +91-80-26771680 e-mail: bangalore@cbspd.com
- **Chennai:** 7, Subbaraya Street, Shenoy Nagar, Chennai 600 030, Tamil Nadu, India
  Ph: +91-44-26680620, 26681266 Fax: +91-44-42032115 e-mail: chennai@cbspd.com
- **Kochi:** 42/1325, 1326, Power House Road, Opp KSEB, Power House, Ernakulum Kochi 682 018, Kerala, India
  Ph: +91-484-4059061-65,67 Fax: +91-484-4059065 e-mail: kochi@cbspd.com
- **Kolkata:** 147, Hind Ceramics Compound, 1st Floor, Nilgunj Road, Belghoria, Kolkata-700056, West Bengal, India
  Ph: +033-25633055, 033-25633056 e-mail: kolkata@cbspd.com
- **Lucknow:** Basement, Khushnuma Complex, 7 Meerabai Marg (Behind Jawahar Bhawan),Lucknow-226001, UP, India
  Ph: +0522-4000032 e-mail: tiwari.lucknow@cbspd.com
- **Mumbai:** PWD Shed, Gala no 25/26, Ramchandra Bhatt Marg, Next to JJ Hospital Gate no. 2, Opp. Union Bank of India, Noorbaug, Mumbai-400009, Maharashtra, India
  Ph: 022-66661880/89 e-mail: mumbai@cbspd.com

Representatives

- Hyderabad 0-9885175004
- Jharkhand 0-9811541605
- Nagpur 0-9421945513
- Patna 0-9334159340
- Pune 0-9623451994
- Uttarakhand 0-9716462459

Printed at Neekunj Print Process, Haryana, India

लेखक की ओर से

भारत में पशुपालन तथा वेटेरिनरी डॉक्टर के प्रति समाज में व्याप्त धारणाएं अब धीरे–धीरे बदल रही है। अब वह समय नहीं रहा जब पशुपालक गाय को माता समझ कर बिना नफा–नुकसान सोचे अपने आंगन में बांधकर सेवा करता था। अब यह भी गुजरे जमाने की बात हो गई है कि पशु को हर बीमारी में सिर्फ हल्दी–तेल के घोल पिलाकर पशुपालक अपने कर्त्तव्य की इतिश्री मान लेता था। तेजी से बदलते दौर में देश के पशुपालक ने भी नजरिया बदला है, अब जागरुकता बढ़ी है। पशु की नस्ल, उत्पादन क्षमता, रख रखाव व चिकित्सा पर विशेष ध्यान दिया जा रहा है। कुल मिलाकर पशुपालक को यह महसूस हो गया है कि आधुनिक व वैज्ञानिक ढंग से पशुपालन द्वारा देश के ग्रामीण क्षेत्र की काया पलट हो सकती है।

ऐसे में पशुचिकित्सा क्षेत्र से संबंधित लोगों का महत्व भी बढ़ जाता है। रोग,डायग्नोसिस, ट्रीटमेन्ट व नवीनतम जानकारियों से हमें परिचित होना अब बहुत जरूरी हो गया है। मेडिकल की तरह अब वेटेरिनरी में भी कॉम्पीटिशन बढ़ने लगा है इसलिए जो डॉक्टर इस क्षेत्र के ज्ञान में अधिक कुशल व व्यवहारिक होगा वही अधिक लोकप्रिय व सफल होगा। हमारे साथी इस क्षेत्र में पारंगत हो, पशु रोगों का सही डायग्नोसिस व ट्रीटमेन्ट कर पशु, पशुपालक, देश, समाज व स्वयं का विकास करें, इसी उद्देश्य को ध्यान में रखते हुए मैंने इस बुक का सृजन किया है। शहर व दूरदराज के गांवों की वास्तविक परिस्थितियों को ध्यान में रखते हुए बुक में गाय–भैंस के महत्वपूर्ण रोगों को ही शामिल किया गया है। काफी संख्या में चित्रों द्वारा इस बुक को अधिक रोचक व सहज बनाया गया है। भाषा भी बहुत सरल व सहज है जिसे हम आम बोलचाल में बोलते हैं। टेक्नीकल शब्द इंगलिश में तथा बाकी भाषा हिन्दी में रख कर इसे अधिक व्यवहारिक बनाने की कोशिश की है। यह बुक पशुपालन व पशुचिकित्सा क्षेत्र में कार्यरत पशुपालकों व पशुचिकित्साकर्मियों का ज्ञानवर्धन करे, वे समाज में लोकप्रिय हो, समृद्ध हो तथा इस प्रोफेशन की समाज में और कद्र बढ़े, यही मेरा मकसद है।

इस बुक को लिखने में जिन महानुभावों ने मेरा उत्साहवर्धन व सहयोग किया उनका मैं हार्दिक आभारी हूं। उन विद्वान लेखकों का भी आभारी हूं जिनकी लिखी पुस्तकों से मुझे काफी सहयोग मिला। यह बुक हर कदम पर कामयाबी के सपने के देखने व उनको साकार करने के रास्ते बताएगी, ऐसी मैं उम्मीद करता हूं। इसे अधिक उपयोगी बनाने हेतु आपके अमूल्य सुझाव अपेक्षित हैं।

मई 2003, जयपुर **एम.एल. परिहार**

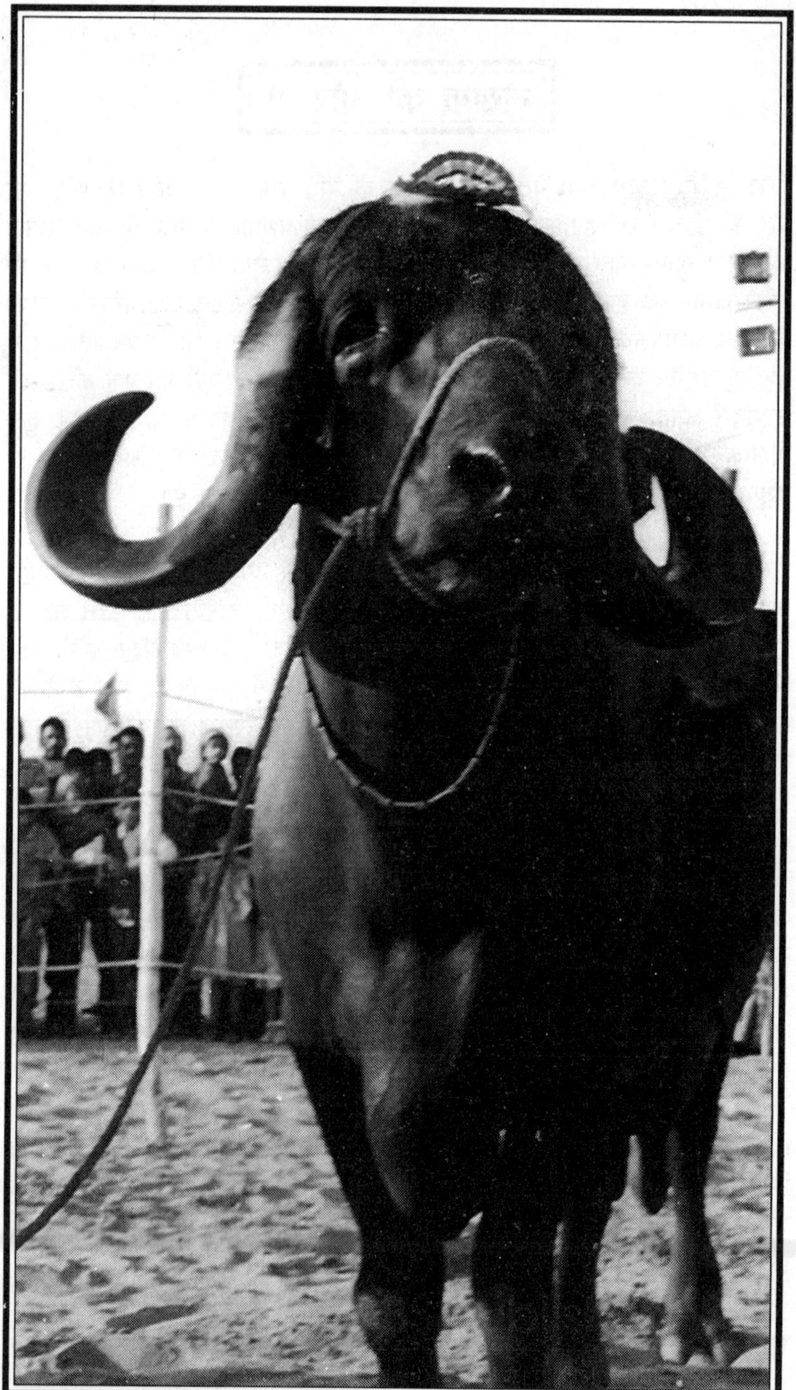

विषय सूची (CONTENTS)

मेडिसिन (MEDICINE)

किसी भी रोग का सही डायग्नोसिस करना, सफल इलाज करना तथा रोकथाम करने की कला या विज्ञान को मेडिसिन कहते हैं। वेटरिनरी मेडिसिन मेडिकल साइंस की वह ब्रांच है जिसमें पशुओं के रोगों के बारे में अध्ययन, डायग्नोसिस, उपचार तथा रोकथाम के उपाय होते हैं।

वर्तमान में मेडिसिन की कई पद्धतियाँ यानि सिस्टम या थैरेपी प्रचलित हैं।

1. एलोपैथी (Allopathy)
2. आयुर्वेदिक (Ayurvedic)
3. होम्योपैथी (Homeopathy)
4. नैचुरोपैथी (Naturopathy)
5. एक्यूपंक्चर (Acupuncture)
6. एक्युप्रेशर (Acupressure)
7. सिद्धा (Sidha)
8. सुजोक (Sujoke)
9. रैकी (Reiki)

एलोपैथी मेडिसिन (Allopathy Medicine)

1. Clinical medicine - Noninfectious
2. Preventive medicine - Infectious
3. State medicine - State Jurisprudence.
4. Forensic medicine - Jurisprudence + Toxicology.

वेटेरिनरी मेडिसिन (Veterinary Medicine)

यह मेडिकल साइंस की वह ब्रांच है जिसमें पशुओं के विभिनन रोगों के बारे में निदान, उपचार, रोकथाम व अध्ययन होता है। ह्युमन मेडिसिन की तुलना में वेटरनरी मेडिसिन काफी जटिल व विस्तृत विषय है। इसलिए इसे समझना और अमल में लाना भी उतना ही जटिल है। यही कारण है कि पशु रोगों का डायग्नोसिस करने में एक वेटरनरी डॉक्टर को मेडिकल डॉक्टर से अधिक मुश्किलों का सामना करना पड़ता है।

- सबसे बड़ी मुश्किल तो यह है कि मनुष्य के विपरीत पशु शब्दों में बोलकर अपनी पीड़ा का इजहार नहीं करता है। इसलिए पशुचिकित्सक को स्वयं द्वारा किए परीक्षण पर ही निर्भर रहना पड़ता है।
- रोगी एनिमल की जांच के समय एनिमल सहयोग (cooperate) करने की बजाय उछल सकता है, भाग सकता है तथा पशु चिकित्सक को गम्भीर चोट भी पहुंचा सकता है।
- रोग के डायग्नोसिस में काफी मदद रोग की हिस्ट्री से मिल सकती है लेकिन कई पशुपालक तो हिस्ट्री भी गलत बता देते हैं जिससे रोग का सही डायग्नोसिस करना और अधिक मुश्किल हो जाता है।
- एक छोटे डॉग से लेकर बकरी, गाय, घोड़ा, ऊंट, हाथी आदि विभिन्न प्रजातियों के पशुओं की एनाटोमी, फिजियोलोजी, व्यवहार, आदतें आदि में भी काफी भिन्नताएं होती है जिससे इनका सम्पूर्ण अध्ययन करना और सही डायग्नोसिस करना काफी मुश्किल हो जाता है। जबकि दुनिया में एक कोने से लेकर दूसरे

कोने तक मनुष्य की एनाटोमी व फिजियोलोजी एक जैसी होती है इसलिए मानव रोगों का अध्ययन करना व डायग्नोसिस करना अपेक्षाकृत सरल है।

- इलाज के दौरान या बाद में चाहे कितनी ही मेहनत से बड़ा ऑपरेशन किया हो लेकिन पशु सहयोग नहीं करता है। कूदने, भागने, मिट्टी में लेटने आदि से पशुचिकित्सक की करी कराई मेहनत पर पानी फेर देता है।

Veterinary Medicine

Clinical Veterinary Medicine (Non-infectious)	Preventive Veterinary Medicine (Infectious)

Clinical Veterinary Medicine

वेटरिनरी मेडिसिन का यह वह भाग है जिसमें किसी रोग के सही डायग्नोसिस करने की कला यानि कुशलता शामिल है तथा डायग्नोसिस के बाद रोगग्रस्त पशु के रोग की मुक्ति हेतु उपाय बताए जाते हैं। जो इस क्षेत्र में विशेषज्ञ होते हैं उनका मकसद रोग का डायग्नोसिस कर इलाज करना होता है।

Preventive Veterinary Medicine

वेटरिनरी मेडिसिन की यह वह ब्रांच है जिसमें रोग होने से पहले ही पशु को स्वस्थ रखने के विभिन्न उपाय बताये जाते हैं। इसमें रोग की रोकथाम व नियंत्रण (control and prevention) शामिल है। इसमें पशु के खान–पान, रख रखाव के साथ टीकाकरण (vaccination) तथा रोग होने के बाद कैसे कंट्रोल करें, ये सभी उपाय शामिल हैं।

स्वास्थ्य (Health)

यह किसी शरीर की वह स्थिति है जिसमें शारीरिक, कार्यिकी व मानसिक रुप से यानि फिजिकल, फिजियोलोजीकल और मेंटल रुप से अच्छी होती है।

रोग (Disease)

शरीर की नॉर्मल कंडिशन यानि स्वास्थ्य में किसी भी प्रकार का बदलाव (deviation)] रोग कहलाता है। इस अवस्था में शरीर की कार्य प्रणाली सामान्य यानि ठीक तरह से नहीं चलती है। किसी रोग का डायग्नोसिस उसके कारणों व लक्षणों के आधार पर किया जाता है।

Healthy Cow - alert, bright eyed, calm, curious, sleek coat

Temp. 101° F (38.3°C), Resp. 14 per minute, Pulse 15 per minute

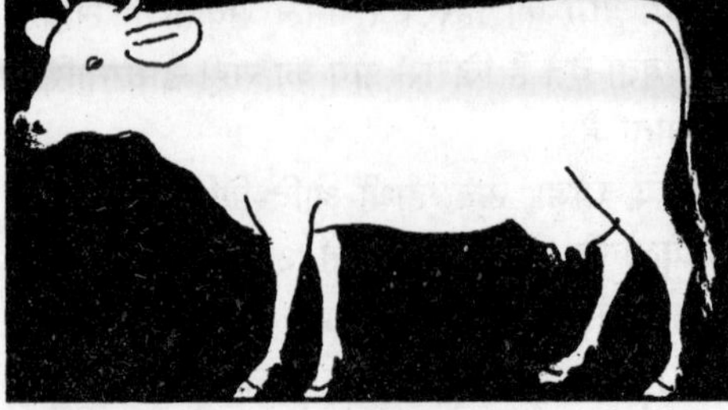

Signs of Dieases

anorexia, dullness- ↑ temp, ↑ resp., ↑ pulse, rough bodycoat, ↓ milk yield, discharges from eyes; nose; vulva, diarrhoea or constipation, lameness.

रोग (DISEASE)

(1) कारणों के आधार पर रोगों को निम्न तरह बांटा जा सकता है

Disease

Infectious (Contagious) | Non-Infectious (Non-Contagious)

- **संक्रामक रोग (Infectious diseases)**

वे रोग जो वायरस, बैक्टीरिया, प्रोटोजोआ व माइट के कारण होते हैं।

- **असंक्रामक रोग (Non-Infectious diseases)**

वे रोग जो वायरस, बैक्टीरिया, प्रोटोजोआ आदि से नहीं होते हैं।

- **छूत के रोग (Contagious diseases)**

वे रोग जो एक पशु से दूसरे पशु में छूत या सम्पर्क के कारण फैलते हैं जैसे रिंडरपेस्ट, फूट एण्ड माऊथ डिजीज।

- **बिना छूत के रोग (Non-Contagious diseases)**

वे रोग जो एक से दूसरे पशु में नहीं फैलते हैं जैसे टेटेनस

सभी संक्रामक रोग (Infectious), छूत के रोग (Contagious) हो भी सकते हैं और नहीं भी लेकिन सभी छूत के रोग संक्रामक होते हैं।

(2) उत्पत्ति के आधार पर रोग को निम्न प्रकार बांटा जा सकता है

Disease

Hereditary disease वंशानुगत | Congential disease जन्मजात | Acquired disease प्रकृति से प्राप्त

- **वंशानुगत रोग (Hereditary diseases)**

वे रोग जो अपने माता–पिता द्वारा संतान में फैलते हैं। ये मादा के अंडाणु (ovum) व नर के शुक्राणु (sperm) के जरिए संतान तक आते हैं। उदाहरण– एपिलेप्सी, हीमोफिलिया आदि।

- **जन्मजात रोग (Congenital diseases)**

वे रोग जो मादा गर्भाशय में भ्रूण के विकास के दौरान पैदा होते हैं और जन्म के साथ ही प्रकट हो जाते हैं जैसे – Atresia anii.

- **प्रकृति से प्राप्त रोग (Acquired diseases)**

वे रोग जो न तो वंशानुगत होते हैं और न ही जन्मजात बल्कि जीवन काल में विभिन्न प्राकृतिक कारणों से भी हो सकते हैं जैसे Cataract.

(3) रोग में शरीर का कौनसा भाग या कौनसा सिस्टम ग्रस्त है, इसके आधार पर भी इसे निम्न प्रकार बांटा जा सकता है

Disease

Localised disease | Generalised disease

- **सीमित रोग (Localised diseases)**

जब रोग शरीर के किसी अंग या छोटे भाग तक ही सीमित रहता है तो उसे localised disease कहते हैं। जैसे – Ear hematoma.

- **वृहद् रोग (General diseases)**

वह रोग जो शरीर के अधिकतर या सभी भागों को प्रभावित करता है उसे generalised disease कहते हैं। उदाहरण– toxaemia, septicaemia.

(4) क्लिनिकल लक्षणों के आधार पर भी रोग को तीन भागों में बांटा जा सकता है।

Disease

Acute   Peracute   Subacute   Chronic

- **एक्यूट (Acute diseases)**

एक्यूट रोग एकाएक होता है लेकिन गंभीर होता है। प्रायः ऐसा रोग 3–15 दिन तक रहता है, जैसे– एन्थ्रेक्स, खुरपका मुंहपका रोग, रिंडरपेस्ट आदि।

- **परएक्यूट (Peracute diseases)**

यह भी अचानक होता है हालांकि यह बहुत कम दिनों तक ही रहता है लेकिन अधिक गंभीर होता है। रोग एकाएक प्रकट होकर कुछ घंटों से लेकर दो दिन तक ही रहता है। इस अल्प अवधि में ही मौत हो जाती है या शरीर का काफी नुकसान कर जाता है जैसे– Peracute mastitis, Peracute H.S.

- **सबएक्यूट (Subacute diseases)**

इस रोग की गंभीरता एक्युट रोग से कम होती है 2–4 दिन तक रहती है जैसे– Subacute mastitis

- **क्रोनिक (Chronic diseases)**

इस प्रकार के रोगों की अवधि यानि कोर्स काफी लम्बा होता है। हालांकि अपने आप में यह रोग ज्यादा गंभीर नहीं होता है लेकिन लम्बे समय तक रहने के कारण मौत का कारण बन सकती है। प्रायः एक महीने से आगे की अवधि वाले रोग क्रॉनिक रोग कहलाते हैं जैसे Brucellosis, T.B.

- **रोगवाहक या केरियर (Carrier)**

इसमें रोग के कारण माइक्रोआर्गेनिज्म व पशु के बीच एक ऐसा सम्बन्ध हो जाता है कि ये शरीर में लम्बी अवधि तक शांत अवस्था में रहते हैं रोग के लक्षण भी प्रकट नहीं करते हैं और परिस्थितियां अपने अनुकूल होने पर रोग प्रकट हो जाता है। जैसे– गायों में सर्रा रोग (ट्रिपेनोसोमा परजीवी)

(5) कोई रोग कितने पशुओं में फैलता है ? इस पर भी रोग पांच प्रकार के होते हैं।

Disease

Sporadic   Enzootic   Epizootic   Endemic   Panzootic

- **स्पोरेडिक (Sporadic diseases)**

वह रोग जो एक बार में किसी एक पशु को ही होता है और यह किसी दूसरे पशु को नहीं फैलता है जैसे– Sporadic Lymphangitis (horse).

- **एन्जूटिक (Enzootic diseases)**

वह रोग जो किसी विशेष क्षेत्र में एक प्रकोप की तरह होता है जो सिर्फ कुछ ही स्पेसीज के कई पशुओं को अपनी चपेट में ले लेता है जैसे वायरल एर्बोशन।

- **एपिजूटिक (Epizootic diseases)**

वह रोग जो बड़े क्षेत्र में बड़ी संख्या के पशुधन को बहुत जल्दी ही अपनी चपेट में ले लेता है। कोई भी एंजूटिक रोग भी एपिजूटिक रोग में बदल सकता है। जैसे– FMD, Rinderpest, H.S.

- **एन्डेमिक (Endemic diseases)**

वह संक्रामक रोग जो किसी छोटे क्षेत्र में बड़ी संख्या में पशुओं में विशेष तरीके से फैलता है और लम्बे समय तक रहता है जैसे B.Q., Anthrax.

- **पेन्जूटिक (Panzootic diseases)**

जब कोई रोग देश के बड़े क्षेत्र में या कई देशों में या यहां तक कि कुछ महाद्वीपों (islands) में फैलता है तो वह पेन्जूटिक रोग कहलाता है। जैसे– इन्फ्लुएंजा

(6) उत्पत्ति के आधार पर भी रोग को तीन भागों में बांटा जा सकता है।

Disease

Indigenous disease | Exotic disease | Emerging disease

- **इंडिजिनस (Indigenous diseases)**

रोग जो अपने देश से ही फैलता है यानि इसकी उत्पत्ति भी यही हुई हो। जैसे टी.बी.

- **एक्जोटिक (Exotic diseases)**

वह रोग जो किसी अन्य देश से हमारे यहां पहुंच कर फैलता है।
जैसे– African horse sickness.

- **एमर्जिग (Emerging diseases)**

वह रोग जो यहां नहीं होता है लेकिन भविष्य में कभी भी यहां आ सकता है, जैसे– Louping ill in sheep.

(7) किसी रोग को उनके इंफेक्शन के स्रोत के आधार पर निम्न तरह बांटा जा सकता है–

Disease

Exogenous disease | Endogenous disease

- **एक्जोजिनस (Exogenous diseases)**

वह रोग जिसमें एक पशु में अन्य पशु से दूषित (contaminated) चारा, पानी, हवा, मिट्टी यानि बाहरी स्रोतों से इन्फेक्शन फैलता है।

- **एंडोजिनस (Endogenous diseases)**

जब कभी शरीर में रोग प्रतिरोधक क्षमता (body resistance) कम हो जाती है तो शरीर में शांत पड़े किसी रोग के कारक बैक्टीरिया सक्रिय होकर रोग का रुप धारण कर लेते हैं। इस तरह पशु के अंदर की कमी की वजह से ही जो रोग पेदा होता है उसे endogenous disease या auto-infection कहते हैं।

डायग्नोसिस (DIAGNOSIS)

किसी रोग को पहचान कर निर्धारित करने की कला या विज्ञान को डायग्नोसिस कहते हैं। यह एक डॉक्टर की कुशलता व हुनर है जो किसी रोगी पशु की सही जांच कर किया जाता है। सही डायग्नोसिस करने से ही सही इलाज होता है यानि सही इलाज का आधार ही सही डायग्नोसिस है।

यह भी सच है कि भारतीय परिस्थितियों में एक पशुचिकित्सक के लिए हमेशा ही सही डायग्नोसिस करना संभव नहीं है जिसके कई कारण हैं। प्रथम तो हमारे यहां फिल्ड में विकसित देशों की तरह अलग–अलग प्रजाति के पशुओं व उनके अलग–अलग अंगों का स्पेशिएलाइजेशन नहीं है। यहां एक डॉक्टर को छोटी चिड़िया या डॉग से लेकर बकरी, गाय, घोड़ा, ऊंट, शेर, बन्दर आदि जैसे विभिन्न प्रजाति के पशुओं के रोगों का डायग्नोसिस कर इलाज करना होता है जिनकी एनाटॉमी व फिजियोलोजी में भी काफी फर्क होता है। इसके अलावा फिल्ड में विभिन्न तरह की जांच के लिए पर्याप्त सुविधाएं भी नहीं होती हैं।

सही व करीबी डायग्नोसिस के लिए यह जरुरी है कि डॉक्टर को मोटे तौर पर ऐसी जानकारियां हों जैसे सभी तरह के पशुओं की स्वस्थ अवस्था कैसी होती है यानि उस समय उनके अंग कैसे होते हैं, उनकी कार्य प्रणाली कैसे चलती है तथा इस अवस्था में पशु का व्यवहार कैसा होता है। इसी के आधार पर एब्नॉर्मल कंडिशन यानि रोग की अवस्था के बारे में पता चलता है और स्वस्थ रोगी पशु में फर्क का पता लगाया जाता है। इस प्रकार कई तरह के पशुओं में रोग के कारणों को जान कर रोग की पहचान करना मुश्किल व चुनौती भरा काम होता है लेकिन जानकारी, लगन व अनुभव से इसमें भी कुशलता हासिल की जा सकती है।

Classification of diagnosis

- **Hasty Shot diagnosis**

पहली ही नजर में पशु को देखकर रोग का डायग्नोसिस किया जाता है।

- **Direct diagnosis**

पशु के शरीर पर रोगों के लक्षणों के आधार पर डायग्नोसिस किया जाता है।

- **Differential diagnosis**

इसमें किसी रोग के लक्षणों की तुलना उसके जैसे अन्य रोग के लक्षणों से करके रोग का पता लगाया जाता है।

- **Tentative diagnosis**

कई बार रोगी पशु में रोग के दौरान कई बदलाव आते हैं और उसका सही डायग्नोसिस करने के लिए कुछ खास तरह की लेबोरेट्री जांच व अन्य जांच जरुरी है। अतः जब तक यह जांच होवे और परिणाम आए तब तक रोग का प्रयोग के तौर पर (tentative) डायग्नोसिस किया जाता है और रोग अधिक न बढ़े इसलिए tentative treatment भी शुरु कर दिया जाता है।

• Symptomatic diagnosis

जब कभी रोग के कारणों का सही पता नहीं चले और उस रोग के खास पहचान वाले लक्षण भी स्पष्ट रुप से नजर नहीं आएं तो उस समय pain, inflammation, temperature, bleeding आदि लक्षणों के आधार पर symptomatic diagnosis किया जाता है।

• Confirmatory diagnosis

इसमें रोग का सही डायग्नोसिस किया जाता है। यह रोग के लक्षणों व प्रयोगशाला जाँच के आधार पर किया जाता है लेकिन यह तभी संभव है जब प्रयोगशाला जांच सही तरह से की जाएं।

रोग का कारण (AETIOLOGY)

Aetio = Causes, Logous = Science

किसी रोग के वास्तविक कारणों की जानकारी या अध्ययन etiology कहलाती है। यानि विभिन्न तरह के वे कारण जिनकी वजह से ही कोई विशेष रोग होता है। ये कारण बाहरी भी हो सकते हैं और आन्तरिक भी।

आन्तरिक (Intrinsic)

शरीर के अन्दर कुछ स्वाभाविक कारण होते हैं जैसे कुछ रोग गुणसूत्रों (genes) के माध्यम से एक पीढ़ी से दूसरी पीढ़ी तक पहुंचते हैं।

बाहरी (Extrinsic)

कई रोग बाहर वातावरण में पाये जाने वाले बैक्टीरिया, वायरस, परजीवी, फंगस आदि के कारण फैलते हैं। ये संक्रामक (infectious) कारणों में गिने जाते हैं। इनके अलावा असंक्रामक (non-infectious) बाहरी कारण जैसे आहार में प्रोटीन, विटामिन आदि की कमी से भी रोग होते हैं। इसके अलावा चोट, ठंड, गर्मी, रेडियो किरणें आदि बाहरी कारण भी रोग फैलाते हैं।

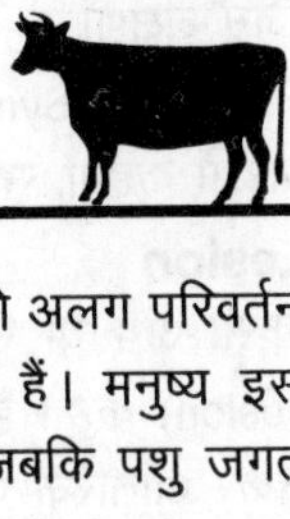

लक्षण (SYMPTOMS)

शरीर में सामान्य अवस्था से हट कर मानसिक व शारीरिक रुप से जो अलग परिवर्तन (abnormalities) नजर आते हैं वे लक्षण (symptoms) कहलाते हैं। मनुष्य इस बदलाव या परिवर्तन को भावनात्मक रुप से प्रकट कर सकता है जबकि पशु जगत में पूरी तरह ऐसा नहीं हो पाता है।

Sign- रोग ग्रस्त पशु में शरीर के बाहर एक ही झलक में देखने से ऊपरी तौर से कोई स्पष्ट लक्षण या बदलाव नजर आता है उसे sign कहते हैं, जैसे– Red urine, brisket oedoma, bottle jaw etc.

Symptoms

Subjective Symptoms — Objective Symptoms

Subjective Symptoms

यह किसी रोगी की भावनाएं या पीड़ा है जिसे वह अभिव्यक्त करता है लेकिन मनुष्य के विपरीत पशु अपनी भावनाओं को शब्दों में व्यक्त नहीं कर पाते हैं। हालांकि पशु को पीड़ा तो होती है लेकिन इजहार नहीं कर पाता है। घोड़ा इसका अपवाद है जो पेट दर्द (colic) के समय अपने पेट की ओर देखता है।

Objective Symptoms

वे लक्षण जिनको एक डॉक्टर विभिन्न तरह की जांच करके मालूम करता है। वेटरनरी क्षेत्र में डॉक्टर को इन्हीं पर निर्भर रहना पड़ता है क्योंकि एनिमल खुद तो यह नहीं कह पाता है कि उसे कहां दर्द है, कौनसा अंग गर्म या सून्न है या चोट कहां लगी है ? आदि। ये लक्षण मुख्य रुप से तीन तरह की जांच द्वारा मालूम किए जाते हैं।

(i) Palpation – पशु के विभिन्न भागों पर हल्का दबा कर।

(ii) Auscultation – स्टेथेस्कोप से हृदय की स्थिति मालूम कर।

(iii) Percussion – रोगी शरीर पर अंगुलियां रखकर एक के ऊपर दूसरे हाथ की अंगुली से हल्की चोट कर आवाज सुनकर।

Typical Symptoms

कुछ खास वे लक्षण जिनकी वजह से किसी रोग को पहचाना जाता है और इन्हीं के आधार पर डॉक्टर एक ही नजर में डायग्नोसिस कर सकता है। जैसे– हॉर्न कैंसर में पशु के सींग का एक ओर झुकना, टेटेनस में शरीर के घनुष आकार का हो जाना, एन्थ्रेक्स में शरीर के विभिन्न छिद्रों (natural orifices) से झागदार काला ब्लड बहना आदि।

Prognostic Symptoms

जिन लक्षणों के आधार पर यह अंदाज लगाया जा सकता है कि रोग का परिणाम (fate) क्या होगा, पशु ठीक होगा या लम्बे समय तक रोगग्रस्त रहेगा या मर जाएगा। यानि जिन लक्षणों के आधार पर डॉक्टर यह कह सके कि रोग का प्रोग्नोसिस क्या होगा Prognostic Symptoms कहलाते हैं जैसे रैबीज के लक्षण प्रकट हो जाने पर मौत के बारे में कहना, साधारण फ्रेक्चर में प्लास्टर के बाद सामान्य हो जाने का कहना आदि।

Lesion

किसी अंग या उसके कुछ भाग की संरचना में जो बदलाव आता है उसे लिजन (lesion) कहते हैं। ये त्वचा पर ऊपरी तौर पर भी हो सकते हैं और मांसपेशियों से लेकर आंतरिक परतों तक गहरे भी हो सकते हैं। superficial lesions ऊपर से ही नजर आ जाते हैं लेकिन deep lesion प्रयोगशाला जांच या उस भाग, अंग को ओपन करने से नजर आ जाते हैं। जैसे cow pox, sheep pox में शरीर पर विशेष फफोले (vesicles) लिजन कहलाते हैं या एफ.एम.डी. में मुंह व खुर के बीच में छाले व घाव superficial lesions कहलाते हैं। इसी प्रकार बी.क्यू. में मांसपेशियों में फ्लूड भर जाना या टी.बी. में फेफड़ों के अन्दर की गांठें या लिवर रोग में लिवर के अंदर मवाद बनना deep lesions के उदाहरण हैं।

प्रोग्नोसिस (PROGNOSIS)

किसी रोग के संभावित परिणाम की भविष्यवाणी (forecast) करना प्रोग्नोसिस कहलाता है। subacute, acute, chronic आदि के अनुसार हर रोग की अवस्थाएं होती है। कई पशु रोग में बच भी जाते हैं तथा कई मर जाते हैं तो कई लम्बे समय तक रोग को ढोए रहते हैं या अपंग हो जाते हैं। यदि घोड़ा, बैल आदि अपंग हो जाए तो उसकी भविष्य में उपयोगिता के बारे में भी सोचना पड़ता है।

किसी रोग की भविष्यवाणी करते समय यह ध्यान रखा जाना चाहिए कि रोग कैसा है, रोग का कोर्स क्या है, दिए गए इलाज का कोई प्रभाव पड़ा या नहीं, पशु की शारीरिक स्थिति ठीक है या नहीं, खाता–पीता है या नहीं, पशु के व्यवहार में क्या बदलाव आया, क्या रोग एक अंग तक ही सीमित है या काफी अंगों को चपेट में लिए हुए है और इससे शरीर की कार्यप्रणाली में कितना फर्क पड़ रहा है। यह भी सच है कि यदि रोग का डायग्नोसिस सही है तो प्रोग्नोसिस भी आसानी से व सही होता है। प्रोग्नोसिस के लिए पशु की कीमत तथा रोग के बाद उसकी उपयोगिता के बारे में भी अच्छी तरह सोचना चाहिए। पशुपालक को रोग का सही प्रोग्नोसिस बताकर आगे के इलाज में होने वाले खर्च तथा मानसिक परेशानी से बचाया जा सकता है। इसी तरह रोग के इलाज से ठीक होने की स्थिति में सही प्रोग्नोसिस कर पशुपालक को निराशा से उबारा जा सकता है।

डॉक्टर द्वारा किसी रोग का सही प्रोग्नोसिस कर पशुपालक को लाभ भी पहुंचाया जा सकता है जबकि गलत प्रोग्नोसिस से दोहरा नुकसान होता है। जैसे भैंस रिपीट ब्रीडर है, लम्बे समय से इलाज चल रहा है, इसी दौरान पशुपालक भैंस को हीट के बाद पाड़े से क्रॉस करवा लेता है। पशुपालक डॉक्टर को गर्भ परीक्षण के लिए कहता है और तीन माह के ग्याभन को भी वह खाली यानि नेगेटिव बता देता है, प्रोग्नोसिस grave बता देता है। निराश पशुपालक तंग आकर उसे कसाई को बेच देता है। जब दो महीने बाद स्लॉटर करने पर देखा गया तो वह भैंस पांच माह की प्रेग्नेन्ट पाई गई। असहाय पशुपालक की एक सामान्य भैंस तो हाथ से गई व दूसरी नई भैंस खरीदनी पड़ी जिससे दोहरा नुकसान हुआ। यदि ऐसी स्थिति में प्रोग्नोसिस सही होता तो उसे दोहरा लाभ हो सकता था।

प्रोग्नोसिस चार प्रकार के हो सकते हैं

1. Favourable

यानि रोग के बाद इलाज द्वारा पशु के बचने की लगभग पूरी संभावना होती है जैसे– यदि पशु के रेटिकुलम में कोई गोला या foreign body तीखी नहीं है और रेटिकुलम से पार कर हार्ट की ओर जाने की संभावना नहीं है तो ऐसे ट्रॉमेटिक रेटिकुलाइटिस का प्रोग्नोसिस फेवरेबल होगा।

2. Doubtful

यदि रेटिकुलम में कोई pointed foreign body, जैसे सुई है जो हार्ट की ओर जा भी सकती है ऐसे में प्रोग्नोसिस doubtful होगा। इसके अलावा यदि सीजेरियन के दौरान फीटस एक दिन का मरा व फूला हुआ मिले तो भी प्रोग्नोसिस doubtful होगा।

3. Poor

यदि डॉग को स्पाइनल चोट हो गई है। पिछले दोनों पैरों पर बराबर नहीं चल पाता है, कई बार पैर घसीटता भी है या पूरी तरह लकवा हो गया है तो उसकी ठीक होने की संभावना बहुत कम होती है। ऐसे में प्रोग्नोसिस poor होता है।

4. Grave

यदि रेटिकुलम से नुकीली फॉरेन बॉडी पार कर हार्ट में प्रवेश कर चुकी है तो ऐसे ट्रॉमेटिक पेरिकार्डइटिस के मामले में प्रोग्नोसिस grave होगा। यानि ऐसी स्थिति में पशु के बचने की संभावना नहीं के बराबर होती है। जैसे– यदि गाय या भैंस के दोनों पैर पक्के फर्श पर फिसल जाने से हिप डिस्लोकेशन हो गया है तो सामान्य होने की संभावना नहीं के बराबर होती है।

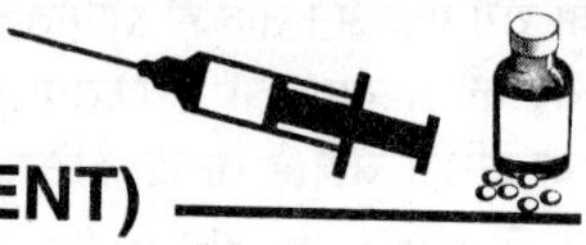

इलाज (TREATMENT)

पशुचिकित्सा क्षेत्र में किसी पशु का ट्रीटमेन्ट करना मनुष्य के ट्रीटमेन्ट करने से काफी अलग है। प्रायः मनुष्य के इलाज के दौरान ट्रीटमेन्ट की कीमत पर कम महत्व दिया जाता है जबकि पशुचिकित्सा में इलाज के दौरान पशु की कीमत पर भी पूरा ध्यान रखना पड़ता है कि कहीं ट्रीटमेन्ट की कीमत पशु की कीमत के आसपास या ज्यादा न हो जाए। न ही ऐसा ट्रीटमेन्ट एक ग्रामीण के हित में है। इसलिए डॉक्टर को रोग के कोर्स के अनुसार तथा रोग की गंभीरता के आधार पर थोड़ा आंकलन कर लेना चाहिए कि उसके इलाज के लिए लगभग कितना रुपया खर्च होगा। इलाज शुरु करने से पहले यह पशुपालक को बता देना उचित रहता है। इसके साथ ही रोग के परिणाम के बारे में प्रोग्नोसिस बताना भी लाभकारी रहता है।

हां, आजकल डॉग्स का इलाज इसका अपवाद बन गया है जिनमें अधिकतर मनुष्य की तरह ही इलाज किया जाता है, यानि ट्रीटमेन्ट की कीमत का ज्यादा महत्व नहीं होता है क्योंकि डॉग के साथ उसके मालिक की भावनाएं अधिक जुड़ी रहती हैं। इसलिए अधिकतर लोग काफी पैसा खर्च कर भी अपने डॉग को रोग से बचाने की कोशिश करते हैं।

ट्रीटमेन्ट के साथ ही पशु के रख रखाव का भी पशु के स्वस्थ होने में काफी योगदान होता है इसलिए care and management को भी नजरअन्दाज नहीं करना चाहिए। पशुचिकित्सा क्षेत्र में ट्रीटमेन्ट को निम्न प्रकार बांटा जा सकता है।

1. GENERAL TREATMENT

इलाज के दौरान कई तरह की मुश्किलें आती हैं जिनकी वजह से पशु निढाल सा हो जाता है, ऐसे में स्पेशियल ट्रीटमेन्ट के साथ–साथ जनरल ट्रीटमेन्ट भी दिया जाता है जो रोगी को इस तरह की मुश्किलों से मुक्ति दिलाते हैं और रोगी की जीवन शक्ति को मानों फिर से जीवित कर देते हैं। जनरल ट्रीटमेन्ट में कई तरह के भाग शामिल किए जा सकते हैं।

• **Fluid Therapy –** जब रोगी शरीर में उल्टी या तेज दस्त के कारण पानी की कमी (dehydration) से ग्रस्त हो जाए ऐसे में पर्याप्त फ्लूड थैरेपी उसको नया ज़ीवन दे देती है।

• **Physical Treatment –** विभिन्न तरह की चोट से मांसपेशियां व हड्डियों में तरह–तरह की व्याधियां उत्पन्न हो जाती है ऐसे में Infra-Red Rays, Ultraviolet, X-Ray, Heat आदि का उपयोग काफी लाभप्रद होता है।

• **Mechanical Treatment –** कई रोगों के इलाज में एक्सरसाइज, मालिश आदि का भी महत्वपूर्ण योगदान रहता है।

• **Dietetic Treatment –** कई रोगों में पशु के आहार का काफी असर होता है। बड़े पशुओं में रोग के इलाज के दौरान पौष्टिक आहार की हिदायत दी जाती है तथा कुछ प्रकार के आहार न देने की भी सलाह दी जाती है ताकि रोग की गंभीरता और अधिक न बढ़े।

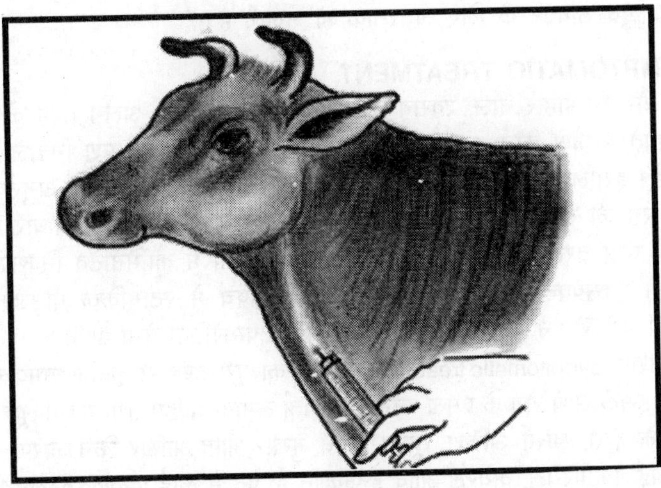

• **Psychological Treatment –** वेटरनरी क्षेत्र में साइकोलोजिकल ट्रीटमेन्ट का उतना अधिक महत्व नहीं है जितना मानव चिकित्सा में है लेकिन वेटरनरी में इसको बिल्कुल नकारा नहीं जा सकता है। किसी रोगी पशु का इलाज करते समय उसकी मानसिक स्थिति को समझना तथा उसी के अनुरुप इलाज की प्रक्रिया करना एक कला है। किसी पशु के इंजेक्शन लगाने, दवा पिलाने व शारीरिक परीक्षण आदि करते समय उसे पहले पुचकारना, हथेली से उसके शरीर पर हल्की थाप देकर अपनत्व जताना, इंजेक्शन लगाने आदि के दौरान उसके शरीर पर हाथ फेरना आदि काफी महत्वपूर्ण भाग है इसके बिना या तो डॉक्टर खुद पशु की चोट खा सकता है या पशु ही ट्रेविस में से निकलकर या पेड़ से बंधा हुआ रस्सा तोड़ कर भाग सकता है। घोड़ों, कुत्तों तथा जंगली जानवरों में तो इसका विशेष ध्यान रखना चाहिए।

कई जंगली जानवरों को यदि साइकोलोजिकल ट्रीटमेन्ट नहीं दिया जाता है तो वे इलाज के दौरान मनुष्य की पकड़ में आने मात्र से ही आघात (shock) के कारण मर सकते हैं। यदि घोड़े की शारीरिक जांच करने से पहले उसे हल्का सहला कर, गर्दन पर थाप देकर विश्वास में नहीं लिया तो लात मारते देर नहीं लगाता है। इसी तरह कुत्ता भी साइकोलोजिकल ट्रीटमेन्ट के अभाव में काटने में देरी नहीं लगाता है। यदि कुत्ते को मुंह पर मजल लगाना हो, रस्सा या पट्टी से मुंह बांधना हो तो उचित यह है कि पहले उसके नाम से पुकार कर पुचकारें, उससे बातें करने जैसा अभिनय करें, उसे विश्वास में लेकर ही अगला कदम उठाएं। यदि हाथी के शरीर पर इंजेक्शन लगाना है या घाव की ड्रेसिंग करनी है तो महावत को कहे कि वह हाथी से बातें करें और इसी दौरान आप चिकित्सा करें क्योंकि हाथी एकाएक अनजान व्यक्ति के विश्वास में नहीं आता है। यदि ऐसा नहीं किया तो अनजान व्यक्ति को सूंड में पकड़ कर फेंकने में जरा सी देरी नहीं लगाता है। कहने का अर्थ यह है कि पशु के इलाज के लिए किसी भी तरह के पशु के पास जाकर एकाएक अपना काम शुरु करने की कोशिश खुद डॉक्टर के लिए खतरनाक हो सकती है।

2. SYMPTOMATIC TREATMENT

प्रत्येक रोग में आहार नाल, श्वसन तंत्र आदि तंत्रों में अलग–अलग तरह के लक्षण प्रकट होते हैं जैसे दस्त, आफरा, खांसी आदि। इनकी वजह से पशु निढाल सा हो जाता है। इसलिए ऐसे लक्षणों को दबाने या बंद करने के लिए इनके अनुरुप कुछ खास तरह की दवाइयां दी जाती हैं। ये दवाइयां रोग के लक्षणों के आधार पर दी जाती है जैसे दस्त में एस्ट्रीजेन्ट मिक्सर देना, टिम्पेनी में कार्मिनेटिव मिक्सर देना, खांसी में एक्सपेक्टोरेन्ट मिक्सर देना, सामान्य अपच में स्टोमेकिक पाउडर देना, सूजन में इसे रोकने की दवा देना, बुखार में एंटिपायरेटिक देना आदि।

सिर्फ symptomatic treatment से रोग का पूरी तरह से इलाज संभव नहीं है इसलिए इसके साथ रोग के प्रमुख कारणों का पता लगाना चाहिए तथा यह मालूम करना चाहिए कि दस्त, खांसी, आफरा, सूजन, अपच, बुखार आदि आखिर किन कारणों से है। यानि कोई बैक्टीरियल, वायरल आदि इन्फेक्शन है, पेट में कोई foreign body तो नहीं है ? हड्डी का कोई फ्रेक्चर तो नहीं है ? इस तरह रोग के असली कारणों को समझ कर इन कारणों को ही हटाने का प्रयास करने का ट्रीटमेन्ट ही सफलता प्राप्त करता है।

3. SPECIFIC TREATMENT

किसी रोग के पूरी तरह इलाज के लिए खास दवाइयों द्वारा किया गया इलाज स्पेसिफिक ट्रीटमेन्ट कहलाता है और यह तभी संभव है जब रोग के प्रमुख कारणों का अच्छी तरह पता लगाकर सही डायग्नोसिस किया जाए। इस तरह के इलाज में शरीर के किसी तत्व की अधिक मात्रा को कम करने या कम मात्रा को बराबर किया जाता है और ऐसा करते ही पशु कुछ ही समय में सामान्य हो जाता है। उदाहरण के लिए यदि कोई पशु ब्याने के बाद केल्शियम की कमी यानि मिल्क फीवर से ग्रस्त है तो केल्शियम थैरेपी के तुरंत बाद वह ठीक हो जाता है यदि कोई पशु विशेष तरह की

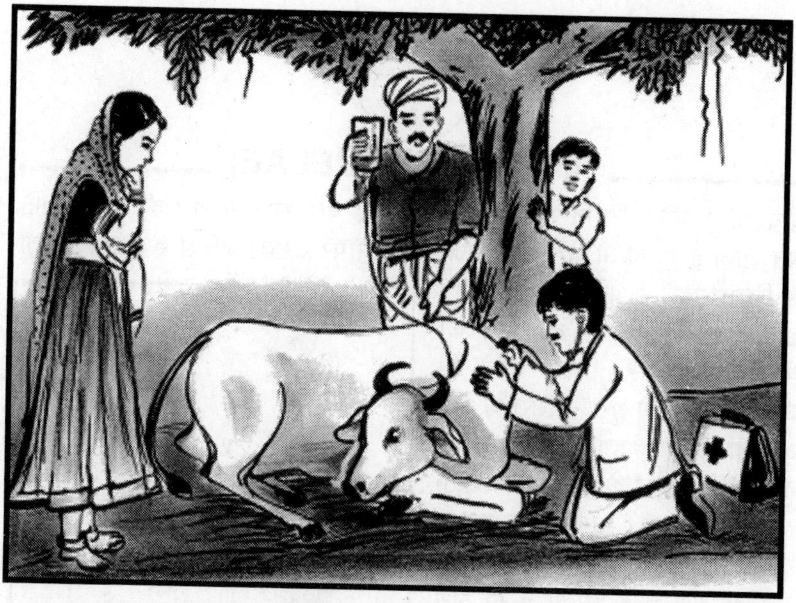

पॉयजनिंग से ग्रस्त है तो उसे उसका एंटिडोट देते ही सामान्य हो जाता है। किसी मवाद, एक्जुडेट, नेजल–डिचार्ज, मिल्क आदि की बैक्टीरियल जांच करवा कर संबंधित एंटीबायोटिक ही देने पर रिकवरी जल्दी होती है। यदि पेट के कीड़ों से ग्रस्त किसी पशु के गोबर की जांच करवा कर उसके अनुरुप ही कृमिनाशक दवा दें तो उसका असर पूरा होता है। यदि शरीर में कोई कैंसर ग्रोथ है तो ऑपरेशन के साथ antineoplastic दवा देने पर जटिलताएं कम होती हैं।

4. PALLIATIVE TREATMENT

कई तरह के रोगों का पूरी तरह से इलाज संभव नहीं है। उनका poor या grave प्रोग्नोसिस के बारे में भी पता होता है। ऐसे में जो ट्रीटमेन्ट दिया जाता है वह सिर्फ उस पशु की उम्र को कुछ हद तक बढ़ाने के लिए दिया जाता है। उदाहरण – कैंसर रोग में कैंसररोधी दवाइयां तथा रेडियशन थैरेपी, डायबिटीज में इंसुलिन देना।

5. PROPHYLACTIVE TREATMENT

रोगों से बचाव हेतु जो भी विभिन्न तरीके अपनाए जाते हैं ताकि रोग नहीं फैले वे prophylactive treatment में आते हैं जैसे राज्य या देश की सीमा पर प्रवेश से पहले जांच व कुछ दिन अलग रखना यानि quarantine, vaccination, disposal of carcasses, etc.

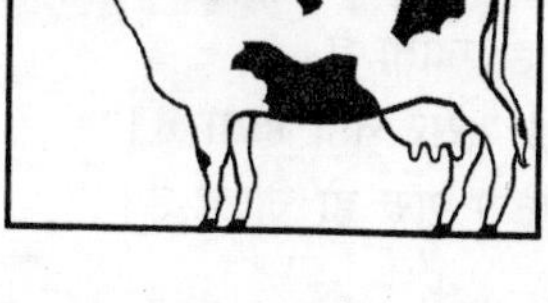

परिस्थिति (SEQUELAE)

रोग की प्राथमिक स्थिति से उबरने के बाद कई बार शरीर में रोग की अन्य स्थिति बन जाती है या किसी रोग का इलाज नहीं होने पर उसका जटिल रुप सामने आता है, जिसमें पहले से अधिक कॉम्पलिकेशन होते हैं। इस स्थिति को रोग की परिस्थिति यानि sequelae कहते हैं। जैसे गाय, भैंस में ब्रुसेल्लोसिस के बाद आर्थाईटिस या हाइग्रोमा हो जाता है। कुत्तों में डिस्टेम्पर के बाद कोरिया chorea हो जाता है। इसलिए पशुपालकों को यह सलाह दी जाती है कि जब तक रोग का पूरी तरह खात्मा न हो, पशु बिल्कुल सामान्य न हो, इलाज जारी रखना चाहिए। प्रायः देखा गया है कि कई बार एक–दो दिन के इलाज के बाद कई रोग के लक्षण ऊपरी तौर पर काफी कम हो जाते हैं लेकिन अंदरुनी रुप से बने रहते हैं। ऐसी स्थिति में दवाइयां देना बंद कर देने से रोग फिर से धीरे–धीरे विकराल रुप धारण कर सकता है।

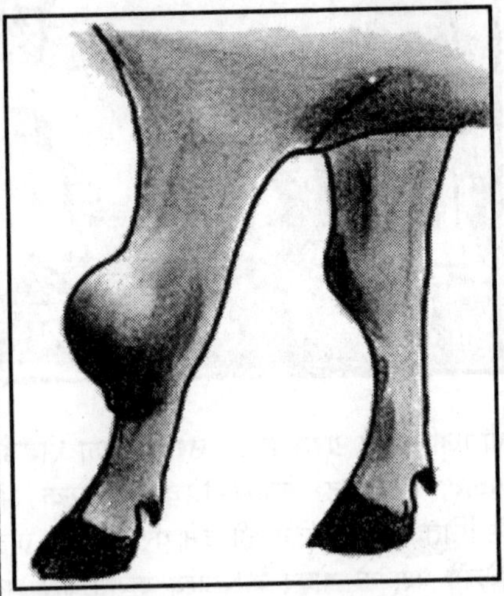

मौत (DEATH)

शरीर में रोग या अन्य बदलाव की स्थितियां जब हावी हो जाती हैं, शरीर का खुद का सुरक्षा तंत्र उसके आगे कमजोर पड़ जाता है, प्रमुख जीवनदायी क्रियाएं भी शिथिल पड़ जाती है, जब रोग के कारक तत्व (बैक्टीरिया, वायरस, पेरासाइट्स आदि) शरीर के प्रमुख अंगों की क्रियाओं को पूरी तरह घेर कर प्रभावित करते हैं तो इनकी सामान्य कार्य प्रणाली बिल्कुल बन्द हो जाती है। शरीर की इसी अवस्था को DEATH कहते हैं। प्रायः किसी जीव की मौत हार्ट फेल या रेस्पिरेशन फेल होने से होती है। इसके प्रमुख लक्षण निम्न हैं –

- रेस्पिरेटरी व ब्लड सर्कुलेशन बंद हो जाता है
- आंखे स्थिर हो जाती हैं और पुतलियां (pupils) फैल जाती हैं।
- बॉडी टेम्प्रेचर काफी कम हो जाता है।
- बाहरी संवेदनाओं का कोई असर नहीं होता है।
- मृत शरीर में राइगर मॉरटिस शुरु हो जाता है।

हिस्ट्री (HISTORY)

1. PRESENT HISTORY

किसी रोग की प्रजेन्ट प्रॉब्लम क्या है ? जब पशुपालक पशु को लाता है तो यही पूछा जाता है कि वर्तमान में पशु को क्या परेशानी है। इसमें पशुपालक को कभी भी लिडिंग सवाल नहीं पूछने चाहिए जैसे आफरा आया था ? बुखार हुआ था ? आदि, क्योंकि ऐसा कहने पर कई बार पशुपालक डॉक्टर की हां में हां मिला देता है और गलत हिस्ट्री दे देता है।

रोग कहां है ?

- यदि पशु जुगाली (rumination) नहीं कर रहा है, टिम्पेनी, कॉलिक या डारहिया है तो इसका अर्थ है रोग digestive system का है।
- यदि जुकाम, खांसी या नेजल डिस्चार्ज हो रहा है तो स्पष्ट है कि रोग रेस्पिरेटरी सिस्टम का है।
- यदि पैरालाइसिस है, पशु लंगडा कर चलता है तो रोग नर्वस सिस्टम या लोकोमोटरी सिस्टम का है।

रोग की प्रकृति क्या है ?

- पशुपालक को यह पूछा जाए कि पहली बार यह रोग ध्यान में कब आया ? उसके उत्तर से यह अंदाज लगाया जा सकता है कि रोग कैसा है यानि एक्युट, सबएक्युट या क्रॉनिक। कई रोगों की अवधि छोटी व कई की लम्बी होती है, कई रोगों के लक्षण भी स्पष्ट नजर आते हैं। इस तरह उसकी प्रकृति जानने से इलाज का कदम उठाने में मदद मिलती है।
- इसके अलावा यह भी जानना चाहिए कि किन परिस्थितियों में रोग और अधिक बढ़ा। जैसे पशु का आहार सही था या नहीं ? अचानक आहार में बदलाव, परिवहन की मार, गलत रख रखाव, अधिक बोझ ढोना, वातावरण आदि।
- रोग के लक्षण कैसे नजर आ रहे हैं ? और जैसे लक्षण दिख रहे हैं उसके बारे में पूरी तरह सोचना चाहिए कि ये किस रोग से संबंधित हो सकते हैं। यह भी देखें कि रोग की शुरुआत में लक्षण कैसे थे और अब कैसे हैं। इससे डायग्नोसिस करने में आसानी होगी, क्योंकि वर्तमान में दिखाई देने वाले कई लक्षण किसी रोग की बिगड़ी हुई अवस्था के लक्षण होते हैं।
- यह भी देखें कि रोग के वर्तमान लक्षण क्यों प्रकट हुए। जैसे घोड़ों में टेटेनस हुआ है तो यह भी हो सकता है कि उसके शरीर पर कहीं घाव होगा, जिसका इलाज न होने से टेटेनस इन्फेक्शन घाव के जरिए पहुंचा। इसी प्रकार यदि ब्याने के बाद पशु खड़ा नहीं हो पाता है तो इससे यह भी अंदाजा लगाया जा सकता है कि वह मिल्क फीवर से ग्रस्त हो सकती है।
- क्या रोगी पशु को पशुपालक घर पर ही रखता है या चरने के लिए चरागाह भेजता है ? थैलिरियोसिस व बबेसियोसिस जैसे रोग बाहर चरने वाली गायों में

अधिक होते हैं जबकि किटोसिस उन पशुओं में अधिक होता है जो पशु घर पर बाड़े में बंधे रहकर चारा–दाना खाते हैं।

- क्या पशुपालक के अन्य पशुओं को भी रोगग्रस्त पशु जैसा रोग हुआ है या नहीं ? क्या आसपास के क्षेत्र में भी इस रोग के लक्षण देखने को मिल रहे हैं ? एफ.एम.डी., एच.एस. जैसे संक्रामक रोगों के प्रकोप के समय कई पशु एक साथ रोगग्रस्त हो जाते हैं।
- यदि पशु का इलाज किया गया है तो किसने किया, किसी नीम हकीम या डॉक्टर ने ? क्या पेट के कीड़े मारने की दवा हाल ही में दी है या कोई ऑपरेशन हाल ही में किया गया है ? पशुओं को मुंह द्वारा गलत तरीके से कोई दवा पिला देने से ड्रेंचिंग न्युमोनिया हो जाता है। यदि पशु को फिनोथाइजिन दवा दी गई है तो मूत्र लाल रंग का आएगा।
- कुछ पशु रोगों के बचाव हेतु वैक्सीनेशन किया जाता है। इसलिए पशु के रोग के लक्षण देखकर यह पूछें कि क्या उस रोग से बचाव हेतु पशु का वैक्सीनेशन करवाया था ? जैसे– एच.एस., बी.क्यू., एफ.एम.डी., रैबीज।

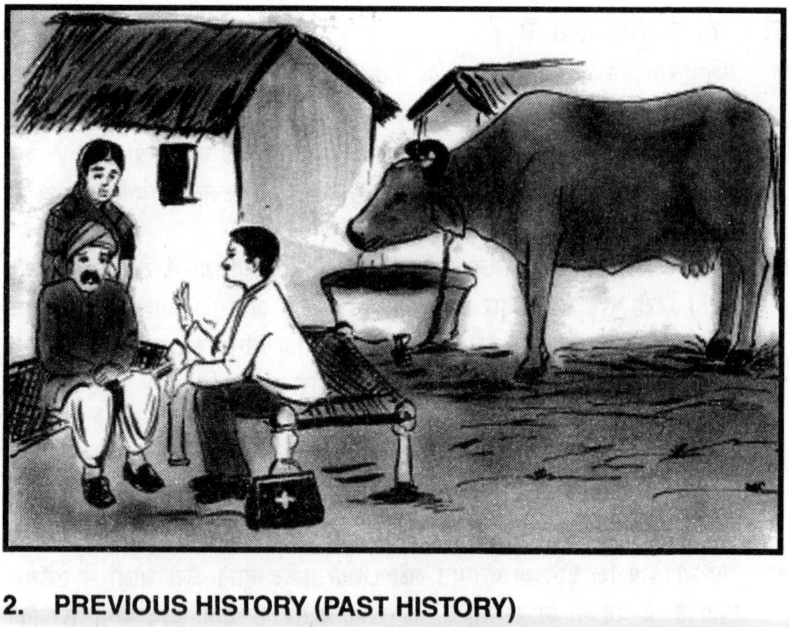

2. PREVIOUS HISTORY (PAST HISTORY)

इसके लिए पशुपालक से निम्न प्रकार की जानकारियां ली जा सकती हैं –

- क्या पशु को ऐसा रोग पहले भी कभी हुआ है ? यदि हां, तो कितने दिन तक रहा ?
- क्या पशु बाड़े में किसी नए पशु के आने के बाद यह रोग हुआ है ?
- क्या इस तरह का रोग कुछ खास मौसम के खास महीने में ही होता है ?

- क्या पशु के साथ रहने वाले अन्य पशुओं में यह रोग हुआ था ?
- क्या यह रोग पशु के चारा–दाना या रख रखाव में बदलाव के बाद हुआ है ?
- क्या पहले पशु का इलाज किया गया था ? यदि हां, तो किस प्रकार की दवाइयां कितने समय तक दी गई ?
- यदि बाड़े में पहले कई पशुओं को यह रोग हुआ तो उसमें से कितने मरे और कितने बचे ?
- क्या मरे हुए पशु का पोस्टमॉर्टम कराया गया था ? यदि हां, तो उसकी रिपोर्ट क्या है ? पशु की किन कारणों से मौत हुई थी ?
- क्या पशुओं को रोग से बचाव हेतु वैक्सीनेशन करवाया गया था ? यदि हां, तो कौनसा टीका, कौनसे दिन लगाया गया था ?

यहाँ यह भी ध्यान रखें कि पशुपालक रोगी पशु को डॉक्टर के पास लाने से पहले कई बार गलत तरीके से इलाज किया हुआ होता है जिससे कई तरह की बिगड़ी हुई स्थितियां हो जाती हैं जो वर्तमान में दिखाई देती है इसलिए हिस्ट्री में अच्छी तरह पूछना, डायग्नोसिस के लिए काफी मददगार साबित होता है। निम्न प्रकार की गलतियां अक्सर होती हैं –

गलत प्रयोग		**गलत प्रयोग का परिणाम**
• पशु को जोर जबरदस्ती व गलत तरीके से मुंह द्वारा दवा पिलाना।	➔	ड्रेंचिंग न्युमोनिया प्रमुख रूप से से बकरी, बछड़े व भेड़ में होता है।
• गलत आकार की व अधिक खुरदरी बोतल या बांस से दवा पिलाना।	➔	Stomatitis, Gingivitis
• जोर जबरदस्ती स्टोमक ट्यूब या प्रोबेन्ग को डालना।	➔	Oesophagitis or oesophageal rupture.
• जंग लगी, अधिक मोटी ट्रोकार केन्युला को रुमन में गलत तरीके से डालना।	➔	Peritonitis, Ruminal fistula.
• गलत तरीके से कृत्रिम गर्भाधान करना।	➔	Metritis, Pyometra.
• बिना स्टर्लाइज्ड किए हुए इन्स्ट्रुमेन्ट को टीट केनाल में डालना।	➔	Mastitis, Membranous obstruction in teats.
• गलत जगह पर बिना स्टर्लाइज्ड किए इंजेक्शन लगाना	➔	Injection abscess, Neuritis Lameness, Partial Paralysis
• गलत तरीके से सेप्टिक कंडीशन में ओपन कास्ट्रेशन करना।	➔	Testicular wound, Orchitis Oedema, Tetanus.

- डिस्टोकिया में अवैज्ञानिक ढंग से बछड़े को निकालना। ➔ Laceratin of uterus, tearing of uterus, injury of vagina.
- ताकत लगाकर रेक्टल पाल्पेशन करना। ➔ Rupture of intestine, severe Peritonitis - death.
- अधिक दबाव देकर बछड़ों में इलेक्ट्रिक डिहॉर्निंग करना। ➔ Puncture of frontal sinus - Sinusitis.
- पटेलर डेस्मोटॉमी में मिडियल के बजाय अन्य लिगामेन्ट काट देना। ➔ Absence of flexation of joint. Unable to walk, unable to stand, puncture of joint capsule.
- गलत तरीके से इन्ट्रा आर्टिकुलर इंजेक्शन लगाना। ➔ Puncture of joint, synovitis.
- बर्डिजो द्वारा र्स्पमेटिक कोर्ड को अच्छी तरह नहीं दबाना। ➔ बधियाकरण नहीं (Intact testicle).
- रुमेनोटोमी या सीजेरियन के दौरान पेरिटोनियल केविटी में उपयुक्त एंटीबायोटिक नही डालना। ➔ Peritonitis
- लम्बे समय तक कार्टिकोस्टेराइड का प्रयोग करना। ➔ Kidney damage, Corneal Opacity
- शरीर के घाव की चिकित्सा नहीं करना। ➔ टेटेनस, विशेषकर घोड़ों में।
- घोड़ों में आर्थ्राइटिस का शुरुआत में ही इलाज नहीं कराना। ➔ Ossification of joints.
- खुरों की गलत या बिल्कुल ट्रिमिंग नहीं करवाना। ➔ Lameness, Limb deformity.
- एक ही एंटीबायोटिक को बार–बार अनावश्यक प्रयोग करना। ➔ Drug resistance.
- मेटिंग के समय घोड़ी का योनि मार्ग साफ नहीं करना व पूंछ पर पट्टी नहीं बांधना। ➔ Penis injury.

3. ENVIRONMENTAL HISTORY

कोई भी जीव वातावरण से प्रभावित हुए बिना नहीं रह सकता है। पशुधन के आसपास का वातावरण पशु स्वास्थ्य को डायरेक्ट या इन्डायरेक्ट रुप से प्रभावित करता है। वातावरण के आधार पर ही यह पता लगाया जा सकता है कि आने वाले समय में किस प्रकार के रोग होने की अधिक संभावनाएं हैं या रोगग्रस्त पशु किस प्रकार के वातावरण में रह रहे थे। क्या उस रोग में वातावरण की कोई भूमिका है या नहीं ? यह जानना रोग के डायग्नोसिस के लिए जरूरी है।

किसी खास क्षेत्र में कुछ खास तरह के रोगों की संभावनाएं अधिक होती हैं। इसी तरह कुछ विशेष प्रकार के चारा, दाना से उसी के अनुरुप विशेष प्रकार के रोग होते हैं। कुछ खास प्रकार की मिट्टी में उगने वाले चारे को खाने वाले पशुओं में कुछ विशेष रोग अधिक होते हैं।

हर मौसम में विशेष प्रकार के रोग होते हैं जैसे पशुओं में हीट स्ट्रोक गर्मी के दिनों में होता है। तेज गर्मी के कारण पशु चारा भी कम खाते हैं और दूध का उत्पादन भी कम होता है। बारिश का मौसम शुरु होते ही एच.एस., बी.क्यू. जैसी बीमारियां होने की संभावना बढ़ जाती है क्योंकि इनके जीवाणु जो गर्मी में भी मिट्टी में शांत अवस्था में पड़े रहते हैं वे वातावरण में थोड़ी सी नमी पाते ही सक्रिय हो जाते हैं। जिन क्षेत्रों में दूषित पानी ही पशुओं को उपलब्ध होता है वहां पेट के रोग तथा अंदर के कीड़ों की संभावनाएं अधिक रहती है। जिन क्षेत्रों में पशु तालाबों, पोखरों से पानी पीते हैं वहां लिवर फ्लूक की संभावनाएं अधिक होती हैं। जिन क्षेत्रों की मिट्टी व चारे में कैल्शियम की मात्रा कम होती है वहां पशुओं में मिल्क फीवर अधिक होता है। इसी तरह जिन भागों में ज्वार अधिक बोते हैं वहां सायनाइड पोइजनिंग अधिक होती है।

जिन भागों में सूखा व अकाल पड़ा होता है या जहां हरा चारा नहीं मिल पाता है वहां विटामिन 'ए' की कमी का रोग अधिक होता है। रेगिस्तान में जहां विषैले सांप अधिक पाए जाते हैं तो स्वाभाविक है वहां सांप के काटने के मामले भी अधिक पाए जाते हैं। जिस भाग के पानी में कैल्शियम, फॉस्फोरस, मेग्नेशियम के ऑक्सेलेट्स की मात्रा अधिक होती है वहां बैलों में पथरी अधिक होती है जैसे राजस्थान के नागौर जिले में ऐसा होता है।

हिस्ट्री (HISTORY) कैसे लें ?

सही या करीबी डायग्नोसिस करने से ही किसी रोग का समय पर सही इलाज हो सकता है और सही डायग्नोसिस करने में रोग की हिस्ट्री का काफी महत्व होता है। मानव चिकित्सा क्षेत्र में तो रोगी स्वयं अपनी पीड़ा व हिस्ट्री बता देता है लेकिन पशुचिकित्सा में तो पशु के मालिक द्वारा बताई गई बातों पर डॉक्टर को काफी निर्भर रहना पड़ता है।

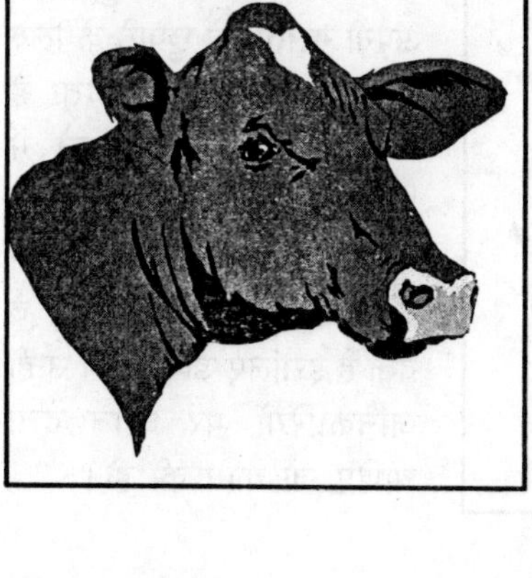

जब भी कोई पशुपालक रोगी पशु को हॉस्पिटल लाए तो एकाएक पशुपालक से धड़ाधड़ सारे सवाल न पूछें, ऐसा भी नहीं कहे कि पशु को हॉस्पिटल क्यों लाए हो ? पहले तो आपके व्यवहार से पशुपालक को यह लगना चाहिए कि आप उसके पशु लाने से प्रसन्न हैं तथा उसकी समस्या के समाधान के लिए तत्पर हैं। पशुपालक को यह भी आभास होना चाहिए कि हॉस्पिटल का स्टाफ पशुपालकों के कल्याण हेतु ही कार्यरत है।

यदि रोगी पशु गाय–भैंस है तो पहले उसे ट्रेविस में डलवाएं। इस काम में वह अकेला नहीं जूझे बल्कि स्टाफ के सईस को मदद हेतु कहे, क्योंकि कई बार पशुपालक को यह भी नहीं पता होता है कि पशु को ट्रेविस में कैसे डाला जाता है और कैसे रस्सा बांधकर नियंत्रण किया जाता है।

इसके बाद पशुपालक को पूछना चाहिए कि आपने पहली बार क्या असामान्य स्थिति देखी जिससे आपको लगा कि पशु बीमार है यानि सामान्य नहीं है। इसका वह जवाब दे तो फिर पूछे कि उसके बाद क्या हुआ ? प्रायः पशुपालक अपनी भाषा में ही रोग की हिस्ट्री बताता है। इसलिए स्थानीय भाषा को भी समझना जरुरी है। उसकी बताई हुई जानकारी में आप रुचि लें और उसे अधिक जानकारी देने के लिए प्रोत्साहित करें। कई बार पशुपालक के साथ उसकी पत्नी या पति या और कोई सदस्य भी आते हैं जो पशु की देखभाल करते हैं। कई बार इनसे भी महत्वपूर्ण जानकारियां मिल जाती हैं इसलिए हिस्ट्री हमेशा उसी व्यक्ति से लेनी चाहिए जो पशु की स्वयं देखभाल करता है, जो पशु रोगों के लक्षणों व सामान्य स्थिति के बारे में थोड़ी जानकारी रखता है। इससे डायग्नोसिस में मदद मिलती है। इस प्रकार पशुपालक के साथ जितना अधिक वार्तालाप होगा उतना ही रोग के बारे में अधिक जानकारियां मिलेगी। रोग के कारणों की हर संभावना से संबंधित जानकारी पशुपालक से लेनी चाहिए। मजेदार बात यह है कि कुशलता से यदि हिस्ट्री ली जाए तो पशुपालक की जानकारियों से ही रोग की जड़ मालूम हो जाती है।

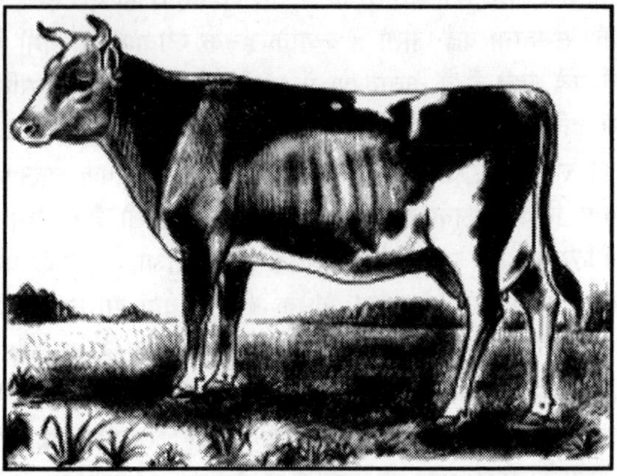

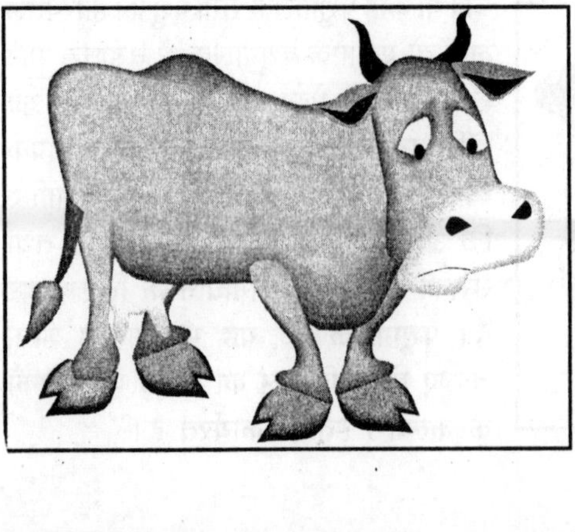

कभी–कभी पशुपालक अपनी गलती को छुपाने के लिए गलत जानकारियां दे देता है जिससे डायग्नोसिस करने में दिक्कत आती है। कई बार पशुपालक रोग के संबंध नहीं रखने वाली जानकारियां भी दे देता है इसलिए डॉक्टर को उन्हीं जानकारियों पर ध्यान देना चाहिए जो काम की हो।

पशु की जांच (EXAMINATION OF ANIMAL)

पशु के रोग की हिस्ट्री लेने के बाद अगला कदम होता है रोगी की जांच। कभी–कभी जांच के दौरान भी कुछ हिस्ट्री ली जा सकती है। रोग की तह तक पहुंचने के लिए डॉक्टर को पशुपालक का विश्वास जीत कर सही हिस्ट्री लेनी चाहिए और कुशलता से पशु की यथासंभव पूरी तरह जांच कर डायग्नोसिस करना चाहिए। इसमें जल्दीबाजी नहीं करनी चाहिए।

1. General Examination of Animal

इसमें पशुपालक व पशु से संबंधित सामान्य जानकारियां शामिल की जाती हैं।

- Owner's name, address, telephone No., etc.
- Species - bovine, canine, feline, ovine, equine, etc.
- Sex - male/female, breed, colour, etc.

प्रजाति (SPECIES)

कुछ रोग सिर्फ विशेष प्रजाति के पशुओं में ही होते हैं जैसे गोवंश में रिंडरपेस्ट तथा घोड़ों में ग्लेंडर रोग होता है। ये रोग दूसरी प्रजाति के पशुओं में नहीं होते हैं।

नस्ल (BREED)

एक ही प्रजाति की कई नस्लें दुनिया भर में फैली होती हैं। कुछ रोग खास नस्लों में अधिक पाए जाते हैं जैसे अधिक दूध देने वाली संकर गायों में मेस्टाइटिस अन्य कम दूध देने वाली देसी गायों से अधिक होता है। इसी प्रकार प्योर ब्रीड के डॉग्स में हार्टरोग व वायरल गेस्ट्रोएंट्राइटिस अन्य देसी नस्ल के डॉग्स की अपेक्षा अधिक होते हैं।

उम्र (AGE)

ऐसे कई रोग हैं जो एक विशेष उम्र के पशुओं में ही देखने को मिलते हैं। कोई कम उम्र के पशुओं में तो कोई अधिक उम्र के पशुओं में –

कम उम्र के पशुओं में होने वाले कुछ खास रोग

- Navel ill – बछड़ा, बछड़ी (calves)
- Atresia anii – जन्मजात रोग (new born calves)
- बी.क्यू. – 4 माह से 2 वर्ष की कम उम्र के बछड़े।
- एंडोपैरासाइट्स – कम उम्र के घोड़े, गाय, भैंस, बकरी के बच्चे।
- टेटेनस – कम उम्र के बछड़े, मेमने।
- स्ट्रेन्गल्स – कम उम्र के घोड़ी के बच्चे।
- रिकेट्स – पिल्ले।
- डिस्टेम्पर – एक साल से कम उम्र के पिल्ले।
- विटामिन–बी की कमी – घोड़ी, गाय, भैंस, बकरी के बच्चे।
- पॉलीआर्थ्राइटिस – मेमने।

अधिक उम्र के पशुओं में होने वाले कुछ खास रोग

- ट्रॉमेटिक रेटिकुलाइटिस – गाय
- ट्युबरकुलोसिस – गाय।
- ग्लेण्डर – घोड़े।
- कैंसर – सभी स्पीसीज
- ऑस्टियोमलेसिया – सभी स्पीसीज
- केटेरेक्ट – सभी स्पीसीज
- मेमेरी ट्युमर – कुतिया
- युरिनरी पथरी – कुत्ते

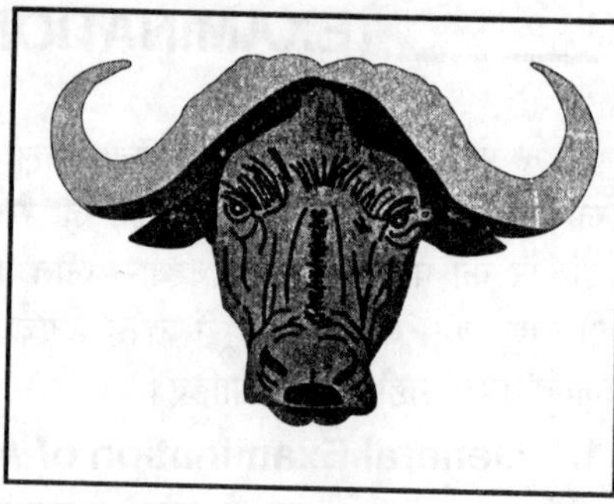

लिंग (SEX)

हर स्पीसीज के पशुओं की एनाटॉमी व फिजियोलोजी में काफी फर्क होता है इसलिए प्रत्येक लिंग के पशुओं में कुछ खास रोग अधिक होते हैं।

फीमेल एनिमल्स के कुछ खास रोग

किटोसिस, मिल्क फीवर – गाय, भैंस
मेस्टाइटिस – गाय, भैंस
डायबिटीज व पायोमट्रा – कुतिया

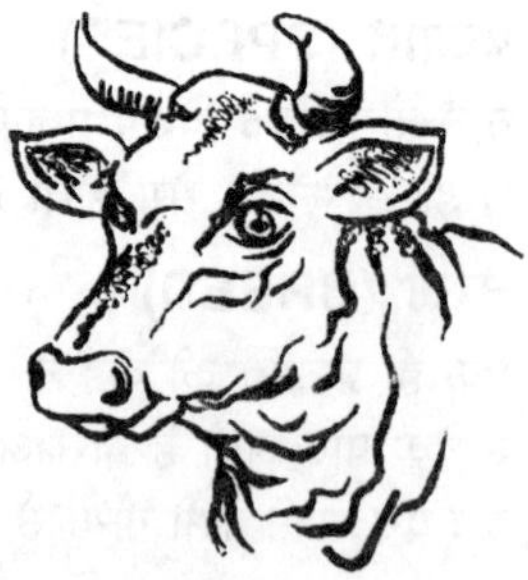

मेल एनिमल्स के कुछ खास रोग

हार्ट फेल, हीमोफिलिया, एपिलेप्सी – कुत्ते
यूरिनरी पथरी – बैल, कुत्ते
हॉर्न कैंसर – बैल

स्थिति (POSTURE)

पशु के बैठने या खड़े होने की एक सामान्य स्थिति (posture) होती है। एक डॉक्टर को यह मालूम होना चाहिए कि कौनसी स्पीसीज का पशु किस स्थिति में चार पैरों पर सामान्य रुप से खड़ा रहता है, बैठता है और चलता है। हर स्पीसीज का पशु एक खास अलग ढंग से पैरों को समेट कर बैठता या खड़ा रहता है जो अन्य से अलग होती है। लेकिन कई रोगों के दौरान पशु सामान्य स्थिति में न तो बैठ पाता है और न ही खड़ा रह पाता है। खास बात यह है कि असामान्य ढंग से बैठने, उठने की यह स्थिति ही रोग के बारे में बता देती है क्योंकि कई खास रोगों में पशु अपनी सामान्य अवस्था से अलग विचित्र ढंग से बैठता है, अपने सिर, पैर, पूंछ आदि की स्थिति काफी अलग होती है।

2. Physical examination of animal

डॉक्टर को सोच समझ कर शरीर की जांच करनी चाहिए और इसके लिए अधिक बायोकेमिकल्स पर निर्भर नहीं रहना चाहिए। कुशलता इसी में है कि प्रयोगशाला जांच के बिना ही शरीर की जांच द्वारा ही डायग्नोसिस किया जाए क्योंकि इससे जल्दी डायग्नोसिस होता है और पशु को दोहरी हानि से बचाया जा सकता है। कुशल व अनुभवी डॉक्टर कम समय में रोगी पशु का परीक्षण कर डायग्नोसिस के नतीजे पर पहुंच जाते हैं। यदि डायग्नोसिस करने के लिए किसी प्रयोगशाला जांच की जरुरत

है, और वह कम खर्च में ही हो जाती है तो अवश्य करनी चाहिए। सही जांच डॉक्टर की सोच, धैर्य, अनुभव व ज्ञान पर निर्भर करती है।

पशु की फिजिकल जांच के प्रमुख चार भाग होते हैं–

1. Inspection, 2. Palpation, 3. Percussion, 4. Auscultation

1. Inspection – आंखों से देखकर जांच करना।
2. Palpation – हाथों से छू कर, हल्का, दबा कर जांच करना।
3. Percussion – अंगुलियों पर दूसरे हाथ की अंगुली से हल्की चोट द्वारा जांच करना।
4. Auscultation– स्टेथोस्कोप द्वारा फेफड़ें, हृदय, आंत, भ्रूण आदि की जांच करना।

परीक्षण (INSPECTION)

- यदि रोगी पशु चलने–फिरने में पूरी तरह समर्थ नहीं है तो जहां वह खड़ा है या बैठा है उसी स्थान पर परीक्षण करना चाहिए।
- पशु को सभी ओर से देख कर जांच करने की कोशिश करें, इसके लिए पशु के चारों तरफ बार–बार घूमकर अच्छी तरह जांच करें।
- पशु के नजदीक जाने से पहले उसे विश्वास में लें कि आप उसे नुकसान नहीं पहुंचाऐंगे। इसके लिए उसे नाम से पुकारें, बातें करने का अभिनय करें, पुचकारें, सहलाएं तथा हाथ के थाप देकर करीब जाएं। ध्यान रहे एकाएक पशु के अनजाने में करीब जाना और छूना डॉक्टर के लिए खतरनाक हो सकता है।
- यदि पशु सीधे व सरल स्वभाव का नहीं है, काटने या लात मारने की संभावना है तो उसे पूरी तरह कंट्रोल कर परीक्षण करें।
- जहां तक हो सके पशु को खड़ी हुई अवस्था में परीक्षण करें। यदि पशु बैठा हुआ है तो उसे खड़ा करने के लिए पूंछ मरोड़ें, पूंछ पर पैर रख कर रगडें या बाल्टी भर पानी सिर पर डालें या नाक के छिद्रों को थोड़ी देर बंद करें। ध्यान रहें इसके लिए लाठी से न मारें।
- पशु की जनरल कंडिशन कैसी है। यह good, fair, poor, emaciated, cachexic, hide bound आदि हो सकती है।

  Emaciated body – कंकालनुमा शरीर जिसमें शरीर की सारी हड्डियां उभरी नजर आती हैं।

  Cachexia – चमड़ी के नीचे चर्बी नहीं के बराबर रह जाती है।

  Hide bound – त्वचा में मुलायमपन नहीं रहता है, रुखी हो जाना।
- कई रोगों में पशु को चला कर देखने से ही रोग के कारणों का पता चलता है और डायग्नोसिस होता है जैसे फ्रेक्चर, पटेलर फिक्सेशन, लंगड़ापन, एफ.एम. डी. आदि। घोड़े जैसे पशु में तो यह बहुत जरुरी भी है कि इनकी सामान्य चाल में कैसा बदलाव आता है।
- पशु का Posture देखें कि उसका सिर, कमर, पैर, पूंछ आदि सामान्य स्थिति में है या नहीं। कुछ रोगों में कमर धनुष के आकार की हो जाती है। कुछ रोगों में सिर पेट की तरफ मुड़ जाता है, किसी में पेट फूल जाता है।

(i) **Opisthotonus** – इसमें सिर ऊंचा रहता है, पूंछ भी ऊपर उठ जाती है, कमर धनुष की तरह मुड़ जाती है। यह टेटेनस का लक्षण है।

(ii) **Orthotonus**– सिर पेट के ऊपर फ्लेंक की तरफ मोड़ना (मिल्क फीवर)। जांच करें कि बाहरी संवेदनाओं के प्रति पशु कितना संवेदनशील है।

- Hyperaesthesia – छूने, प्रकाश आदि बाहरी संवेदनाओं के प्रति अधिक सक्रिय।
- Dummy – स्पर्श व अन्य बाहरी क्रियाओं के प्रति कोई संवेदना नहीं।

स्पर्श (PALPATION)

इसमें हाथ की अंगुलियों द्वारा शरीर के किसी टिश्यु या ऑर्गन या किसी भाग पर हल्का दबाव दे कर इनकी प्रकृति के बारे में जानकारी ली जाती है। छोटे पशु जैसे डॉग, बकरी आदि में तो बाहर से ही अंदर के अंगों की स्थिति के बारे में पता किया जा सकता है।

स्पर्श किसी डॉक्टर के हाथों की एक हुनर है क्योंकि कई रोगों का डायग्नोसिस तो स्पर्श द्वारा ही पल भर में किया जा सकता है। अनुभवी व कुशल क्लिनिशियन ऐसा ही करते हैं। स्पर्श के लिए पशु के पास मित्रता का व्यवहार कर करीब लाएं।

स्पर्श के द्वारा निम्न जानकारियां ली जा सकती हैं –

- उस स्थान पर दर्द है या नहीं, यदि है तो तेज है या हल्का, ऐसी स्थिति में हाथ लगाते ही पशु की स्थिति मालूम हो जाती है।
- उस स्थान पर अडिमा या सूजन है या नहीं।
- किसी ट्युमर, एब्सेस, सिस्ट, हर्निया आदि के बारे में स्थिति व अंतर है, लेकिन इनमें महसूस होने वाली विभिन्न स्थितियों के बारे में भी परिचित होना जरूरी है।

अधिक कठोर (Hard) – कठोर पत्थर या हड्डी जैसी संरचना का आभास हो तो इसमें exostosis of bone, ossification of cartilage आदि की संभावना रहती है।

कम कठोर (Firm) – यदि स्पर्श किया जाने वाला भाग हड्डी या पत्थर की तरह कठोर होने के बजाय मांसपेशियों की तरह हल्का कठोर महसूस हो तो वह कोई ट्युमर या immature abscess हो सकती है।

गीले आटे जैसा (Doughy) – यदि स्पर्श किए जाने वाले भाग पर अंगुलियों के दबाव से निशान बन जाते हैं तथा पल भर में सामान्य हो जाते हैं, तो वह अडिमा हो सकता है।

जल तरंग (Resilient) – इसमें किसी भाग पर एक ओर से हल्की मार कर दूसरी ओर से उस तरंग को हथेली रख कर महसूस किया जा सकता है। ऐसा कुत्तों में एसाइटिस ascites रोग में होता है।

हिलने वाला (Fluctuating) – यदि कोई ग्रोथ स्पर्श करने पर काफी नरम महसूस हो, हल्की हिलती सी महसूस हो ऐसा एब्सेस या हाइग्रोमा आदि में होता है।

आवाज सुनना (AUSCULTATION) – आधुनिक यंत्र स्टेथेस्कोप द्वारा शारीरिक क्रियाओं की आवाज को सुनना। इसमें मुख्य रुप से हार्ट, फेफड़े, आंत, फीटस आदि की साउंड को सुना जाता है।

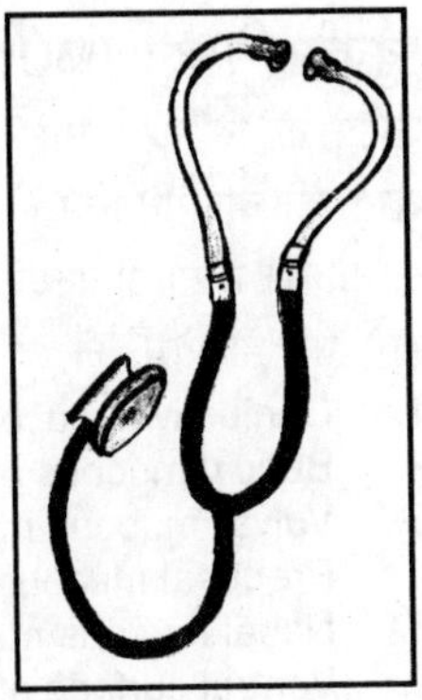

Auscultona = to listen

Stethos = chest, Scoping = to listen

स्टेथेस्कोप की खोज सन् 1816 में रेने लिनेक ने की थी। जब कभी फेफड़ों, प्लुरा आदि में रोग के कारण बदलाव आ जाते हैं तो इनकी एब्नॉर्मल आवाज को सुनने के लिए इस यंत्र का प्रयोग किया जाता है। प्रायः मानव व पशुचिकित्सा के लिए एक ही प्रकार के स्टेथेस्कोप को प्रयोग में लिया जाता है लेकिन यदि इसमें ट्युब लम्बी हो तो वह पशुओं के लिए ज्यादा उपयुक्त रहता है। इसके अलावा बड़े पशुओं के लिए इसका चेस्ट पीस भी बड़ा हो तो ठीक रहता है।

ऑस्कल्टेशन हमेशा शांत वातावरण में करना चाहिए ताकि वातावरण में पैदा होने वाली अनावश्यक आवाज से लंग्स व हार्ट की आवाज सुनने में दुविधा न हो। जिस अंग की कुछ खास उद्देश्य हेतु साउंड सुनना चाहते हैं तो सुनते समय ध्यान उसी पर केन्द्रित होना चाहिए, क्योंकि इसी दौरान उन खास अंग के आसपास की भी हल्की आवाजें आती रहती हैं।

डॉक्टर को लंग्स, हार्ट आदि की नॉर्मल साउंड के बारे में अच्छी तरह जानकारी होनी चाहिए ताकि एब्नार्मल साउंड से भेद किया जा सके। इसके अलावा इन अंगों के कुछ खास रोगों में आवाजें भी कुछ खास प्रकार की हो जाती हैं, जैसे फॉरेन बॉडी में tinkling heart sound, न्युमोनिया में fluidy sound आदि। इस प्रकार के रोगों के डायग्नोसिस में ऑस्कल्टेशन काफी मददगार साबित होता है।

हल्की चोट (PERCUSSION)

पशु शरीर पर अंगुलियां रख कर दूसरे हाथ की अंगुलियों से हल्की मगर तीखी चोट की जाती है। इससे नीचे के अंगों से आवाज पैदा कर वापस आती है जो उनकी प्रकृति के बारे में बताती है।

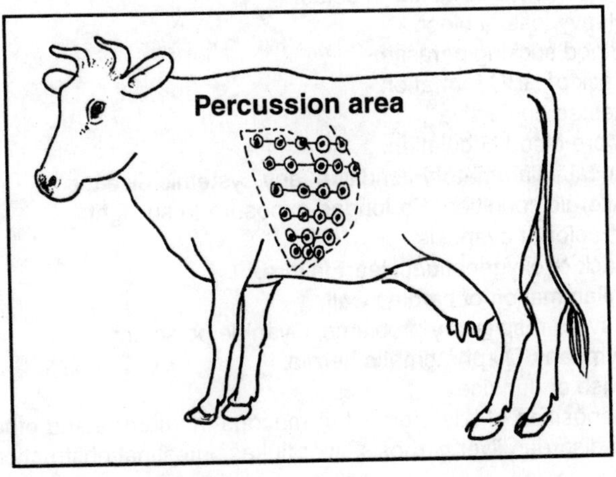

म्युकस मेम्ब्रेन (MUCOUS MEMBRANE)

शरीर के विभिन्न भागों पर ऊपर से खुली दिखाई देने वाली म्युकस मेम्ब्रेन भी कई रोगों की वास्तविकता के बारे में बता देती है। इनमें खास भागों की म्युकस मेम्ब्रेन की जानकारी होना आवश्यंक है। सामान्य अवस्था में इनका रंग कैसा होता है यह मालूम होने पर ही रोग की अवस्था के बारे में मालूम हो पाता है।

1. Conjuctival mucous membrane.
2. Buccal mucous membrane.
3. Vulvar mucous membrane.
4. Prepusal mucous membrane.
5. Nasal mucous membrane.
6. Ventral surface of toungue.

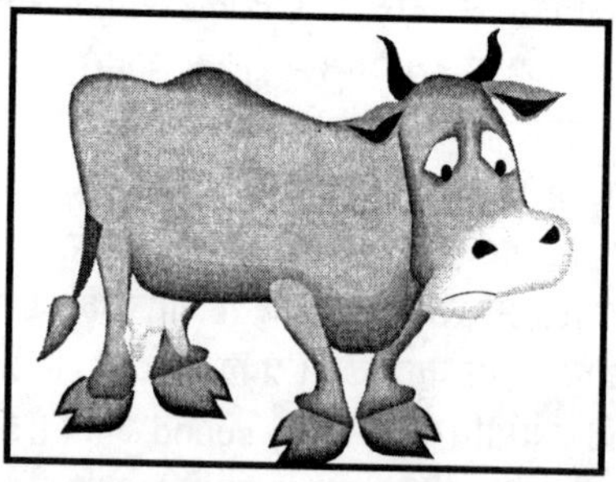

प्रायः पशु परीक्षण में आंख की म्युकस मेम्ब्रेन (conjuctiva) की जांच की जाती है। सामान्य तौर पर अधिकतर स्पीसीज के एनिमल्स में कंजक्टिवा लाल, गुलाबी या पीली गुलाबी होती है इससे अलग रंग की होने पर कई रोगों के संकेत मिल जाते हैं जैसे–

(i) Pale or anaemic or lighter in colour
- Heavy loss of blood.
- Blood sucking parasite.
- Lack of RBC formation.

(ii) Congested conjuctiva
- More blood circulation.
- Local inflammatory condition, any systemic disease.
- Allergic condition, Prolonged exposure to sunlight.

(iii) Bluish color or cyanosis
- Lack of oxygenation, Heart failure.
- Inflammation of cardiac wall.
- Severe respiratory problems, Cyanide poisoning.
- Tympany, Diaphragmatic hernia.

(iv) Yellowish or Jundice
- Deposition of bile pigment in mucous membrane and other tissue due to liver disorder, liver cirrhosis, liver flukes, intestinal obstruction, etc.

तापमान (BODY TEMPERATURE)

मनुष्य जगत में औसत बॉडी टेम्प्रेचर एक जैसा होता है लेकिन पशु जगत में एक छोटे से चूहे से लेकर बड़े हाथी तक के नॉर्मल बॉडी टेम्प्रेचर में काफी अन्तर होता है जिसके बारे में डॉक्टर को पूरी जानकारी बहुत जरूरी है।

Normal temperature of different animals

Animal	Temperature	
	°F ± 1° F	°C ± 5° F
Cow	101.5	38.5
Horse	100.5	38.0
Camel	95-100.5	35-38.6
Goat	104.0	40.0
Sheep	103.0	39.5
Pig	102.0	39.0
Dog	102.0	39.0
Cat	101.5	38.5
Rabbit	102.5	39.3
Man	96.2	35.8
Woman	98.1	36.7

Temperature Conversion formula-

$$°C = \frac{(°F-32)}{9} \times 5 \qquad °F = \frac{9}{5} °C + 32$$

शरीर के ऊपर त्वचा पर टेम्प्रेचर कम होता है लेकिन शरीर के अंदरुनी अंगों में यह अधिक होता है। यूं तो पशु के शरीर की त्वचा पर ही हाथ लगा देने से बॉडी टेम्प्रेचर बढ़ने या कम होने का आभास हो जाता है लेकिन सही टेम्प्रेचर तो क्लिनिकल थर्मामीटर से ही मालूम किया जा सकता है। प्रायः हर रोग में रोगी का टेम्प्रेचर लेना डॉक्टर का एक अच्छा कदम है, जबकि कई लोग टेम्प्रेचर लेने को कम महत्व देते हैं और बिना जांच परख किए ही अंधाधुंध एंटिबायोटिक्स, एंटिपायरेटिक्स आदि दवाइयों के इंजेक्शन लगा देते हैं। यह सफल इलाज की श्रेणी में नहीं आता है। सही टेम्प्रेचर से रोग के प्रोग्नोसिस के बारे में भी अंदाज लगाया जा सकता है। प्रायः सभी स्पीसीज के पशुओं में रेक्टम से ही टेम्प्रेचर मालूम किया जाता है। 35°C से 45°C अथवा 94° F से 110° F तक अंकित किए गए कांच के थर्मामीटर के अलावा आजकल आधुनिक डिजिटल थर्मामीटर भी काम में लिए जाते हैं। हमें उस थर्मामीटर को प्राथमिकता देनी चाहिए जिसके आगे का मर्करी बल्ब छोटा हो।

Temperature कैसे लें ?

- थर्मामीटर को काम में लेने से पहले एंटीसेप्टिक से साफ करें।
- थर्मामीटर को हल्का झटक कर पारे को नीचले बिन्दु तक लाएं।

- पिल्लो व बिल्लियों के मामले में इसे आगे से चिकना करना चाहिए।
- ध्यान रहे कि रेक्टम में इसका अगला भाग रेक्टम की म्युकस मेम्ब्रेन यानि दीवार से छूता हुआ रहे। यदि रेक्टम के बीच में रहा तो यह मल या गोबर के सम्पर्क में रहने से पशु का बॉडी टेम्प्रेचर सही मालूम नहीं होगा। इसके लिए रेक्टम में थर्मामीटर को तिरछा रखें ताकि अगला भाग रेक्टम की दीवार से छूता रहें।
- रेक्टम के अंदर थर्मामीटर को 1 से 2 मिनट तक रखना चाहिए तभी सही स्थिति का मालूम होता है।
- टेम्प्रेचर लेने के दौरान जब पशु कूदे या आगे पीछे होए तो उसी के अनुसार थर्मामीटर को पकड़े हुए हाथ को भी उसके साथ इधर–उधर करना चाहिए या जरुरत हो तो थर्मामीटर को रेक्टम से बाहर निकाल देना चाहिए ताकि टूटने की संभावना कम हो। इसके लिए यथासंभव टेम्प्रेचर शान्त व एकांत जगह में ही लेना चाहिए।
- यदि जरुरत हो तो बड़े पशुओं को ट्रेविस में डालकर टेम्प्रेचर लें ताकि लात न मारें। इसी प्रकार डॉग्स में पट्टी या पतली डोरी से मुंह बांध कर टेम्प्रेचर लेना चाहिए, क्योंकि अनजान व्यक्ति को काटने में देरी नहीं लगाता है।
- यह भी जांच जरुर करें कि थर्मामीटर अच्छी कम्पनी (ISI मार्क) का हो। घटिया क्वालिटी के थर्मामीटर से टेम्प्रेचर भी गलत मालूम होता है।
- पशु को काफी दूरी से पैदल चलाकर हॉस्पिटल लाने पर या बोझा ढोने या हल चलाने के तुरंत बाद टेम्प्रेचर न लें बल्कि कुछ देर आराम देने के बाद लें।
- रेक्टम से थर्मामीटर बाहर निकालने के बाद थोड़ी सी रुई से जल्दी साफ कर टेम्प्रेचर की रिडिंग पढ़ें। इसमें जितना अधिक समय लगेगा उतना ही टेम्प्रेचर नीचे गिरता जाएगा या कुछ स्थितियों में बढ़ता जाएगा।

Temperature में बदलाव

एक स्वस्थ पशु का बॉडी टेम्प्रेचर सुबह व शाम में अलग–अलग होता है। सुबह सबसे कम व शाम को सबसे अधिक होता है। रात को फिर कम हो जाता है। घोड़े व गाय जैसे पशुओं में यह अंतर लगभग 1 डि. फा. के बराबर होता है। लेकिन ऊंट में यह अंतर 11 डि. फा. तक होता है क्योंकि ऊंट को गर्मी की विभिन्न परिस्थितियों में अपने शरीर को ढालना पड़ता है। अपवाद के रूप में टी.बी. में सुबह टेम्प्रेचर अधिक होता है और शाम को कम। इसलिए सही स्थिति मालूम करने के लिए सुबह व शाम दोनों समय टेम्प्रेचर देखना चाहिए। इसी प्रकार चूहे व छोटे जीवधारियों में भी यह अंतर 5–10 डि. फा. देखा जा सकता है। एक्सरसाइज, उत्तेजना या अधिक समय तक तेज गर्मी में काम करने से टेम्प्रेचर काफी बढ़ जाता है। किसी शरीर में जितना टेम्प्रेचर बढ़ता है उसी अनुपात में उसका शरीर से बाहर निकलना जरुरी है। जब ऐसा नहीं हो पाता है तो यह रोग को जन्म देता है और पशु की सामान्य स्थिति को प्रभावित करता है।

तेज गर्मी में पशु चारा–दाना खाता है, शरीर का वजन कम हो जाता है तथा ऊन, अंडा या दूध उत्पादन भी काफी कम हो जाता है।

Degree of temperature

(i) Mild – हल्का बुखार – सामान्य से 1–1.5°F ऊपर।

(ii) Moderate – मध्यम बुखार – सामान्य से 3°F ऊपर।

(iii) High – तेज बुखार – सामान्य से 3–5°F ऊपर।

(iv) Hyperpyrexia – अत्यधिक बुखार – सामान्य से 6°F ऊपर

Temperature किसमें कितना ?

- **Age -** कम उम्र के पशुओं में एडल्ट बड़े पशुओं की तुलना में 1°F अधिक टेम्प्रेचर होता है जबकि अधिक उम्र के पशुओं में यह 1°F कम होता है।

  +1°F –1°F

  Young ← adult → old

- **Breed -** अधिक उत्पादन करने वाले, संकर या प्योर नस्ल के पशुओं का टेम्प्रेचर कम उत्पादन करने वाले देसी नस्ल के पशुओं से थोड़ा सा अधिक होता है।
- **Sex -** पशुओं में नर की बजाय मादा का टेम्प्रेचर थोड़ा सा अधिक होता है।
- **Body weight -** पशु जगत में छोटे चूहे से हाथी तक के बड़े जानवर होते हैं। विचित्र बात यह है कि जिस पशु का वजन जितना अधिक होता है उसका नॉर्मल बॉडी टेम्प्रेचर उतना ही कम होता है और कम वजन वाले पशु का टेम्प्रेचर अपेक्षाकृत अधिक होता है।
- **Pregnancy -** घोड़ी जैसे पशु में प्रेग्नेंसी के अंतिम दिनों में टेम्प्रेचर थोड़ा बढ़ जाता है जबकि कुतिया में इसका उल्टा होता है। इसमें ब्याने के पहले 2–4°F तक टेम्प्रेचर गिर जाता है।
- **Oestrus cycle -** इस पूरी अवधि में भी टेम्प्रेचर उतरता चढ़ता रहता है।
  low - just before heat, on the time of ovulation,
  high - on the day of heat, during luteal phase.
- **Exercise -** एक्सरसाइज या लम्बे समय तक काम करते रहने, चलने से भी बॉडी टेम्प्रेचर बढ़ जाता है। लेकिन यह बढ़ा हुआ टेम्प्रेचर आधे घंटे के अंदर वापस सामान्य हो जाना चाहिए।
- **Pain and inflammation -** शरीर के किसी भाग पर दर्द व सूजन है, तो उससे भी बॉडी टेम्प्रेचर बढ़ जाता है।
- **Excitement -** शारीरिक क्रोध, उग्रता, डर व पीड़ा के दौरान भी बॉडी टेम्प्रेचर बढ़ जाता है।
- **Environment -** सर्दी की अपेक्षा गर्मी में टेम्प्रेचर 2–3°F अधिक होता है।

  2–3°F

  Winter ⇄ Summer

  2–3°F

- **Infection -** किसी भी इन्फेक्शन में जब बैक्टीरिया, वायरस आदि भारी संख्या में शरीर में वृद्धि कर लेते हैं और टॉक्सिन पैदा करते हैं ऐसे में टेम्प्रेचर बढ़ जाता है जिसे फीवर कहते हैं।

नाड़ी (PULSE)

पशु का हार्ट निरन्तर फैलने व सिकुड़ने के साथ ही वहां से ब्लड भी तरंग के रुप में धमनियों (arteries) में जाता है जिससे धमनियां भी फूलती–सिकुड़ती महसूस होती हैं। इसकी जानकारी भी हमें कई डायग्नोसिस में मदद करती है। नाड़ी द्वारा रोग की पहचान करना एक प्राचीन पद्धति है और अनुभवी लोग इससे काफी मदद लेते हैं। नाड़ी की गति जानने वाले लोगों का मानना है कि यह किसी जीव के स्वास्थ्य या रोग संबंधी काफी जानकारियां देती है। पल्स रेट किसी जीव की हार्ट रेट यानि धड़कन का प्रतिबिम्ब होता है। हर धड़कन के साथ ही नाड़ी धड़कती है लेकिन कुछ रोगों में ऐसा नहीं होता है।

पल्स कहां से मालूम करें ?

COW, BUFFALO—facial artery, median artery, middle coccygean artery.
HORSE— external maxillary artery, median artery, great metatarsal artery.
GOAT, SHEEP—femoral artery in inguinal region

CALF—femoral artery.

पल्स कैसे मालूम करें?

- पशुओं में कार्डियो वेस्कुलर सिस्टम की हालत जानने के लिए पल्स एक अच्छा माध्यम है। यह ऊपरी आर्टरी पर हाथ की अंगुलियों के अगले भागों को हल्के ढंग से रखकर महसूस की जाती है।
- एक्सरसाइज, उत्तेजना, हाई टेम्प्रेचर से पल्स रेट बढ़ती है इसलिए पशु के आराम की स्थिति में पल्स मालूम करनी चाहिए।
- आर्टरी पर लगभग 30 सैकेण्ड तक अंगुलियां रख कर पल्स मालूम करनी चाहिए। यदि फिमोरल आर्टरी से मालूम कर रहे हैं, तो दोनों ओर हाथ रख कर दोनों ओर की पल्स मालूम करनी चाहिए।
- इससे पल्स रेट तथा पल्स की लय, मात्रा व प्रकृति भी मालूम करनी चाहिए। यह काम तर्जनी अंगुली की बजाय मध्य अंगुली से करना चाहिए।

Normal Pulse rate in different animals

Animal	Pulse rate/minute
Cow	42-60
Buffalo	42-62
Horse	33-41
Calf	80-100
Colt	70-80
Dog(large)	70-90
Dog (small)	90-120
Cat	100-130
Camel	32-50
Elephant	20-30
Man	72
Woman	78

पल्स रेट कैसे प्रभावित होती है?

हर स्पीसीज के पशु की अलग–अलग पल्स रेट होती है। सामान्य पल्स रेट कई कारणों से कम ज्यादा होती है।

पल्स रेट कम किसमें होती है ?

Adult animals, male animals, large sized animals, non-pregnant cattle, pregnant state, low lactation duration, resting state during recumbancy, low environmental temp

अधिक किसमें होती है ?

young animals, female animals, small sized animals, advanced pregnancy in cattle, near to parturation high laction duration, excitment, exercise, during mastication, rumination, high environmental temp.

Pulse rate = number of beats per minute.

Tachycardia = increased pulse rate (↑)

Bradycardia = decreased pulse rate (↓)

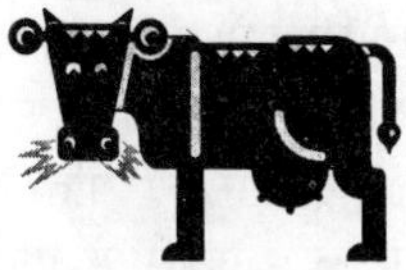

Tachycardia किसमें होता है?

Tympany, colic, fracture, painful condition, hemorrhage, severe anaemia, haemoglobinuria, arthritis, lameness.

Bradycardia किसमें होता है?

Bradycardia Jaundice, Vagal indigestion, Partial heart block, Poisoning.

पल्स की विशेषताएं

A. नाड़ी की प्रति मिनट धड़कन सामान्य होती है, फूलती सिकुड़ती भी बराबर है।

B. प्रति मिनट धड़कन – कम कॉमा, जॉडिंस, ब्रेन ट्युमर

C. प्रति मिनट धड़कन – सामान्य से अधिक – शरीर की कार्य प्रणाली के बढ़ने, वातावरण के बदलाव, तथा रोगों में होती है।

D. नाड़ी अधिक फुलती है जो अंगुलियों पर स्पष्ट मालूम होती है। हाई ब्लडप्रेशर, हृदय द्वारा हर धड़कन में रक्त भेजने की मात्रा में बढ़ोतरी, हार्टवाल में सूजन, खराब किडनी।

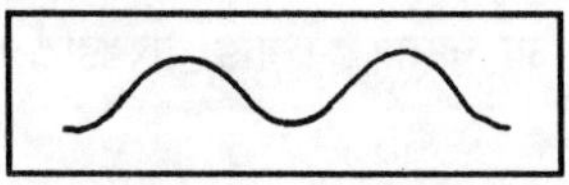

A- Normal Pulse

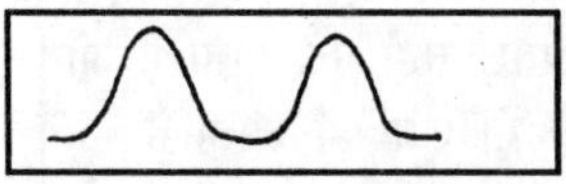

D- Strong Pulse

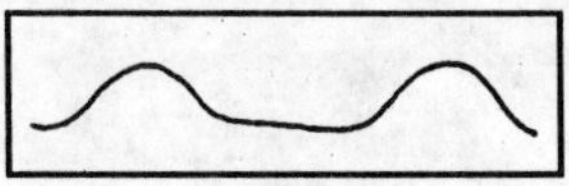

B- Slow Pulse

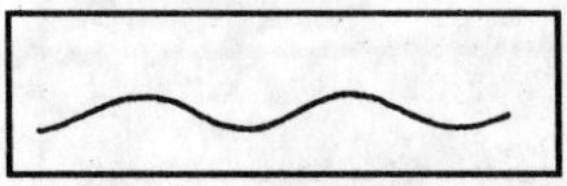

E- Thready Pulse

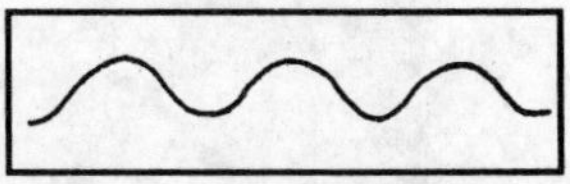

C- Fast Pulse

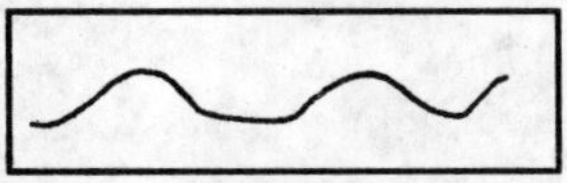

F- wiry Pulse

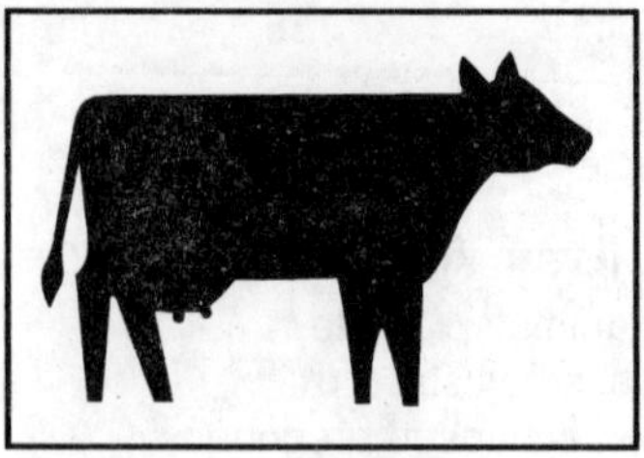

E. नाड़ी की धड़कन कमजोर व छोटी होती है। अधिक समय लेती है। अंगुलियों से अधिक दबाव देकर धड़कन को रोका भी जा सकता है परिणाम प्रायः मौत में होता है।

F. नाड़ी की धड़कन छोटी, कमजोर, ब्रेन हेमोरेज, प्ल्युरेसी, पेरिटोनाइटिस, यह धमनियों के सिकुड़ जाने से होती है जिसके परिणामस्वरूप टेम्प्रेचर काफी गिर जाता है और मौत होती है।

जुगुलर पल्स (JUGULAR PULSE)

जुगुलर वेन पशु के गर्दन पर स्पष्ट रूप में दिखाई देती है। पशुओं के कुछ रोगों के डायग्नोसिस में जुगुलर पल्स की अहम भूमिका है। खास तौर से ट्रॉमेटिक रेटिकुलाइटिस व ट्रॉमेटिक पेरिकार्डाइटिस में यह पोजेटिव भी होती है और नेगेटिव भी। पोजेटिव जुगुलर पल्स एक सामान्य गति है जिसमें ब्लड जबड़े से हार्ट की ओर जाता है। ट्रामेटिक पेरिकार्डइटिस में जब ब्रिस्केट अडिया भी हो जाता हे। हार्टवाल भी काफी सूज जाती है। हार्ट में जुगुलर वेन द्वारा भेजा हुआ काफी ब्लड वापस इसी में फेंक दिया जाता है, जिससे जुगुलर वेन फूलकर काफी मोटी हो जाती है और इसके अंदर ब्लड स्पष्ट रूप से बहता नजर आता है।

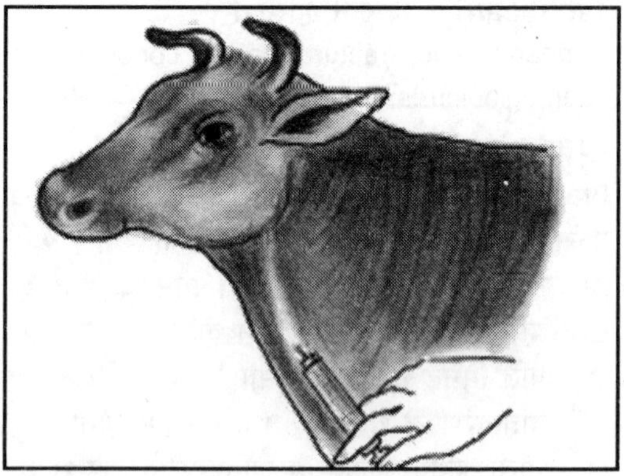

नेगेटिव पल्स बहुत दुबले पशुओं में देखने को मिलती है। जिसमें ब्लड हार्ट में पूरी तरह प्रवेश नहीं कर पाता है ओर वापस आ जाता है। कई बार हार्ट वाल्व के सिकुड़ने से भी ऐसा हो जाता है।

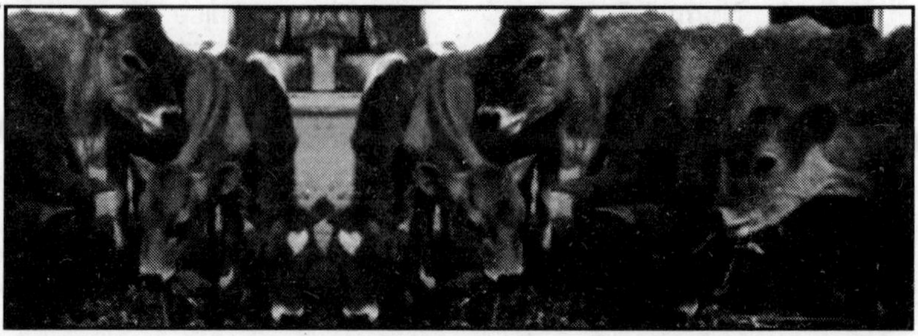

श्वसन (RESPIRATION)

किसी भी शरीर में श्वसन तंत्र एक महत्वपूर्ण भाग माना जाता है जिसकी कार्यप्रणाली शरीर को स्वस्थ या रोगी बनाने में काफी अहम भूमिका निभाती है। मस्तिष्क में मेड्युला ऑब्लोंगेटा में स्थित केन्द्रों द्वारा इसकी कार्य प्रणाली पर नियंत्रण होता है।

पशुओं में श्वांस क्रिया कैसे मालूम करते हैं ?

- पसलियों व पेट की गति देखकर।
- नाक के नथुनों के आगे हाथ की हथेली रख कर।
- ऑस्कलेटशन द्वारा स्टेथेस्कोप को पसलियों के ऊपर रख कर।

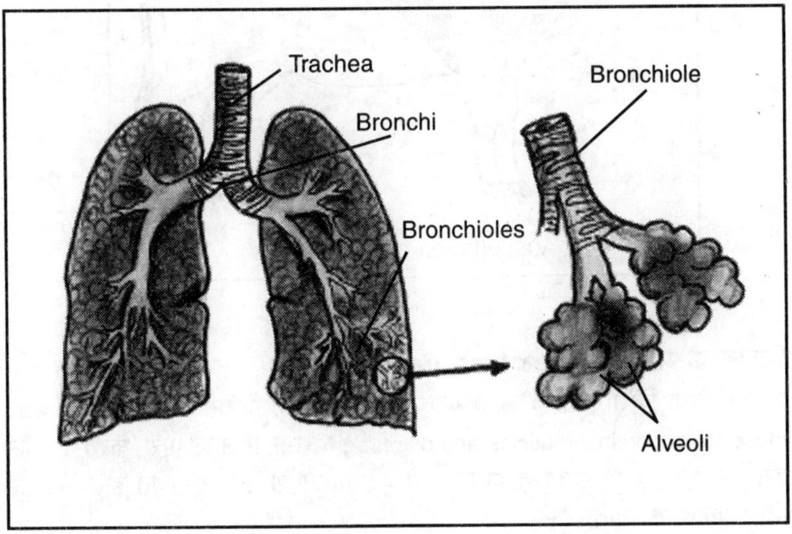

श्वांस क्रिया में क्या मालूम करें ?

- Respiration क्या है?
- Respiration की विशेषता क्या है?
- Respiration की लय कैसी है?
- Respiration की लम्बाई क्या है?

Respiration rate - यानी प्रति मिनट श्वास की गति, या दर। अलग–अलग स्पीसीज के पशुओं में यह अलग–अलग होती है। मौसम के अनुसार यह घटती, बढ़ती रहती है। गर्मियों में यह लगभग दुगुनी हो जाती है, लेकिन ठंडे प्रदेशों में रहने वाले जीवों के लिए तो गर्मी में यह कई गुना बढ़ जाती है। इसके अलावा उत्तेजना, एक्सरसाईज, टेंशन, स्ट्रेस, एडवांस प्रेग्नेंसी आदि में भी यह बढ़ जाती है।

Eupnoea - Normal breathing and respiratory rate.
Apnoea - Complete stopage of breathing.
Hyperpnoea (tachypnoea) - ↑ resp. rate with or ↓ depth of respiration.
Polypnoea - ↑ respiration with ↓ depth of respiration.
निम्न रोगों में रेस्पिरेटरी रेट कम हो जाती है।

Urinary calculi, Uraemia, Brain cyst, Tumour, Gid, Barbiturate poisoning.

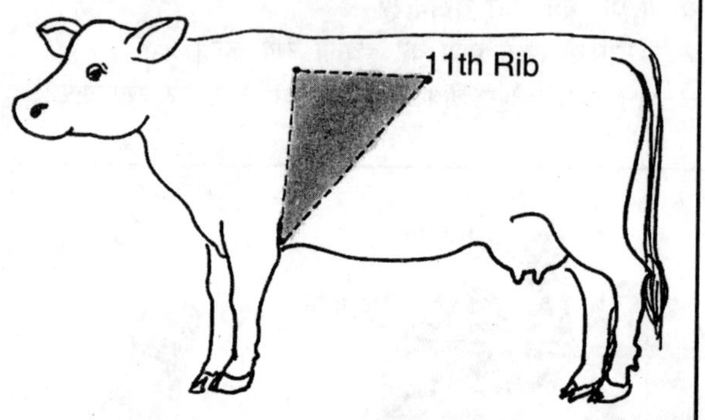

Auscultation area for lungs

श्वसन के प्रकार (Type of respiration)

श्वसन क्रिया किसी जीव की एक महत्वपूर्ण प्रणाली है, जिसमें फेफड़ों के thoracic muscles, abdominal muscles and diaphragm सभी मिलकर पूरा करते हैं और इसमें से एक के भी रोगग्रस्त हो जाने से यह महत्वपूर्ण कार्य प्रभावित होता है। यह निम्न प्रकार का होता है–

(1) **Thoracic respiration -** इसमें थोरेसिक मसल्स ही शामिल होते हैं जिससे थोरेसिक केविटी ही श्वसन के दौरान ऊपर नीचे होती नजर आती है। कुत्तों व बिल्लियों में ऐसा ही देखने को मिलता है।

(2) **Thoraco-abdominal respiration -** इसे थोरेसिक तथा एब्डोमिनल मसल्स दोनों समान रूप से काम करते हैं। ऐसा घोड़ों व गधों (अश्व वंश) में होता है। कभी–कभी यह गाय या बकरी में भी देखने को मिलता है।

(3) **Abdominal respiration -** इसमें मुख्य रूप से एब्डोमिनल मसल्स शामिल होते हैं। गाय, भैंस, बकरी आदि में ऐसा नजर आता है।

जैसा कि नॉर्मल रेस्पिरेशन में दोनों मांसपेशियां व डायफ्राम का एक साथ समान रूप से काम करना जरूरी है, लेकिन जब इनमें से कोई एक मांसपेशी ही हावी हो जाती है तो वह नॉर्मल रेस्पिरेशन नहीं कहलाता है।

पाचन तंत्र (DIGESTIVE SYSTEM)

प्रमुख अंग – buccal or oral cavity, tongue, pharynx, oesophagus, stomach, intestine, rectum.

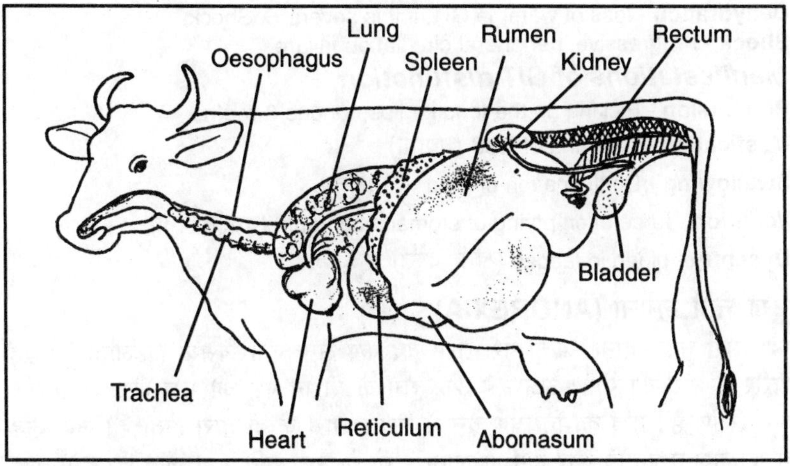

भूख (APPETITE)

प्रायः सभी तरह के पशुओं की खाने की आदत एक जैसी होती है, यानी ये लम्बे समय जब तक सामने पड़ा हो, चारा–दाना खाते रहते हैं। यदि पशु स्वस्थ है, और फिर भी नहीं खाता है तो आहार में खराबी, अधिक काम, डर या अपरिचित वातावरण के कारण ऐसा हो सकता है। जब कोई पशु बीमार होता हो, तो पहला लक्षण ही चारा, दाना आदि नहीं लेना होता है।

Disturbances of food intake

Hunger – ↑ contraction of gastric mucosa.

Appetite – Conditioned reflex depending on past association and experience of palatable food not depending on hunger contraction.

Hyperorexia – ↑ increased appetite.

Polyphagia – ↑ food intake

Inappetance – partial absence of appetite.

Anorexia – complete abscence of appetite

Anophagia ↓ food intake.

Starvation – Complete deprivation of food (not available)

Malnutrition – Incomplete starvation, diet is insufficient in quality and quantity.

Thirst – ↑ desire for water.

Polydypsia – Excessive water intake.

Principles of GIT disfunction

Hypermotility ↓ Peristaltic movement→ Diarrhoea.

Hypomotility - ↑ Peristaltic movement→ ingesta remain in intestines for long time.

Distension - Gas formation in abdominal organ.

Colic - Abdominal pain.

True colic - Pain arise from GIT.

False colic - Pain arise other than GIT.

Dehydration - loss of water in GIT, if it is severe → Shock.

Shock - Progressive, peripheral circulation failure.

Menifestations of GIT disfunction

Prehension - Picking up the food by lips, tongue & teeth

Mastication - Chewing of food (चबाना)

Swallowing - Deglutination of food (निगलना)

Vomition - forceful emptying of stomach contents (उल्टी होना)

Dysentry - blood in faeces (खूनी दस्त)

भूख नहीं लगना (ANOREXIA)

पशु द्वारा चारा–दाना, खाना पूरी तरह बंद कर लेना एनोरेक्सिया कहलाता है। यह शरीर के रोग का गंभीर लक्षण है ओर रोग के दौरान पशु की भूख लौट आना एक शुभ लक्षण है। भूख का नियंत्रण ब्रेन में स्थित खास केन्द्रों द्वारा होता है। जब ब्लड में ग्लुकोज व प्रोटीन स्तर कम हो जाता है तो ये केन्द्र सक्रिय हो जाते हैं। इसी तरह कई रोगों से भी यह प्रभावित होती है।

पशु को वापस भूख लगे ओर चारा–दाना खाने लगे इसके लिए एनोरेक्सिया के कारणों को हटाना जरूरी है। रूमिनेन्ट पशुओं में जब रूमन एसीडिटी का असंतुलन हो जाता है तो भूख कम या बंद हो जाती है रूमन की गति को बढ़ाने के लिए जो दवाइयां दी जाती है उससे वापस सामान्य हो जाती है। इसी प्रकार विटामिन बी कॉम्पलेक्स, यीस्ट पाउडर, लिवर टॉनिक आदि भूख को बढाते हैं।

Polydipsia – यानी प्यास अधिक लगना। प्रायः निम्न रोगों में ऐसा होता है।

• Ascites • Oedoma • Diarrhoea • Severe hemorrhage

• Diabetes • Continuous vomiting • Pyometra

PREHENSION - Picking up the food by lips, tongue and teeth.

अलग–अलग प्रजाति के पशुओं में आहार को पकड़कर मुंह में लेने का तरीका भी थोड़ा अलग होता है।

Cattle and Buffalo - ये पशु चारे–दाने को जीभ से ऊपर उठाकर खाते हैं जबकि होठों की विशेष आकृति बनाकर सक्शन यानी खींच कर पानी पीते हैं।

Horse, Sheep and goat - ये जब बाड़े में खड़े–खड़े खाते हैं तो इन्साइजर दांत और होंठ की मदद से चारे या दाने को पकड़ते हैं लेकिन जब चरागाह में चरते हैं तो घास के इन्साइजर दांत से काटते हैं और होठों तक पहुँचाते हैं। ये पानी को गाय, भैंस की तरह सक्शन कर पीते हैं।

Dog and Cat - ये सॉलिड फूड को दांतों की मदद से मुंह में लेते हैं जबकि ये जीभ को एक बड़े चम्मच (ladle) की तरह काम में लेकर पानी पीते हैं। जब कभी मुंह में किसी रोग के कारण सूजन, छाले, घाव आदि हो जाते हैं तो सामान्य तरीके से भोजन व पानी नहीं लिया जाता है। ऐसा निम्न रोगों में होता है– stomatitis, foot and mouth disease, gingivitis, fracture of mandible, paralysis of tongue, paralysis of lips, foreign body in oral cavity. यानी आहार निगलने में परेशानी। गाय, भैंस में जब पशु मुंह में चारे–दाने को गोला बनाकर निगलते हैं तो गर्दन की बांई ओर इसोफेगस में स्पष्ट रूप से तरंग की तरह नीचे उतरता नजर आता है। इसोफेगस में किसी वस्तु की रूकावट या रोग के कारण सामान्य रूप से निगलने में मुश्किल होती है या कभी–कभी बिल्कुल ही बंद हो जाता हे। ऐसी स्थिति में पशु को बैचेनी हो जाती है, लार अधिक गिरती है। उल्टी करने जैसे उबकाई लेता है, सिर व गर्दन को हिलाकर बार–बार निगलने की कोशिश करता है। ऐसा निम्न स्थितियों में होता है–

- मुंह में दर्द की स्थिति (Painful condition of oral cavity)
- इसोफेगस में रूकावट (Oesophageal obstruction)(Choke)
- फेरिंक्स में कोई विकृति (Pharyngeal disorder)

रूमन की जांच कैसे करें ?

रूमिनेन्ट पशुओं में लगातार जुगाली करने के लिए रूमन एक महत्वपूर्ण भाग होता है जिसकी कार्य प्रणाली में थोड़ी सी गड़बड़ी होते ही पशु चारा, दाना, पानी लेना बंद कर देता है। इसकी जांच निम्न तरीकों से की जाती हैं।

• Percussion, • Auscultation, • Inspection, • Palpation.

INSPECTION - रूमन काफी बड़ा होता है जो पशु के लेफ्ट फ्लेंक के पास स्थित होता है। इस भाग को देखकर यह मालूम किया जाता है कि पशु भूखा है या अधिक खाया हुआ है या हल्का या गंभीर आफरा है।

PALPATION - सामान्य अवस्था में दो मिनट में तीन–चार बार रुमिनल मुवमेन्ट होता है यानी ऊपर–नीचे होता है। हालांकि ऐसा रूमिनल मुवमेन्ट खुली आंखों से ही स्पष्ट दिखाई देता है लेकिन बीमारी के दौरान इसकी गति स्पष्ट नहीं दिखाई पड़ती है। इसलिए रूमिनल मूवमेंट मालुम करने के लिए दायें हाथ की मुठ्ठी को लेफ्ट फ्लेंक में हल्का धंसा हुआ रखें ताकि रूमन ऊपर नीचे होने पर आसानी से मालूम हो सके। यदि दो मिनट में तीन चार बार गति नहीं करता है तो यह असामान्य स्थिति होती है। रूमिनल एटॉनी में तो ये मुवमेन्ट बिल्कुल नहीं होते हैं।

रूमन हल्का कठोर महसूस हो – Impaction due to atony

Overfeeding.

रूमन तेज तने हुए ढोल की तरह हो – Acute tympany

जब रूमन कम ऊपर तना हुआ हो – Mild tympany, Chronic tympany, Traumatic reticulitis (T.R), Traumatic pericartitis (T.P.), Diaphragmatic hernia (D.H.)

फ्लेंक धंसा हुआ हो – भूखा, रोगी।

स्टोमेटाइटिस (STOMATITIS)

मुंह की म्युकस मेम्ब्रेन में सूजन आ जाना स्टोमेटाइटिस कहलाता है। इसमें मसूढ़ों व जीभ की भी सूजन हो सकती है। इसमें मुँह में लालिमा (redness) सूजन (swelling), लार गिरना, चबाने में तकलीफ, चपचप की आवाज (smacking of sound) से पशु कम या बिल्कुल नहीं खाता है।

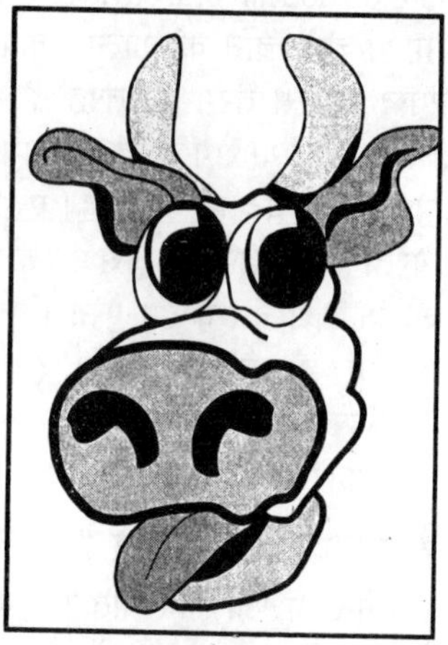

Gingivitis- मसूढ़ों में सूजन (inflammation of gums).

Glossitis - जीभ में सूजन (inflammation of tongue)

ETIOLOGY

(1) **Physical causes** - मुंह की म्युकस मेम्ब्रेन (Oral cavity mucosa) को विभिन्न तरह की चोट से स्टोमेटाइटिस हो जाती है।

- चुभने वाला चारा जैसे तीखा डंठल, कांटेदार झाड़ी आदि।
- नुकीली या धारदार चीज जैसे कांच का टुकड़ा, कील आदि।
- बांस, धातु या कांच से बनी बोतल से लापरवाही से ड्रेचिंग करना।
- गलत तरीके से प्रोबेंग या स्टोमक ट्युब को मुंह में डालना।
- अधिक गर्म या अधिक ठंडा आहार या पानी का प्रयोग करना।

(2) **Chemical causes**

- मुंह में जलन करने वाले (irritant) केमिकल्स, जैसे–एसिड, एल्कली आदि।
- जलन करने वाली दवाइयां, जैसे टरपेंन्टाइन ऑयल (इसी कारण आफरा में तारपीन के तेल को मीठे तेल में मिलाकर पिलाया जाता है)
- रासायनिक खाद।

(3) **Bacterial causes**

- Streptococcus, staphylococcus.
- Sphaerophorus, Necrophorus.
- Actinobacillus ligneresi, Leptospira species.

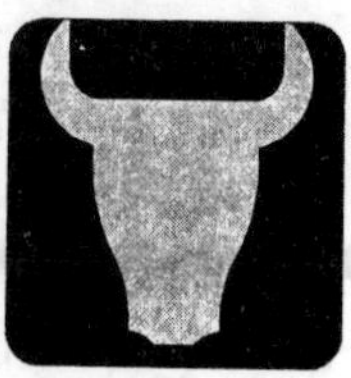

(4) **Viral causes**

- Foot and mouth disease virus, Rinderpest.
- Mucosal disease, Muzzle disease.
- Vesicular stomatitis, Vesicular exenthema.
- Blue tongue, Pox virus, Bovine malignant catarrh.

CLASSIFICATION OF STOMATITIS

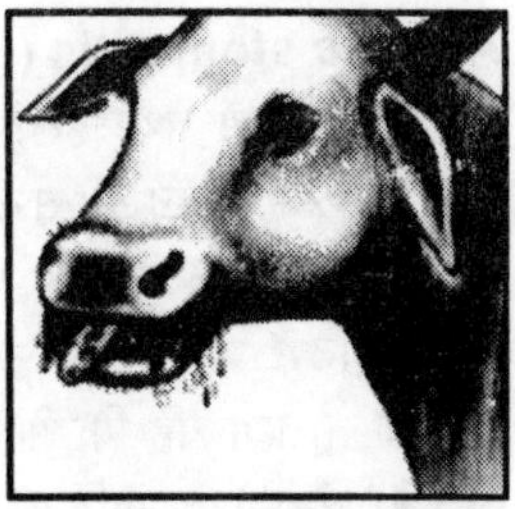

(1) **रोग के कारणों के आधार पर (Etiology)**

- Bacterial stomatitis
- Viral stomatitis
- Fungal stomatitis
- Traumatic stomatitis
- Allergic stomatitis.

(2) **लक्षणों के आधार पर (Lesions)**

- Cattarrhal stomatitis (simple stomatitis) red, swallon in mucous membrane.
- Phlegmonous stomatitis
- Vesicular stomatitis
- Ulcerative stomatitis
- Allergic stomatitis.

Cattarrhal stomatitis (simple stomatitis)

- म्युकस मेम्ब्रेन में लाल सूजन व होंठ फट जाना।
- मुंह में भूरी गंदगी होने से बदबू आना (foul smell)
- होठों के किनारों पर झाग, चपचप की आवाज (smacking sound).
- भूख कम लगना या चारा –दाना खाना बिल्कुल बंद।

Phlegmonous stomatitis

- खाने में तकलीफ, लंबी लार गिरना (drooling saliva)
- जीभ के सूजन से होंठ थोड़े चौड़े हो जाते हैं।
- जीभ सूजी हुई, जो चमकीले म्युकस से ढकी रहती है। .
- Maxillary oedema –मुंह में बदबू (foul smell).

Necrotic stomatitis

- जीभ पर कहीं कहीं नेक्रोसिस, जीभ मुंह से थोड़ी बाहर निकली हुई।
- शुरू में बुखार (temp).

Vesicular stomatitis

- पतली म्युकस मेम्ब्रेन पर छोटे वेसिकल्स या फॅफोले उभर आते हैं जिनमें हल्का पीला फ्लूड भरा रहता है।
- वेसिकल्स फूट जाने पर जगह–जगह घाव बन जाते है।
- मुंह में जगह–जगह उखड़ी हुई सफेद म्युकस मेम्ब्रेन।

Ulcerative stomatitis (Aptha)

- अल्सर जैसे घाव होना, जो समय पर भर नहीं पाते हैं।
- लाल म्युकोसा, जगह जगह पर अल्सर जो 10 दिन में ठीक हो पाते है।
- लार कम गिरना।

Allergic stomatitis (Clove disease)

- लाल धब्बे तथा हल्के घाव जो जल्दी ही भर जाते हैं।
- म्युकस मेम्ब्रेन में सूजन, रस्सी की तरह लार गिरना।

PATHOGENESIS

स्टेमेटाइटिस प्रमुख रूप से अकेला रोग भी हो सकता है जैसे फिजिकल, केमिकल कारणों से तथा यह किसी भी अन्य प्रमुख रोग के कारण भी हो सकता है। जैसे एफ. एम.डी., रिंडरपेस्ट आदि के कारण। प्रायः इसका प्रोग्नोसिस फेवरेबल होता है लेकिन यदि इसी दौरान एन्थ्रेक्स, एच.एस., बी.क्यु. आदि इन्फेक्शन का हमला हो जाए तो अनफेवरेबल में बदल सकता है।

SYMPTOMS

- कम या पूरी तरह से भूख नहीं लगना।
- झागदार कम या अधिक मात्रा में धार की तरह लार गिरना (drooling).
- लार में हल्की मवाद, ब्लड व एपीथिलियम कोशिकाएं।
- मुंह में बदबू आना (foul smell).
- बॉडी टेम्प्रेचर भी बढ़ सकता है।
- मुंह के अंदर vesicular, ulcerative, necrotic लक्षण हो सकते हैं।
- मुंह में सफेद मखमली परत फंगल इन्फेक्शन में नजर आती है।

CLINICAL PATHOLOGY

- मुंह के लिजन से मेटेरियल लेकर बैक्टीरियल, फंगल इन्फेक्शन की जांच करवानी चाहिए।
- एफ.एम.डी. वायरल स्टौमेटाइटिस के लिए सिरोलोजिकल टेस्ट करवाना चाहिए।
- इन्फेक्शन की पुख्ता जानकारी के लिए ब्लड की जांच करवाएं।

DIAGNOSIS

- हिस्ट्री पूरी तरह मालूम करें।
- अन्य अंगों की भी जांच करें और इस रोग के लक्षण जैसे अन्य रोगों से तुलना करें क्योंकि ऐसे ही लक्षण वाले रोग FMD, Poisoning, Blue tongue, Rinderpest, Rabies, Magnesium deficiency आदि से differential diagnosis करना एक अनुभव व कुशलता का कार्य है।
- ध्यान रहे कि मुंह में हाथ डालकर परीक्षण करने से पहले ग्लोव्ज जरूर पहने वरना कभी–कभी यह पशु चिकित्साकर्मी के लिए खतरनाक साबित हो सकता है।

DIAGNOSIS

- हिस्ट्री पूरी तरह मालूम करें।
- अन्य अंगों की भी जांच करें और इस रोग के लक्षण जैसे अन्य रोगों से तुलना करें क्योंकि ऐसे ही लक्षण वाले रोग FMD, Poisoning, Blue tongue, Rinderpest, Rabies, Magnesium deficiency आदि से differntial diagnosis करना एक अनुभव व कुशलता का कार्य है।

- ध्यान रहे कि मुंह में हाथ डालकर परीक्षण करने से पहले ग्लोव्ज जरूर पहने वरना कभी–कभी यह पशु चिकित्साकर्मी के लिए खतरनाक साबित हो सकता है।

TREATMENT

- पशु को नरम आहार देना चाहिए। बड़े शाकाहारी पशुओं को हरा चारां, दलिया आदि दें। पशुओं को चरागाह में चरने नहीं भेजें।

1. Mouth wash- पोटेशियम परमेंग्नेट (लाल दवा) के हल्के घोल (1:1000) से मुंह धोने से काफी अच्छा असर होता है। इसके लिए कॉपर सल्फेट का घोल (2%) भी काम में ले सकते हैं।
2. Boroglycerine - 1-2% बोरोग्लिसरीन मुंह में लगाएं।
3. Cauterization -
4. Dog - खाने में चावल, दलिया, केला आदि दें।

1. Inj. B Complex - 1-2 ml I/M daily or alternate day.
2. Vit. C- Tab. Celin 100 mg. 500 mg - Tab. 100 mg OD

- Fungal stomatitis - Antifungal - Tab. mycostain 25 mg/kg b.w.
- यदि किसी बैक्टीरियल रोग की वजह से स्टोमेटाइटिस और टेम्प्रेचर है तो Broad spectrum antibiotic for 5 days.

\- Hostacortin-H, या Betnesol को एंटीबोयोटिक के साथ दें।

या Penicillin-20 lac IU (L. animals). - 4 lac IU (S. animal).

या Streptomycin - 1.5-2.5 gm - large animals.

  - 0.5-1 gm - small animals.

या Oxytetracycline.

या Sulpha drugs - 1 gm/1b [1 pound (lb) = 454 gm] b.w.

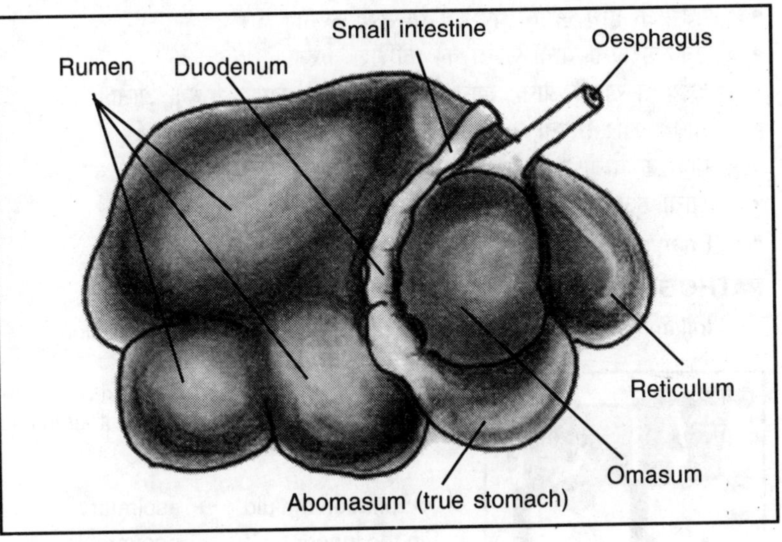

फेरिंजाइटिस (PHARINGITIS)

The pharynx is a common passage for food and air.
Inflammation of pharynx and it characterised by coughing, painful swelling and loss of appetite. It is common in horses and dogs.

ETIOLOGY

(1) Physical causes

- तीखा चुभने वाला चारा, पिन या हड्डी के छोटे टुकड़ों की चोट।
- लापरवाही से प्रोबेंग या स्टोमक ट्युब डालना।
- अधिक ठंडा या अधिक गर्म आहार खाना।
- कुत्तों में अधिक भौंकने के कारण।

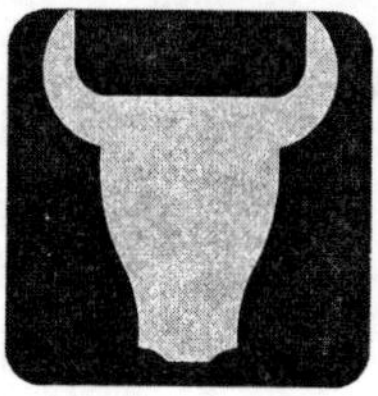

(2) Chemical causes

- जलन पैदा करने वाले केमिकल्स गले में जाने से।

(3) Infectious causes

- वाइरल व बैक्टीरियल कारक।
- Cattle - Actionbacillosis.
- Horse - Strangles (Steptococcus. equi)
  - Equine influenza
- Dog - Canine distemper virus, hepatitis virus.
  - Kennel cough.

SYMPTOMS

- फेरिंक्स में सूजन के कारण खाना निगलने व पानी पीने में परेशानी।
- गर्दन के हाथ लगाने पर दर्द महसूस करना।
- उबकाई लेना यानी उल्टी की कोशिश करना।
- दर्दयुक्त खांसी आना, खाने–पीने के दौरान खांसी अधिक आना।
- अधिक लार गिरना, गर्दन अकड़ी हुई रखना।
- नाक के दोनों छिद्रों से पतला, म्युकस व मवाद जैसा डिस्चार्ज आना।
- खाया हुआ आहार, पानी नथूनों से बाहर आना regurzitation
- Pharyngeal paralysis - रैबीज हो सकती है।

PATHOGENESIS

Inflammation of pharynx → Painful swallowing → Obstruction

Painful swallowing ↓ Stenosis ↓ Regurgitation ↓ Aspiration of fluid in the lungs → aspiratory pneumonia

Obstruction ↓ asphyxia (difficult air intake)

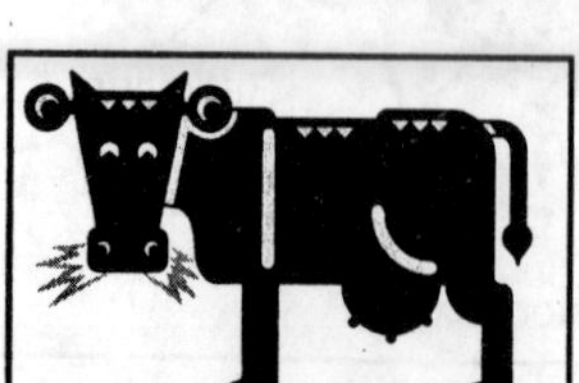

- फेरिंजाइटिस और रैबिज के लक्षणों में काफी समानता होती है।
- नाक से निकलने वाले मवादयुक्त (purulent) डिस्चार्ज की जांच।
- सूजन से स्वाब (swab) बनाकर बैक्टीरिया, वाइरस आदि की जांच।

PROGNOSIS

- शुरूआती अवस्था में फेरिजाइटिस का इलाज संभव है– favourable
- स्थिति बिगड़ने पर फेरेंजियल अडिमा हो जाता है, सांस लेने में भारी तकलीफ होती है। मौत भी हो सकती है। प्रायः घोड़ों में ऐसा होता है– less favourable

DIAGNOSIS

- Bilateral nasal discharge- दोनों नाक छिद्रों से डिस्चार्ज आना।
- सिर व गर्दन सीधी तनी हुई रखना। खांसी (Cough), अधिक लार गिरना।
- गले के एक्स–रे द्वारा जांच।

TREATMENT

- Mandel's solution - को गले लगाएं।
- आयोडिन (600 mg),+ पोटे आयोडाइज्ड (1.2 gm)+ पेपरमेंट तेल (250 mg) + ग्लिसरीन (30 ml)
- Medicated inhalation - तारपीन के तेल या टिंचर बैंजिन या युकेलिप्टिस तेल को गर्म पानी में डालकर दवा का बफारा देवें।

  Solution - 150 gm in gallon of water.

  घोड़ों में बाल्टी के ऊपर पतला कपड़ा ढकें ताकि घोड़ा घोल पी न सके।
- Antibiotic

  Penicillin - 20 lacs IU I/M (large animals).
  - 4 lacs IU I/M (small animals)

  Oxytetracycline - 500 mg I/V, (large animals).
  - 100 mg I/V, (Small animals)
- Antibiotic combination - (Streptopencillin)

  Penicillin + Streptomycin - I/M for 5 days
- Antithistaminic injection - अडिमा व एलर्जी कम करने के लिए।
- Vitamin A and C - म्युकोसा को जल्दी सामान्य करने हेतु।
- Cough electuary - यह सिर्फ रूमिनेन्ट व घोड़ों को ही दें। जिन पशुओं के केनाइन दांत होते हैं उन्हें कफ इलेक्चुरी नहीं देनी चाहिए जैसे ऊँट, कुत्ता, बिल्ली आदि।

  Amon chlor, Amon car, aa- 120 gm.
  Camphor - 30 gm.
  Fluid extract of belladona - 30 gm.
  Treacle ¼xqM+½ - 2.5 mift. elect, Sig stat one dose b.i.d.
- गाय–भैंस व भेड़–बकरियों में इस रोग के दौरान ड्रेंचिंग न करें। वरना ड्रेंचिंग न्युमोनिया हो सकता है।

पेरोटाइटिस (PAROTITIS)

Parotitis Inflammation of any salivary glands.

पशुओं में parotid, mandibular and sublingual की एक–एक जोड़ी लार ग्रंथियां होती हैं लेकिन प्रायः इनमें पैरोटिड ग्लेण्ड ही प्रभावित होती है इसलिए इसे पैरोटाइटिस कहा जाता है जिसकी परिणति अक्सर एब्सेस में होती है।

ETIOLOGY

- किसी अन्य पशु द्वारा काटने के घाव, बाहरी चोट के कारण।
- लार ग्रंथि में कोई स्टोन (salivary calculi) बन जाना।
  विटामिन–ए की कमी। यह एक प्रमुख कारण है।
- ब्लड के जरिए हुए किसी इन्फेक्शन का पेरोटिड ग्रंथि में जम जाना।

SYMPTOMS

- कम खाना, तेज बुखार।
- प्रायः एक ओर की पेरोटिड ग्लैण्ड ही प्रभावित होती है। लेकिन दोनों भी हो सकती है।
- Hot, painful swelling - सूजन कान व जबड़े तक फैल जाती है।
- कान का आधार भी सूजकर मोटा हो जाता है।
- पशु सिर व गर्दन को सीधे रखता है, चारा चबाने में तकलीफ होती है।
- इन्फेक्शन में एब्सेस बन जाती है जिसे ओपन करने पर कम हो जाती है।
- इस दौरान पेरोटिड ग्लेण्ड की कार्यप्रणाली तो सामान्य रहती है।
- कभी–कभी फिस्चुला बन जाता है और लार गर्दन वाले भाग में इकठ्ठी हो जाती है।

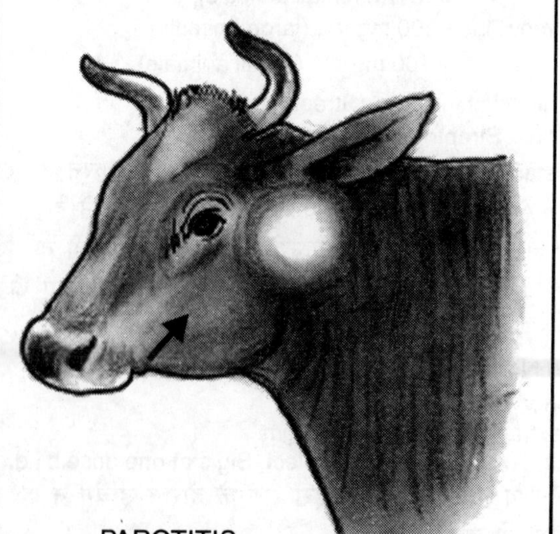

PAROTITIS

Clinical pathology

- एब्सेस को ओपन कर पस की जांच करें।
- पेरोटाईइटिस की वजह से पशु की मौत नहीं होती है।

DIAGNOSIS

यदि सूजन सिर्फ पेरोटिड ग्लेण्ड तक ही सीमित रहती है तो एक ही नजर में देखकर डायग्नोसिस किया जा सकता है लेकिन जब सूजन ग्लेण्ड के आस पास काफी भाग में फैली तो अन्य रोगों के साथ भ्रम होकर सही डायग्नोसिस नहीं हो पाता है। पेरोटाइटिस का फेरिजाइटिस, एक्टिनोमाइकोसिस, पेरोटिड ग्लेण्ड टी.बी. आदि से भ्रम हो सकता है।

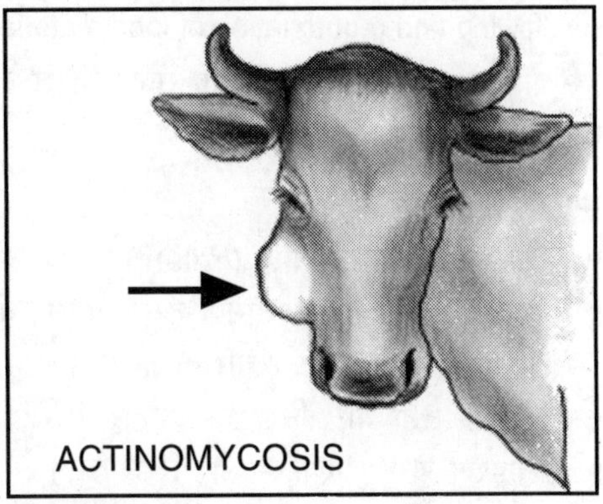

ACTINOMYCOSIS

TREATMENT

- Acute inflammation - Cold fomentation
- Chronic inflammation - Hot fomentation
- Paranchymatous parotitis (actue inflammation)
    - Inj. Tetracycline for 5 days I/M.
    - Do not apply any local ointment.
- Suppurative parotitis (Chronic inflammation)
    - Apply- iodine ointment and hot fomentation.
    - Immature abscess को ओपन नहीं करें।
    - Mature होने पर ओपन करें और पांच दिन तक ड्रेसिंग करें।
    - Broad Spectrum Antibiotics for 5 days
    - Antinflammatory for 3 days
    - If salivary fistula - Cauterise with carbolic acid.

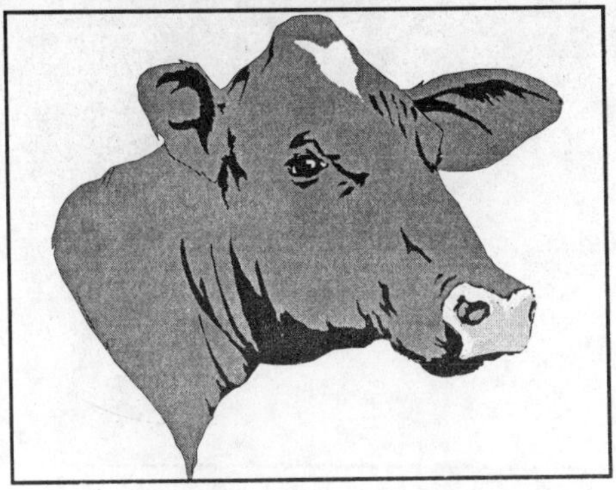

इसोफेजाइटिस (OESOPHAGITIS)

OESOPHAGITIS - Inflammation of oesophagus and characterised by painful swallowing and regurgitation of food materials.

इस रोग के इसोफेगस में दर्दयुक्त सूजन हो जाने से खाया हुआ आहार व पानी नाक द्वारा वापस बाहर आ जाता है

ETIOLOGY

- जलन पैदा करने वाले (irritant) केमिकल्स खा जाने से।
- Physical agents - स्टोमक ट्युब, प्रोबेंग, बोन, रबर बॉल, सुई जैसी चीजों से इसोफेगस को चोट लगने के कारण।
- अधिक ठंडा या अधिक गर्म आहार।
- वाइरल रोग – एफ.एम.डी., रिंडरपेस्ट।
- स्टोमेटाइटिस, फेरिंजाइटिस के कारण भी।

SYMPTOMS

- पशु को खाना निगलने में दर्द व मुश्किल होती है इसलिए बार–बार निगलने की कोशिश करता है। काफी लार गिरती है।
- एक्यूट – एकाएक सूजन से टेम्प्रेचर बढ़ जाता है।

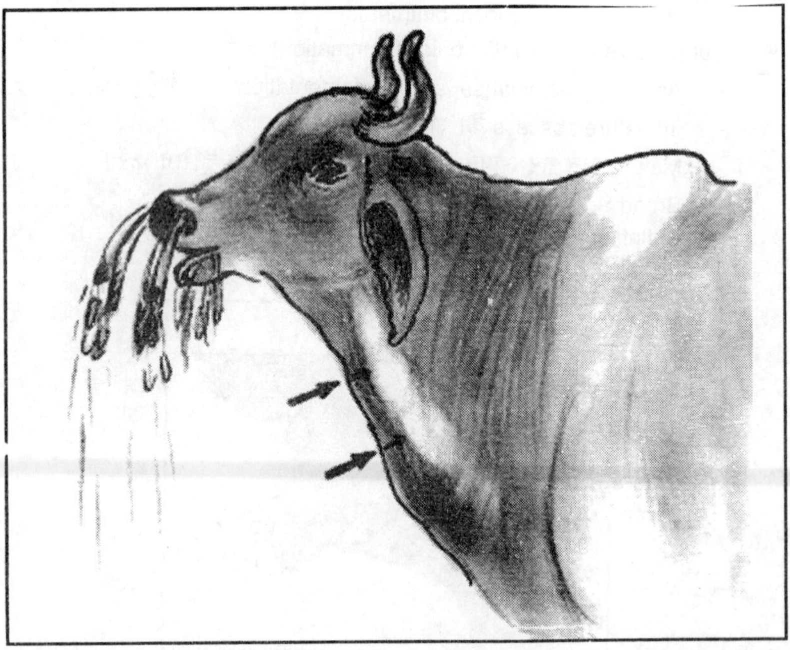

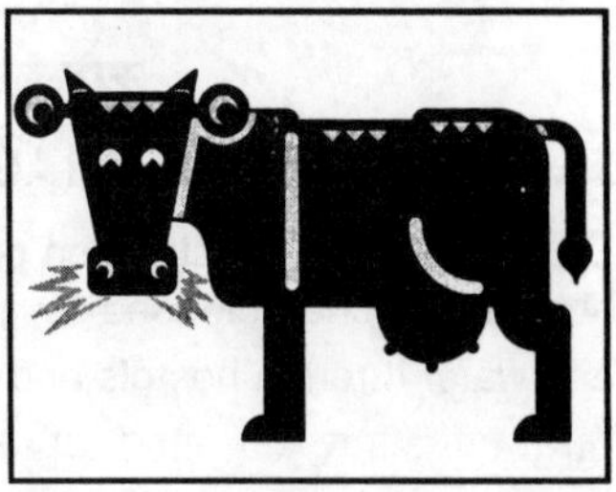

- खाया हुआ आहार रूमन से वापस नाक द्वारा बाहर आता है जिसमें ब्लड व म्युकस मिला होता है। पशु को बार–बार खांसी भी होती है।
- साधारण इसोफेजाइटिस एक सप्ताह में ठीक हो जाती है यदि रोग गम्भीर हो जाए या इसोफेगस में छेद (performation) हो जाने पर मौत हो सकती है।

Pathogenesis

Inflammation → ↑ tone of esophageal muscle → oedema→ stenosis → performation → pleurisy → septicaemia → DEATH.

DIAGNOSIS

- इस रोग का तुलनात्मक डायग्नोसिस करें क्योंकि इसोफेजाइटिस व फेरिंजाइटिस के काफी लक्षण समान होते हैं।
- Pharyngitis - इसमें पशु को खांसी (coughing) नहीं होती है।
- Oesophagitis - बार–बार तेज खांसी (frequent coughing)

TREATMENT

- पशु को चारा–पानी दो दिन के लिए बिल्कुल बंद करें और फ्लूड थैरेपी दें।
- सूजन कम करने के लिए – Antibiotic and anti-inflammatory.
- संभव हो तो टेट्रासाइक्लिन पाउडर मुंह से दें ताकि इसोफेगस पर लोकल असर भी हो सके।
- यदि पशु एंटीबायोटिक पाउडर नहीं निगल सकें तो इंजेक्शन लगाएं
- Analgesics - दर्द कम करने के लिए
- Antibiotic, Antiinflammatory, Analgesics, Fluid therapy.
- Ringer lactale solution - 12 ml/lb b.w., I/V.
- 5% Dextrose saline solu. - 12 ml/lb b.w. I/V.

(1 pound (1b) = 454 gm

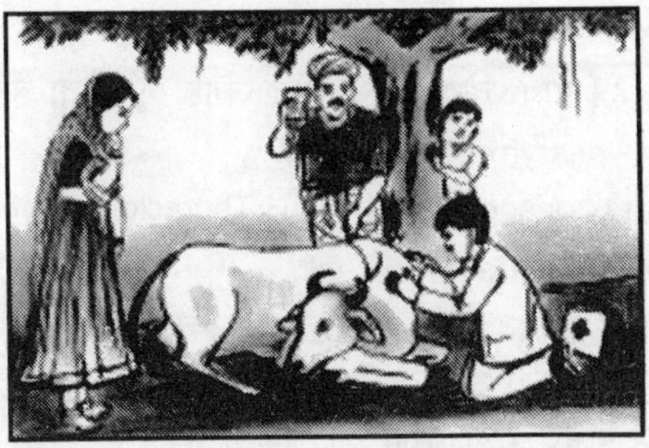

चोक – CHOKE

OESOPHAGEAL OBSTRUCTION

Choke- Sudden obstruction of the oesophagus by food masses or foreign bodies and characterised by inability in swallowuing, regurgitation of food and water through nostrils and bloat in ruminants.

खाये हुए आहार का गोला या कोई अन्य वस्तु इसोफेगस में फंस जाने से पशु सामान्य रूप से आहार नहीं निगल पाता है तथा रूमिनेन्ट पशुओं के नथूनों से खाया हुआ आहार (Ingesta) बाहर निकलता है।

ETIOLOGY

विभिन्न प्रजाति के पशुओं में चोक के कारण भी अलग होते हैं।

- **Horse**
  - पशु द्वारा अधिक मात्रा में सूखा दाना (dry grains) खाने से।
  - चारे का गोला, आलू, सेव, आम की गुठली आदि इसोफेगस में फंस जाने से।
  - बुढ़े घोड़ों में मुंह में (irregular molars) के कारण चारा पूरी तरह नहीं चबा पाना।
- **Cattle**
  - लकड़ी का टुकड़ा, गेंद, पुराना जूता, आलू, गोभी, आम की गुठली, तरबूज आदि चीजें निगलते समय इसोफेगस में फंस जाने से।
- **Dog and Cat**

  हड्डी के टुकड़े, मछली का कांटा, सुई, रबड़ की गेंद, खिलौना, मांस का बड़ा टुकड़ा आदि फंस जाने से।

PATHOGENESIS

- Incomplete or partial choke - इसमें टिम्पेनी अधिक नहीं होती है। गैस और पतला आहार आंशिक रूप से इसोफेगस से पास हो सकते है लेकिन खाया हुआ फूड वापस बाहर आ जाता है।
- Complete or full choke - यह एक्युट चोक होता है जो अचानक होता है। पशु द्वारा रूमन व इसोफेगस की मांसपेशियों द्वारा जोर लगाकर चोक को बाहर निकलने की कोशिश की जाती है।

SYMPTOMS

अलग–अलग प्रजाति के पशुओं के इसोफेगस में चोक होने के खास स्थान भी अलग–अलग होते हैं। प्रायः चोक प्रमुख तीन जगह पर होता है–

(i) Oropharynx - pharynx के थोड़ा पीछे

(ii) Cervical part of oesophagus. (iii) Thoracic part of oesophagus.

गाय-भैंस में लक्षण (Cattle)

- गायों व भैंसों में एक्युट चोक होता है जो अचानक होता है।
- चोक लेरिंक्स के थोड़ा आगे यानी सर्वाइकल भाग में होता है जो बाहर से भी इसोफगेस पर उभरा हुआ देखा जा सकता है।

- पशु खाना छोड़ देता है तथा बैचेन हो जाता है। जीभ कुछ बाहर आ जाती है तथा लार अधिक गिरती है।
- सिर व गर्दन सीधी तनी हुए अवस्था में इधर उधर घुमाना, हांफने जैसी तेज बेचैनी।
- गंभीर टिम्पेनी के कारण फ्लेंक भाग ढोल की तरह ऊपर उठा हुआ होता है।

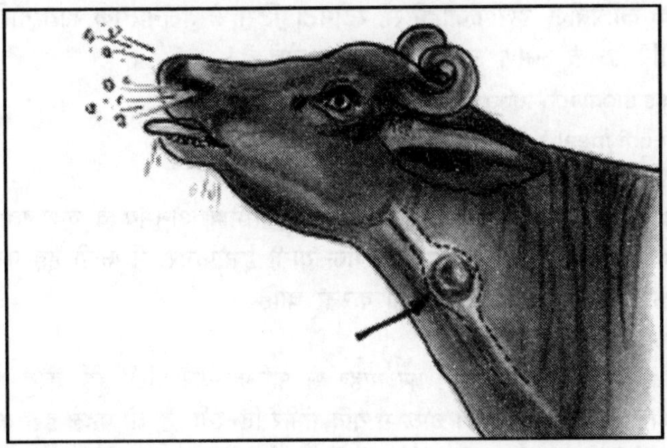

Chronic Symptoms of Choke

- शुरूआत में रूमन की गति बढ़ जाती है, जो बाद में कम हो जाती है और आखिर में बिल्कुल बंद हो जाती है (ruminal atony)
- पशु पानी या पतला आहार ही निगल पाता है।
- इस अवस्था में प्रोबेंग या स्टोमक ट्युब नहीं डालें।
- Dog - एक्स–रे, बेरियम मील द्वारा कोन्ट्रास्ट रेडियोग्राफी

Typical Symptoms

Severe Tympany, ↑ Salivation, Protrusion of tongue, Extension of head and neck, Grunting, Coughing.

Horse

- चोक thoracic in let पर होता है। यह इसोफेगस का वह भाग होता है जो स्टोमक में खुलता है। चुंकि इस भाग पर थोड़ा मोड़ होता है इसलिए कोई भी बड़ी वस्तु यहां आसानी से फंस जाती है। यह इसोफेगस का आखरी भाग होता है इसलिए बाहर से देखा भी नहीं जा सकता है।
- इसके लक्षण गाय–भैंस के जैसे ही होते हैं। घोड़े की प्रकृति कुछ उग्र होती है इसलिए यह चोक को जोर से निगलने की कोशिश करता है।
- पूरी तरह रूकावट से घोड़ा जमीन पर लेटता है, उठता है और पैर पटकता है। कॉलिक जैसे लक्षण नजर आते है। सांस में काफी तकलीफ होती है।

Dog

- अधिक लार गिरना, बार–बार उल्टी की कोशिश करना (उबकाई लेना)
- फंसी हुई चीज को ताकत से बाहर निकालने की कोशिश करना।

- आहार, दवा आदि मुंह व नाक द्वारा वापस बाहर आ जाता (regurgitation) जबकि गाय, भैंस में रिगर्जिटेशन सिर्फ नाक द्वारा ही होता है।

DIAGNOSIS

- लक्षण तथा हिस्ट्री के आधार पर।
- चोक का रैबीज, इसोफेजाइटिस, स्टोमेटाइटिस से तुलनात्मक डायग्नोसिस करें क्योंकि इनके लक्षण लगभग एक जैसे होते हैं।
- Pass stomach tube (cattle) or probang (horse).
- Barium meal X-ray (contrast radiography)

TREATMENT

चोक का इलाज पशुचिकित्सक की सोच, समझ, अनुभव व कुशलता पर भी काफी निर्भर करता है। इसका इलाज यानी इसोफेगस में फंसी हुई वस्तु यानी चोक की प्रकृति के अनुसार ही करना चाहिए।

Cattle

- इसके लिए चोक के स्थान पर बाहर से मालिश कर फंसी हुई, वस्तु को ऊपर खिसकाया जा सकता है। चोक में यदि गंभीर टिम्पेनी है, तो पहले इसे कम करने की कोशिश करनी चाहिए। इसके लिए मोटी 3-4 hypodermic needles को रूमन में लगानी चाहिए ताकि जल्दी ही गैस कम हो और पशु की बैचेनी कम हो सके, क्योंकि चोक में पशु को ज्यादा परेशानी टिम्पेनी के कारण ही होती है।
  Inj. Atropine sulphate 30-60 mg S/C or I/M
- चुंकि गाय–भैंस में चोक लेरिक्स के पास ही होता है इसलिए पशु के मुंह में लकड़ी की माउथ गैग लगाकर हाथ से ही बाहर निकाल सकते है।
- स्टील के तार का लूप बनाकर या वल्सेलम फॉरसेप से पकड़कर भी चोक को बाहर निकाला जा सकता है।
- इन प्रयासों से भी यदि वस्तु बाहर न निकल पाए तो प्रोबेंग या स्टोमक ट्युब हल्के ढंग से पास करना चाहिए, ताकि वस्तु आगे स्टोमक तक खिसक जाए। लेकिन ध्यान रहे अधिक ताकत लगाने से इसोफेगस को नुकसान हो सकता है।
- सारे प्रयास विफल होने पर सर्जरी द्वारा वस्तु को बाहर निकाला जाता है।

Horse

- Inj. Atropine sulphate - S/C or I/M यह लार कम करता है।
- यदि चोक दाने या चारे के गोले के कारण है तो यह नरम पड़ते ही अपने आप आगे स्टोमक में उतर जाता है जो कुछ घंटों से लेकर कुछ दिन भी लगा सकता है।
- स्टोमक ट्युब या प्रोबेंग पास करें।
- पशु को चारा–दाना नहीं खिलाएं लेकिन पानी दे सकते हैं।
- घोड़ों में चोक गाय–भैंस की तरह गंभीर व जानलेवा नहीं होता है इसलिए मौत से बचाने के लिए तुरंत किए जाने वाले प्रयास इसमें नहीं करें, जैसे ट्रोकार केन्युला डालना।

—सामान्य अपच (SIMPLE INDIGESTION)—

It is caused by atony of forestomach (rumen, reticulum and omasum) and is characterised by lack of ruminal movements, anorexia and constipation. It is most common in dairy cattle.

इस रोग में रूमन के मुवमेन्ट कम हो जाने से एनिमल सामान्य रूप से खाता नहीं है तथा कब्ज रहती है।

ETIOLOGY

- दुधारू पशुओं में यह अधिक होता है।
- घटिया क्वालिटी का चारा (roughage) आहार में प्रोटीन की कमी तथा सड़ा–गला व फफूंद लगा हुआ आहार खिलाना।
- अधिक गर्म या अधिक ठंडा आहार देना।
- अधिक मात्रा में सिर्फ दाना (grains) खाना।
- पशु आहार में एकाएक बदलाव लाना।
- अधिक दिनों तक या अधिक मात्रा में सल्फा या अन्य एंटिबायोटिक्स देना।

SYMPTOMS

- पशु दाना–चारा कम खाता है। (↓appetite) जुगाली कम करना।
- रूमन के सामान्य मुवमेन्ट कम होने से कब्ज (constipation) रहती है।।
- पशु सुस्त रहता है (dullness) तथा दूध में भी थोड़ी कमी आ जाती है।

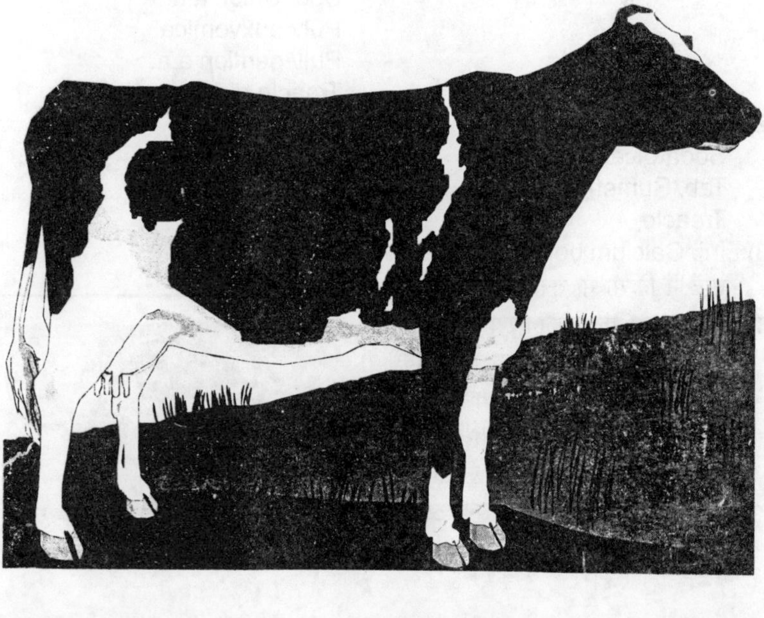

- गोबर मिंगने (hard) के रूप में बंधा हुआ व कम आता है, लेकिन यदि सड़ा हुआ चारा दिया गया है तो कभी–कभी दस्त भी हो सकते हैं।
- न कम, न ज्यादा, हल्की टिम्पेनी (moderate tympany) ।
- टेम्प्रेचर, पल्स, रेस्पिरेशन–नॉर्मल
- सिम्पल इन्डाइजेशन में पशु स्वतः ही दो दिन में सामान्य हो जाता है तथा इसके कारण मौत नहीं होती है।

PATHOGENESIS

Change in pH (Acidic / Alkali) → Atony of rumen → Indigestion → Putrification → Histanine and toxic amines and aminides formation

Clinical Exam

- Measure the pH of ruminal fluid, ph of urine
- Exam and count of ruminal protozoa.
- cellulose digestion test - digestion of thread in less than 30 hrs. is normal.

TREATMENT

प्रायः इसमें एसिडोसिस होता है, रूमन की pH गड़बड़ा जाती है इसलिए ऐसी दवाइयां दी जाती है जो pH को सामान्य कर सकें तथा एसिडोसिस कम हो जाए।

(1) Stomachic powder

- Mag. sulph.
- Sod. Chlor. a.a.
- Pulv nuxvomica
- Pulv gention a.a.
- Treacle q.s., mft. elect.

(2)

Stomachic powder	-	30 gm.
Soda bicarb	-	30 gm.
Tab. Rumenton/Anorexon	-	2 Tab, b.d.
Treacle	-	q.s. mft. elect.

(3) Inj. Calcium borogluconate - 50 ml, S/C

- ऊँट में किसी भी तरह के स्टोमेकिक पाउडर या दवा को घोलकर पिलाएं।
- किसी भी पशु को 5. दिन से अधिक नहीं दें अन्यथा यह पशु की आदत बन जाती है और लम्बे समय तक प्रयोग से एल्केलोसिस हो जाता है। एल्केलोसिस हो जाने पर 50% acetic acid - 450 ml orally दें।

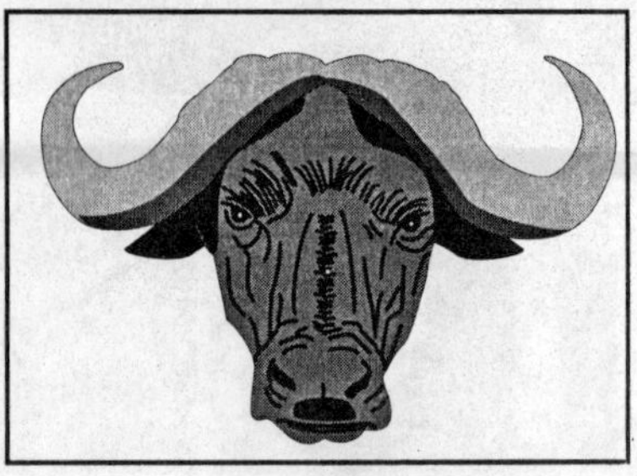

आफरा (RUMINAL TYMPANY)

Symptoms- Tympanites, Bloat, Hooves.

Overdistension of rumen due to excessive accumulation of gases.

हल्की टिम्पेनी अधिक नुकसान नहीं करती है, पशु इससे उबर भी जाता है लेकिन तेज, गंभीर टिम्पेनी जानलेवा हो सकती है। इसलिए इसकी गंभीरता को देखते हुए इसका इलाज कुशलता व फुर्ती से करना चाहिए अन्यथा पल भर में पशु मौत के मुंह में चला जाता है और पशुपालक को भारी आर्थिक नुकसान होता है। हालांकि आफरा या टिम्पेनी सभी पालतू रूमिनेन्ट पशुओं में होती है, लेकिन गाय–भैंस में तो सबसे अधिक होती है।

ETIOLOGY

(1) **Primary ruminal tympany** - यह टिम्पेनी ruminal contents के अधिक किण्वन (fermentation) से होती है।

- अधिक मात्रा में हरा चारा खाना।
- अधिक मात्रा में फलीदार, दाल वाले पौधों (leguminous) को खाना।
- अधिक मात्रा में फलियां, दालें, बरसीम, रिजका, गोभी, आलू खाना।
- आहार में सूखे चारे–दाने की मात्रा हरे चारे से कम होना यानी आहार में रेशेदार भाग (fibrous food) कम होना।
- अधिक मात्रा में साबूत व सूखा दाना (dry grains) खाना।
- अधिक या बारीक पिसा हुआ आहार खाना, जैसे–आटा।
- कुछ विशेष प्रकार की घास व पौधे में Pectin, Protein, Saponins, Toxins आदि पैदा होता है जो रूमन की pH को बदल कर झागदार आफरा (frothy bloat) की स्थिति पैदा करते हैं।
- पाचन क्रिया के आधार पर कुछ गाय, भैंसों में अक्सर आफरा होता है जबकि कुछ में कभी–कभी।

(2) **Secondary ruminal tympany-** रूमन में सामान्य तौर पर हल्की गैस बनती है। यदि शरीर से बाहर निकलने के मार्ग में कोई रूकावट (obstruction) आती हैं तो secondary ruminal tympany होती है। यह निम्न कारणों से हो सकती हैं।

- चोक (choke) - किसी गेंद, आलू, गोभी, चारे के गोले आदि का इसोफेगस में फंस जाने से रूकावट आ जाना।
- इसोफेगस के मार्ग का संकरा हो जाना (stenosis)
- इसोफेगस के बाहर की ओर से किसी ट्युमर, लिम्फ ग्लेण्ड में सूजन आदि के कारण दबाव पड़ना।
- Diaphagmatic hernia (D.H.) - यह भैंस में आमतौर पर होता है जिसमें कमजोर डायाफ्राम पर लगातार दबाव व रगड़ से छेद होने से रेटिकुलम का कुछ भाग थॉरेसिक केविटी में घुस जाता है। दबाव के कारण रूमन में लगातार गैस बनती है। भैंसों में अधिक मृत्यु दर का एक प्रमुख कारण डी.एस. है।

- Traumatic reticulitis - कोई भी फॉरेन बाडी रेटिकुलम से निकलकर आगे बेगस नर्व पर दबाव डालती है।
- Obstruction of cardia - इसोफेगस का वह भाग जो स्टोमक में खुलता है उसे कार्डिया कहते हैं। इसमें कोई रूकावट आने से गैस बनती है।
- Ruminal atony - रूमन के सामान्य रूप से नहीं सिकुड़ने व फैलने से गैस बनती है।
- Vagus indigestion - के कारण इसोफेगस में गड़बड़ी व गैस बनना।
- Unusual posture - पशु का काफी देर तक एक ही ओर लेटे रहने से hypostatic pressure पड़ता है जिससे टिम्पेनी होती है।
- Worm infestation - अन्तः परजीवी कीड़ों के कारण भी आफरा रहता है।

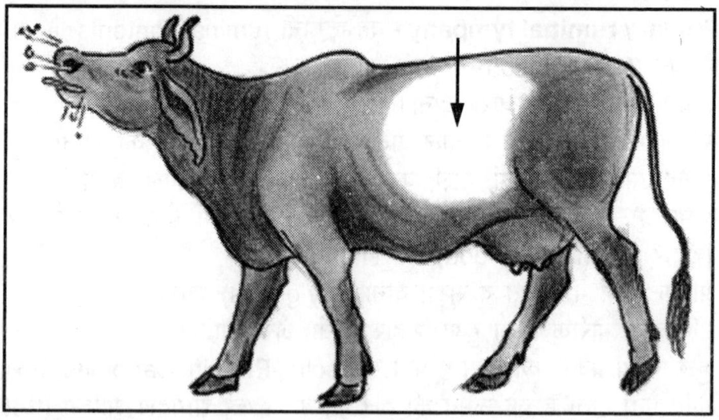

PATHOGENESIS

- सामान्यतौर पर रूमन में बनने वाली गैस इसोफेगस से मुंह के रास्ते बाहर निकल जाती है। जब इस मार्ग में रूकावट होती है तभी टिम्पेनी होती है।
- इसके अलावा स्वयं रूमन के सामान्य रूप से काम नहीं करने (atony) से इसमें बनने वाली गैस बाहर की ओर नहीं फेंकी जाती है।
- टिम्पेनी में दो स्थितियां होती है–
- Formation of froth (water + gas)
- Formation of free gas (gas)
- यदि गैस निकलने के मार्ग में रूकावट हो तो झागदार टिम्पेनी होती है।
- Frothyness - की स्थिति इसोफेगस के कार्डिया भाग में रूकावट पैदा करती है और गैस बाहर नहीं जा पाती है।
- अधिक मात्रा में हरा चारा खाने से frothy bloat होता है। शुरू में तो यह स्थिति रूमिनल कॉन्ट्रेक्शन को बढ़ाती है लेकिन बाद में रूमिनल एटोनी पैदा करती है। एटोनी से अंदर सड़न (putrification) होती और गैस बनती है। विशेष रूप से तथा हिस्टामिन, एमिन, एमाइड अधिक बनते हैं, जिससे toxaemia हो जाता है। हिस्टामिन रूमन की गतिविधियों को बंद कर देते है।

- लार, गैस बनने की स्थिति को हमेशा रोकती है। लार में उपस्थित म्युसिन रस रूमन के लिए सुरक्षा कवच होता है। लार के कारण ही रूमन की normal pH (6.8 - 7.2) बनी रहती है तथा इसमें बदलाव से गैस बनती है।
- जब पशु अधिक कार्बोहाइड्रेडयुक्त आहार खाता है तो रूमन में मौजूद कई तरह के नुकसानकारी बैक्टीरिया की वृद्धि होती है जो लार के म्युसिन को कम कर देते हैं और टिम्पेनी होती है।

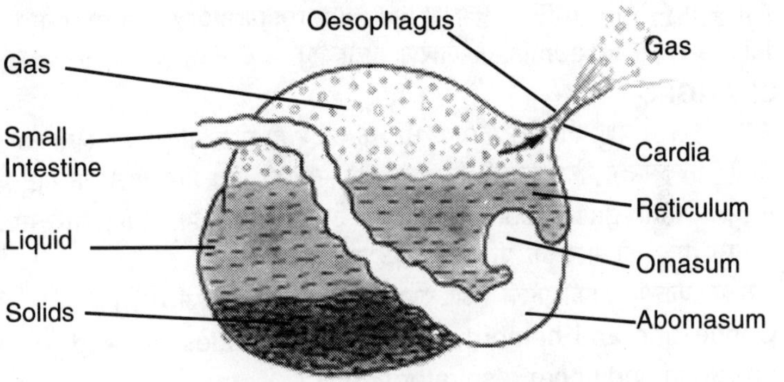

NORMAL RUMEN WITH GAS

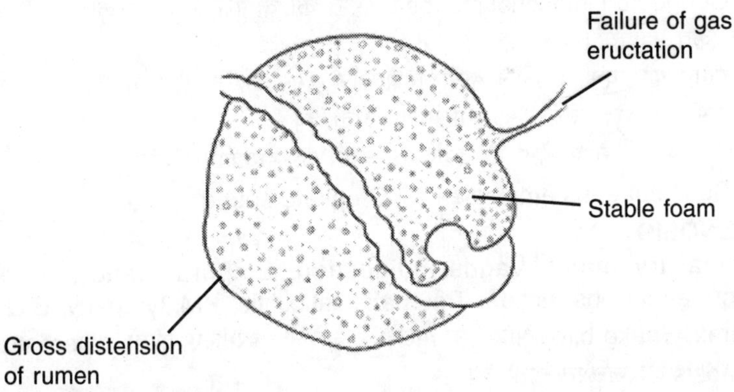

ACUTE FROTHY BLOAT - STABLE FOAM FILLS THE RUMEN

टिम्पेनी से पशु की मौत क्यों होती है ?

- गंभीर टिम्पेनी में रूमन के अंदर का दबाव छः गुना अधिक हो जाता है। इसका आकार काफी बढ जाता है। इसकी वजह से डायाफ्राम व फेंफड़ों पर जबरदस्त दबाव पड़ता है। सांस की गति काफी बढ़ जाती है, फेंफड़े पिचक से जाते हैं। सांस सामान्य नहीं होने से शरीर के विभिन्न भागों को ऑक्सीजन सप्लाई बहुत कम हो जाती है, और इस प्रकार asphyxia से मौत हो जाती है।

- थॉरेसिक केविटी पर रूमन का दबाव पड़ने से केविटी में स्थित हार्ट की स्थिति भी बदल जाती है। इसके नॉर्मल फंक्शन में भारी बाधा आ जाती है और हार्ट फैल हो जाता है, मौत हो जाती है।
- रूमन में अधिक फर्मेन्टेंशन या अधिक सड़न (putrefaction) से जो जहरीली गैसें व अन्य तत्व बनते हैं जैसे– CO_2, H_2S, amine, amides आदि इन जहरीली गैसों का भारी मात्रा में ब्लड में जाने से toxaemia होता है। जो मौत का कारण बनता है।

  इस प्रकार गंभीर टिम्पेनी में पशु की मौत respiratory failure, cardiac failure तथा toxaemia के कारण होती है।

PM CHANGES

- ऐसे मामले में पशु की मौत के एक घंटे के अंदर ही पोस्टमार्टम कर लेना चाहिए ताकि पोस्टमार्टम के पहले ही टिम्पेनी और मौत के बाद होने वाली के बाद की टिम्पेनी यानी gas accumulation में अंतर मालूम हो सके। पोस्टमार्टम टिम्पेनी पशु की मृत्यु के एक घंटे बाद होने लगती है।
- गैस के कारण काफी फूला हुआ रूमन, जीभ बाहर निकली हुई।
- Congestion and hemorrhages of lymph nodes of head, neck, epicardia and upper respiratory tract.
- Friable kidney यानी आसानी से बिखरने वाली स्थिति।
- Congested intestinal mucosa, आंत की दीवारों के अंदर की ओर लाल चकते, झाइयाँ।
- रूमन की म्युकोसा लाल होना, विशेषकर रूमन के नीचले भाग में।
- सभी म्युकस मेम्ब्रेन हल्की पीली हो जाती है।
- कुछ पशुओं में टिम्पेनी के दबाव से रूमन या डायफ्राम फटना।
- Subcutaneous emphysema - Crepitate sound.

DIAGNOSIS

Ruminal trypmany Vagus indigestion, Diaphragmatic hernia, Oesophegeal obstruction, Traumatic reticulitis, PM Tympany, B.Q., Anthrax, Snake bite आदि से मिलते जुलते हैं, इसलिए इसमें differential diagnosis की जरूरत होती है।

DIAPHRAGMATIC HERNIA

- हिस्ट्री से मालूम होता है कि भैंसों में अक्सर यह ब्याने के बाद एक दो माह में अधिक होता है।
- Tympany- एक्यूट नहीं होती है बल्कि रिकरेंट टिम्पेनी होती है जो उतरती है और वापस हो जाती है। ऐसा लगातार होता है।
- Auscultation - हार्ट साउण्ड कम या नहीं के बराबर सुनाई देती है।
- Dysponea - सांस लेने में तकलीफ होती है। पशु कभी–कभी मुंह फाड़कर आगे पीछे हिलते हुए पीड़ादायक सांस लेता है।

* Faeces - प्रायः गोबर पतला होता है लेकिन यह कम मात्रा में भी हो सकता है। अतः रूमिनल टिम्पेनी को खासतौर से डी.एस. से तुलना करना जरूरी है क्योंकि डी.एच. का एकमात्र इलाज ऑपरेशन ही है।

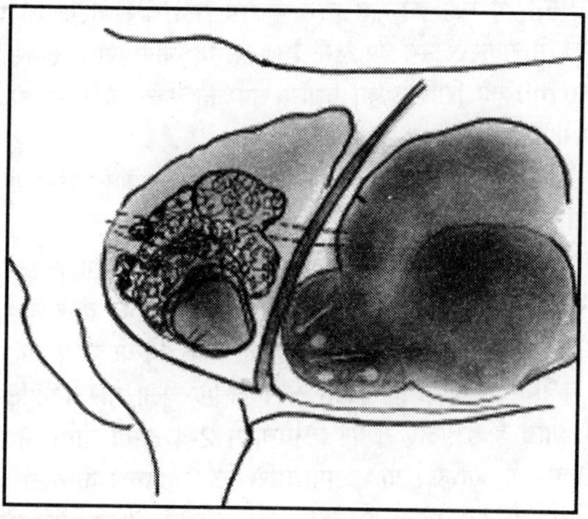

TREATMENT

1. First aid treatment

- इलाज का पहला कदम ही रूमन की गैस को कम करने तथा उसे और नहीं बनने देने के लिए होना चाहिए।
- यदि संभव हो तो पशु के मुंह में एक लकड़ी आड़ी डालकर बांध दें, जैसे कि घोड़े के मुंह में मोहरा डालते हैं। इससे गैस बाहर आने में सुविधा होगी और बार–बार मुंह नहीं हिलाने से लार बाहर गिरने की बजाए अंदर ही जाएगी, जो गैस बनना कम करती है।
- ध्यान रहे tympany के दौरान पशु को चारा–पानी कतई नहीं दें।
- यदि संभव हो तो पशु को ऐसा खड़ा रखें कि पिछले वाला भाग नीचे व अगला भाग ऊंचाई पर हो ताकि डायाफ्राम व फेंफड़ों पर कम दबाव पड़े।
- स्टोमक ट्यूब या प्रोबेंग पास करें ताकि गैस बाहर आ सके और यदि इसोफेगस में कोई रूकावट भी हो तो वह दूर हो सकती है।

2. Medical treatment

- यदि टिम्पेनी कम या हल्की (mild tympany) है तो गैस को कम करने वाली Antizymotic दवा पिलाएं। ध्यान रहे कि तारपीन तेल को अकेला नहीं पिलाएं बल्कि मीठे तेल में मिलाकर पिलाएं।
  Turpentine oil 30 ml + Simple sweet oil 400-500 ml
- यदि गंभीर टिम्पेनी है तो सर्वप्रथम 2-3 मोटी निडल्स को रूमन में पास करें। इन निडल्स के आस पास दोनों हथेलियों से दबाकर गैस निकालें। इससे काफी

फर्क पड़ता है, कुछ ही समय में गैस कम हो जाती है, और पशु की बैचेनी कम हो जाती है। इन निडल्स को लगी रहने दें ताकि कोई दवा भी इसी में से सीधे रूमन में डाल सकें।

- गंभीर टिम्पेनी में पशु को मुंह द्वारा ड्रेचिंग नहीं करें बल्कि तारपीन का तेल व मीठा तेल मिलाकर रूमन पर लगी निडल्स के जरिए सीधे रूमन में डालें। इनके लिए 50 ml. की सिरिंज का प्रयोग उपयुक्त रहता है और जल्दी ही रूमन में दवा डाली जा सकती है।
- रूमन में बैक्टीरियल फर्मेन्टेशन को रोकने के लिए निडल्स के द्वारा सीधे ही एंटीबायोटिक्स (टेट्रासाइक्लिन) डाली जा सकती है।
- **टिम्पेनी की कैसी स्थिति में ट्रोकार केल्युला का प्रयोग करें ?**

  प्रायः ऐसी स्थिति बहुत कम आती है कि मोटी ट्रोकार केन्युला का प्रयोग करें। इसका प्रयोग यदि लापरवाही व अकुशलता से किया जाए तो परेशानियां कम होने की बजाय बढ जाती है। इससे रूमिनल फिस्चुला, पेरिटोनाइटिस, एम्फाइसिसा आदि हो जाते हैं इसलिए गंभीर टिम्पेनी में 2-4 लम्बी मोटी निडल्स से ही गैस बाहर निकालनी चाहिए। यदि आपात स्थिति में ट्रोकार केन्युला प्रयोग करने की जरूरत पड़े तो यह स्टेनलैस स्टील का व छोटे आकार का होना चाहिए।
  - Tetracycline 10-20, I/M, I/V
  - या Inj. Penicillin - 40 lac I/M
- रूमन में हिस्टामिन बनते हैं जो ब्लड में भी चले जाते हैं इसलिये इसमें Inj. Antihistamine 10 ml I/M अवश्य दें।
- यदि झागदार टिम्पेनी है तो Bloatosil - 100 ml. I/Ruminal.
  - Inj. Calcium borogluconate - 100 ml. S/C or I/V यह रूमन मांसपेशियों की गतिविधियां बढ़ाता है।
  - Inj. B.Complex for 5 days, Rumen tonics for 10 days

Recurrent Tympany (Chronic tympany)

लम्बे समय तक होने वाली टिम्पेनी साधारण नहीं होती है इसलिए पशु की पूरी जांच कर उसके कारण मालूम करें। यदि यह डायाफ्रेग्मेटिक हर्नियां आदि के कारण है तो सर्जरी के द्वारा सही करवाएं। यह सेकण्ड्री ही टिम्पेनी होती है तथा ऐसे मामलों में तारपीन तेल व मीठे तेल के द्वारा ही लम्बे समय तक इलाज करने की गलत कोशिश नहीं करनी चाहिए और सर्जन की सलाह लेनी चाहिए। देर हो जाने पर पशु को बचाने की उम्मीद कम हो जाती है क्योंकि यदि फॉरेन बॉडी है तो वह हार्ट तक जा सकती है यदि डायाफ्रेग्मेटिक हर्नियां है तो इससे फाइब्रोसिस हो जाता है और बाद में ऑपरेशन द्वारा सामान्य स्थिति बहाल करना मुश्किल हो जाता है।

पेट बंध जाना
(IMPACTION OF RUMEN)

Overloading of rumen with feed and characterised by severe toxaemia, dehydration and ruminal stasis. It may be actue or chronic in nature.

पशु द्वारा अधिक दाना–चारा या अन्य खाद्य सामग्री खा जाने से पेट का कठोर होकर बंध जाना इम्पेक्शन ऑफ रूमन कहलाता है। इससे पेट सिकुड़ना, फूलना बंद हो जाता है और पेट में पैदा होनी वाली कई जहरीली गैसें व तत्व ब्लड के जरिए शरीर में चले जाने से टॉक्जिमिया हो जाता है। पेट एकाएक ही बंध सकता है या धीरे–धीरे कुछ दिनों में भी।

ETIOLOGY

- अधिक मात्रा में साबूत दाना (Whole grain), दाल आदि खा जाना।
- नियमित दिए जाने वाले चारे–दाने में एकाएक बदलाव लाना।
- घटिया क्वालिटी का फफूंद लगा हुआ या सड़ा हुआ चारा खाना।
- अपर्याप्त पानी व पशु के नियमित खड़ी या बैठी अवस्था में रहना।
- Gastric motility- पेट की मांसपेशियों की गति कम होना।
- Weakness, debility, advanced pregnancy, traumatic gastritis.

SYMPTOMS

- इम्पेक्शन के लक्षण कब प्रकट होते हैं यह इस बात पर निर्भर करता है कि पशु द्वारा कैसा व कितनी मात्रा में चारा–दाना खाया है।
- प्रायः लक्षण कुछ ही मिनट से लेकर 12 घंटे के अन्दर प्रकट हो जाते हैं।
- Abdominal pain (colic) के कारण पशु पैर उछालता है तथा पेट पर मारता है।
- सिर लटका हुआ, गर्र–गर्र की आवाज, दर्द भरी आवाज, आंखे धंसी हुई।
- पशु इधर–उधर चलना कम कर देता है तथा शराबी जैसी चाल (drunken gait) चलता है, ऐसा लगता है मानो अंधा हो गया है।
- नाक के छिद्रों से सफेद पीला (mucopurulent) डिस्चार्ज निकलता है।
- फ्लेंक में हाथ से दबाने पर पेट बंधा हुआ, कठोर महसूस होता है तथा थप–थप करने पर हल्की आवाज (doughy) आती है।
- बकरियों में doughy आवाज नहीं आती है क्योंकि इसमें rumen content पतला होता है।
- बॉडी टेम्प्रेचर में कमी लेकिन रेस्पिरेशन व पल्स बढ़ जाती है बॉडी टेम्प्रेचर कम होने से सिर व पैर भी ठंडे पड़ जाते हैं।
- पशु दांत किटकिटाता है (grinding of teeth).
- बार–बार कोशिश से कम मात्रा में चिकना, हल्के रंग का गोबर निकलता है, जिसमें बदबू (foul smell) आती है।

- पशु निढ़ाल हो जाता है तथा सिर फ्लेंक की ओर रखता है। मौत 24–72 घंटों में होती है। मौत के बाद भी सिर को फ्लेंक की ओर रखी स्थिति रहती है।

PATHOGENESIS

- Fermentation of CHO due to presence of bacteria
  ↓
  absorbed in blood
  ↗ ↓
  ↑ lactic acid → pH (upto 4.5) → Acidosis → stopage of ruminal movements (Atony)
  ↓
  destruction rumen flora → No disgestion
  ↘
  histamine formation → putrification
  ↓
  liberation of toxins →Toxaemia
- Rapid fermentation→↑ruminal osmotic pressure→fluid drawn from blood →Dehydration→↑RBC,↑TEC, ↑PCV
  ↓
  ruminal contents become watery

Normal pH of rumen – 7.2

PH in rumen impaction – ↑upto 4.5

Urine pH of Carnivorous – Acidic

Urine pH of Herbivorous – Alkaline

Urine pH Omnivorous – Amphotaric

PM CHANGES

- Ruminal content की एक अजीब प्रकार की गंध।
- रूमन के अंदर सड़न जैसी स्थिति (putrefaction)
- Ruminal epithelium - आसानी से उखड़ने वाली हो जाती है और लाल रक्त जैसी झांई पड़ जाती है।
- कभी कभी रूमन फट जाता है या ग्रेन्गिन हो जाती है।
- ब्लड गाढ़ा व गहरे रंग का हो जाता है।

TREATMENT

- इम्पेक्शन के इलाज का मुख्य उद्देश्य रूमन कॉन्ट्रेक्शन को बढ़ाना तथा बंधे हुए रूमन व आंतों को खाली करना होता है।
  Impaction→Acidosis →give Alkaline purgative.
- Saline purgative - Mag. Sulph.
- रूमन की pH सामान्य करने व मुवमेन्ट बढाने के लिए मेगनेशियम कार्बोनेट या मेग, ऑक्साइड या सोडा. बाइकार्बोनेट मुंह से देवें।

- Liquid Paraffin or sweet oil - 300 - 1000 ml. orally.
- Soda bicarb powder, 120 gm orally (Antacid)
- In severe acidosis Inj. Soda bicarb- 300ml. I/V in LA.
- Oral Antibiotics - Pencillin 50-100 lac or- Tetracycline powder 8-10 gm
- Fluid theraphy- Ringer lactate solution, I/V.
- Yeast powder or bolus - 4 b.d.
- Inj. Antihistamine, I/M, I/ruminal.
- हर तरह के इम्पेक्शन में दवाइयों से पशु ठीक नहीं होता है। इम्पेक्शन गंभीर हो उसमें तो रूमेनोटॉमी ही करनी पड़ती है।
- यदि इलाज से इम्पेक्शन दूर हो जाता है तो एकाएक ही पशु को ज्यादा चारा–दाना नहीं देना चाहिए, जब तक रूमिनल मुवमेन्ट सामान्य न हो जाय। रूमिनल मुवमेन्ट सामान्य करने के लिए ऐसी दवाइयां दें जो रूमन कॉन्ट्रेक्शन को बढ़ाएं तथा अंदर के लाभदायक बैक्टीरिया की संख्या में वृद्धि करें। तभी पशु सामान्य तरीके से खा पाएगा।

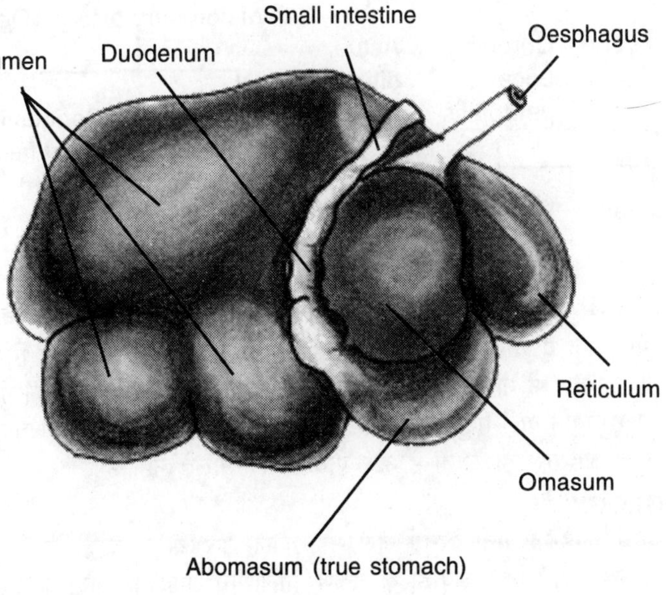

रोकथाम के उपाय

- पशु को दिन में कम मात्रा में अधिक बार आहार दें।
- पशु आहार में सूखे चारे व दाने का अनुपात 75 : 25 होना चाहिए।

ट्रॉमेटिक रेटिकुलाइटिस
(TRAUMATIC RETICULITIS)

Synonyms- foreign body syndrome, hardware disease.
It is a disease of cattle resulting from perforation of reticulum by foreign body.

ट्रोमेटिक रेटिकुलाइटिस मुख्य रूप से गाय–भैंस में हौने वाला रोग है जो पशु के स्टोमक (reticulum) में फॉरेन बॉडीज के कारण होता है।

Sequelae of traumatic reticulitis

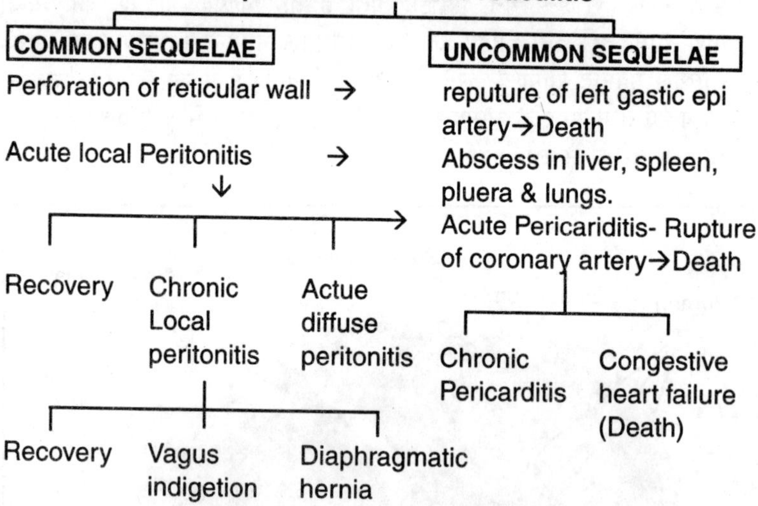

- गाय–भैंस जैसे रूमिनेन्ट एनिमल्स में यह रोग अधिक होने का एक कारण यह भी है कि ये चारे–दाने को मुंह में अधिक चबाते नहीं है और उसे निगल जाते हैं, जो बाद में गोले के रूप में वापस मुंह में लाकर जुगाली करते हैं। मुंह में पूरी तरह चबाने वाले पशु (घोड़ा) के मुंह में आने वाली फॉरेन बॉडी को चबाते समय उन्हें अहसास हो जाता है और प्रायः उसे निगलते नहीं है।

ETIOLOGY

- प्राय. लोहे की बनी वस्तुएं जैसे सुई, कील, तार, बोल्ट, चैन, सिक्के, कांच के टुकड़े, पुराने जूते, लकड़ी के टुकड़े, पॉलीथीन आदि के सामान्य आहार साथ खाने से रेटिकुलाइटिस होती है।
- प्रायः यह रोग उन गायों व भैंसों में अधिक होता है जिन्हें या तो घर पर ही रख कर चारा–दाना, पानी दिया जाता है। या जो पशु सड़कों, मौहल्लों में इधर–उधर का कचरा, फल–सब्जी के छिलके, घास आदि खाते रहते हैं। यह उन पशुओं में कम होता हे जो चरागाहों में ही चरते हैं।

- इसमें गाय–भैंस के चरने की आदत की भी महत्वपूर्ण भूमिका है। ये पशु चरते समय अधिक विवेक से काम नहीं लेते हैं। प्रथम तो ये अधिकतर पौष्टिक आहार की कमी से ग्रस्त होते हैं। दूसरा ये पशु आहार से अधिक भेद नहीं कर पाते हैं, यानी खाद्य वस्तुओं के साथ अखाद्य वस्तुएं भी निगल जाते हैं।
- आहार लेते समय गलती से कोई फॉरेन बॉडी गाय–भैंस के अंदर मुंह से चली जाए और जीभ के पिछले भाग तक पहुंच जाए तो वहां से इसे वापस बाहर फेंकना इनके लिए मुश्किल हो जाता है। यदि जीभ के अगले भाग तक ही फॉरेन बॉडी है तो उसे बाहर फेंक सकते हैं।
- प्रायः इस रोग के लक्षण एडवांस प्रेग्नेन्सी या ब्याने के बाद अधिक नजर आते हैं क्योंकि इस समय रेटिकुलम व डायाफ्राम पर दबाव अधिक पड़ता है और मुवमेन्ट भी अधिक होता है।

SYMPTOMS

- पशु एकाएक पूरी तरह खाना पीना बंद कर देता है।
- अचानक ही दूध की मात्रा में एक तिहाई कमी आ जाती है।
- बुखार (103°F) तेज बुखार बहुत कम होता है।
- **Subacute abdominal pain-** पेट दर्द के कारण पशु चलना फिरना काफी कम कर देता है। चलते समय अगले पैरों को ऊपर सीने के पास से चौड़ा **(abducted elbow)** रख कर चलता है।
- ऊपर से नीचे ढलान की ओर चलने पर दर्द होता है। पशु काफी धीरे व संभल कर चलता है।
- पशु अधिकांश समय दर्द के कारण खड़े रहने की कोशिश करता है और धीरे व बड़ी सावधानी से नीचे बैठता हैं। कमर धनुष की तरह हो जाती है **(arched back)**

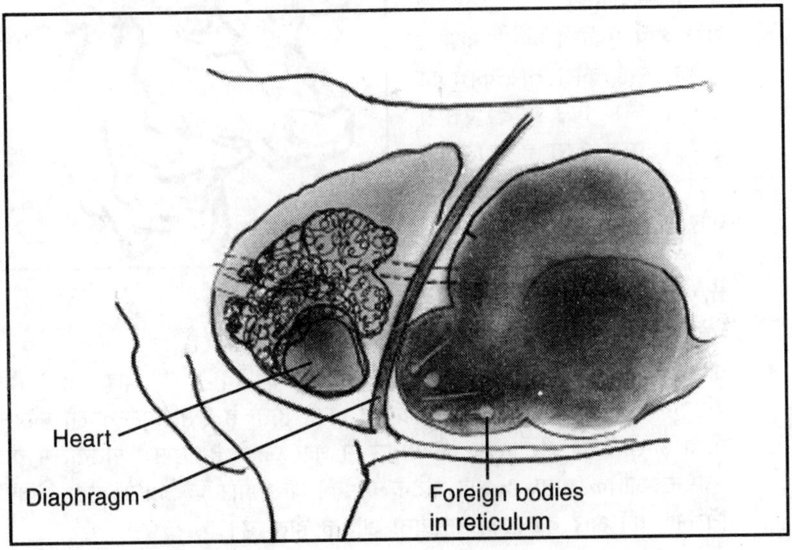

- बार–बार हल्का आफरा आता है (mild recurrent tympany) जिससे रूमन हमेशा भरा हुआ लगता है।
- रूमिनल मुवमेंट बंद होने से हर समय कब्ज (constipation) रहती है।
- मूत्र व गोबर करने में दर्द होने से मूत्र व गोबर कम करता है।
- थौरेसिक भाग में भारी दर्द रहता है। पशुचिकित्सक अपनी कोहनी या बांस आदि से इस भाग पर नीचे की ओर हल्का दबाव डाले तो पशु को दर्द होता है और पशु कमर को दबाता है।
- यदि फॉरेन बॉडी नुकीली नहीं है और रेटिकुलम की दीवार में प्रवेश नहीं कर पाई है तो ये लक्षण नजर नहीं आएंगे। इससे गलतफहमी हो जाती है और simple indigestion डायग्नोसिस किया जा सकता है।
- Tracheal ausculation - grunting sound.

PATHOGENESIS

- एक बार कोई फॉरेन बॉडी रूमन में चली जाती है तो इसका परिणाम क्या होगा, यह इस बात पर निर्भर करता है कि फॉरेन बॉडी क्या व कैसी है?
- यदि ये लकड़ी, चमड़े, कपड़े आदि की छोटी चीजें हैं तो पेट में पाचक अम्लों द्वारा डायजेस्ट होकर हाइड्रोलाइज्ड कर लिया जाता है और पशु को कोई नुकसान नहीं होता है।
- यदि फोरेन बॉडी नुकीली नहीं है लेकिन आकार में बड़ी भी हैं तो रूमन में ही लम्बे समय तक पड़ी रहती हैं। जैसे पुराने जूते, पॉलीथीन आदि।

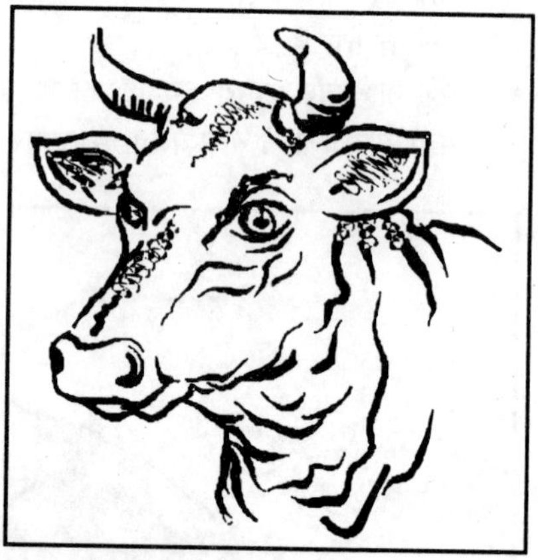

- यदि शार्प नुकीली फॉरेन बॉडीज है, जैसे सुई, कील, तार, कांच का टुकड़ा, ब्लेड, पिन आदि। ऐसे में इन्हें स्टोमक द्वारा हाइड्रोलाइज किया जाना संभव नहीं होता है और ये रूमन के पैंदे में चले जाते हैं, या रूमन की दीवार से ये धीरे–धीरे सरकते हुए आगे रेटिकुलम के पैंदे में चले जाते हैं, या रूमन की दीवार में फंस जाते हैं।
- अधिकतर मामलों में फॉरेन बॉडी रेटिकुलम के पैंदे में ही पाई जाती है। रेटिकुलम की एनाटोमी छोटी व पॉकेट जैसी होती है इसलिए नुकीली फोरेन बॉडी आसानी से रेटिकुलम की दीवार में धंस जाती है। इससे रेटिकुलम का मुवमेन्ट अधिक होता है और रेटिकुलम की वॉल पार कर आगे हार्ट, लिवर, तिल्ली की ओर बढने की संभावना अधिक होता है।

- रेटिकुलम से कोई फॉरेन बॉडी अपनी प्रकृति व आकृति के अनुसार अलग–अलग रास्ते जा सकती है।
- ज्योंही फॉरेन बॉडी रेटिकुलम की दीवार को पार करती है तो इससे लोकल पेरिटोनाइटिस होती है। जो बाद में क्रॉनिक होती है इससे रूमन की गति बंद हो जाती है और पेट दर्द होता है।
- रूमन से रेटिकुलम को पार करते हुए फोरेन बॉडी डायाफ्राम तक जा सकती है और एक तरफ एब्सेस बनकर शरीर से बाहर निकल सकती है।
- रेटिकुलम को पार करते हुए हार्ट की दीवार में भी घुस सकती हैं। इससे पेरिकार्डाइटिस होती है। इन्फेक्शन के कारण हार्ट के चारों ओर काफी मवाद बन जाती है। हार्ट के ऊपर दबाव से हार्ट फेल हो जाता है।
- फॉरेन बॉडी रेटिकुलम पार कर लिवर में घुस कर एब्सेस बना सकती है।

CLINICAL PATHOLOGY

In Acute case of foreign body

– ↑WBC upto 12000/cubic mm (leukocytosis) (normal 6000/- c.mm)

– ↑Neutrophils upto 50 - 70% (Neutrophilia) (normal 30-35%)

Shift to left – ↑immature neutrophils (50-70%)

In Chronic case of foreign body

↑Monocytes 3-5-9% (Monocytosis)

यदि फोरेन बॉडी शार्प पॉइन्टेड है और रूमन में रेटिकुलम की दीवार में घुसी हुई है, तभी ब्लड में ये बदलाव आते हैं। वरना गोल या न घुसने वाली फोरेन बॉडी कोई खास नुकसान नहीं करती है और ब्लड पिक्चर में बदलाव नहीं आता है।

PM CHANGES

- Adhesions between reticulum, diaphragm and pericardium
- Pericardium - thickened and contains fluid and pus.
- Excessive fluid in thoracic cavity.
- Foreign body in reticulum, pericardium, lungs, pluera, liver, spleen or heart.

DIAGNOSIS

- Blood exam.- ↑Leucocytes, ↑Neutrophils, ↑Monocytes

ग्रामीण लोग पेट में लोहे की चीजों का पता लगाने के लिए चुम्बक को पशु के शरीर के सीने के ऊपर घुमाते हैं, यह एक असफल प्रयोग है इसलिए पशु चिकित्सक को ऐसा तरीका नहीं अपनाना चाहिए।

Differential diagnosis

फोरेन बॉडी यानी ट्रॉमेटिक रेटिकुलाइटिस का डायग्नोसिस करते समय कई रोगों का भ्रम हो सकता है जिसे समझाना बहुत जरूरी है। वरना ट्रॉमेटिक रेटिकुलाइटिस या अन्य सामान्य रोग समझकर यदि कई दिनों तक इलाज करने की कोशिश की जाए तो फॉरेन

बॉडी के कारण एनिमल की हालत गंभीर हो जाती है। एक स्थिति ऐसी हो जाती है जब फॉरेन बॉडी रेटिकुलम पार कर हार्ट में प्रवेश कर जाती है। ऐसी स्थिति में पशु को बचाना संभव नहीं होता है, इसलिए ट्रॉमेटिक रेटिकुलाइटिस में पशुचिकित्सक को अनुभव व कुशलता से काम कर समय पर सही डायग्नोसिस करना चाहिए। इसमें Simple indigestion, Ruminal impaction - Mild tympany रोगों का भ्रम हो सकता है।

TREATMENT

Conservative treatment - ट्रॉमेटिक रेटिकुलाइटिस का एक मात्र इलाज रूमेनोटोमी ऑपरेशन द्वारा फोरेन बॉडी को बाहर निकालना है, लेकिन जब तक यह सुविधा न मिल पाए पशु की स्थिति को और अधिक बिगड़ने से थोड़ा बचाया जा सकता है। रोगी पशु को एक ही जगह बांधे रखे, जहां अगले पैर ऊँचाई पर हो तथा पिछले पैर नीचे ढलान की ओर हो। इससे फॉरेन बॉडी का आगे हार्ट की ओर जाने की संभावना कम हो जाती है।

Prevention

एक छोटा बेलनाकार 2"x 6" आकार के गोल सिरों वाले चुम्बक को मुंह द्वारा रेटिकुलम में पहूचाएं ताकि अंदर फोरेन बॉडी इससे चिपक जाए और आगे हार्ट की ओर न जा सके। बाद में ऐसे चुम्बक को लम्बे समय तक अंदर रखा जा सकता है इसके अलावा रूमेनोटोमी के दौरान चुम्बक को बाहर निकाल दिया जाना चाहिए लेकिन यह प्रयोग तभी करना चाहिए जब जल्दी ही रूमेनोटोमी की सुविधा उपलब्ध न हो।

- पशु को मौहल्लों, सड़क आदि पर खुला नहीं छोड़ना चाहिए, अन्यथा कूड़ा करकट के साथ भूखा पशु कई तरह की अखाद्य वस्तुएं निगल जाता है। गाय–भैंस का विशेष ध्यान रखें।
- पशु चारे, दाने, बाँट आदि को अच्छी तरह देख परख कर देना चाहिए।
- सुई, सेफ्टी पिन, कीलें, ब्लेड, मेटल के गहने, सिक्के व लोहे की अन्य छोटी चीजों को पश की पहँच से दर रखनी चाहिए।

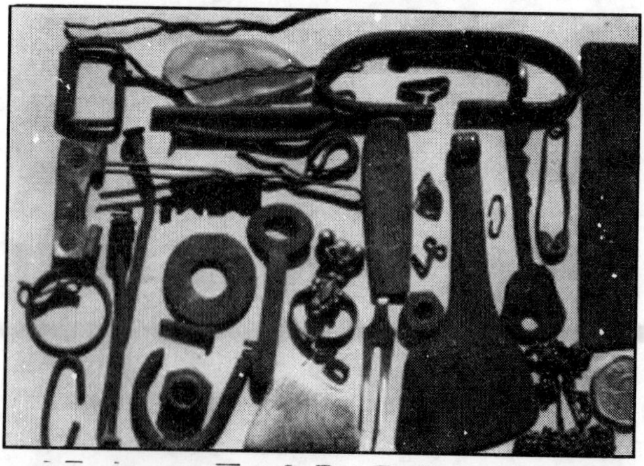

रूमेनोटॉमी द्वारा गाय के पेट से निकाली गयी फॉरेन बॉडिज

ट्रॉमेटिक पेरिकार्डाइटिस (TRAUMATIC PERICARDITIS)

Perforation of pericardial sac by sharp foreign body originated from reticulum and characterised by toxaemia and heart failure.

जब कोई नुकीली फॉरेन बॉडी रेटिकुलम को पार कर हार्ट में प्रवेश करती है तो इन्फेक्शन, पेरिकार्डाइटिस व पस आदि के कारण हार्ट फेल हो जाता है।

ETIOLOGY

- ट्रॉमेटिक रेटिकुलाइटिस और पेरिकार्डाइटिस होने के कारण समान है।
- प्रायः ट्रोमेटिक पेरिकार्डाइटिस पशु की प्रेगनेन्सी के आखरी तीन महीनों तथा ब्याने के बाद अधिक होता है।

SYMPTOMS

- एनोरेक्सिया, काफी सुस्त, पशु निढाल सा हो जाता है।
- पशु के शरीर का वजन जल्दी ही काफी कम हो जाता है।
- दस्त (diarrhoea) या (constipation) कब्ज।
- Angorgement of Jugulur vein (+ve jugular pulse) जुगलर वेन काफी उभरी रहती है। जो आम दिनों में ऐसी नहीं रहती है।
- Oedema of brisket region- अडिमा अगले पैरों के बीच व नीचे पीछे सीना व पेट की ओर बढ़ सकता है।
- टेम्प्रेचर (104-106°F) शुरूआत में टेम्प्रेचर बढ़ता है लेकिन बाद में नहीं बढ़ता है।
- पल्स रेट, रूमन के मुवमेन्ट भी काफी कम हो जाते हैं। (atony)

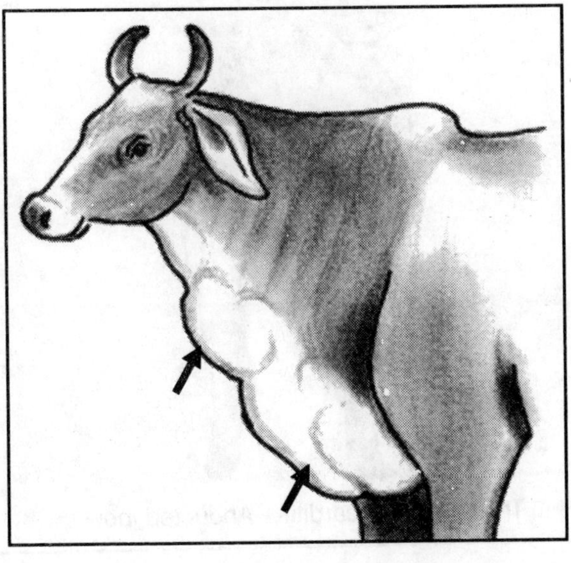

Auscultation

(1) Frictional sound - जब शुरू में फोरेन बॉडी हार्ट की दीवार में प्रवेश करती है तो रगड़ की ऐसी आवाज सुनाई देती है जैसे कोई दो चीजों में हल्की रगड़ हो रही हो, इसे frictional sound कहते हैं।

(2) Splashing sound - जब फॉरेन बॉडी हार्ट में प्रवेश कर चुकी होती है और धीरे–धीरे वहां फ्लूड इकट्ठा होता है तो ऐसी आवाज सुनाई देती है मानो पानी में कोई चीज गिरने से आवाज आई हो। इसे splashing sound कहते हैं।

(3) Tinkling sound - जब फ्लूड धीरे–धीरे इकठ्ठा होकर काफी मात्रा में हो जाता है। पूरे हार्ट को फ्लूड व पस घेर लेते हैं तो बर्तन के टकराने या बर्तन ठोकने जैसी टन–टन की आवाज सुनाई देती है। इसे Tinkling sound कहते हैं।

(4) सामान्य अवस्था में ऑस्कलटेशन करने पर हार्ट साउंड छोटे भाग पर सुनाई देती है। लेकिन टी.पी. में थौरसिक भाग के बड़े भाग तक यह सुनाई देती है। और हार्ट सांउड काफी धीमे सुनाई देती है।

(5) आँखों में अंगूर की तरह (grapes like) गीड़ दिखाई देते हैं। एनिमल दांत किटकिटाता है।

* पशु की कमर उठ जाती है (arched back) और अगले पैर चौड़े कर चलता है। (abducted elbow)
* टी.पी. में पशु की मौत toxaemina or asphyxia के कारण होती है।

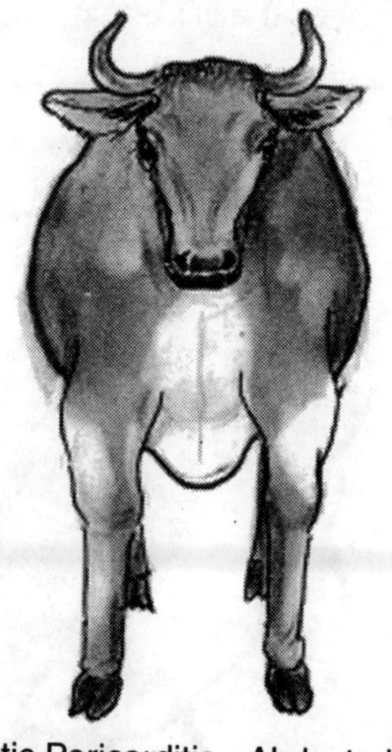

Traumatic Pericarditis - Abducted lbow

PATHOGENESIS

Foreign body penetrates in pericardial sac→ Severe inflammation → Swelling of pericardium → exudate - fluid is reabsorbed

↓

Hydropericardium exudate → Pressure over heart → Oedema of dependent parts

↓

Infection, toxaemia, gas → Tinkling sound

↙ ↘

DEATH Pus formation → Pericardial sac full of pus

Clinical Pathogenasis

- Blood Exam – ↑ Leucocytes – 10,000 - 30,000/- c.mm.
  – ↑ Neutrophils

PM CHANGES

- Distention of pericardial sac.
- Foul smelling fluid with fibrin masses.
- Adhesions between reticulum, diaphragm, pericardium and pleura. Fibrous tract through all organs.
- Presence of foreign body in heart or sometimes in reticulum.

TREATMENT

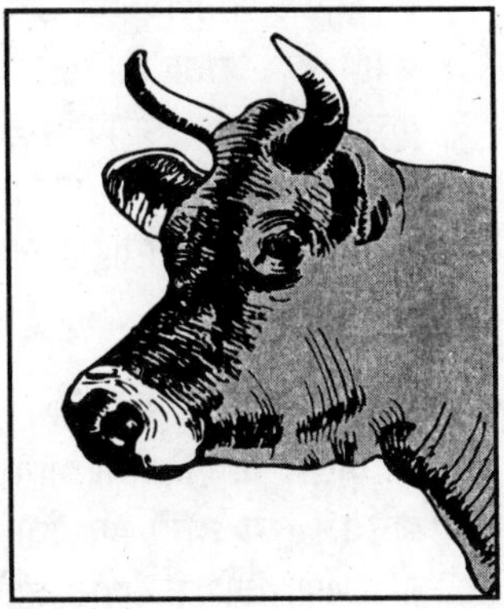

- एनिमल के बचने की संभावना नहीं या बहुत कम होती है। टी.पी. में पशु मौत से बच नहीं पाता है। अभी तक सिर्फ 1-2 मामलों में ही सर्जरी द्वारा हार्ट से फोरेन बॉडी निकालकर पशु को बचाया जा सका है। लेकिन फील्ड में आमतौर पर टी.पी. के रोगी को बचाना मुश्किल होता है।
- यदि टी.पी. का डायग्नोसिस न हो पाएं तो हो सकता है कि पेरिकार्डाइटिस किसी इन्फेक्शन की वजह से हो, इसलिए लगभग सात दिन तक ब्रॉडस्पेक्ट्रम एंटीबायोटिक सल्फा या टेट्रोसाइक्लिन I/V दें।
- हार्ट के आस पास इकट्ठे हुए फ्लूड को कम करने तथा वहां अडिमा को कम करने के लिए डायपुरेटिक्स इंजेक्शन भी दें।

डायफ्रेग्मेटिक हर्निया (DIAPHRAGMATIC HERNIA)

Herniation of a portion of reticulum through a diaphragmatic rupture and is characterised by chronic persistant ruminal tympany, anorexia and displacement of heart.

सामान्यरूप से थोरेसिक व एब्डोमिनल केविटी डायफ्राम नामक पर्दे से विभाजित रहती है, लेकिन कई बार इसमें छेद हो जाने से एब्डोनिबल केविटी में डायफ्राम के पास स्थित रेटिकुलम का भाग इस छेद में से होकर थोरेसिक केविटी में घुस जाता है, जिससे बार–बार टिम्पेनी होती है। यह मुख्य रूप से भैंसों में पाया जाने वाला तथा भैंसों की मौत का एक प्रमुख कारण है। भैंसों से कम गायों में होता है।

ETIOLOGY

- ट्रॉमेटिक रेटिकुलाइटिस के कारण रेटिकुलम से सटा हुआ डायफ्राम का भाग लगातार रगड़ के कारण कमजोर हो जाने से छेद हो जाता है।
- डायफ्राम में जन्मजात विकृति से, जैसे कमजोर डायफ्राम या इसमें जन्मजात छेद होना।
- किसी बाहरी चोट के कारण–जैसे गिरना, दुर्घटना आदि।
- प्रायः भैंसों में प्रेग्नेन्सी के आखरी महीनों में जब बड़े आकार के भ्रूण (foetus) के कारण गर्भाशय का आकार बढ़ जाता है तो इससे एब्डोमितले केविटी में दबाव बढ़ जाता है। यह बार–बार इसके पास ही स्थित डायफ्राम पर चोट करता है। इससे डायफ्राम चोट वाली जगह से कमजोर होकर फट जाता है और इस छेद से होकर रेटिकुलम का भाग थोरेसिक केविटी में घुस जाता है प्रायः डायफ्रेग्मेटिक हर्नियां के लक्षण ब्याने के बाद अधिक प्रकट होते हैं।

SYMPTOMS

- लक्षण इस बात पर निर्भर करते हैं कि डायफ्राम की हर्नियल रिंग में से रेटिकुलम का कितना भाग अंदर घुसा है और कितना समय हुआ है। यदि हर्नियल रिंग छोटी ही होती है और रेटिकुलम का छोटा भाग ही अंदर गया है तो लक्षण देरी से प्रकट होते हैं।
- पशु चारा–दाना खाना काफी कम कर देता है जिससे शरीर काफी कमजोर हो जाता है। कभी थोड़ा खा भी लेता है और कभी नहीं।
- न हल्का न तेज, मध्यम आफरा हमेशा रहता है। ऐसी झागदार टिम्पेनी पशु की मौत तक बनी रहती है।
- पशु दांत किटकिटता है (grinding of teeth).
- प्रायः गोबर पतला ही आता है लेकिन कभी–कभी चिकना तथा कम मात्रा मैं।
- पशु जुगाली बहुत कम या नहीं के बराबर करता है। (no rumination).

- ↓पल्स रेट 40/मिनट, ↑रेटिमुलर साउंड
- टेम्प्रेचर व रेस्पिरेशन – नॉर्मल
- पशु मुंह फाड़कर तकलीफ से सांस लेता है (open mouth respiration).
- पशु निरन्तर दुबला होता जाता है और डी.एच. के लक्षण प्रकट होने के बाद 3–4 सप्ताह में पशु की मौत हो जाती है।

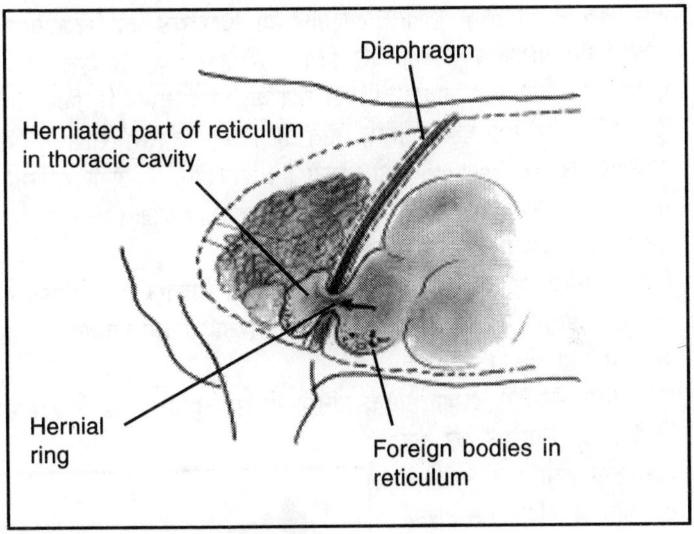

DIAGNOSIS

- हिस्ट्री के आधार पर तथा लक्षणों के आधार पर।
- डायफ्राम व रेटिकुलम भाग के एक्स–रे के आधार पर।

Clinical Pathology

- No laboratory exam required.
- Traumatic reticulitis = ↑WBC - shift to left.
- Traumatic pericarditis = ↑WBC - No shift to left.
- Vagus indigestion = Normal blood picture.
- Diaphragmatic hernia = Normal blood picture.

PM CHANGE

- Fistulus tract in the viscinity of diaphragm.
- Diaphragmatic rupture, 15-20 cm in diameter.
- Reticulum - tightly adherent to hernial ring.
- Empty abomasum and omasum.
- Rumen is overfilled with frothy porridge-like mass. (रुमन में मौजूद चबा हुआ आहार दलिया जैसा हो जाता है।)

TREATMENT

- सर्जिकल – रुमेनोटॉमी और थोरेकोटॉमी
- एक बार सही डायग्नोसिस होने पर जितना जल्दी हो सके ऑपरेशन करना चाहिए। इनमें पहले रुमेनोटॉमी होती है, जिसमें रुमन को तीन चौथाई खाली किया जाता है और फॉरेन बॉडीज जो भी मिले बाहर निकाली जाती है। दूसरे ऑपरेशन में थोरेसिक केविटी खोलकर या जिफोयड कार्टिलेज के पास से ओपन कर डायफ्राम की हर्नियल रिंग में से फंसे हुए रेटिकुलम को वापस एब्डोमिनल केविटी में लाकर हर्नियल रिंग को टांकों द्वारा बंद किया जाता है।
- ये दोनों ऑपरेशन बहुत जटिल होते हैं जिसमें कृत्रिम सांस के यंत्र की सुविधाएं (Bird's respirator) भी जरुरी है। ऑपरेशन की ऐसी सुविधाएं भारत में बहुत कम स्थानों पर ही हैं और समय पर सही ऑपरेशन के बाद भी पशु के बचने की संभावना भी आधी ही रहती है।
- सिर्फ रुमेनोटॉमी कर रेटिकुलम से फोरेन बॉडी निकाल देना पर्याप्त नहीं है। जब तक ऑपरेशन द्वारा हर्नियल रिंग को बंद नहीं किया जाएगा तब तक पशु सामान्य नहीं होगा।
- प्रायः गाय, भैंसों में डायफ्रेग्मेटिक हर्निया के मामले में फिल्ड में इसे साधारण टिम्पेनी डायग्नोसिस कर कई दिन तक इलाज की कोशिश की जाती है लेकिन इसमें सिर्फ दवाइयों से कोई असर नहीं होता है और पशु की हालत और अधिक बिगड़ जाती है। जब रेटिकुलम का काफी भाग थोरेसिंक केविटी में जा चुका होता है। आमतौर पर ऐसी स्थिति में छोटे गांव, कस्बे आदि से किसी पशुशल्यचिकित्सा विशेषज्ञ को पशु रेफर किया जाता है। ऐसी स्थिति में तो ऑपरेशन द्वारा पशु को बचाना असम्भव हो जाता है क्योंकि बड़ी हर्नियल रिंग में फंसे हुए रेटिकुलम के चारों ओर फाइब्रोसिस व एडहिजन हो चुके होते हैं जिन्हें तोड़कर निकालना असम्भव व जानलेवा हो जाता है। इसलिए डी.एच. के लक्षण प्रकट होने के बाद ऐसी स्थिति में तो ऑपरेशन भी नहीं करना चाहिए, क्योंकि ऑपरेशन में होने वाला भारी खर्च व मानसिक तनाव से पशुपालक को बचाना चाहिए। पशु जिस स्थिति में है उसे वैसा ही रहने दें। प्रायः 3–4 सप्ताह में वह मर जाता है।

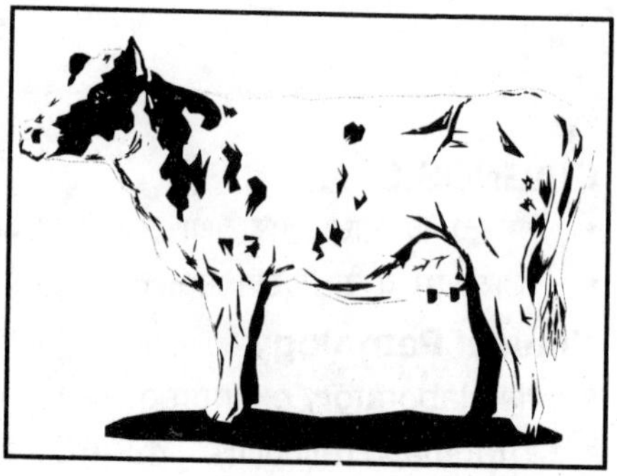

एबोमेजम का खिसकना (ABOMASAL DISPLACEMENT)

Synonym- Immersing disease.

In this disease the abomasum is displaced from its normal position on the abdominal floor to the right or to the left or anteriorly. It is a disease of high yielding heavily fed dairy cows.

रुमिनेन्ट पशुओं में स्टोमक के चार भाग होते हैं –

- Rumen
- Reticulum
- Omasum
- Abomasum

सामान्य अवस्था में एबोमेजम एब्डोमिनल केविटी के बीच में रहता है लेकिन कई कारणों से यह दायें या बायें या आगे खिसक (displacement) जाता है, जिससे स्टोमक की सामान्य कार्य प्रणाली प्रभावित होती है। प्रायः यह रोग उन पशुओं में होता है जिन्हें भरपूर मात्रा में चारा दाना मिलता है तथा अधिक दूध देते हैं।

- एबोमेजम तीन दिशा में खिसक सकता है –
  (1) दायें (2) बायें (3) आगे, लेकिन मुख्य रूप से प्रेग्नेन्सी के आखरी महीनों में left side में ही खिसकता है।

Left - Abomasum comes in between rumen and left abdominal wall
Right - Abomasum comes in between liver and left abdominal wall
Anteriorly- Abomasum comes in between reticulum and left abdm. wall

ETIOLOGY

- एनाटॉमी – एबोमेजम का एब्डोमिनल केविटी में कोई विशेष मजबूत जुड़ाव नहीं होता है इसलिए यह खिसक जाता है।
- गर्भावस्था के आखरी महीनों में अधिक दाना खिलाना।
- गर्भाशय में भ्रूण के बढ़ते आकार के कारण रुमन ऊपर उठ जाता है और एबोमेजम एक ओर खिसक जाता है।
- एबोमेजम की एटोनी– पशु को पर्याप्त एक्सरसाइज नहीं मिलने से एबोमेजम बाईं ओर खिसक जाता है।
- असामान्य गतिविधियां जैसे – कूदना, दुर्घटना आदि।

SYMPTOMS

Left Abomasal displacement

- Complete anorexia, ↓Milk yield, ↓Body weight.
- तेज पेट दर्द, पेट दर्द कभी कभी होना।
- एक्युट रोग में टेम्प्रेचर में बढ़ोतरी लेकिन पल्स, रेस्पाइरेशन नॉर्मल रहता है।
- रुमिनल मुवमेन्ट (atony) बहुत कम।
- खिसका हुआ तथा बाहर निकला हुआ एबोमेजम लेफ्ट फ्लेंक के नीचे स्पष्ट दिखाई देता है। हाथ लगाने पर टिम्पेनी की तरह महसूस होता है।
- पशु दुबला होता जाता है और एब्डोमन का आकार भी दबता जाता है।

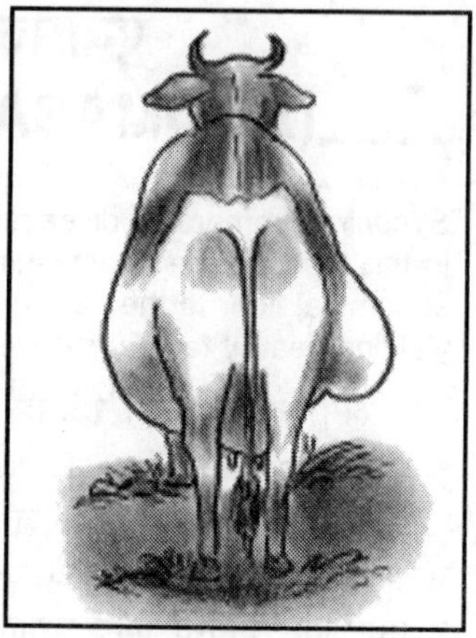

- कम मात्रा में मुलायम चिकना गोबर या दस्त।
- पशु एक खास प्रकार का आहार ही लेता है।
- Auscultation- 10वीं पसली के पास इंटरकोस्टल स्पेस या फ्लेंक के नीचे ऑस्कलटेशन करने से splashing or tinkling sound or paristaltic sound सुनाई देती है।

Clinical Pathology

- Severe ketonuria - ketone bodies in urine.
- No change in blood picture.
- Ruminal fluid - live protozoa - pH - 6.8
- Abomasal fluid - dead protozoa - pH - 2 to 4.
- Ketonuria - blood sugar level - normal

PATHOGENESIS

Displacement of abomasum → Compression of abomasum →↓ in size - slight rotation of rumen, reticulum and omasum → It checks forward passes of ingesta → movement of ingesta delayed → delayed digestion.

PM CHANGE

- Abomasal displacement से एनिमल की मौत नहीं होती है।

DIAGNOSIS

इस रोग का निम्न रोगों के साथ भ्रम हो सकता है इसलिए तुलनात्मक डायग्नोसिस जरुरी है।

(1) Primary ketosis - hypoglycaemia.
(2) Vagus Indigestion - abomasum is always distended.
(3) Diaphragmatic hernia - moderate persistant tympany, No abamosal displacement.

सही डायग्नोसिस के लिए तो लेप्रोटॉमी द्वारा ही मालूम किया जा सकता है।

TREATMENT

- ऑपरेशन द्वारा खिसके हुए एबोमेजम को सही करना।
- हालांकि सर्जरी ही एक मात्र जरिया है लेकिन इसके पहले पशु को पलटा देकर भी ठीक किया जा सकता है। इसके लिए पशु को पीठ पर लेटाएं फिर जोर से इधर–उधर पलटा कर एकाएक रोक दें।
- कभी–कभी पशु को भगाने, कुदाने या ट्रांसपोर्टेशन के दौरान यह स्वतः ही ठीक हो जाता है।
- सर्पोटिव थैरेपी – फ्ल्यूड थैरेपी

एन्ट्राइटिस (ENTERITIS)

Acute or chronic inflammation of intestinal muscosa and is characterised by abdominal pain, diarrhoea or dysentry.

ETIOLOGY

Physical causes

- अधिक आहार खाना (overfeeding), सड़ा–गला खाना,रेत, मिट्टी खाना।
- नवजातों (newborn) द्वारा अधिक मात्रा में कोलोस्ट्रम पीना।
- कुछ विशेष जहरीली वनस्पति (poisoning plants) को खाना।
- **Bacterial causes**
  E.coli, Salmonellosis, Enterotoxaemic, (*Clostridium perfringes* type A, B, C), Pasteurellosis (*P. maltocida*), Vibrionic dysentery, John's disease.
- **Viral Enteritis**
  Rinderpest (R.P.), Mucosal disease complex, malignant catarrhal fever, Bovine viral diarrhoea, Parvo virus, Rota virus, Corona virus.
- **Chemical causes**
  Poisoning due to lead, arsenic, mercury, copper, oxalates, nitrates, etc.
- **Parasitic Causes**
  Stomach flukes, Trichostrongyles spp., Cooperia, Coccidiosis, Hook Worms, (dog, cat), Moniezia, Ascaris, Trichomonas, Liver fluke.
- **Nutritional deficiency**
  Enteritis due to nutritional deficiency occurs only in dogs, pigs and humans. It is due to nicotinic acid and B-Complex deficiency.
- **Physical agents** - sand.
- **Allergic enteritis**
- **Nephritis** - Kidney failure → uraemia → enteritis.

SYMPTOMS

- अचानक एब्डोमिनल दर्द होता है।
- टेम्प्रेचर ↑(acute cases) लेकिन टेम्प्रेचर ↓(chronic cases)
- डायरहिया – गोबर पतला, नरम, तथा कभी–कभी पानी जैसा, दस्त के साथ उल्टी भी हो सकती है।
- कभी–कभी गोबर के साथ ब्लड व म्युकस (dysentry) अधपचे चारे–दाने का भाग निकलता है, जिसमें बदबू आती है, मछली जैसी बदबू।
- गोबर का रंग गहरे हरे से काला सा हो जाता है।
- पिछले पैर गोबर से सने हुए रहते हैं। शरीर में डिहाइड्रेशन, शॉक।
- लगातार कुछ दिन तक दस्त से पशु काफी कमजोर व निढाल हो जाता है।

- अधिक दस्त व पेटदर्द से छोटे बछड़ों की हालत अधिक खराब होती है।
- क्रॉनिक डायरहिया – पशु खूब मात्रा में चारा दाना खाता है लेकिन दुबला रहता है। ↑हार्ट रेट।
- DEATH due to diarrhoea, dehydration and shock.

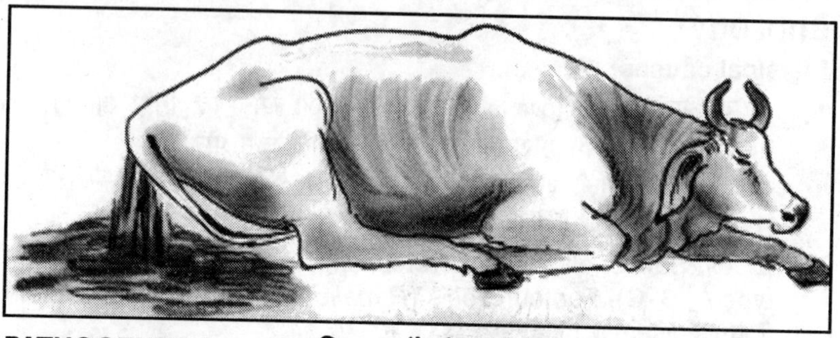

PATHOGENESIS - डायरहिया क्यों होता है ?

सामान्य स्थिति में डायजेस्टिव सिस्टम के विभिन्न अंगों द्वारा आहार को पचाने की व्यवस्थित प्रणाली है जिसमें सेलिवरी ग्लेण्ड, डायजेस्टिव ग्लेण्ड्स, पैनक्रियाज आदि से विभिन्न तरह के पाचक रस व अन्य तत्व डायजेस्टिव केनाल में छोड़े जाते हैं। ये सभी आंत में अच्छी तरह से वापस सोख लिए जाते हैं। मोटे तौर पर आवश्यकता से अधिक इनका बनना या पूरी तरह से आंतों में इनका शोषण नहीं होने के कारण डायरहिया होता है। यानी गोबर सामान्य रूप में न आकर पतला, चिकना, बदबूदार, असामान्य रंग का आता है। अतः डायरहिया इसके कारणों पर निर्भर करता है।

Acute Enteritis → inflammation → catarrh to severe hemorrhage
↓
Dehydration ↑ motility
↑ ↓ ↓
Diarrhoea ← fluidy intestinal contents | fluid →→ absorption and digestion disturbed | Incomplete Digestion
\+ Blood ↓ Dysentry
Incomplete → Fermentation → Flatus
Digestion → Putrefaction → Foul smell

Chronic Enteritis→ Thickening of wall→ No absorption of nutrients → Emaciation

PM CHANGES

- Severe hemorrhagic inflammation of intestines.
- Swelling and reddening of mucosa.
- Oedema and petecheal (pin point) haemorrhage of intestinal mucosa.
- Blood and necrosis in intestine, foul smell.
- Enlarged mesenteric lymph node.
- In chronic enteritis - Thickening of intestinal mucosa.

DIAGNOSIS

- Faecal exam. and symptoms. • Culture for bacterial infection.

Acute diarrhoea

- Mucoid - bloody - loose	- Minimal mucous - No blood - bloody, watery	- No mucus or blood - occur following lactose diet
↓	↓	↓
Enteroinvasive organisms	Virus	Lactose intolerance
↓	↓	↓
- Afebrile - Fishy odour	- Low grade fever - Unpleasent odour	- Acidic stool - Perianal dermatitis

- Rotten egg odour starts with vomition

Diarrhoea	**Dysentry**
• पतला अधिक मात्रा में पानी जैसा गोबर	• कम चिपचिपा, चिकना गोबर
• गोबर में ब्लड नहीं	• गोबर में ब्लड मिला हुआ।
• गोबर में म्युकस नहीं।	• गोबर में म्युकस होता है।
• बहुत कम pus cells	• अधिक संख्या में pus cells
• गोबर करते समय कम तकलीफ	• गोबर करते समय अधिक तकलीफ

TREATMENT

- डायरहिया का पुख्ता इलाज कैसे हो यह इस बात पर निर्भर करता है कि इसके कारणों की पूरी तरह से मालूम किया या नहीं और इन कारणों ने किस तरह रोग के लक्षण प्रकट किए ? डायरहिया तो डायजेस्टिव सिस्टम की बिगड़ी हुई कार्यप्रणाली का एक लक्षण मात्र है। इलाज का मकसद इसके असली कारणों को जानकर उन्हें दूर करना होना चाहिए। इसके अलावा डायरहिया के कारण हो रहे डिहाइड्रेशन को दूर करना, रुमन की pH को बराबर करना, सर्पोटिव थैरेपी, आहार नियमित देना तथा लक्षणों के अनुसार इलाज करना चाहिए।
- सर्वप्रथम डायरहिया से ग्रस्त रोगी पशु का खाना–पानी 20 घंटे के लिए बंद कर दें तथा एस्ट्रिन्जेन्ट पाउडर दें ताकि कुछ राहत मिले।
- यदि किसी बैक्टीरिया के कारण डायरहिया हुआ है तो एंटिबायोटिक पाउडर या गोली को एस्ट्रिन्जेन्ट पाउडर के साथ मिलाकर दें, ताकि G.I.T. में सीधा एक्शन हो।
- Powder Tetracycline, Aureomycin, streptomycin.
  Dose - 30 gm orally.
- Bacterial and Coccidia - Sulpha drugs - 5 gm/35 kg b.w. Tab. Strinacin - (Triple Sulph+step.) 5 gm/35 kg b.w., approximately 6 tab./day.
- Dehydration - 5% Dextrose saline solu., Ringer's lactate.
- Sand - mineral oil or liquid paraffin - 1-2 pints.
- Parasite - Anthelmintic powder or Tab.

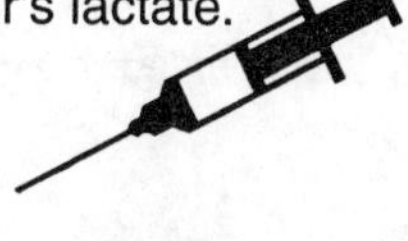

पेट दर्द (COLIC)

Symptoms of pain in abdominal region is recognized by colic. It is important disease of horses.

- एब्डोमिनल भाग में पेट दर्द को कॉलिक कहते हैं। घोड़ों में पाया जाने वाला यह एक प्रमुख रोग है लेकिन गाय–भैंस में भी कॉलिक होता है। कॉलिक दो प्रकार के होते हैं–

(1) True Colic

यदि कॉलिक डायजेस्टिव सिस्टम के किसी भी भाग से पैदा होता है तो उसे True Colic कहते हैं।

(2) False Colic

यदि कॉलिक डायजेस्टिव सिस्टम के अलावा अन्य भागों से पैदा होता है तो उसे false colic हैं। जैसे रिनल कॉलिक जो कि किडनी में इन्फेक्शन या पथरी के कारण पैदा होता है। इसके अलावा hepatic colic (liver), uterine colic, peritoneal colic, pleuritic colic, etc.

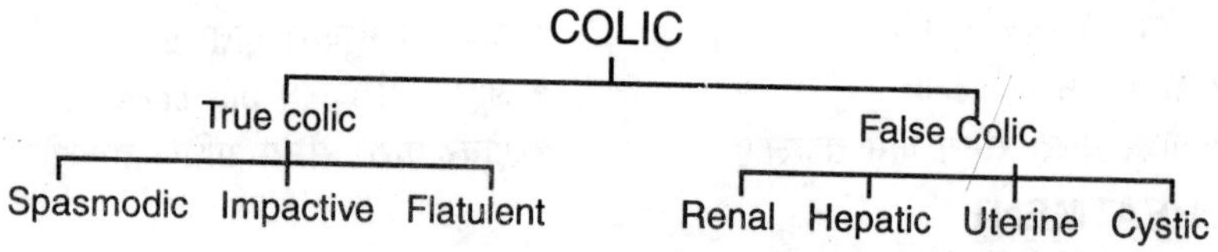

1. SPASMODIC COLIC

सामान्य रुप से आंतों का लयबद्ध तरीके से फैलना सिकुड़ना, पेरिस्टाल्टिक मुवमेन्ट कहलाता है। जब किन्हीं कारणों से ये मुवमेन्ट काफी तेज, अनियंत्रित व पीड़ादायक हो जाते हैं तो आंतों में ऐंठन (spasm) से abdominal pain होता है जिसे spasmodic colic कहते हैं। घोड़ों में कई तरह के कॉलिक में यह सबसे अधिक होता है।

ETIOLOGY

- घोड़ों का अधिक उग्र (excitement) हो जाना, या भड़क जाना। वातावरण में बादल होने, डर का माहौल, रोशनी की चकाचौंध व तेज शोरगुल से अधिक होता है।
- एक्सरसाइज के बाद एकाएक अधिक ठंडा पानी पिलाना।
- आहार में एकाएक बदलाव तथा दिन में आहार खाने के समय में बदलाव।
- पेट में काफी संख्या में पेरासाइट होना।
- तेज बैक्टीरियल व वाइरल इन्फेक्शन।
- घटिया क्वालिटी का सड़ा हुआ चारा, दाना खिलाना।
- आहार के साथ मिट्टी, रेत या अन्य अखाद्य वस्तुएं खाना।
- घोड़े को होर्स रेस या शो के लिए तैयारी कराते समय।

SYMPTOMS

- कम समय के एकाएक व बार–बार एब्डोमिनल दर्द के दौरे पड़ना जिसमें कुछ समय के लिए दर्द होता है, फिर बन्द हो जाता है। कुछ समय बाद फिर दर्द उठता है, और बंद हो जाता है।
- Pain (spasm) के दौरान पशु असहाय हो जाता है। पेट पर पैर मारता है तथा पीड़ा के कारण जमीन पर लेटता है। बार–बार दर्द होने के स्थान की ओर मुंह करके देखता है।
- Severe pain के कारण घोड़ा जमीन पर लेटा हुआ पैर उछालता है, जमीन पर मारता है। पशु कभी खड़ा होता है तो कभी फिर जमीन पर लेट जाता है।
- पेट दर्द का दौरा बंद हो जाता है तो घोड़ा अपने शरीर को हिलाता है और सामान्य हो जाता है। लेकिन ज्योंही पेट दर्द का दौरा (attack) फिर होता है, वापस पीड़ादायक लक्षण प्रकट करता है।

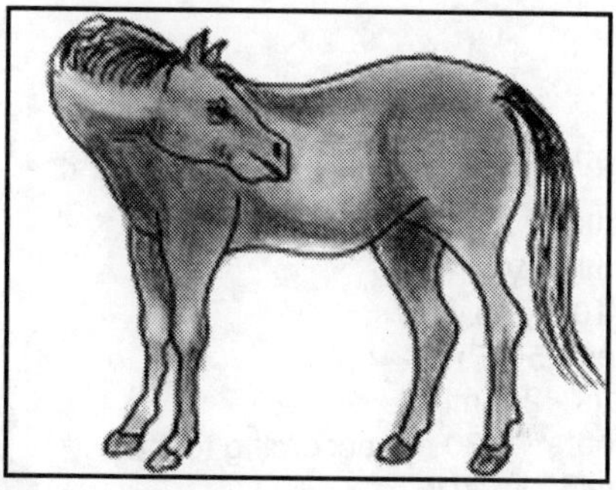

- आंतों की बढ़ी हुई गति की तेज आवाज (intestinal sound) घोड़े के पास खड़े व्यक्ति को आसानी से सुनाई देती है।
- इस दौरान पसीना पूरे शरीर पर न होकर शरीर के कुछ भागों पर अलग–अलग धब्बों के रूप में होता है (patchy sweating).
- पशु की प्यास बढ़ जाती है तथा बार–बार कम मात्रा में युरिन करता है।
- Rectal palpation-negative finding, No diarrhoea, कॉलिक की यही स्थिति बछड़ों व गाय–भैंसों में होती है लेकिन उनमें डायरहिया होता है।
- $\uparrow$टेम्प्रेचर, $\uparrow$पल्स व $\uparrow$रेस्पाइरेशन।
- स्पाजमोजिक कॉलिक में पशु प्राकृतिक रूप से स्वतः ही कुछ ही घंटों में सामान्य हो जाता है और कॉलिक के दौरे बंद हो जाते हैं।

PATHOGENESIS

घोड़े के भड़कने, खान पान में लापरवाही, पेट के कीड़े, किसी इन्फेक्शन आदि से स्टोमक या आंतों की तंत्रिकाएं उत्तेजित (stimulate) हो जाती है। इससे आंतों की गतिविधियां (peristaltic movements) कई गुना बढ़ जाते हैं और इसकी मांसपेशियों में ऐंठन से कॉलिक होने लगता है।

PM Changes

स्पाजमोडिक कॉलिक के कारण पशु की मौत नहीं होती है।

CLINICAL PATHOLOGY

इसमें किसी प्रकार के लेब्रोरेट्री टेस्ट करने की आवश्यकता नहीं है, क्योंकि डायग्नोसिस लक्षणों के आधार पर ही किया जाता है। पैरासाइट्स की जांच के लिए गोबर की जांच की जा सकती है।

DIAGNOSIS

- कॉलिक को एंट्राइटिस के साथ कनफ्युज किया जा सकता है लेकिन ध्यान रखें कि एंट्राइटिस में डायरहिया होता है जबकि कॉलिक में नहीं। इसके अलावा छोटे बछड़ों में इसका बिल्कुल उल्टा होता है। उनमें स्पाजमोडिक कॉलिक में डायरहिया तो होता है लेकिन abdominal pain नहीं होता है।
- इसके अलावा कॉलिक को इंटेस्टाइन में रूकावट के साथ भी कनफ्युज किया जा सकता है।

TREATMENT

- **Analgesics**

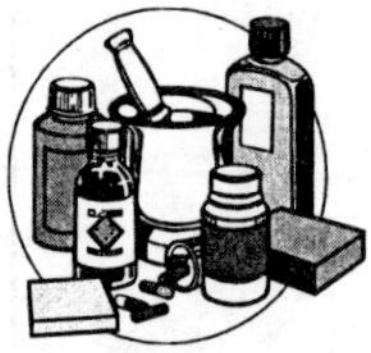

सबसे पहले दर्द को कम करने के लिए एनाल्जेसिक दवा दें –

- Analgesic injection.
  Horse - 30-60 ml / I/V
  Camel - 10 ml/100 kg b.w.
  Foals and calves - 5-15 ml.
  Sheep and goats - 2-8 ml.
  - Atropine sulphate 15-30 mg according to b.w.
  1 mg/ ml - 15 ml/30 kg, b.w.

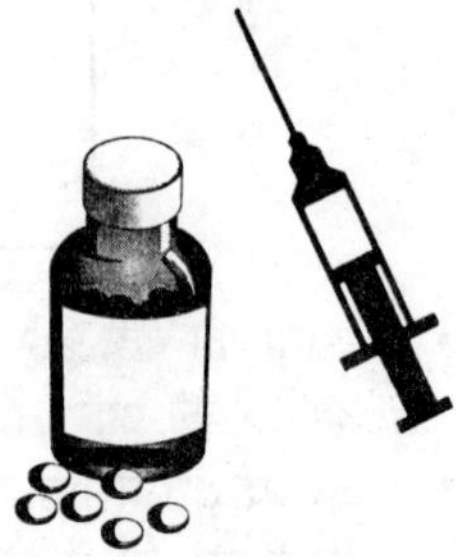

- Sedative

Chloral hydras - 30-60 gm orally, given in sweet oil.

- Inj. Xylazine 30 ml I/V in horses
- Tranquilizers

Inj. largectil. Inj. siquil in cattle, sheep, goat, dogs etc. इन्हें घोड़ों में स्पाजमोडिक कॉलिक में प्रयोग में नहीं लें। इन्हें इम्पेक्टिव कॉलिक में प्रयोग में लेना चाहिए।

- Oilogenous purgatives

Sweet Oil - 500-1000 ml. mft. Haust.
Liquid Paraffin - 500-1000 ml mft. Haust.

2. IMPACTIVE COLIC

Impaction of large intestine causes moderate abdominal pain, constipation and anorexia. It is common in horses.

जब पशु के आमाशय व आंत में अधपचा हुआ आहार बच जाता है तो GI tract में रुकावट आ जाती है। पेट फूल कर बड़ा हो जाता है तथा इनकी मांसपेशियां भी काम करना बंद कर देती हैं। इससे पेट दर्द होता है, कब्ज रहती है और पशु चरना बंद कर देता है। ऊँटों, घोड़ों में अक्सर ऐसा होता है। ऊँटों में इम्पेक्टिव कॉलिक एक आम बात है।

ETIOLOGY

- पशु को खराब क्वालिटी का, देर से या बिल्कुल नहीं पचने वाला दाना–चारा खिलाना, जिसे भूखा पशु मन मारकर खा लेता है और अधपचा चारा भारी मात्रा में डायजेस्टिव ट्रेक्ट में पड़ा रह कर बंध जाता है।
- चारे–दाने में एकाएक बदलाव, अधिक मात्रा में सड़ा–गला चारा–दाना खिलाना।
- पर्याप्त मात्रा में पशु को समय–समय पर पानी नहीं पिलाना।
- अधिक उम्र के पशुओं में irregular molars से पशु चारे–दाने को अच्छी तरह नहीं चबा पाता है। जिससे पाचन सामान्य नहीं होता है और इम्पेक्शन हो जाता है।
- आंतों की ब्लड सप्लाई और नर्व सप्लाई में बाधा पड़ना।
- नवजात बछड़ों में म्युकोनियम (muconium) नहीं निकलने के कारण भी इम्पेक्शन हो सकता है।
- गाय व घोड़ी में प्रेग्नेन्सी के आखरी महीनों में बड़े फीट्स के कारण पेल्विक भाग की नर्व पर दबाव पड़ता है। इससे rectal paralysis हो जाने के कारण गोबर या लीद पीछे की ओर नहीं आ पाता है और इम्पेक्शन हो जाता है।
- पशु की शारीरिक कमजोरी (debility), थकान, एडवांस प्रेग्नेन्सी, ट्रॉमेटिक गेस्ट्राइटिस आदि स्थितियों में इम्पेक्शन अधिक होता है।

SYMPTOMS

- Moderate abdominal pain - यह 3–4 दिन तक रहता है। कभी–कभी दो सप्ताह भी रह सकता है। इसमें कॉलिक के लक्षण लगातार रहते हैं जबकि स्पाजमोडिक कॉलिक में पेट दर्द intermitent रहता है यानी बंद हो कर बार–बार वापस होता है।
- यद्यपि हल्का कॉलिक लगातार रहता है लेकिन तेज कॉलिक के कारण हर आधा घंटे बाद तेज पेट दर्द के दौरे (boats of pain) पड़ते हैं।
- Anorexia- पशु कम मात्रा में गोबर या लीद निकालता है।
- Constipation- गोबर या लीद कठोर होती है जो कि चिकने म्युकस से ढकी रहती है।
- Impaction of caecum- दायें फ्लेंक में महसूस किया जा सकता है।
- टेम्प्रेचर व रेस्पाइरेशन – नॉर्मल।
- एनिमल चारा–दाना तो नहीं खाता है थोडी मात्रा में बार–बार पानी पीता है।
- छोटे बछड़े में म्युकोनियम नहीं निकलने के कारण बछड़ा ऊंची पूंछ कर दर्द के मारे शरीर को बार–बार तानता है यही लक्षण atresia anii में नजर आते हैं।
- घोड़ी के छोटे बछड़े (colt) निढाल होकर जमीन पर लेट जाते हैं लेकिन बार–बार घोड़ी का दूध जरुर पीते हैं।
- Rectal Palpation in horses - थोड़ी कठोर गेंद के रूप में लीद होती है (hard faecal balls), ध्यान रहें कि घोड़ों में रेक्टल पेल्पेशन हमेशा हाथों में स्लीव पहन कर रहना चाहिए।

PATHOGENESIS

Overloading of feeding of indigestible food → ↓Intestinal movement→ Constipation → Toxin production in intestines → Toxins absorb by intestines in food (auto-intoxication) → Toxaemia.

CLINICAL PATHOLOGY

No change in blood picture (hematology)

PM CHANGES

- आंतों में सूखी व सख्त गेंद के रुप में गोबर या लीद होती है।
- कभी–कभी आंतें फटी हुई भी मिलती है।

DIAGNOSIS

- Symptoms, • Plain and contrast radiography

TREATMENT

- इम्पेक्शन को नरम व पतला कर GIT को खाली किया जाए। इसके लिए साबुन व पानी का एनिमा रेक्टम से दें। इसके साथ ही मुंह से भी कुछ मेडिसिन दें जो GIT में बंधे हुए (impacted part) आहार पर असर करें तथा उसे पतला कर पीछे धकेलें और कॉन्स्टिपेशन दूर करें।
- सोप वाटर एनिमा – एनिमल के वजन तथा स्पीसीज के अनुसार इसकी मात्रा रेक्टम के जरिए आंतों में अन्दर तक डालें। इसके बाद पशु को एक्सरसाइज दें। इधर–उधर चलाएं, दौड़ाएं।

  Camel - 2 bucket soap water enema.

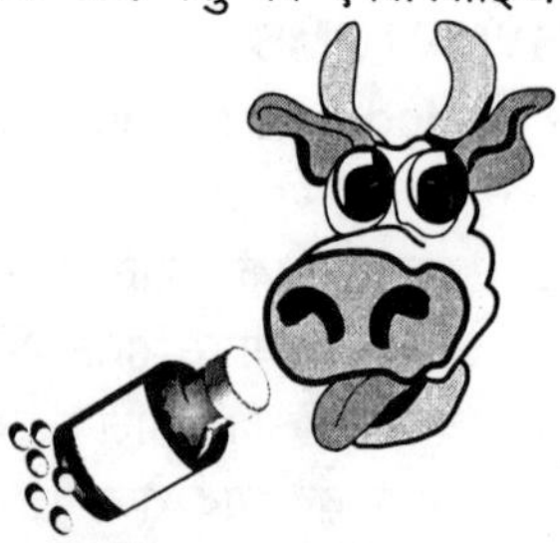

- Constipation - इसमें Saline purgatives दें।

  Cattle - Magnesium sulph. - 500 gm.
  Sodium chloride - 500 gm.
  Camel - Mag. sulph. - 700 gm.
  Sodium chloride - 700 gm.
  Aqua Q.S. mft. Haust.
  Horse - Sodium sulphate - 500 gm., by stomach tube.

  घोड़ों में स्टोमक ट्यूब द्वारा कभी भी मेग्नेशियम सल्फेट नहीं दें। यह irritant होता है और जलन से respiratory tract को नुकसान पहुंचाता है।
- Oily purgatives - Liquid paraffin or sweet oil.
  Horse - 2.5 litres by stomach tube.
  Cattle - 2.5 litre by drench.
- Analgesic - Inj. Analgin 30-60 ml. I/V.
- In chronic cases - Dehydration - give fluid therapy.
  Normal saline solution, 12 ml/lb. b. wt., I/V.
- कार्बेकोल – यदि इस ट्रीटमेन्ट से कोई असर नहीं हो तो कार्बेकोल आखिरी कोशिश होती है। यह एक neuromuscular purgative होता है जो काफी पॉवरफुल होता है। इसके देने से या तो पशु GIT खाली होने से बच जाता है या फिर इसके तेज असर से आंते फट जाने से एनिमल मर सकता है।
  घोड़ों में कार्बेकोल – 2-3 ml.

3. FLATULENT COLIC

It is caused by accumulation of gases in intestine and is characterised by distention of abdomen, severe abdominal pain and passes of much flatus. It occurs mostly in horses.

इस प्रकार का कॉलिक आंतों में गैस भर जाने से होता है जिससे पेट फूला हुआ नजर आता है और एनिमल बार–बार पीछे रेक्टम से गैस पास करता है। यह भी अधिकतर घोड़ों में ही होता है।

ETIOLOGY

(1) Primary- यह सड़ने वाला आहार (fermentable food) अधिक मात्रा में खाने से होता है जैसे सभी तरह का हरा चारा व दाना।

(2) Secondary- सामान्य अवस्था में GIT में जो गैस बनती है वह बाहर निकल जाती है लेकिन जब इसके रास्ते में कोई रुकावट आती है तो ऐसा नहीं हो पाता है। ऐसा आंतों के सिकुड़ने, चारे के जम जाने, पेट के कीड़ों का गुच्छा बन जाने, ट्युमर आदि के कारण होता है।

SYMPTOMS

- पेट फूला हुआ, दुबले घोड़ों में आंतों में भरी हुई गैस पेट के बाहर से ही दायें फ्लेंक के ऊपर नजर आती है।
- तेज पेट दर्द। severe abdominal pain के कारण घोड़ा जमीन पर लोटता (rolling) है।
- Percussion of intestine - Drum like sound.
- Auscultation of intestine - Tinkling sound (metalic sound).
- Rectal exam - Gas filled loop of instestine.
- Primary tympany - इसमें बहुत अधिक मात्रा में बार–बार गैस बाहर पास होती है जिससे anus लगातार खुली हुई अवस्था में ही रहती है।

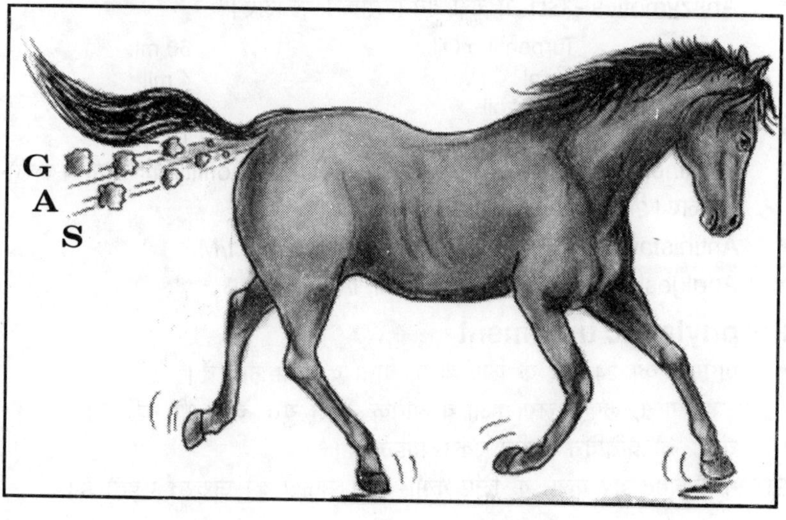

PATHOGENESIS

Accumulation of gases in intestine → Distention of intestine
↓ ↓
Pressure on diaphragm → Stretching of nerves of intestinal muscles.
↓ ↓
Compresses lungs and heart → Violent Peristaltic movement
↓ ↓
Death due to Respiratory and Heart failure → Severe Pain

PM CHANGES

* Intestinal obstruction, fluidy and pasty intestinal contents.
* Distended intestine due to accumulation of gases.

TREATMENT

- इंटेस्टाइन में ट्रोकार केन्युला डालें। घोड़ों में गाय, भैंस में काम में ली जाने वाली सामान्य बड़ी ट्रोकार केन्युला प्रयोग में नहीं लें। यह गंभीर पेरिटोनाइटिस कर सकती है जो घोड़ों में जानलेवा हो सकती है। घोड़ों के लिए विशेष रुप से बनी ट्रोकार केन्युला का ही प्रयोग करें। इसके लिए पशुचिकित्सक को इसका अनुभव होना आवश्यक है अन्यथा गलत स्थान व गलत तरीके से इसका प्रयोग करने पर स्थिति सुधरने के बजाय बिगड़ सकती है।
- ट्रोकार केन्युला बांये या दायें फ्लेंक के ऊपर की ओर पास करें।
- रेक्टम के रास्ते से नीडल डालना – इसके लिए I/V set को सावधानी से रेक्टम में हाथ डालकर, गैस के कारण फूली हुई आंत पर रेक्टम की दीवार के जरिए डालें। I/V set का दूसरा सिरा बाहर रखें ताकि गैस आसानी से बाहर निकल सके।
- Antizymotics - GIT में गैस बनना रोकने के लिए।

Turpentine Oil	-	60 ml.
Lysol	-	4 ml.
Sweet oil	-	600 ml.
Liquid paraffin	-	1000 ml.

- Cholinergic drug - Neostagmine - intestinal motility को सामान्य करने के लिए। 2-4, mg/500 kg/b.w.
- Antihistamine - Inj. Antihistamine. 15-20 ml., I/M.
- Analgesic - Inj. Analgin 10-60 ml, I/V

Prophylactic treatment

- एनिमल को 24 घंटे के लिए चारा, दाना व पानी नहीं दें।
- सड़ा–गला, फफूंद लगा हुआ व अधिक डंठल युक्त चारा भी नहीं दें।
- घोड़ों को प्रतिदिन पर्याप्त एक्सरसाइज दें।

GIT में रुकावट दूर करने के लिए कभी–कभी सर्जरी की जरुरत पड़ती है।

आंत में रुकावट
(INTESTINAL OBSTRUCTION)

Obstruction of intestine. It includes volvulus, intussuception and strangulation, and is characterised by acute abdominal pain and absence of defaecation.

1. **VOLVULUS** (torsion) - Twisting of intestinal loop in its own axis. यानी आंत के किसी भी भाग का मरोड़कर मुड़ जाना या ऐंठन या बंट लग जाना, जिससे आंत का मार्ग रुक जाता है। प्रायः ऐसा आंत के अधिक मुवमेन्ट के कारण होता है।

2. **INTUSSUCEPTION** (Invagination or telescoping) - There is telescoping of or insertion of a portion of intestine in to adjacent other part.

   इसमें आंत का कुछ भाग पास ही पड़े आंत के दूसरे भाग में घुस जाता है और मार्ग रुक जाता है। यह आंत के तेज अनियमित मुवमेन्ट के कारण हो सकता है।

3. **STRANGULATION** (Incarceration) - Occlusion of intestinal lumen by pressure due to tumor, hernia, etc. कभी–कभी आंत के पास ट्युमर हो जाता है। उसके प्रेशर से भी आंत का मार्ग रुक जाता है। इसके अलावा हर्निया में या perforating wound में आंत के बाहर आने से दबाव के कारण मार्ग रुक जाता है।

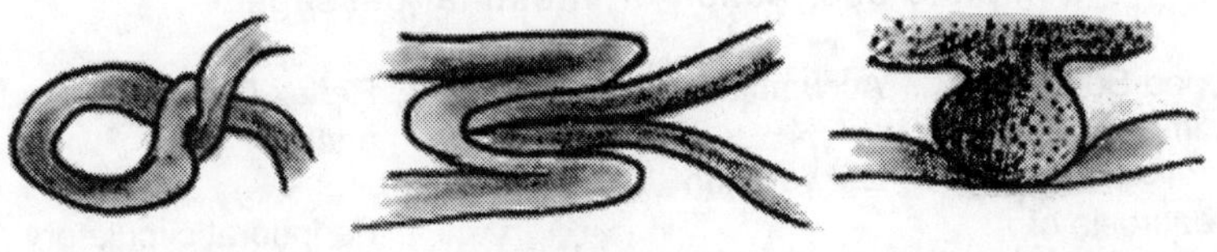

Volvulus Intussuception Strangulation

ETIOLOGY

- Violent rolling - तेज कॉलिक के दौरान जमीन पर बहुत तेज पीड़ादायक स्थिति में लोटता है इसी दौरान आंत में ऐंठन हो जाती है।
- आंत के पेरिस्टाल्टिक मुवमेन्ट अनियमित व अधिक होना।
- आंत के अंदर या बाहर कोई ट्युमर होने से।
- पैरासाइट – इसोफेगोस्टोमम, यह पैरासाइट बड़ी संख्या में मिलकर आंत के अंदर बड़े गोले या गुच्छे का रुप धारण कर लेते हैं जिससे आंत का मार्ग रुक जाता है। घोड़ी के बछड़ों व भैंस के कटड़ों में अक्सर ऐसा होता है।
- ऊँचा कूदना तथा अधिक एक्सरसाइज।

SYMPTOMS

Horse

- एकाएक तेज एब्डोमिनल दर्द के कारण पशु जमीन पर लोटता है, तेज पैर चलाता है तंथा दर्द भरी आवाज निकालता है।
- दर्द थोड़े समय के लिए बार बार होता है।
- पूरे शरीर पर भारी मात्रा में पसीना (sweating) होता है।
- ↑रेस्पिरेशन ↑हार्ट रेट (100/मिनट), ↓टेम्प्रेचर, कमजोर पल्स।
- घोड़ा सामान्य तरीके से पैरों को मोड़कर बैठने के बजाय डॉग की तरह चारों पैर आगे कर बैठता है, या दर्द के कारण पेट को ऊपर कर पीठ पर लेटता है।
- घोड़ों में इंटेस्टाइन में रुकावट के कारण तेज कॉलिक अचानक ही होता है और अचानक ही 12 घंटे के अंदर ही मौत हो जाती है। बचने की संभावना बहुत कम होती है।
- Rectal examination - Negative finding, यानी लीद नहीं होती है।

Cattle

- अधिकतर लक्षण धोड़ों के जैसे ही होते हैं।
- टेम्प्रेचर, रेस्पिरेशन नार्मल, ↑ पल्स रेट
- Rectal examination - thick pasty faecal material (-ve in horses)
- No intestinal and ruminal movement.

PATHOGENESIS

Complete obstruction of intestinal passage

↓ Blood Supply is impaired → ↓ Neocrosis of intestine → ↓ Gangrene→

↓ Accumulation of fluid → ↓ Dehydration

↓ Reflex Cardiovascular effect → ↓ Peripheral circulatory failure

Gangrene→ Toxins absorbed by intestines in blood

Clinical Pathology

- No Laboratory test.
- In dogs- X-ray by Barium feeding.

PM CHANGES

- आंत के जिस भाग पर रुकावट होती है वहां कंजेशन, अडिमा, नेक्रोसिस, गेन्ग्रिन आदि दिखाई देते हैं।
- आंत के प्रभावित भाग का रंग नीला पड़ जाता है।
- Obstruction से पहले का आंत का भाग फूलकर मोटा हो जाता है।
- Serohemorrhagic fluid in peritoneal cavity.
- यदि आंत फट (rupture) जाती है तो पेरिटोनाइटिस नजर आती है।

Diagnosis

- By symptoms, Rectal examination and X-ray in small animals.

TREATMENT

- इंटेस्टाइनल ऑब्स्ट्रक्शन का एक मात्र इलाज सर्जरी द्वारा ऑब्स्ट्रक्शन को दूर करना होता है। इसके अलावा हाथों द्वारा करेक्शन भी किया जा सकता है।
- Symptomatic treatment - फ्लूड थैरेपी, एनाल्जेसिक।
- कभी–कभी एनिमल को अधिक एक्सरसाइज देने से भी ऑब्स्ट्रक्शन दूर हो सकता है, या घोड़े को ट्रक में अच्छी तरह खड़ी अवस्था में कंट्रोल कर उबड़–खाबड़ सड़क पर चलाने से भी परेशानी दूर हो सकती है।
- ज्योंही ऑब्स्ट्रक्शन दूर होता है काफी मात्रा में लीद (faeces) बाहर आती है।

DIFFERENTIAL DIAGNOSIS OF COLIC IN HORSE

Profiles	Spasomodic Colic	Flatulent Colic	Impactive Colic	Obstructive Colic
• Pain	Intermittent	Continuous	Continuous	Continuous
• Abdominal distension	Absent	marked	present but not marked	Marked
• Sweating	Only patch	Evident	Evident	Generalized sweating
• Intestinal sound	Present	Present	Absent	Absent
• Rectal Exam	- ve	- ve	usually -ve	+ve
• Faeces	No Faeces	No faeces	No passes of faeces	No passage of faeces
• Temperature	Normal	Slight↑	Slight↑	Slight↑
• Resp. rate	↑ during attack of pain	↑Dyspnoea	↑Dyspnoea	↑Dyspnoea
• Pulse rate	↑ during attack	↑	↑	↑
• Visible mucus membrane	Not much change	Congested	Congested	Cogested

पेरिटोनाइटिस (PERITONITIS)

It means inflammation of peritonium and characterised by abdominal pain, rigidity of abdominal wall and constipation. It may be local or general, acute or chronic in nature.

ETIOLOGY

- आहारनाल (GIT) या जेनाइटल ट्रेक्ट में छेद हो जाना या फट जाना।
- पशुओं में लड़ाई या दूसरे तीखे सींगों वाले पशु द्वारा पेट में सींग घुसा देने से।
- तेज चाकू, कुल्हाड़ी, भाले, बंदूक की गोली आदि द्वारा एनिमल के पेट पर गहरा घाव होने से।
- लोहे के कांटों की बनी दीवार, लोहे के तीखे भालेनुमा सरियों की दीवार को कूदते समय पेट में घुस जाने से।
- किसी सड़क दुर्घटना में आंत, आमाशय या अन्दर कोई अंग फट जाना।
- स्टोमक या इन्टेस्टाइन में अल्सर के कारण – फट जाना।
- Traumatic reticulitis- इसमें इन्फेक्टेड फोरेन बॉडी रेटिकुलम से पार करती हुई हार्ट की ओर जाने से पेरिटोनियम को नुकसान पहुंचाती है।
- लापरवाही या बिना अनुभव के पेरिटोनियल केविटी में केल्सियम, सल्फा ड्रग या अन्य जलन पैदा करने वाले पदार्थ (telcom powder, antiseptic lotion) आदि डाल देने से।
- इंट्रा–पेरिटोनियल इंजेक्शन लगाते समय लापरवाही या स्टेलाइज्ड नीडल प्रयोग में नहीं लेने से। विशेष रूप से घोड़े में कभी भी इंट्रा–पेरिटोनियल इंजेक्शन नहीं लगाना चाहिए।
- Bacterial Tuberculosis, Actinomycosis, Staphylococcus, Streptococcus, E. coli, Corynebacterium, etc.
- Viral - Hemophilus suis.
- पैरासाइट– घोड़ों में गेस्ट्रोफिलस स्पीसीज के पेरासाइट की अधिक संख्या के कारण स्टोमक या इंटेस्टाइन का फट जाना।
- Mycoplasma- CCPP or CBPP (Contangious bovine pleuro pneumonia) in Sheep and goat.

SYMPTOMS

(1) Acute diffused Peritonitis

- पेरिटोनाइटिस किन कारणों से हुई है इस आधार पर इसके लक्षणों में काफी अंतर होता है।
- **Abdominal Pain-** हल्का पेट दर्द आखिर तक रहता है। इस दौरान पशु गर्र–गर्र व दर्दभरी आवाज निकालता है, दांत किटकिटाता है लेकिन एनिमल पेट पर लात नहीं मारता है। पैर नहीं उछालता है और न ही जमीन पर लोटता है। पेल्पेशन करने पर होर्स व डॉग्स तो दर्द महसूस करते हैं लेकिन गाय–भैंस नहीं।

- Vomition- सिर्फ कुत्तों और बिल्लियों में उल्टियां होती है।
- एनिमल का पेट या तो चिपक जाता है या फ्लूड भर जाने के कारण फूल जाता है।
- दर्द के कारण एनिमल चलना–फिरना कम कर देता है। बड़ी सावधानी से धीरे–धीरे बैठता व लेटता है तथा पीछे से धक्का देने पर ही पशु चलता है।
- पेरिटोनाइटिस के दौरान घोड़े अधिक समय तक बैठे रहने की कोशिश करते हैं जबकि इसका उल्टा, गाय–भैंस अधिक समय तक खड़े रहते हैं।
- खड़ी अवस्था में पशु की पीठ झुक जाती है। सिर व गर्दन नीचे झुका देते हैं तथा पैरों को पास लाकर सिकुड़ कर खड़ा करते हैं।
- एनिमल गोबर व मूत्र काफी देर बाद, लेकिन ज्यादा मात्रा में करता है।
- गोबर या लीद का रंग गहरा, जिसमें काफी मात्रा में चिकना म्युकस होता है।
- टेम्प्रेचर (103-107° F), लेकिन बाद में यह कम होकर 99° F तक नीचे गिर जाता है। सांस हल्की बढ़ जाती है।
- 1–2 दिन के अंदर ही टोक्सिमिया के कारण पशु की मौत हो जाती है।

(2) Acute Local Peritonitis

- Acute diffuse Peritonitis के जैसे ही मगर गंभीर लक्षण होते हैं।
- Abdominal Pain पूरे एब्डोमन की बजाय सिर्फ एक भाग पर होता है।
- Prognosis - favourable.

(3) Chronic Peritonitis

- यह एक महीने से कई महीनों तक रहती है जिससे अंदर पेरिटोनियम व मांसपेशियों के बीच एडहिजन हो जाते हैं।
- भूख कम लगना, हल्का बुखार तथा हल्का पेट दर्द हमेशा रहता है।
- एनिमल काफी कमजोर हो जाता है, पेट फूला हुआ सा रहता है।
- इस दौरान कभी–कभी कम समय के लिए रोग का गंभीर दौरा पड़ता है।

PATHOGENESIS

विभिन्न कारणों से पेरिटोनाइटिस कैसे होती है ?

(1) Toxaemia and Septicaemia - बैक्टीरिया द्वारा पैदा किए गए टॉक्सिन ब्लड में जल्दी ही एब्जोर्ब हो जाते हैं क्योंकि पेरिटोनियम बड़े भाग में फैली हुई होती है।

Bacteria or virus → Toxins production toxins absorption through Peritoneum → Toxaemia → Death within 24-48 hours.

(2) Entry of ingesta, uterine contents in Peritoneum, hemorrhage - Hypovolaem - Peripheral circulatory failure - shock.

(3) Irritation of Peritoneum - hypermotility of gut - reflex sympathetic stimulation - Inhibition of gut motility - paralysis of intestinal muscles - Paralytic ileus - Constipation.

(4) Bacterial or viral growth - Inflammation of peritoneum - accumulation of exudate, fluid, WBC - coagulation of exudates, adhesion of various abdominal organs.

(5) Inflammation of serous surface - Irritation of nerve ending - Persistent Pain - Transmission through spinal cord - Rigidity of abdominal wall - arched back.

(6) **Peritoneal infection** - adrenocortical activity - glucocorticoids Production - Na^+ retention, K^+ loss - Hypokalaemia - Muscle weakness.

CLINICAL PATHOLOGY

- Blood and Peritoneal fluid examination.
- Peracute, Peritonitis - ↓ WBC (leucopenia)
- Acute diffuse Peritonitis - ↑ WBC (Leucocytosis)
  ↑ Neutrophils - Shifts to left
- Chronic peritonitis - No changes.

PM CHANGES

- Peritoneal surface covered with serofibrinous exudate.
- Formation of adhesions.
- Purulent fluid form the cheesy mass - foul smelling.

DIAGNOSIS

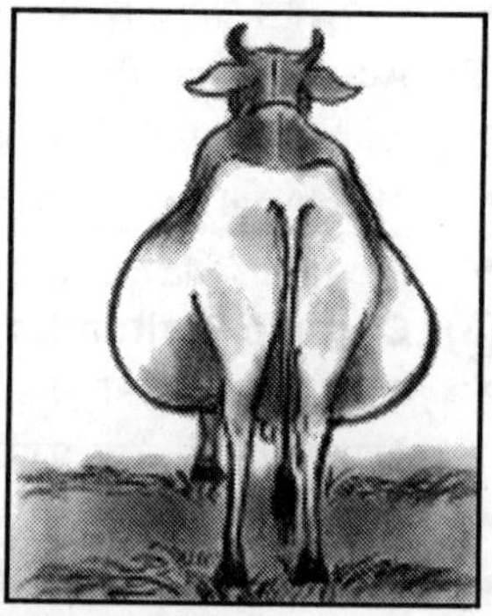

- History of injury, Clinical symptoms.
- Peritoneal fluid and blood examiantion.

X-ray - homogenous ground glass appearance.

Prognosis - Per-acute and Acute diffused Peritonitis - grave (Not favourable).

TREATMENT

- यदिं पेरिटोनाइटिस किसी तीखे, धारधार गोली आदि के घाव के कारण हुई तो घाव के इलाज में खास सावधानी बरतें ताकि घाव के जरिए इन्फेक्शन अधिक अंदर न जाएं।
- Broad spectrum antibiotic - Tetracycline, Oxytetracycline, Large animals - 10-30 ml, I/P, I/V, I/M for 7-10 days.
  I/Peritoneal इंजेक्शन से जल्दी असर होता है।
  Small animals - Ampicillin, cloxacillin, Omnamycin, Amoxycillin twice a day.
- Fluid therapy - Normal saline solu. 12 ml./lb b.w., I/V.
  Large animals (300 kg) - 8 litre I/V)
- Analgesics - Horse 20-60 ml, Cattle 10 ml, I/V, I/M.
- Antihistamine - L.A. - 10 ml. S.A. - 2 ml. I/M.
- Intravenous feeding - 5% dextrose and Ringer lactate solution.
- B.Complex - high dose large animal 5-10 ml. I/M.,
  Small animal 5-1 ml. I/M (Prefer oral B Complex drugs)
- Peritoneal lavage with antibiotic solution.
- Paracentasis - to remove execssive fluid from peritoneal cavity.
- Surgical drainage of peritoneum.

हेपेटाइटिस (HEPATITIS)

Heper = Liver, Itis = inflammation
Inflammation of the hepatic cells in known as hepatitis. It may be acute or chronic in nature. Chronic hepatitis leads to fibrosis or cirrhosis of liver.

ETIOLOGY

(1) **Toxic hepatitis** - Phosphorus, Selenium, Arsenic, Lead Mercury, Carbontetrachloride, Hexachloroethane, Cresol. Toxic plants, Heliotropus spp (weeds), Lantana camera, Lupinus fodder.

(2) **Infections hepatitis-**
Bacterial - Leptospira, Salmonella, Listeria spp.
Viral - Infectious canine hepatitis virus, infectious canine pneumonia.
Parasitic - *Fasciola hepatica* (Liver fluke) *F. gigantica*.
- *Ascaris spp*. Larva of GIT.

(3) **Nutritional Causes -** Defficiency of methionine, cystine, Riboflavin, high fat diet.

(4) **Indirect Causes** - Diabetes, Hypothyroidism, Ketosis, Pregnancy toxaemia, Fatty cow syndrome, Pancreatic insufficiency.

SYMPTOMS

- बाहरी रुप से हेपेटाइटिस के कुछ विशेष लक्षण प्रकट नहीं होते हैं इसलिए सिर्फ लिवर बायोस्पी और लिवर फंक्शन टेस्ट के द्वारा ही सही डायग्नोसिस किया जा सकता है।
- पशु बहुत कम खाता है, अपने आसपास के माहौल से बेखबर होकर काफी सुस्त रहता है।
- पशु अधिकतर देर तक बैठे रहता है, वजन घट जाता है।
- कभी constipation तो कभी diarrhoea रहता है।
- Faeces or stool हल्के रंग का लेकिन युरिन गहरे रंग का आता है।
- Vomition in dogs, बड़े पशुओं में उल्टी नहीं होती है।
- हालांकि मांसपेशियों में कमजोरी रहती है लेकिन कभी–कभी पशु उत्तेजित हो जाता है।

PM CHANGE

- लिवर का आकार सामान्य आकृति से काफी बड़ा हो जाता है।
- लिवर के किनारे काफी मोटे व सूजे हुए होते हैं।
- लिवर सामान्य रंग की बजाय pale colour का हो जाता है।
- लिवर के अंदर जगह–जगह पर छोटे–छोटे लाल दानें, तथा नेक्रोसिस।

DIAGNOSIS

सिर्फ लिवर फंक्शन टेस्ट द्वारा, लक्षण – कोई विशेष नहीं।

TREATMENT

- हेपेटाइटिस का कोई विशेष ट्रीटमेंट नहीं है, इसलिए इसमें सिर्फ लक्षणों के आधार पर ट्रीटमेंट ही दिया जाता है।
- इलाज के दौरान पशु को आराम आवश्यक है ताकि आराम की स्थिति में लिवर की ब्लड सप्लाई ज्यादा हो तथा लिवर पर काम का बोझ अधिक न पड़े।
- रोगी को ऐसी खुराक दें, जिसमें वसा बिल्कुल कम या नहीं हो तथा अधिक केल्सियम व कार्बोहाइड्रेट वाली खुराक दें।
- डॉग – प्रोटिन पाउडर 1 TSF, TDS
- पर्गेटिव और एनिमा
- यदि किडनी में कोई खराबी है तो टेट्रासाइक्लिन एंटीबायोटिक्स नहीं दें।

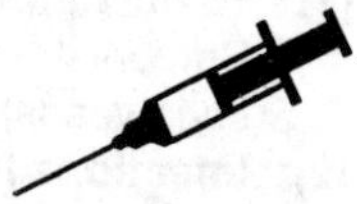

- Liver extract - parentally or orally
  Inj. Liver extract, LA 5 ml. I/M, SA 1 ml. I/M.
- Lithiotrophic therapy - to prevant guanidin intoxication.
  10% calcium- 10 ml. in SA, I/V
  Gluconate - 100 ml. in LA, I/V or S/C
- Dog - In viral hepatitis
  - Inj. Immunoglobin 10% = 0.02 ml/ Kg b.w., I/M.

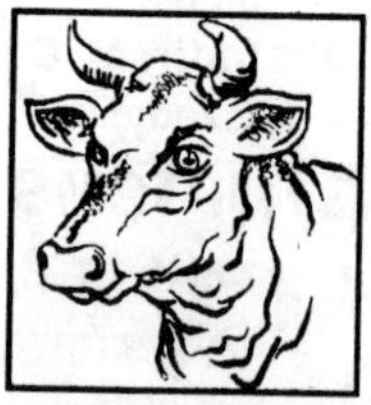

पीलिया (JAUNDICE)

जॉन्डिस यानी पीलिया, यह लिवर की बीमारियों का ही एक परिणाम है जिसमें सामान्य रुप से काम आने वाला पित्त (bile) काफी मात्रा में ब्लड, युरिन व टिश्यु में रह जाता है। जिससे बाइल का पीले रंग का होने के कारण शरीर का काफी भाग पीला पड़ जाता है।

ETIOLOGY

(1) **Hematogenous (Blood) -** वे रोग जिनके कारण खून की कमी यानी एनीमिया होता है उन्हीं रोगों के कारण पीलिया होता है।

- Bacillary haemoglobinuria
- Clostridium hemolyticum.
- Leptospirosis, Anaplosmosis.
- Infectious equine aneamia.
- Inorganic and organic reaction
- Immunological reaction.

(2) **Hepatogenous (Liver) -** वे रोग जो लिवर व गॉल ब्लेडर को रोगग्रस्त करते हैं उनमें भी पीलिया होता है।

- Toxic - Arsenic, Selinium, Carbon tetrachloride, Hexa chlorethane, chloroform. • Infectious - Leptospirosis.
- Parasites - Liver flukes, *Ascaris*. • Nutritional - Deficiency, specially cystine and vit. E. • Obstructive - Blocking of bile duct to liver fluke, larvae of *Ascaris*, gallstone, (choleleth), abscess of bile duct, Tumour.

SYMPTOMS

- स्किन तथा बाहर से दिखाई देने वाली सभी म्युकस मेम्ब्रेन गुलाबी के बजाय हल्के पीले रंग की हो जाती हैं। पीला रंग हल्का या गहरा होगा, यह इस बात पर निर्भर करता है कि जॉन्डिस कितना गंभीर है। जितना अधिक गंभीर होगा म्युकस मेम्ब्रेन उतनी अधिक पीली होगी। एक्युट जॉन्डिस में पीलापन सबसे अधिक मसूढ़ों, वेजाइना तथा स्किन में होता है।
- एनीमिया तथा भूख की कमी, शरीर काफी कमजोर हो जाता है, सुस्ती।
- मूत्र का रंग गहरा पीला, भूरा या हरा–पीला। दूध में भी हल्का पीलापन।
- मल या गोबर मिट्टी के रंग का होता है जिसमें तेज बदबू आती है।
- हेमोलाइटिक जॉन्डिस में मल या गोबर का रंग गहरा। इसमें हीमोग्लोबिनुरिया भी हो जाता है। डॉग में उल्टियां होती है।
- Muscular spasm, excitability, coma and DEATH.

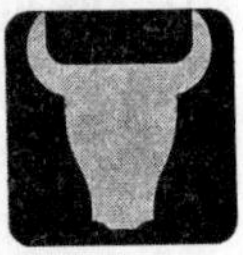

DIAGNOSIS & TREATMENT - यह हेपेटाइटिस के समान ही है।

लिवर सिरोंसिस (LIVER CIRRHOSIS)

It is a chronic diffuse hepatitis characterised by increase degeneration of liver cells, extensive fibrosis with increase in connective tissue. The term fibrosis may be used in place of cirrhosis in veterinary medicine.

लिवर इस रोग में लम्बे समय की बीमारी में फाइब्रोसिस के कारण कठोर (hard) व भूरभूरा (fragile) हो जाता है। आकार में भी बड़ा हो जाता है। मनुष्य में इन्फेक्शन के अलावा अधिक शराब का सेवन करने वालों की मृत्यु liver cirrhosis से ही होती है।

ETIOLOGY

- एनिमल द्वारा कुछ ऐसे पेड़ पौधे खा लेने से, जो विषैले होते हैं और लिवर को नुकसान पहुंचाते हैं जैसे – Amerikia intermedia, yellow fern seed.
- पैरासाइट्स – लिवर फ्लूक व एस्कारिस लार्वा।
- वे कारण जिनकी वजह से हेपेटाइटिस होती है।
- In old dogs - nodular type chronic cirrhosis.

SYMPTOMS

- यदि cirrhosis कम है तो कोई स्पष्ट लक्षण प्रकट नहीं होते हैं। इसलिए कई महीनों बाद ही लिवर की हालत गंभीर होती है और संबंधित लक्षण नजर आते हैं।
- भूख नहीं लगना, काफी कमजोर हो जाना, वजन घट जाना।
- कभी कोंस्टिपेशन कभी डायरहिया, • गोबर या स्टूल मिट्टी के रंग का आता है।
- बिना वजह घूमना, • गोल चक्कर लगाता है तथा सिर को दीवार पर रखता है।
- Vomition, Ascites, Jaundice, muscular tremor, rough body coat.

DIAGNOSIS - लिवर बायोप्सी, लिवर फंक्शन टेस्ट, लक्षणों के आधार पर

TREATMENT - ट्रीटमेन्ट हेपेटाइटिस जैसा ही है।

RESPIRATORY SYSTEM

PRINCIPLES OF RESPIRATORY INSUFFICIENCY

यदि respiratory system सामान्य रुप से कार्य नहीं करे यानी ब्लड सर्कुलेशन के जरिए पूरे शरीर को ऑक्सीजन सप्लाई पर्याप्त तरीके से नहीं करे तथा शरीर में विभिन्न भागों में बनी हुई गैस को शरीर से बाहर नहीं निकाल पाए तो यह respiratory insufficiency कहलाती है।

Anoxia - शरीर के किसी भी भाग पर जब कोई टिश्यु पर्याप्त मात्रा में ऑक्सीजन प्राप्त नहीं करता है।

Anoxic anoxia - जब फेफड़ों में किसी खराबी या बीमारी के कारण इसका पल्मोनरी सर्किट सही ढंग से ब्लड का ऑक्सीकरण नहीं कर पाते हैं यानी इस स्थिति में फेफड़ें ब्लड में पर्याप्त मात्रा में ऑक्सीजन नहीं डाल पाते हैं और कार्बनडाईऑक्साइड नहीं खींच पाते हैं।

Anaemic anoxia - हीमोग्लोबीन का काम ब्लड में शरीर के विभिन्न भागों में अपने साथ ऑक्सीजन लेकर सप्लाई करना होता है। जब शरीर में हीमोग्लोबीन की कमी होती है, तो यह काम सामान्य नहीं हो पाता है। इसे Anaemic anoxia कहते हैं।

Stagnant anoxia - इस स्थिति में blood capaillaries के जरिए जितने समय में जितना ब्लड आगे विभिन्न भागों तक जाना चाहिए वह नहीं जा पाता है यानी rate of blood flow कम हो जाता है प्रायः ऐसा cognestive heart failure में होता है।

Histotoxic anoxia - जब फेफड़ों द्वारा ब्लड में तो सही ढंग से ऑक्सीकरण होता है, लेकिन यहां से मिली हुई ऑक्सीजन पूरी तरह से टिश्यु को नहीं पहुंच पाती है यानी टिश्यु ऑक्सीडेशन नहीं हो पाता है। जैसे सायनाइड पॉयजनिंग में ऐसा ही होता है और पशु की anoxia के कारण मौत हो जाती है।

Hypercapnia - इसमें फेफड़ों द्वारा सही तरीके से पर्याप्त मात्रा में कार्बनडाईआक्साइड को शरीर से बाहर नहीं निकाला जाता है। इससे काफी मात्रा में कार्बनडाईआक्साइड शरीर में टिश्यु व ब्लड में ही रह जाती है।

Cyanosis - जब आंख, मुंह, वेजाइना आदि की म्युकस मेम्ब्रेन का रंग गुलाबी से बदलकर नीला पड़ जाता है तो इसे साइनोसिस (cyanosis) कहते हैं। ऐसा ब्लड में reduced haemoglobin की मात्रा अधिक हो जाने से होती है। Reduced Hb यानी टूटा फूटा Hb, जो ऑक्सीजन को अपने साथ लेकर टिश्यु तक नहीं पहुंचा पाता है। सामान्य Hb ही ऐसा कर पाता है।

Nasal discharge - Coughing, watery, mucoid, mucopurulent. नेजल डिस्चार्ज पानी जैसा, थोड़ा गाढ़ा, पीला–गाढ़ा आदि हो सकता है।

Epistaxis - लंग्स से ब्लीडिंग होकर नाक द्वारा बाहर आना यानी नकसीर आना।

Haemoptysis - फेफड़ों से ब्लीडिंग होकर मुंह के द्वारा बाहर आना यानी ब्लड की उल्टी होना।

Respiratory failure - यह वह अंतिम स्थिति होती है जिसमें ब्रेन में स्थित respiratory centres भी काम करना बंद कर देते हैं। इसमें ब्रेन व अन्य सभी भागों को ऑक्सीजन सप्लाई नहीं हो पाती है और कार्बनडाइआक्साइड बाहर नहीं जा पाती है, जिससे रोगी की मौत हो जाती है।

Respiratory System के रोगों में हिस्ट्री कैसे लें ?

- एनिमल की स्पीसीज, उम्र, नस्ल, लिंग आदि।
- पशुपालक द्वारा बताई गई पशु की खास तकलीफ क्या है ?
- पशु को रेस्पिरेटरी तकलीफ क्या हो रही है। जैसे छीकें आना, खांसी, नाक से डिस्चार्ज, सांस लेने में तकलीफ, हाँफते हुए सांस लेना आदि।
- बीमारी कितने समय से है ? क्या पहले भी ऐसी बीमारी हुई थी ?
- एनिमल किस काम में लिया जाता है ? कैसे वातावरण में रहता है ?
- एनिमल को कहां बांधा जाता है ? खुले बाड़े में, छत के नीचे, पेड़ के नीचे, घर के अन्दर आदि।
- क्या पशु को ड्रेंचिंग की है या कोई अन्य ट्रीटमेन्ट दिया गया है।
- मौसम कौनसा है ? सर्दी, गर्मी, वर्षा आदि।
- क्या ऐसे रोग से और भी एनिमल प्रभावित हुए हैं ?
- क्या एनिमल को कुछ खास रोगों के बचाव हेतु वैक्सीनेशन किया गया है।

(1) INSPECTION

Nasal discharge - यह नाक के एक छिद्र से आ रहा या दोनों ओर से (unilateral or bilateral)। नेजल डिस्चार्ज कैसा है ? पानी जैसा साफ, गाढ़ा पीला, पस या ब्लड मिला हुआ आदि।

Nasal Passage - नाक की म्युकस मेम्ब्रेन कैसी है, यदि संभव हो तो एनिमल का मुंह खोलकर देखें कि फेरिंक्स व लेरिंक्स कैसे हैं, वहां पर कोई सूजन, ग्रोथ आदि तो नहीं है ?

Respiration - सांस कैसे चल रही है, तेज या धीरे या अन्य कोई असामान्य स्थिति (abnormality).

(2) AUSCULTATION

ऑस्कलटेशन द्वारा रेस्पिरेटरी सिस्टम की किसी बीमारी का डायग्नोसिस करने के लिए यह जानकारी होना जरूरी है कि एक सामान्य एनिमल की सांस की साउंड कैसी होती है तथा थोरेक्स के किस भाग पर स्टेथोस्कोप रखकर साउंड सुनी जा सकती है। तरह–तरह के पशुओं के सांस की नॉर्मल साउंड सुनने के अनुभव के बाद ही एब्नॉर्मल साउंड को differentiate कर पाते हैं और यह सिर्फ बार–बार प्रेक्टिस से होता है।

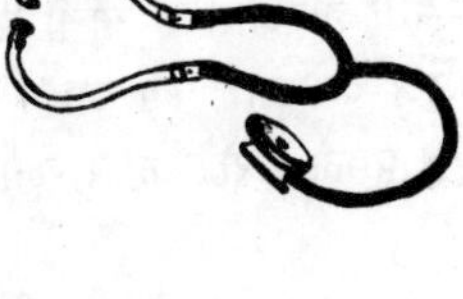

नॉर्मल रेस्पिरेटरी साउंड दो प्रकार की होती है –

(i) Tubular Sound, (ii) Lung sound

रेस्पिरेटरी सिस्टम की कार्यप्रणाली में बाहर की हवा ट्रेकिया से होकर आगे फेफड़ों में जाती है।

जब बड़ी चौड़ी ट्रेकिया के अंदर से हवा गुजरती है तो यहां की साउंड को ब्रॉन्कियल (bronchial) या ट्युबुलर साउंड कहते हैं जबकि हवा इससे आगे जाकर फेफड़ों की छोटी–छोटी नलियों (bronchioles) तथा महीन नलिकाओं (alveoli) के जाल से गुजरती है तो वहां की साउंड को वेसिक्युलर या लंग साउंड कहते हैं।

Moist Sound

(i) Moist rales - जब रेस्पिरेटरी सिस्टम के महत्वपूर्ण भाग bronchi or alveoli या दोनों में फ्लूड भर जाता है तो ऑस्कलटेशन से moist rales सुनाई देती है। यह एक तरह की बब्लिंग साउंड होती है जो सांस अंदर लेते समय अच्छी तरह सुनाई देती है। इस तरह की साउंड न्युमोनिया, ब्रान्कोन्युमोनिया और पल्मोनरी अडिमा में सुनाई देती है।

(ii) Crepitant rales - जब फेफड़ों के alveoli और bronchioles की महीन दीवारें आपस में एग्जुडेट के कारण चिपक जाती है और जब सांस लेते समय हवा अंदर आती है तो इनकी चिपकी दीवारें अलग हो जाती है। फिर से खुल जाती है और चिपक जाती है। इस तरह बार–बार चिपचिपाहट की आवाज आती है। जब पशु लम्बी गहरी सांस लेता है तो यह साउंड स्पष्ट सुनाई देती है। इसमें सूखे बालों को आपस में रगड़ने जैसी आवाज पैदा होती है। ऐसी साउंड ब्रोन्काइटिस व न्युमोनिया की शुरुआत में तथा लोबार न्युमोनिया में सुनाई देती है।

जांच के अन्य तरीके -

(1) **Bronchoscopy -** ब्रोन्कोस्कोप यंत्र द्वारा।

(2) **Bronchography (X-ray) -** Plain and contrast radiography. इसमें फेफड़ों के alveoli की संरचना में abnormal exudate, fibrosis, fluid shadow, abscess, foreign body, T.B. nodules आदि देखे जा सकते हैं।

(3) **Blood** - TLC, DLC, ESR, BUM, etc.

(4) **Sputum -** बैक्टीरिया के लिए थूक, लार की जांच

(5) **Thoracocentasis -** थोरेसिक केविटी व फेफड़ों से फ्लूड निकालना।

(6) **Lung tissue biopsy -** For histopathological and cytotogical exam.

श्वसन तंत्र कैसे करता है शरीर की सुरक्षा ?
Defence Mechanisms of Respiratory System

शरीर के हर तंत्र का अपना सुरक्षा प्रबंध है जो शरीर को होने वाले नुकसान, रोग आदि से काफी हद तक बचाता है। जब इस सुरक्षा प्रबंध की तुलना में रोग के कारण हावी हो जाते हैं यानी वे संख्या या बल में अधिक हो जाते हैं तभी शरीर का सुरक्षा तंत्र कमजोर पड़ जाता है और कोई जीव रोगग्रस्त हो जाता है। लेकिन ऐसा होने से पहले शरीर का सुरक्षा प्रबंध काफी हद तक मुकाबला करता है। रेस्पिरेटरी सिस्टम

का सुरक्षा प्रबंध भी काफी व्यवस्थित व प्रभावशाली होता है जो शरीर को विभिन्न खतरों से काफी हद तक बचाता है। इसके निम्न भाग हैं –

(1) Protective reflexes

कोई भी जलन पैदा करने वाली (irritant) चीज, केमिकल्स, गैस, मिर्च, सर्द हवा आदि नाक की म्युकस मेम्ब्रेन के सम्पर्क में आते हैं तो उसको नुकसान से बचाने के लिए सुरक्षा हेतु पशु या मनुष्य को छींक आती है (sneezing), खांसी आती है (coughing)। इससे irritant चीज नाक के रास्ते से एक ही झटके में बाहर आ जाती है। यदि ठंड या जुकाम के कारण नाक से अधिक म्युकस डिस्चार्ज बनकर रास्ता रोकता है तो irritant receptors, जो कुछ खास केन्द्र होते हैं, stimulate होते हैं और छींके होने से म्युकस बाहर आता है। इस तरह नाक का रास्ता साफ हो जाता है।

(2) Mucocilliary Mechanism

रेस्पिरेटरी सिस्टम में ऊपर से नीचे तक अंदर म्युकस मेम्ब्रेन पर महीन रोएं होते हैं जब ये सांस में कोई विषैले केमिकल्स, गैस, धुंआ, मिट्टी के कण आदि निगल लिए जाते हैं, तो सांस तंत्र के ये अनगिनत रोएं उसे पूरी तरह लंग्स में जाने से रोकते हैं। हल्की म्युकस लेअर व ये रोएं साथ मिलकर एक लहर की तरह गति करते हैं जिससे ये फॉरेन पार्टिकल्स नाक के आगे ओरोफेरिंक्स से होकर मुंह में आ जाते हैं और जीव द्वारा इन्हें बाहर फेंक दिया जाता है।

(3) Deposition of Particles

यदि उपर्युक्त क्रिया से पार्टिकल्स साफ नहीं होते हैं तो नाक के सुरक्षा प्रबंध द्वारा उन्हें नाक के रास्ते में ही नीचे जमा दिया जाता है जो सूखकर बाहर आते हैं।

(4) Protective Mucus

रोग के कारण बैक्टीरिया, धूल, मिट्टी, धुंआ आदि जो फेफड़ों तक पहुंच जाते हैं वहां का चिपचिपा म्युकस इनसे सुरक्षा करता है। इस म्युकस में कुछ एन्जाइम को सक्रिय करने की क्षमता होती है जो बैक्टीरिया की वृद्धि नहीं होने देते हैं तथा बैक्टीरिया को मारने की भी क्षमता रखते हैं।

सांस क्यों रुक जाती है ?
How Respiratory Failure Occur ?

मस्तिष्क में स्थित कुछ खास सेन्टर फेफड़ों की लगातार होने वाली गति को नियंत्रित करते हैं। मोटे तौर पर यह कहा जा सकता है कि जब इन दोनों की सामान्य कार्यप्रणाली में रुकावट हो जाती है तो respiratory failure हो जाती है यानी फेफड़े काम करना बंद कर देते हैं। इस सिस्टम की और गहराई में बात करें तो यह कहा जा सकता है कि arteries में ऑक्सीजन या कार्बनडाईआक्साइड का अनुपात संतुलित रहना जरुरी है और इसके बदलते ही रेस्पिरेटरी फेल्योर हो जाता है, जो कई बीमारियों के कारण हो सकता है।

जुकाम (RHINITIS)

Inflammation of the nasal mucosa and characterised by sneezing (छींक आना) and production of serous or mucopurulent discharge.

Rhinitis यानी नाक बहना, यह रेस्पिरेटरी डिजीज की आमतौर से होने वाली हल्की बीमारी है, जिसमें नेजल पेसेज की म्युकस मेम्ब्रेन में हल्की सूजन आ जाती है और पानी जैसा या गाढ़ा या हल्का पीला मवाद जैसा नेजल डिस्चार्ज आता है।

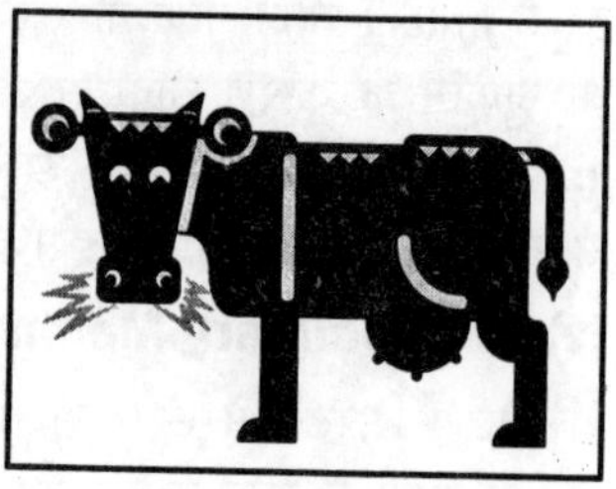

ETIOLOGY

- पशु का तेज ठंडे वातावरण की चपेट में आना।
- धूल, मिट्टी, धुंए के बारीक कण सांस द्वारा फेफड़ों में चले जाना।
- अमोनिया, क्लोराइड, सल्फर जैसे केमिकल्स की गैस सांस में जाना।
- ठंडे या गर्म वातावरण के तापमान में एकाएक बदलाव आना।
- बैक्टीरिया – Step, Staph., H.S. (cattle), Strangles (horse).
- वायरस – Distemper virus in dogs, Rinderpest virus in cattle, Blue tongue virus in sheep.
- फंगस – *Rhinosporidium* in cattle, *Mucor* and *Rhizopus* spp in dogs.
- पैरासाइट – *Schistosoma nasalis* causes nasal granuloma in cattle, *Linguatula serrata* in dog, *Oestrus ovis* in sheep., *Pneumonyssus* in dog.
- एलर्जी – धुंआ, धूल, मिट्टी के कण, परागकण आदि की एलर्जी।

SYMPTOMS

- पहले शुरु में तो नेजल म्युकोसा सूखी रहती है लेकिन बाद में काफी नेजल डिस्चार्ज होता है। यह शुरु में पतला होता है तथा बाद में म्युकोपुरुलेन्ट पीला मवाद जैसा होता है।
- नेजल डिस्चार्ज एक या दोनों नाकछिद्रों से हो सकता है, कम या ज्यादा भी हो सकता है तथा लगातार या कभी–कभी आ सकता है।
- विशेषकर एलर्जी में नेजल डिस्चार्ज के साथ छींके (sneezing) आती हैं।
- नाक के मार्ग में रुकावट के कारण सांस लेने में तकलीफ होती है।
- ↑ टेम्प्रेचर – यदि बैक्टीरियल इन्फेक्शन के कारण है तो।
- नाक की म्युकस मेम्ब्रेन अंदर जगह–जगह से उखड़ जाती है तथा अंदर सूजन आ जाती है।
- डॉग्स में प्रायः एलर्जिक रहनाइटिस अधिक होती है।
- रोग का कोर्स 4–10 दिन का होता है इसका प्रोग्नोसिस फेवरेबल है, लेकिन यह क्रॉनिक में बदल सकता है जिससे परेशानियां बढ़ जाती हैं।

DIGNOSIS

- लक्षणों के आधार पर।
- थूक, लार की बैक्टीरिया, वाइरस आदि के लिए जांच।

Symptoms	Allergic rhinitis	Non-allergic rhinitis	Infectious rhinitis
• **Allergic history**	present lp,	absent	absent
• **Nasal**	profuse	scanty	copius
• **Discharge**	watery	watery	turbid
• **Sneezing**	moderate	slight	slight
• **Eye symp.**	present	absent	absent
• **Duration**	hours	hours	week
• **Congestion**	moderate	marked	marked

TREATMENT

- Rhitinis के कारण को पहले दूर करें। एनिमल को गर्म स्थान पर रखें।
- सांस में रुकावट के कारण होने वाली तकलीफ कम करने के लिए नेजल पेसेज को साफ कर सेलाइन घोल से साफ धोएं।
- Antiseptic inhalation - बफारा – Turpentine oil, Eucaliptus oil, Tr. Benzoin, Tr. camphor, Cresole.
- Inj. Antihistamine - in Allergic rhinitis.
- In nasal blocking - Nasal drops. Eficortin, Nasivion, Betnesol, Ephedrine.
- Antibiotics - in Infectious rhinitis.
  Inj. Munomycin, Inj. Omnamycin, Inj. Streptopenicillin.

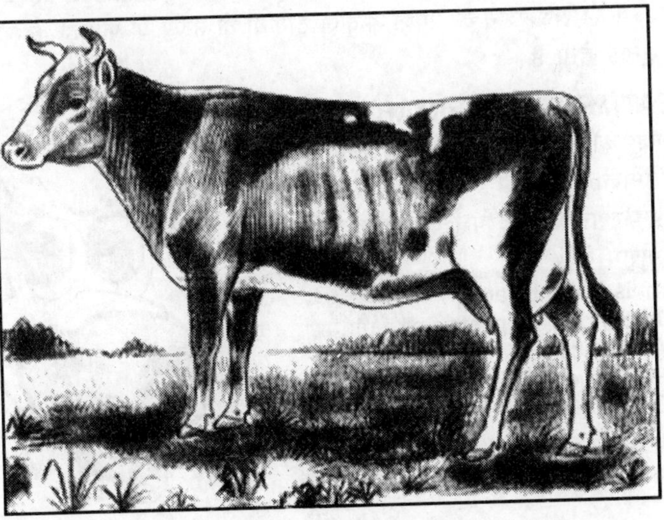

UPPER RESPIRATORY TRACT INFECTION (U.R.I.)

LARYNGITIS, TRECHITIS AND BRONCHITIS

रेस्पिरेटरी सिस्टम के ऊपरी भाग में इन्फ्लामेशन हो जाना, जिससे खांसी होती है तथा सांस में गर्र–गर्र की आवाज होती है।

ETIOLOGY

Cattle - Infectious Bovine rhinotrachitis, calf diptheria, Actino-bacillosis, T.B.

Horse - Equine viral rhinopneumonia, equine viral enteritis, infectious equine bronchitis, strangles.

Sheep - *Corynebacterium pyogenes*, Strep., Straph.

Dog - Rabies (paralysis of larynx), canine distemper

Predisposing Factors

* धूल, धुआं व अन्य विषैली गैसों का सांस द्वारा फेफड़ों में जाना।
* वातावरण की नमी व ठंड के सम्पर्क में रहना।
* डॉग – अधिक भौंकना।
* कांटा, तार, सुई आदि का रेस्पिरेटरी सिस्टम के ऊपरी भाग में फंस जाना।

SYMPTOMS

* खांसी आना इसका प्रमुख लक्षण है जो कि सूखी व कम आती है।
* ऑस्कलटेशन – सांस अंदर खिंचते समय dry rales सुनाई देती है।
* सांस अंदर लेने में तकलीफ होती है और सांस की गति गहरी होती है।
* एनिमल के सोते समय सांस से wistling or roaring sound सुनाई देती है।
* एब्नॉर्मल रेस्पिरेशन की स्पष्ट आवाज ट्रेकिया के ऊपर या फेफड़ों के आधार पर सुनाई देती है।

TREATMENT OF PRIMARY DISEASE

* पशु को अधिक ठंड, धुएं, धूल आदि के सम्पर्क से बचाएं।
* इन्फेक्शन के बाद पशु को बिल्कुल आराम दें।
- Antiseptic inhalation- Tr. Benzoin, Turpentine oil,
- Antibiotics- Munomycin, Sulphadimidine.
- Cough electuary and Cough syrup.

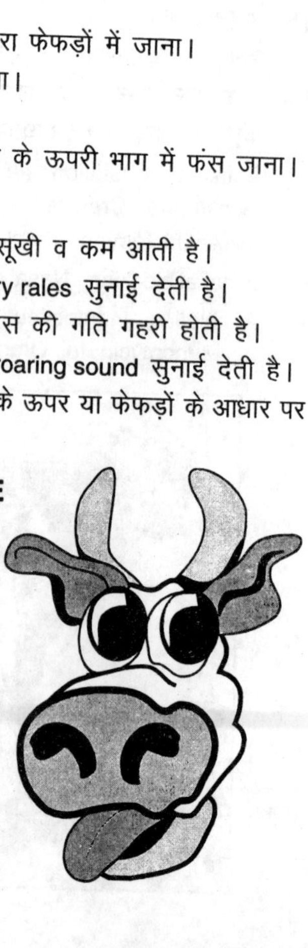

नकसीर (EPISTAXIS)

Epistaxis or Haemoptysis means bleeding from nasal chambers. There is bleeding from the nasal vessels or from those of the accessory nasal cavities. It is not a disease but a symptom of local or systemic disorder.

Epistaxis यानी नकसीर, नाक से ब्लड आना (nose bleed).

ETIOLOGY

- नकसीर का एक प्रमुख कारण है, नाक के ऊपर एक्सीडेंट से चोट या नाक के अंदर किसी फॉरेन बॉडी की चोट।
- कुछ रोग – जैसे ग्लेण्डर्स, नाक के मार्ग में नेजल ग्रेन्युलोमा, पॉलिप या कोई अन्य ट्यूमर होने से।
- कुछ रोग – Purpura hemorrhagica, Anthrax, B.Q., Infectious equine anaemia.
- पॉयजनिंग – Snake poisoning, Bracken fern poisoning, Sweat clover poisoning.
- Acute allergic condition, Congestive heart failure.
- हीट स्ट्रोक – तेज गर्मी के दिनों में अक्सर हीट स्ट्रोक होता है।
- ब्रीड – कुत्तों व घोड़ों की कुछ नस्लों में नकसीर अधिक होती है।
- हॉर्स – (i) नाक के जरिए स्टोमक ट्युब पास करते समय।
  - (ii) ग्लेण्डर्स में नेजल म्युकोसा से ब्लीडिंग होती है।
  - (iii) गटरल पाउच में फंगल इन्फेक्शन होने से।
  - (iv) रेस के घोड़े दौड़ते–दौड़ते रुकते हैं तो अचानक नाक से ब्लीडिंग होती है और मौत हो जाती है।

SYMPTOMS

- ब्लीडिंग नाक के एक छिद्र (unilateral) से या दोनों छिद्रों (bilateral) से हो सकती है।

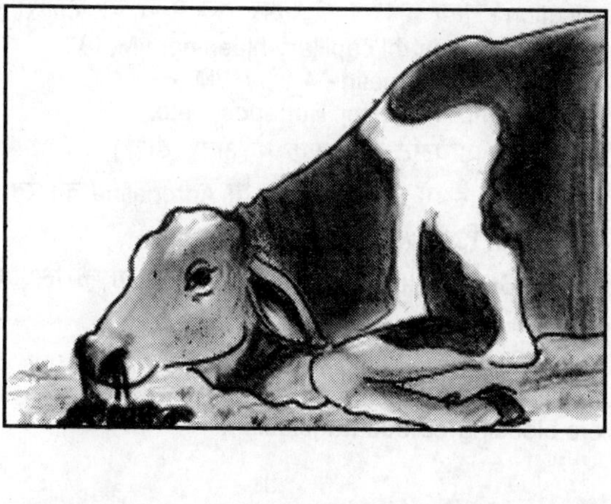

- ब्लीडिंग कम भी हो सकती है या ज्यादा भी तथा बूंद–बूंद करके (droplets) में भी हो सकती है या एक धार भी (stream).
- नकसीर में ब्लड चमकीले लाल रंग का व ताजा (fresh) होता है।
- कभी–कभी ब्लड किसी अन्य जैसे सिरम, म्युकस या पस के साथ मिला भी आ सकता है।
- कभी–कभी ब्लड नाक के साथ–साथ मुंह से भी आ सकता है।

PATHOGENESIS

- हालांकि इसमें नाक के छिद्रों से ब्लड बाहर आता है लेकिन यह मालूम करें कि यह कहां से आ रहा है यानी इसका स्रोत कहां है ?
- यदि ब्लीडिंग एक ही नाक से हो रही है तो इसका अर्थ है कि यह नाक के रास्ते से ही हो रही है फेफड़ों से नहीं।
- नाक व मुंह से होने वाली ब्लीडिंग में फर्क मालूम करें।

Point	Haemoptysis	Haematemesis
• **Symptoms**	Cough	Vomitting
• **Colour of blood**	Dark red or bright red	Cofee coloured or bright red.
• **Foam**	Present	Absent, clotted blood
• **Particles mixed with blood**	Blood mixed with sputum	Blood mixed with food particles.
• **Amount of blood**	Usually small amount.	Usually massive
• **Symptoms**	Dyspnoea, Chest pain, cough	Pain in GI tract
• **Chest X-ray**	Abnormality in resp. system	Normal
• **Barium meal X-ray**	Normal	Sign of ulcer, tumor, etc.

TREATMENT

- Cold application - नाक व सिर के ऊपर ठंडे पानी या बर्फ से सेंक करें।
- Haemostatic - To control capillary bleeding, I/M, I/V.
  Inj. Adrenalin - 4-8 ml. I/M,
  Inj. Revici. Inj. Botrapose, etc.
- Epinephrine - इसे डायलुट कर नाक के अंदर डालें।
- यदि ब्लीडिंग अधिक है तो Epinephrine या Adrenaline को स्वाब में ड़ालकर एक या दोनों नाक छिद्रों (nostrils) में प्लग करें।
- Vitamin K and Calcium therapy - यह ब्लड क्लोटिंग के लिए उपयोगी है।
  - Inj. Kapilin - L.A. - 10 ml., I/M
    S.A. - 2 ml., I/M.
  - Sodium Citrate - 25-30% solu., 100 ml. I/V Slow.
  - Severe bleeding - Blood transfusion.

न्युमोनिया (PNEUMONIA)

न्युमोनिया वह अवस्था है जिसमें फेफड़ों की म्युकस मेम्ब्रेन में इन्फ्लामेशन हो जाता है जिससे रोगी को खांसी आती है, सांस की गति बढ़ जाती है और सांस की आवाज भी बदल जाती है। यह रोग भेड़ बकरियों में काफी पाया जाता है।

(1) Broncho pneumonia, (2) Pleuro pneumonia, (3) Drenching pneumonia

वेटेरिनरी में प्लुरो न्युमोनिया तथा ड्रेन्चिंग न्युमोनिया का अधिक महत्व होता है।

ETIOLOGY

1. **Bacterial Agents**
   - Cattle - *Streptococcus, Staphylococcus* sp., *Mycoplasma myecides*, (contagious bovine pleuropneumonia), Mycobacterium tuberculosis.
   - Horse- *Strept. equi, Staph. aureus, Corynebacterium equi, Strangles, Glanders, Salmonella sp., E. coli.*
2. **Viral Agents**
   - Cattle- Viral pneumonia of calf, Adeno virus.
   - Horse- Equine influenza, Equine infectious pleuropneumonia, Adenovirus, Equine viral rhinopneumonitis.
3. **Parasitic Agents -** Lung worm, larvae of *Ascaris.*
4. **Fungal Agents -** *Aspergillus, Cryptococcus sp.*
5. **Physical Agents -** Inhalation of irritating gases and chemicals.

कुछ निम्न स्थितियों में न्युमोनिया अधिक होता है –

- मौसम में एकाएक बदलाव, नम या धूल भरा वातावरण, कमजोरी।
- दौड़, बोझा ढोने या पशु से अधिक काम लेना। • पौष्टिक आहार की कमी ।

SYMPTOMS

- सांस की गति तेज लेकिन कम गहरी रहती है, भूख कम व सुस्ती।
- बाद की स्थिति में सांस लेने में तकलीफ, खुले मुंह से सांस लेना तथा गर्दन लम्बी कर, जीभ बाहर निकलाते हुए सांस लेना।
- सांस में गर्र–गर्र (grunting) की आवाज।
- Coughing – खांसी न्युमोनिया की स्थिति पर निर्भर करती है जैसे Bronchopneumonia में खांसी नम और पीड़ादायक होती है जबकि Interstitial pneumonia में बार–बार, रुककर सूखी खांसी होती है।
- नेजल डिस्चार्ज – नेजल डिस्चार्ज हो भी सकता है और नहीं भी। शुरु में यह पतला पानी जैसा होता है जो बाद में गाढ़ा, सफेद–पीला व मवाद जैसा होता है।
- ↑ बॉडी टेम्प्रेचर • नाक की म्युकस मेम्ब्रेन लाल व सूजी हुई (congeted) होना।
  - – Auscultation – Vesicular sound
  - – Congestion – Harsh vesicular sound कर्कश ध्वनि।
  - – More congestion – Moist rales.
  - – Fluid reabsorbed – Dry rales.
- Consolidation – No sound, percussion – Painful.

PATHOGENESIS

जब रेस्पिरेटरी सिस्टम का सुरक्षा तंत्र आक्रमणकारी कारणों के आगे कमजोर पड़ जाता है तो फेफड़ों में सुरक्षा हेतु सूजन होती है। न्युमोनिया फैलना इस बात पर निर्भर करता है कि रोग के कारण कितने ताकतवर हैं। किस रास्ते से वे फेफड़ों में आ रहे हैं। प्रायः यह ब्लड या ट्रेकिआ द्वारा सांस के जरिए ही फेफड़ों में प्रवेश करते हैं लेकिन अधिकतर ट्रेकिआ द्वारा ही आते हैं।

Infection < Inhalation (droplet infection) / Blood borne infection > Enlargement and Proliferation of alveolar epithelium

↓

Congestion and Oedema

Thickening of Intestial tissue

↓

Infiltration around the blood vessels and alveoli →Thrombosis of alveoli →Caseative material around alveoli →Anoxia →Hypercapnoea (↑CO_2) →Cyanosis

Infiltration of exudate in bronchi and trachea →Obstruction in upper resp. tract →Inspiratory dysponea

All the five stages of pneumonia ←

DIAGNOSIS

- न्युमोनिया के लक्षणों के आधार पर।
- नेजल डिस्चार्ज के स्वाब की बैक्टीरिया, वायरस आदि की जांच से।
- छोटे एनिमल्स में एक्स–रे द्वारा।

TREATMENT

- Isolation of animal – रोगी एनिमल को स्वस्थ एनिमल्स से अलग रखें।
- Proper ventilation – पशुघर में हवा के आने जाने की व्यवस्था हो।
- Blanketing of animal – एनिमल को टाट, बोरी या कंबल ओढ़ा दें।
- Palatable diet – नरम, स्वादिष्ट व जल्दी पचने वाला आहार दें।
- Aseptic inhalation - Tr. Benzoin, Turpentine oil, Eucaliptus oil का बफारा दें।
- Cough electuary
- Antibiotic therapy for 5-7 days - Oxytetracycline/Sulphadimidine/ Streptopeniccillin/Sulphatrimethoprim.
- In Parasitic Pneumonia - Tetramisole, Levamisole, Fenbendonzole.
- In Fungal pneumonia - Dog (1) Griseofulvin (2) Amphotericin-B -0.5 mg/ kg, b.w. I/V in 5% DNS solu., (3) Ketocenazole - 10 mg/kg. three times per day orally.
- Antihistaminic.
- Vitamin B Complex.

ड्रेन्चिंग न्युमोनिया (DRENCHING PNEUMONIA)

Synonyms - Aspiratory pneumonia, Inhalatory pneumonia, Mechanical pneumonia, Gangrenous pneumonia.

Inflammation of lung parenchyma caused by wrong drenching of fluid. It is a common and serious disease of farm animals and is characterised by high mortality.

भारत में पशुओं की छोटी–बड़ी बीमारियों में पशुपालकों द्वारा बांस की नाल, रबड़ की नली, लकड़ी, कांच की बोतल आदि द्वारा तरह–तरह की देशी दवाइयां पिलाना एक आम बात है। सही वैज्ञानिक तरीके से ड्रेन्चिंग नहीं करने पर दवा के घोल का कुछ भाग पेट में जाने के बजाय फेफड़ों में चला जाता है जिससे न्युमोनिया होना एक आम बात है। कभी–कभी पशु की मौत भी हो जाती है।

ETIOLOGY

- लापरवाही व गलत तरीके से ड्रेन्चिंग करना।
- फेरिंक्स में कोई एब्सेस फूट जाने पर फेफड़ों में चली जाती है pyamic pneumonia (strangle)
- लेरिंक्स, फेरिंक्स व इसोफेगस का पेरालाइसिस हो जाने पर मुंह में आया आहार का भाग फेफड़ों में चला जाता है।
- आहार को निगलने (deglutination) की प्रक्रिया में अवरोध हो जाना, ऐसा प्रायः वेगस नर्व पैरालाइसिस में होता है।
- गलत तरीके से स्टोमक ट्युब या प्रोबेंग डालना।
- भेड़ व बकरियों को दवा के घोल में डिप करते समय नाक में घोल चले जाना।
- गाय–भैंस या घोड़ों में कभी–कभी उल्टी होने से उसका कुछ भाग लंग्स में जा सकता है।

- **ड्रेन्चिंग कैसे करें ?**

(1) दवा पिलाते समय पशु के सिर को अधिक ऊंचा नहीं रखें।

(2) दवा भरी हुई बोतल या बांस की नाल को मुंह के आगे से डालने की बजाय एक तरफ से डालें।

(3) जीभ को पकड़कर बाहर नहीं निकालें बल्कि इसको अंदर स्वतंत्र रखें ताकि दवा पिलाते समय जीभ दवा को अंदर निगल सके और यदि इसे पकड़कर बाहर निकाल दिया तो दवा काफी बाहर गिरेगी और पेट की बजाय फेफड़ों में चली जाएगी।

(4) दवा के घोल को एकाएक मुंह के अंदर खाली नहीं करें बल्कि पशु के निगलते रहने के साथ धीरे–धीरे डालें।

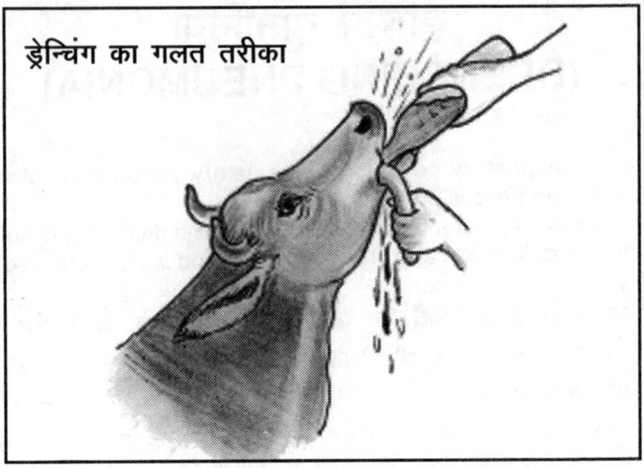

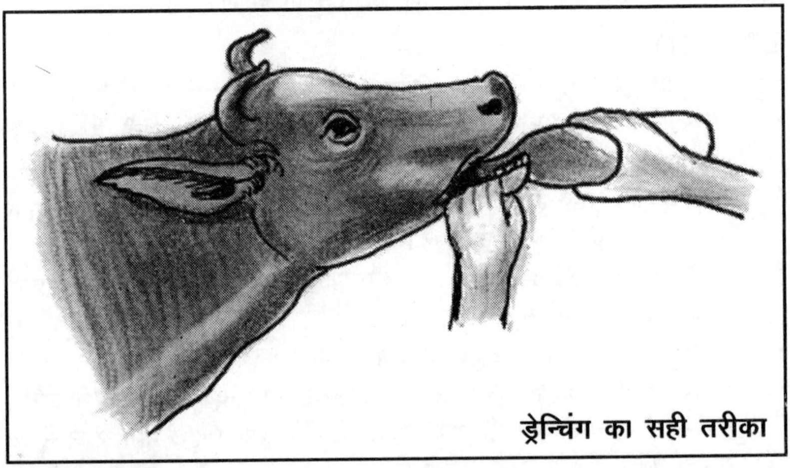

SYMPTOMS

- ड्रेन्चिंग की हिस्ट्री – प्रायः पशुचिकित्सक द्वारा पशुपालक को पूछने पर यह बताया जाता है कि इससे पहले प्राथमिक चिकित्सा में उसके द्वारा हल्दी, तेल, राई, छाछ, देशी जड़ी बूटियाँ आदि का घोल पिलाया गया था। कई बार पशु के जबड़े व होंठों के पास स्पष्ट रुप से तेल, हल्दी आदि लगी हुई नजर आती है।
- ड्रेन्चिंग न्युमोनिया के लक्षण कितने गंभीर होते हैं, यह इस बात पर निर्भर करता है कि उसे ड्रेन्चिंग में कैसी दवा पिलाई गई है तथा कितनी मात्रा में घोल रेस्पिरेटरी सिस्टम में गया है।
- यदि पिलाई गई घोल की दवा अधिक जलन वाली (irritating) है तथा पानी में अधिक घुलनशील है तो इसका असर गंभीर होता है।
- यदि गलत ड्रेन्चिंग में काफी मात्रा में फ्लूड एकाएक रेस्पिरेटरी सिस्टम में चला जाता है तो इससे पशु की मौत भी हो सकती है।

- पशु बैचेन हो जाता है और खांसी (coughing) होती है इसमें न्युमोनिया में पाए जाने वाले प्रायः सभी लक्षण नजर आते हैं।
- नेजल डिस्चार्ज – ड्रेन्चिंग न्युमोनिया में नेजल डिस्चार्ज जरुर होता है जबकि साधारण न्युमोनिया में नेजल डिस्चार्ज होना जरुरी नहीं है।
- नेजल डिस्चार्ज – मवाद जैसा हल्का पीला, रक्त की लाल झांई जैसा होता है।
- ↓ टेम्प्रेचर, जबकि साधारण न्युमोनिया में टेम्प्रेचर ↑ होता है।
- ↑ रेस्पिरेटरी रेट, ↑ पल्स रेट, सांस में तकलीफ।
- यदि गेन्ग्रिनस न्युमोनिया – सांस में मीठी, सड़ी हुई बदबू आती है। (sweetish foetid smell).
- ऑस्कलटेशन – Moist rales (bubbling of sound).
- इस रोग का कोर्स 2–6 दिन तक होता है लेकिन यह फेफड़ों में जा चुके फ्लूड की मात्रा व प्रकार पर निर्भर करता है।
- ड्रेन्चिंग न्युमोनिया में मोर्टेलिटी रेट काफी अधिक होती है और इससे ग्रसित अधिकांश पशुओं की मौत हो जाती है।

P.M. CHANGE

- Congestion of lung and interlobular oedema.
- Brochi, trachea filled with froath and drug contents.
- Pneumonic area is cone-shaped on base of pleura.
- Sometimes lungs become necrotic and gangrenous with foul smell.

TREATMENT

- यदि गलत तरीके से ड्रेन्चिंग की है और एनिमल की हालत गंभीर है तो उसे तुरंत Inj. Adrenalin दें यह ब्रोंकोडाइलेटर का काम करता है – 4-8 ml. I/V, I/M in large animals.
- एंटिबायोटिक्स – Sulphadimidine (drug of choice)

  Inj. Sulphadimidine 33.3% I/V
  Cattle - 1st day 100 ml., then 75 ml for 5-7 days.
  Camel - 1st day 150 ml. then 100 ml for 5-7 days.
  or Inj. oxytetracycline - Broad spectrum antibiotic.
  or Inj. Sulpha + Trimethoprim.
- Medicated inhalation - यह रेस्पिरेटरी सिस्टम में इकट्ठे हुए फ्लूड को कम करता है।
- Chest massage – छोटे एनिमल्स में इसका असर अधिक होता है जो respiratory stimulant का काम करता है।
- Cough electuary – यदि इसमें पोटेशियम आयोडाइड मिलाकर दें तो बेहतर परिणाम होंगे। यह रेस्पिरेटरी सिस्टम से फ्लूड को एब्जोर्ब करता है।
- Good management – एनिमल का अच्छा रखरखाव करें।

बोवाइन अस्थमा (BOVINE ASTHMA)

Synonyms- Atypical interstitial pneumonia of cattle, Panters, Lungers, Fog fever.

बोवाईन अस्थमा सिर्फ गोवंश यानी बोवाइन एनिमल्स में पाया जाने वाला रोग है जिसमें respiratory distress होता है सांस लेने में भारी तकलीफ होती है। भारत में यह एक्युट या क्रॉनिक दोनों रुप में होता है।

ETIOLOGY

- हालांकि इसके कारणों के बारे में पूरी तरह पता नहीं चला है लेकिन यह एक एलर्जिक रिएक्शन है। जो निम्न कारणों से हो सकती है।
- फेफड़ों में काफी संख्या में लंग वर्म होना।
- GIT से एस्कारिस लार्वा का श्वसन तंत्र में जम जाना।
- नाइट्रोजन आक्साइड गैस सांस के साथ अंदर चली जाना।
- सांस के साथ कई तरह की फंगस फेफड़ों तक चली जाना।
- चारे के चरागाह में एकाएक बदलाव। फोस्फोरस की कमी।
- यह मुख्य रुप से बसंत (spring) में होती है जब चरागाह की अधिकतर वनस्पति में फूल आते हैं और काफी संख्या में उड़ते हुए परागकण एलर्जी का कारण बनते हैं।
- सर्दी में एस्थमा अधिक होता है जबकि गर्मी में एम्फाइसिमा अधिक होता है।
- Sequelae of FMD – खुरपका–मुंहपका रोग का इलाज न होने के रुप में।

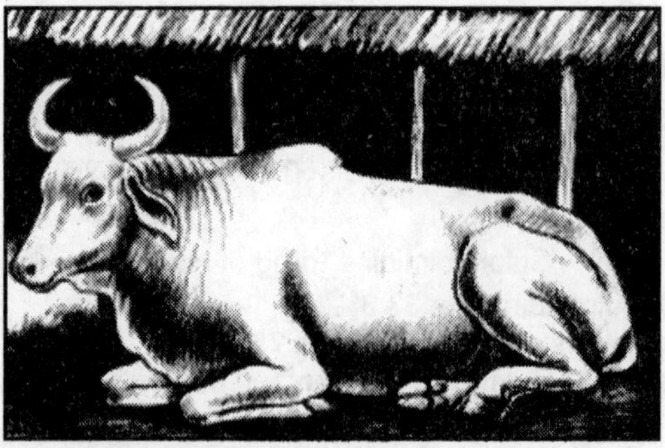

SYMPTOMS - Acute asthma

- इसमें एस्थमा के लक्षण एकाएक प्रकट होते हैं जिससे सांस लेने में भारी तकलीफ होती है। खांसी अधिक नहीं होती है।
- मुंह फाड़कर सांस लेना तथा सांस के दौरान पीड़ादायक आवाज निकालना।
- सांस में दर्द के साथ हल्की टिम्पेनी व डायरहिया होता है।
- नेजल डिस्चार्ज झागदार होता है।
- टेम्प्रेचर – 101°-106° F, हार्ट रेट – 80-150.
- ऑस्कलटेशन – नार्मल साउंड, कभी–कभी तेज या सूखी साउंड।

- Subcutaneous emphysema – त्वचा के नीचे हवा सी भर जाती है।
- पशु की 1-3 दिन में मौत हो जाती है – मोर्टेलिटी रेट 30%.

Chronic Asthma

- सांस की गति व गहराई दोनों बढ़ जाती है। हल्का बुखार।
- खांसी अधिक व गहरी होती है जबकि एक्युट अस्थमा में ऐसा नहीं होता है।
- हल्का पीला व गाढ़ा (mucopurulent) नेजल डिस्चार्ज आता है।
- दूध में भारी कमी हो जाती है तथा वजन भी कम हो जाता है।
- ऑस्कलटेशन – दो चीजों की रगड़ जैसी साउंड (frictional sound).
- मौत – रोगी की मौत सप्ताह से कुछ महीनों के बीच होती है।

PATHOGENESIS

Allergic reaction → Protein rich fluid fills the alveoli.

↓ (Protein rich fluid fills the alveoli) → Dyspnoea ← ↓ Vital capacity of lung

↓ (alveoli) → Infiltration of eosinophils

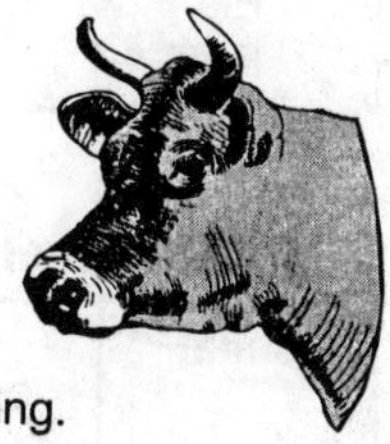

PM CHANGES

- Enlarged and firm lungs, do not collapse during cutting.
- Much viscid fluid in the alveoli.
- Pale, opaque and thickened pleura.

DIAGNOSIS

- हिस्ट्री व लक्षणों के आधार पर
- बोवाइन एस्थमा में सुबह व शाम को खांसी अधिक होती है।

TREATMENT

- Adrenaline - double dose (single dose 4-8 ml.).
  Inj. Adrenaline 8-10 ml I/V, I/M - Good bronchodilator.
- Antihistaminic 10 ml. I/M (Large animals).
- Chronic asthma - ब्रॉडस्पेक्ट्रम एंटीबायोटिक यह सैकंड्री इन्फेक्शन रोकने के लिए दिया जाता है।
- कॉर्टिजोन तथा डाययुरेटिक्स देने का उपयोग नहीं हैं।

Canine Asthma

- एस्थमा के प्रति डॉग्स काफी प्रभावित होते हैं और जल्दी ही इससे ग्रस्त हो जाते हैं। जिससे छींके आती हैं। नाक में रुकावट आ जाती है, आंखें लाल, पानी आना। पतला नेजल डिस्चार्ज।

Etiology – डॉग्स में एस्थमा मुख्य रुप से परागकणों के कारण होता है।
– नसबन्दी (spayed) की हुई कुतिया में यह अधिक होता है।

Treatment

- Nasal drops (Betnesol / Nasinion / Alcortine)
- Hydrocortisone preparation.
- इसमें ट्रीटमेन्ट से टेम्परारी रिलिफ ही मिलता है।

ब्लड (BLOOD)

Site of Collection of blood

Animal	Vein
Cattle, buffalo	Jugular vein, Ear vein
Horse	Jugular vein
Goat and Sheep	Jugular vein, Ear vein
Dog	Radial vein, recurrent Tarsal vein
Cat	Ear vein, Radial vein
Pig	Ear vein, anterior vena cava
Fowl	Wing vein

Normal level of Hb and PCV in different animals

Animal	Hb level (g/100 ml.)	PCV	W.B.C. number (1000/C.mm.)
Cow	11.3	33.70	7.03
Buffalo	12.9	44.30	6.70
Horse	11.5	39.40	5.11
Goat	10.9	34.00	5.14
Sheep	14.4	32.00	4.10
Dog	13.0	45.50	8.18
Cat	12.0	40.00	9.14

WBC Percentage in different animals

	Cattle	Buffalo	Horse	Goat	Sheep	Dog	Cat
Neutrophils	29.10	28.70	62.00	40.00	41.00	62.80	44.82
Eosinophils	9.87	2.90	4.00	2.50	5.70	2-14	2-11
Lymphocytes	51.40	60.60	20.00	48.00	50.00	10-28	15-44
Monocytes	8.32	7.80	8.00	2.00	3.00	3-9	0.5-0.7
Basophils	0-01	0.00	2.00	.60	0.03	0.2	0-0.5

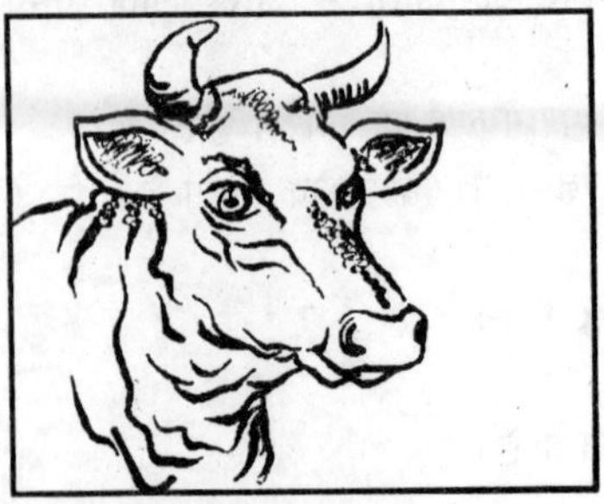

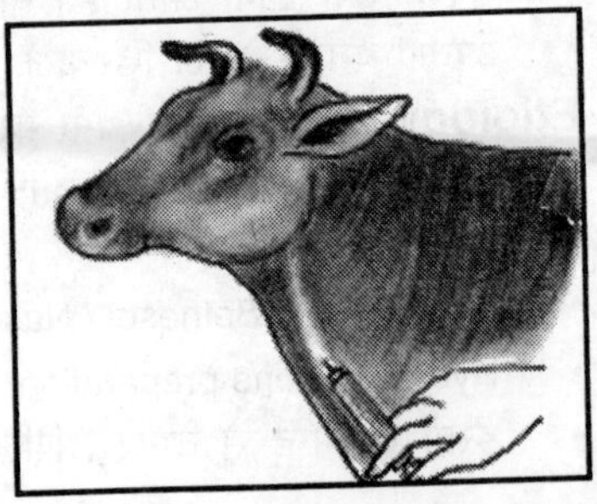

एनिमिया (ANAEMIA)

(1) It is a condition of blood in which there is reduction in concentration of RBCs, or of Hb or both in circulatory blood.

(2) It is deficiency of RBC or Hb in both per unit volume of blood by one standard (1 SD) deviation.

रक्त में लाल रक्त कणिकाओं या हिमोग्लोबीन या दोनों की कमी होना "एनीमिया" कहलाता है। इससे शरीर की नॉर्मल गुलाबी म्युकस मेम्ब्रेन का रंग भूरा, पीला हो जाता है, हृदयगति बढ़ जाती है, मांसपेशियों में कमजोरी आ जाती है तथा शरीर की आंतरिक ताकत (vigour) कम हो जाती है।

Classification of Anaemia : There are three types of classification.

(1) *Morphological classification* :
Mycrocytic anaemia, Normocytic anaemia, Microcytic anaemia.

(2) *Haemoglobin content* :
hyperchronic anaemia, Normocytic, Hypochronic anaemia.

(3) *Etiological basis* :
Blood loss, Haemolytic, Poisons, Mineral deficiency anaemia, X-ray.

Some special types of anaemia are as follows.

(1) Coomb's anaemia

RBCs become the target of antibodies which coat their surface and cause them to be removed from circulation by RE system.

Absorption of drugs particularly penicillin will induce an immune haemolysis or the adjorption of virus over the erythrocytes will cause anaemia.

(2) Isoimmune haemolytic anaemia

Due to production of antibodies in the body against the RBCs causes haemolysis and is found in horses, dog and pig.

(3) Hypoplastic or Aplastic (Dyscrasia)

Damage to bone marrow stem cells gives to individual idiosynchracy, Hypersensitivity to drugs and toxins, e.g., chloramphenicol, hydrocarbon.

SYMPTOMS

- Pale mucous membrane, Weakness, Emaciation.
- Sweating, staggering • Heart rate, but in advance stage.
- Pulse and respiration, laboured breathing.
- Haemic murmurs on auscultation.
- Impotence in male and anoestrus in female.
- Cold extremities, Muscular tremors, Synopsis.

TREATMENT

- एनीमिया की जड़ यानी प्राथमिक कारणों (primary causes) दूर करें।
- यदि संभव हो तो गंभीर रोगी पशु में ब्लड ट्रांसफ्युजन करें।
- Haematinic prep. – Iron prep – by mouth or I/M or I/V, Inj. Imferon I/M.
- Blood plasma extenders.
- Vit. B Complex. • Liver extract – Injection, Syrup.
- Androgenic steroid – To stimulate RBC formation in bone marrow.

मूत्र तंत्र (URINARY SYSTEM)

Albuminuria	-	Albumin in urine.
Haematuria	-	Blood in urine.
Haemoglobinuria	-	Haemoglobin in urine.
Myoglobinuria	-	Myoglobin in urine.
Pyuria	-	Pus in urine.
Crystaluria	-	Presence of crystals in urine.
Glycosuria	-	Symptoms of diabetes.
Ketonuria	-	Ketone bodies in urine.
Indicanuria	-	Potassium indoxyl, sulphate in urine.
Creatinuria	-	Creatinine in urine.
Polyuria	-	Increase in urine amount.
Oliguria	-	Decrease in urine amount.
Anuria	-	Complete absence of urine.
Dysuria	-	Painful urination.
Cast cell uria	-	presence of cast cells.

डायग्नोसिस कैसे करें ?

(1) चारा–दाना, पानी आदि की हिस्ट्री।

(2) Urination - urine के लक्षण, मात्रा तथा प्रवाह ?

(3) Posture - urine करते समय पशु किस तरह खड़ा रहता है ?

(4) Urine output - urine की मात्रा बढ़ी या घटी ?

(5) Anuria -क्या urine आना बिल्कुल बंद हो गया है ?

(6) Dysuria -क्या urine करने में तकलीफ महसूस हो रही है ?

(7) Incontenence -क्या urine बूंद–बूंद कर निकलता है ?

(8) Urine colour - क्या urine का रंग लाल है ?

(9) Odour of urine - सड़ा हुआ, मीठी–सी गंध या मछली जैसी गंध ?

(10) क्या इस तकलीफ के साथ anorexia, diarrhoea, vomition भी है ?

- **Rectal exam -** बड़े एनिमल में rectal exam द्वारा किडनी की जांच।
- **X-ray exam -** छोटे एनिमल में X-ray द्वारा किडनी के आकार आदि में बदलाव की जांच।
- **Urine exam -** रंग, मात्रा, गंध, प्रकृति।
- **Renal function test.**

डायग्नोसिस कैसे करें ?

- **History** – पशु ने किस तरह का चारा–दाना, कितना खाया ?
  – पशु पानी अधिक पीता है या कम या सामान्य ?
  – मूत्र संबंधी तकलीफ कब से है, क्या पहले भी ऐसा हुआ था ?
  – मूत्र की मात्रा घटी या बढ़ी या बिल्कुल बंद है ?

– क्या मूत्र करने में दर्द होता है। एक धार या बूंद–बूंद ?
– मूत्र करते समय पशु किस स्थिति में खड़ा रहता है ?
– मूत्र का रंग – सामान्य, भूरा, पीला, लाल, भूरा काला, हरा ?
– मूत्र की गंध कैसी है – मीठी, सड़ी हुई या मछली जैसी ?
– क्या मूत्र रोग के साथ कोई अन्य रोग जैसे दस्त, उल्टी, भूख कम लगना आदि भी है ?

- **मूत्र का रंग** **संभावित स्थिति**

मूत्र का रंग	संभावित स्थिति
लाल	• हीमोग्लोबिनुरिया, हीमेचुरिया • Phenothiazine, Phenolphthalein दवाइयां देने से भी मूत्र का रंग लाल होता है।
भूरा काला (कॉफी रंग)	• Azoturia (मूत्र में मायोग्लोबिन निकलना) • Carbolic acid poisoning.
हरा	• Acriflavin देने से।

- **Transparency**

1. Clear - सामान्य मूत्र।
2. Cloudy - (बादली) – मूत्र में WBC, RBC, epithelial cells के कारण।
3. Opaque - मूत्र में बैक्टीरिया, म्युकस व फैट क्रिस्टल के कारण।

- **Odour**

Ketosis - Ketone bodies in urine - Sweetish fruity odour.

- **Reaction of Urine**

Acidic Urine - नीले लिटमस पेपर को लाल कर देता है।
Alkaline urine - लाल लिटमस पेपर को नीला कर देता है।
शाकाहारी पशुओं का urine - Alkaline होता है।
मांसाहारी पशुओं का urine - Acidic होता है।

Horse	-	Alkaline (pH 8)
Cattle	-	Alkaline (pH 7.4-8.4)
Sheep and Goat	-	Alkaline (pH 7.5-8.4)
Dog	-	Acid (pH 6-7)

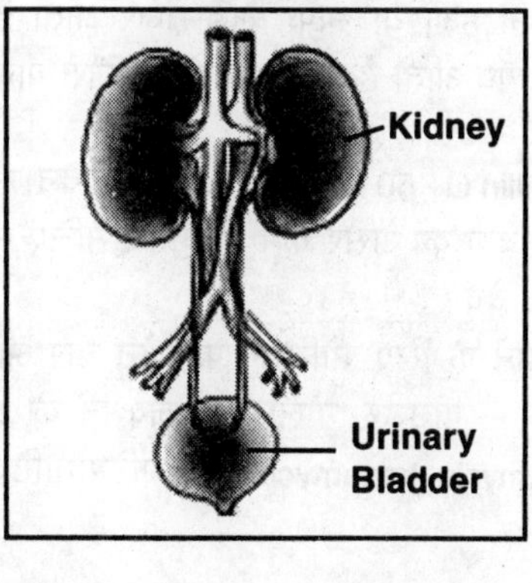

बोवाइन पाइलोनेफ्राइटिस
BOVINE PYELONEPHRITIS

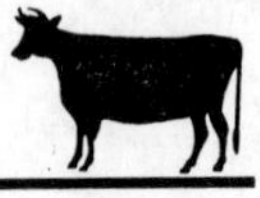

यह संक्रामक रोग है जिसमें युरेथ्रा, ब्लेडर और किडनी में सूजन हो जाती है। यह मुख्य रुप से गायों में पाया जाता है। बीकानेर क्षेत्र में यह नर ऊंटों में भी पाया जाता है।

ETIOLOGY

- बैक्टीरिया – *Conynebacterium renale* • संक्रामक सांड के द्वारा गाय–भैंस में। • मिट्टी, गोबर आदि से योनि मार्ग में। • कृत्रिम गर्भाधान के द्वारा इन्फेक्शन।

SYMPTOMS

- मूत्र में लालिमा, ब्लड के कारण रंग लाल हो जाता है।
- रिनल (Renal) कॉलिक होता है जो कुछ ही घंटों में बंद हो जाता है।
- मूत्र के आखरी भाग में ब्लड, पस, म्युकस मेम्ब्रेन की कुछ मात्रा निकलती है।
- पशु दर्द के कारण बार–बार मूत्र करता व कमजोर होता जाता है।
- पशु लम्बे समय तक मूत्र करने की स्थिति में खड़ा रहता है।
- Chronic case में किडनी, ब्लेडर व युटेरस फूल कर काफी बड़े हो जाते हैं। जिसे रेक्टल पेल्पेशन द्वारा मालूम किया जा सकता है।
- कुछ ही महीनों में ureaemia हो जाता है।

CLINICAL PATHOLOGY

- मूत्र की जांच – बैक्टीरिया के लिए (Gram +ve cocci, rods)
  – रक्त कोशिकाओं के लिए

PM CHANGES

- किडनी दो–तीन गुना आकार में बढ़ जाती है।
- किडनी के ऊपर हल्के रंग के नेक्रोसिस वाले भाग नजर आते हैं।
- मूत्र नलियों में पस, ब्लड और म्युकस पाया जाता है।
- ब्लेडर और युरेथ्रा की दीवारें मोटी हो जाती हैं तथा इनकी म्युकस मेम्ब्रेन पर घाव से लाल धब्बे नजर आते हैं।
- ब्लेडर में थक्का जमा हुआ या साफ ब्लड नजर आता है।
- मूत्र में अमोनिया सी गंध आती है। • ब्लेडर में रेत जैसे बारीक कण पाये जाते हैं।

TREATMENT

- Inj. Procain Penicillin G - 50 lacs IU in cow प्रतिदिन 7–10 दिन तक। ध्यान रहे युरिनरी रोगों में दवा का असर कम होता है इसलिए मूत्र की जांच कर लम्बे समय तक ट्रीटमेन्ट देवें।
- युरिन एसिडिटी बढ़ाने के लिए सोडियम फॉस्फेट चार औंस कई दिनों तक दें।
- युरिनरी एंटीसेप्टिक – पाउडर, गोली या इंजेक्शन के रुप में दें।
- Neomycin, Gentamycin, kanamycin जैसी एंटिबायोटिक्स इस बीमारी में नहीं देनी चाहिए।

पथरी (URINARY CALCULI)

मूत्र के मार्ग में कहीं भी विभिन्न लवणों के कणों का एकत्रित हो जाना "पथरी" (urinary calculi) कहलाता है। मूत्र मार्ग में अलग अलग स्पीसीज के एनिमल्स में पथरी का बनना भी अलग-अलग स्थान पर होता है। प्रायः बधिया किये हुए मेल एनिमल, जैसे बैल या ऊंटों में यह अधिक पाया जाता है।

बैल में पथरी केल्शियम, मेग्नेसियम और अमोनियम फॉस्फेट लवणों के जमा होने से बनती है। घोड़ों में यह केल्सियम कार्बोनेट, केल्सियम फॉस्फेट व मेग्निसियम कार्बोनेट लवणों के जमा होने से बनती है।

एक बार मूत्र मार्ग में पथरी के बनने से मूत्र मार्ग में रुकावट के कारण मूत्र आना बंद हो जाता है। युरिनरी ब्लेडर भर जाने से बड़ा हो जाता है और आखिर में क्षमता से अधिक मूत्र आने से ब्लेडर फट जाता है।

ETIOLOGY

- इन्फेक्शन, विटामिन ए की कमी आदि कारणों से मूत्र मार्ग की एपीथिलियम कोशिकाएं उखड़ती हैं। मृत कोशिकाएं एक जगह इकट्ठी होकर पथरी बनने को बढ़ावा देती है।
- एनिमल को पर्याप्त मात्रा में पानी नहीं मिलने पर मूत्र गाढ़ा हो जाता है जिससे पथरी बनने की संभावना अधिक हो जाती है।
- जहां पानी कठोर हो, पानी में केल्सियम व विटामिन-डी की मात्रा अधिक हो तो इस स्थिति में पथरी जल्दी बनती है।
- अधिक मात्रा में सल्फोनामाइड और इस्ट्रोजन हार्मोन देने से यह स्थिति बनती है।

विभिन्न स्पीसीज में पथरी के पाये जाने के संभावित स्थान

All species	-	Ischial arch
Bullock, Camel	-	Sigmoid flexor
Horse	-	Scrotal region
Sheep and Goat	-	Urethral process
Dog	-	Level of Prostate gland and Os penis

SYMPTOMS

- दर्द – मूत्र मार्ग में रुकावट के कारण एनिमल को काफी दर्द होता है।
- हीमेचुरिया – कभी-कभी मूत्र के साथ ब्लड भी आता है।
- मूत्र करने में तकलीफ – मूत्र बूंद-बूंद आता है या बिल्कुल बंद हो जाता है।
- ब्लेडर में क्षमता से अधिक मूत्र भर जाने से फट (rupture) जाता है।
- युरिमिया – मूत्र के जरिए बाहर निकलने वाला यूरिया ब्लड के अंदर ही रहने के कारण। ब्लड युरिया लेवल बढ़ जाता है – युरिमिया।

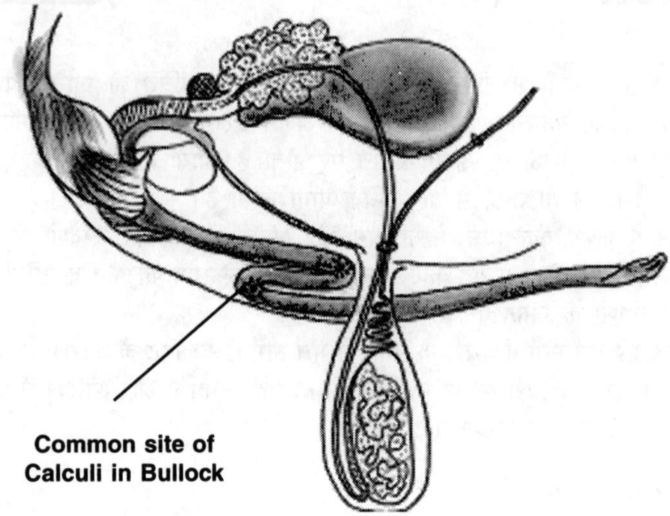

CALCULI IN KIDNEY (Renal Calculi)

- एक या दोनों किडनी में पथरी हो सकती है।
- यदि किडनी में बनी हुई पथरी मूत्र मार्ग में रुकावट बनती है तो गंभीर रिनल कॉलिक होता है जिसके कारण बैल पेट पर बार–बार लातें मारता है।
- मूत्र करते समय अकड़न होती है तथा मूत्र करने की बार–बार कोशिश।
- डॉग में ऐसा होने पर चिल्लाता है तथा उल्टियां भी होती है।
- रिनल केल्क्युलाई में घोड़ा दर्द के मारे जमीन पर लोटता है।

CALCULI IN BLADDER (Cystic Calculi)

- छोटी–छोटी पथरी किडनी से मूत्र के साथ बाहर ब्लेडर में आ जाती है तथा यहां आकर ठहरकर बड़ी होती है। इसके अलावा खुद ब्लेडर में भी पथरी बन जाती है।
- ब्लेडर में एक से अधिक, चिकनी या खुरदरी पथरी हो सकती है।
- आकार में ये छोटी या बड़ी भी हो सकती है। मादा पशुओं के ब्लेडर में हमेशा बड़े आकार की पथरी पाई जाती है।
- मूत्र में खून, मवाद का आना, मूत्र करने की बार–बार कोशिश करना।
- गाय, भैंस, घोड़ों में रेक्टम द्वारा जांच – मूत्र से पूरी तरह भर कर तने हुए ब्लेडर की जांच की जा सकती है।
- डॉग्स में एक्स–रे द्वारा cystic calculi का पता लगाया जाता है।

URETHRAL CALCULI

- युरेथ्रा में पथरी सिर्फ मेल एनिमल्स में पायी जाती है।
- पशु बार–बार जमीन पर लेटता है और उठता है, बैचेनी महसूस करता है।
- मूत्र मार्ग में आंशिक रुकावट होने पर बूंद–बूंद कर मूत्र आता है तथा मूत्र करते समय उभरी हुई युरेथ्रा के बाहर त्वचा पर लहर जैसी नजर आती है।
- मूत्र मार्ग पूरी तरह रुक जाने पर मूत्र में युरिया लेवल बढ़ जाने से युरेमिया हो जाता है। ब्लेडर में क्षमता से अधिक मूत्र एकत्रित हो जाने से फट जाता है। ब्लेडर फटने पर सारा मूत्र एब्डोमिनल केविटी में एकत्रित हो जाता है और जल्दी ही पशु की मौत हो जाती है।

PM CHANGES

- युरेथ्रा, ब्लेडर या किडनी में पथरी।
- ब्लेडर में अत्यधिक सूजन, सिस्टाइटिस, ब्लेडर फटा हुआ (ruptured)

DIAGNOSIS

- Large animals - by rectal examination.
- Small animals - by X-ray.

TREATMENT

- सर्जिकल ट्रीटमेन्ट – युरेथ्रोटॉमी
  ऑपरेशन द्वारा पथरी को बाहर निकालना ही एक मात्र इलाज है।
- युरिन pH की जांच कर उसे acidifier या alkaliser medicines से सुधारें।
- यदि इंफेक्शन हो तो उपयुक्त एंटिबायोटिक्स से इसे रोकें।

एक मात्र व सफल इलाज ऑपरेशन ही है इसलिए जहां तक संभव हो जल्दी ही ऑपरेशन कर पथरी को निकालना चाहिए। इसमें थोड़ी सी देर पशु के लिए जानलेवा साबित हो सकती है। देरी होने पर ब्लेडर भरता जाएगा तथा अंत में फट जाता है। उसके बाद बड़े पशु को बचाना मुश्किल हो जाता है। अधिकांश ऐसे पशुओं में युरिमिया हो जाता है तथा पशु की मौत हो जाती है। कई बार तो ब्लेडर फटने से पहले ऑपरेशन द्वारा पथरी बाहर निकलने के बावजूद भी युरिमिया के कारण पशु की मौत हो जाती है। इसलिए ऐसे मामलों में जल्दी ऑपरेशन किया जाना बहुत जरुरी है।

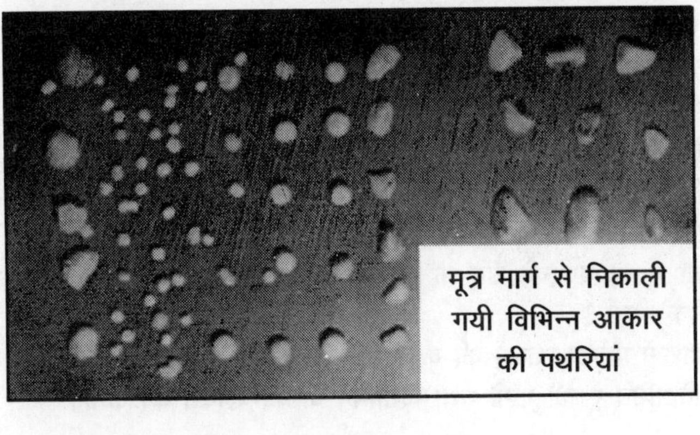

मूत्र मार्ग से निकाली गयी विभिन्न आकार की पथरियां

तंत्रिका तंत्र (NERVOUS SYSTEM)

विभिन्न प्रकार की तंत्रिकाओं के चोटग्रस्त हो जाने से होने वाले प्रभाव –

- Olfactory nerve - गंध का ज्ञान होना।
- Optic nerve - पलकों का खुलना, बंद होना नहीं, आंख की सुरक्षा नहीं।
- Oculomotor nerve - आंख का घूमना तथा eyelids की त्रुटिपूर्ण गति।
- Trochlear nerve - Eyeball की असामान्य स्थिति।
- Trigeminal nerve चेहरे का पेरालाइसिस, चबाने की असामान्य क्रिया।
- Abduscent nerve - आंख का बाहर आना तथा सामान्य स्थिति से खिसक जाना।
- Facial nerve - कान, होंठ, पलकों की असामान्य स्थिति।
- Acoustic nerve - बाहरी ध्वनि के प्रति संवेदना नहीं, बहरापन।
- Glossopharyngeal nerve - आहार निगलने में दुविधा
  नाक से उल्टी होना, असामान्य श्वांस, आवाज में बदलाव।
- Vagus nerve - इसोफेगस, रुमन रेटिकुलम का पैरालाइसिस
- Spinal accessary - Paralysis of Trapagean, bracheocephalic and sternocephalic nerve.
- Hypoglosal nerve - जीभ का बाहर आना।
  आहार निगलने तथा पानी पीने की दुविधा।

डायग्नोसिस कैसे करें ?

पशु शरीर में नर्वस सिस्टम की किसी बीमारी के डायग्नोसिस के लिए पशु के उठने, बैठने, खड़े रहने, चलने तथा विभिन्न भागों में आपसी तालमेल में आए फर्क को देखें। इसके लिए मोटे तौर पर पशु चिकित्सक को यह मालूम होना जरुरी है कि नर्वस सिस्टम का कौनसा भाग पशु शरीर के कौनसे भाग की कार्यप्रणाली के नियंत्रण आदि से संबंधित है। पुख्ता डायग्नोसिस के लिए बीमारी की हिस्ट्री काफी मददगार होती है। पशु किस वातावरण में रहता है, किस तरह के बाड़े में बांधा जाता है, किस तरह का हरा, चारा–दाना आदि खाता है। किसी विषैले रसायन के सम्पर्क में तो नहीं आया ? शरीर के किसी भाग पर चोट लगी है या फिसला है। कहीं ट्युमर आदि तो नहीं है। पशु चिकित्सक के किसी निर्णय पर पहुंचने से पहले पशु के मालिक से कई बार बीमारी की हिस्ट्री के बारे में पूछ कर विस्तृत जानकारी लेनी चाहिए।

नर्वस सिस्टम के रोगों से संबंधित कुछ महत्त्वपूर्ण जानकारियां -

- अधिक उम्र के एनिमल्स में ब्रेन ट्युमर अधिक होता है जबकि हाइड्रोसिफेलस जैसे रोग जन्म के तुरंत बाद या उम्र के पहले माह में अधिक होते हैं।
- घोड़ों में दो वर्ष की उम्र के बाद स्पाइनल कॉर्ड के रोग होने की संभावना अधिक होती है।
- आहार में पौष्टिक तत्वों की कमी से नर्वस सिस्टम के रोग होते हैं जैसे बछड़ों में विटामिन ए की कमी तथा विटामिन बी कॉम्पलेक्स की कमी।

- कुछ न्युरोटोक्सिन जैसे lead, ethylene, chlorinated hydrocarbon and organophorous से।
- कुछ संक्रामक रोग भी नर्वस सिस्टम के लक्षण पैदा करते हैं जैसे रैबीज, डिस्टेम्पर, टेटेनस, एन्सेफेलाइटिस, टोक्सोप्लाज्मा आदि।
- जहरीली वनस्पति के खाने से पशुओं में ऐंठन, तड़फना, लकवा या मौत ।
- कुछ मेटाबॉलिक रोग जैसे गाय भैंसों में हाइपोकेल्शिमिया, हाइपोमेग्निशिमिया, नर्वस किटोसिस गर्भकाल के आखरी दिनों या ब्याने के बाद होने से नर्वस सिस्टम प्रभावित होता है और ऐसे ही लक्षण प्रकट होते हैं।
- कुछ परजीवी, ब्लड, आहारनाल आदि के जरिए शरीर में प्रवेश कर नर्वस सिस्टम में जाकर वृद्धि करते हैं जिससे नर्वस सिस्टम प्रभावित होता है। जैसे – *Toxocara canis* (Visceral larva migrans), *Hypodema bovis*, *Taenia multicep* (GID), Strongylus spp larvae, *Ancyclostoma* spp.
- Setaria digitari - Cerebrospinal nematodiasis (kumri) in goat, horses.
- Cerebral Babesiosis and Trypanosomiasis.

मेनिन्जाइटिस (MENINGITIS)

Meningitis - It is an inflammation of meninges.

ब्रेन के ऊपर की झिल्लियों को meninges कहते हैं। इनमें इन्फ्लामेशन होने से रोगी को तेज बुखार आता है मांसपेशियों में कठोरता व तनाव आ जाता है, वैसे यह मुख्य रुप से मनुष्य का रोग है।

ETIOLOGY

- गाय–भैंस के बछड़ों व घोड़े व घोड़ियों में यह अंबलिकस से होने वाले इन्फेक्शन के कारण होता है। इसके अलावा गलत तरीके से की गई इलेक्ट्रिक डिहॉर्निंग से भी बछड़ों में मेनिन्जाइटिस हो सकता है।
- बड़े गाय, बैल, भैंस में डिहॉर्निंग के बाद साइनुसाइटिस से हो जाता है। कई बार पशुपालक गाय, बैल में सींग के टूट जाने पर उसे खुला ही रखते हैं इससे साइनुसाइटिस और मेनिन्जाइटिस हो सकता है।
- सिर के किसी तेज घाव के इन्फेक्शन के कारण।
- मेनिन्जाइटिस और इन्सेफेलाइटिस का काफी संबंध होता है, अतः किसी बैक्टीरियल या वाइरल इन्फेक्शन से भी मेनिन्जाइटिस हो सकती है।

  Viral-Bovine malignant Catarrh, Bovine encephalomyelitis.

  Bacterial- *Streptococcus equi, Pasturella hemolytica.*

SYMPTOMS

- एकाएक तेज फीवर से टेम्प्रेचर 104–106° फा. तक पहुंच जाता है।
- गर्दन व कमर की मांसपेशियों में अकड़न या ऐंठन आ जाती है।
- पशु पागल सा व्यवहार करता है। शुरु में ऐंठन होती है लेकिन बाद में पशु शांत होकर कॉमा में आ जाता है।
- चलते समय लड़खड़ाता है तथा सिर को दीवार पर रखकर दबाता है।

- पशु एक ही दिशा में गोल चक्कर लगाता है। (circling)
- बछड़े व मेमने खड़े नहीं हो पाते हैं तथा दूध भी नहीं पी पाते हैं।
- कुत्तों में तेज बुखार, उत्तेजना, अकड़न के साथ सिर दबाने पर दर्द होता है।
- रोग के लक्षण 2–10 दिन तक रहते हैं तथा इलाज नहीं होने पर मौत हो जाती है। यदि मौत न हो तो पैरालाइसिस हो जाता है। meninge झिल्ली के जिस भाग में इन्फ्लामेशन अधिक होती है यानी अधिक प्रभावित होता है उस भाग से संबंधित अंग का पैरालाइसिस होता है।
- कई बार पशु अंधा हो जाता है।

PATHOGENESIS

Inflammation of meninges → Swelling of meninges → Interfere in blood supply to brain and spinal cord
↓
Nervous signs due to Intracranial pressure ← Pressure of of CSF ← Defective drainage

PM CHANGES

- Thickening and opacity of meninges.
- Hyperaemia and hemorrhages, CSF contains fibrin protein.

CLINICAL PATHOLOGY

- Collect CSF from Lumbosacral region and culture it.
- Exam of CSF- ↑Proteins, ↑WBC, ↑Bacteria, ↓Sugar.

TREATMENT

(1) मेनिन्जाइटिस व नर्वस सिस्टम के अन्य रोगों में सल्फाडायजिन ही सबसे अधिक प्रभावी मानी जाती है यही उपयुक्त दवा है।
- सल्फा ड्रग्स 5–7 दिन तक देनी चाहिए।
- ऊंटों में सल्फा एंटीबायोटिक्स से एलर्जी होती है इसलिए साथ में एंटीएलर्जिक इंजेक्शन का प्रयोग करें।

(2) Inj. Chloramphenicol
- Cattle - 500 ml, I/M for 5-7 days.

(3) ब्रेन व स्पाइनल कोर्ड में जल्दी असर प्राप्त करने के लिए सीधे ही इनमें इंजेक्शन लगाए जा सकते हैं जिसे Intrathecal injection कहते हैं। यह ब्रेन के एटलस वाले भाग पर लगाए जाते हैं।

(4) मांसपेशियों में ऐंठन (spasm), convulsions कम करने के लिए Phenobarbitone या अन्य muscle relaxant दिया जाना चाहिए।

(5) Inj. Dexamethasone.

(6) Supportive treatment.
- Inj. Dextrose, I/V, Inj. Mannitol 100-300 ml. I/V.
- Inj. Mag Sulph. (10-20%) 20-100 ml through rectum.

PROGNOSIS

- इलाज करने के बावजूद भी 50% पशु ही बच पाते हैं।

एनसेफेलाइटिस (ENCEPHALITIS)

Encepthalitis - It is the inflammation of encephalon (Brain).

ब्रेन में सूजन होने से शुरु में पशु उग्र व उत्तेजित रहता है लेकिन बाद में नर्वस सिस्टम के काम करना बंद कर देने से पैरालाइसिस व बेहोशी सी हो जाती है। यह रोग प्राथमिक रुप से होता है या शरीर के किसी अन्य रोग के कारण एनसेफेलाइटिस हो सकती है।

ETIOLOGY

शरीर के अन्य भाग में सूजन के जो कारण होते हैं उन्हीं कारणों से ब्रेन का सूजन होता है इनमें फिजिकल, केमिकल, गर्मी, बैक्टीरिया, वायरस, पैरासाइट, टॉक्सिन, एलर्जी आदि शामिल हैं।

Bacterial - Listeria, Enterotoxaemia, Salmonella, Erysepelas.
Viral - Rabies, Pseudorabies, Japanese-B-encephalitis.
Sheep - Louping ill, Scrapie, visna.
Cattle - Rabies, Bovine malignant catarrh, bovine encephalomyelitis.
Horse - Infectious encephalomyelitis, Borna disease.

SYMPTOMS

- तेज बुखार, भूख न लगना।
- शुरु में काफी उत्तेजना, उग्र, पागलपन जैसा व्यवहार।
- सिर को दीवार पर दबाना तथा गोल चक्कर लगाना।
- मांसपेशियों में ऐंठन, कन्वल्जन तथा पैरों को जमीन पर मारना।
- बीच–बीच में शांत और फिर कन्वल्जन (convulsion) होते हैं।
- जबड़ों के दोनों ओर झाग के साथ अधिक लार गिरना, मुंह बंद हो जाना।
- पिछले पैरों पर खड़े न हो पाना, लड़खड़ाते हुए चलना।
- अंधापन, चिल्लाना, सिर एक तरफ रखकर गोल चक्कर में चलना।
- शरीर के एक ओर का पैरालाइसिस, सिर एक तरफ शरीर के नीचे आ जाना।

PATHOGENESIS

Bacteria → Effect the vasculation.
Virus → Invade cellular element.

Entering by ↗ Destroying blood brain barriers system
Entering by ↘ Peripheral nerve endings

→ Initially irritation
↓
Stimulation of CNS
↓
Depression of CNS
↓
Paralysis - DEATH

TREATMENT

- यदि रैबीज के कारण एनसेफेलाइटिस है तो उसका कोई इलाज नहीं है।
- यदि पॉयजनिंग है तो उसका खास एंटीडोट देवें।
- Fluid Therapy - Inj. Dextrose, NSS, I/V.
- Sedative and Tranquilizers - पशु के उग्र व्यवहार को शांत करने के लिए।
- ब्रॉडस्पेक्ट्रम एंटीबायोटिक की हेवी डोज 5–7 दिन तक दें।

SPINAL CORD INJURY

प्रायः पशुओं के सिर पर मनुष्य द्वारा लकड़ी से मारने, पशु के फिसलने, गिरने, पशु शरीर पर कोई भारी चीज गिर जाने से स्पाइनल चोट होती है। इससे आंशिक या पूरी तरह से पैरालाइसिस हो जाता है।

ETIOLOGY

- कोई भी चोट जिससे वर्टिब्रा का डिस्लोकेशन या फ्रेक्चर हो जाए।
- ऑस्टियोडिस्ट्रोफी, फाइब्रोसिस।
- यदि लंबर वर्टीब्री में किसी रोग से या स्वतः ही फ्रेक्चर हो जाए।
- जमीन पर एनिमल के अचानक गिरने से स्पाइनल कोर्ड में चोट से।
- Larvae of *Toxocara canis, Hypodermal bovis* - ये पेरासाइट्स स्पाइनल कोर्ड में जम जाते हैं और पेरालाइसिस करते हैं।
- Cyst of *Multiceps multiceps* - परजीवी सिस्ट के कारण।
- स्पाइनल कॉर्ड में किसी ट्यूमर या एब्सेस के कारण।

SYMPTOMS

- स्पाइनल कॉर्ड पर चोट जितनी गंभीर होगी, संबंधित अंगों का पैरालाइसिस भी उतना ही गंभीर होगा।
- पशु खड़ा नहीं हो पाता है तथा लेटी हुई अवस्था में ही करवट लेता है।
- पैरों की संवेदना (reflexes) खत्म, तथा मांसपेशियों का भी पैरालाइसिस होता है।
- कमर पर चोट गंभीर है तो पिछले दोनों पैरों का पैरालाइसिस हो जाता है। ब्लेडर व रेक्टम के भी पैरालाइसिस हो जाने से गोबर व मूत्र आना बंद हो जाता है।
- Lumbar region - कमर पर हाथ लगाने से पशु दर्द महसूस करता है।
- यदि चोट गंभीर है तो पुनः ठीक नहीं हो पाते हैं, यदि चोट हल्की ही है नर्वस टिश्यु को ज्यादा नुकसान नहीं हुआ है तो 1–3 सप्ताह में कुछ पशु ठीक हो सकते हैं।

DIAGNOSIS

- एक्स–रे द्वारा – लेकिन यह छोटे एनिमल में ही उपयोगी है।
- पैरों में संवेदना की जांच कर। • एनिमल के बैठने की स्थिति देखकर।

TREATMENT

- लंबर क्षेत्र की मालिश करें तथा आयोडिन ब्लिस्टर का लेप करें।
- Apply Bin iodide of mercury - ब्लड सप्लाई बढ़ाने के लिए।
- Infra-red fomentation - 3-5 मिनट के लिए संबंधित भाग पर इन्फ्रा लेम्प से सेंक करें। • Nervine tonic or Vit.B complex. (Inj. Neurobion)
- Inj. Cortisone, I/M.

बड़े एनिमल्स में जब चोट गंभीर हो, पूरी तरह पैरालाइसिस से पशु खड़ा भी नहीं हो पाता है व ठीक होने की उम्मीद नहीं के बराबर होती है, इलाज के नाम पर पैसा खर्च न करें, पशु को असहनीय पीड़ा से मुक्ति के लिए युथेनेसिया दे देना चाहिए।

• Respiratory stimulants • CNS Stimulants • Cardiac Stimulants

मिल्क फीवर (MILK FEVER)

Synonyms - Hpocalcaemia, Parturient apoplexy, Calving paralysis.

मिल्क फीवर एक मेटाबॉलिक रोग है जो गाय–भैंस में ब्याने से कुछ समय ही पहले या ब्याने के बाद कुछ ही दिनों में यह होती है। इसमें पशु के शरीर में केल्सियम की भारी कमी हो जाती है, मांसपेशियां कमजोर हो जाती है, शरीर में ब्लड का दौरा काफी कम व धीमा हो जाता है। अंत में पशु काफी सुस्त हो लगभग बेहोश सा निढाल हो जाता है। पशु एक तरफ पेट (flank) की तरफ गर्दन मोड़ कर बैठा रहता है। हालांकि इसे "मिल्क फीवर" कहते हैं लेकिन इसमें पशु के शरीर का टेम्प्रेचर सामान्य से कम ही होता है। इस कारण शरीर ठंडा पड़ सकता है।

सामान्य रुप से गाय–भैंस में सिरम केल्शियम 10 mg % होता है। जब यह लेवल 7 mg % से नीचे गिर जाता है तो मिल्क फीवर के लक्षण प्रकट होते हैं। यह इन पशुओं में किसी भी उम्र में हो जाता है।

मिल्क फीवर अधिक दूध देने वाली 6 से 11 वर्ष की उम्र की गायों व भैंसों में तीसरे से सातवें ब्यात में अधिक होता है। पहले ब्यात में यह रोग प्रायः नहीं होता है। प्रायः ब्याने के 72 घंटों के अंदर होता है, ब्याने के 10वें दिन के आसपास भी हो सकता है जो अधिक गंभीर होता है। इसके बाद भी ब्याने के बाद दूसरे व तीसरे महीने में भी मिल्क फीवर के लक्षण नजर आ सकते हैं जब पशु के दूध देने की मात्रा अधिक होती है।

ब्याने के बाद गाय–भैंसों के अलावा यह रोग़ मादा भेड़, बकरियों में भी पाया जाता है। इसके अलावा लम्बे ट्रांसपोर्ट के बाद, एकाएक आहार की मात्रा व गुणवत्ता में कमी आदि से भी इस रोग के लक्षण प्रकट हो सकते हैं। गोवंश में जर्सी गाय में यह अधिक होता है।

ETIOLOGY

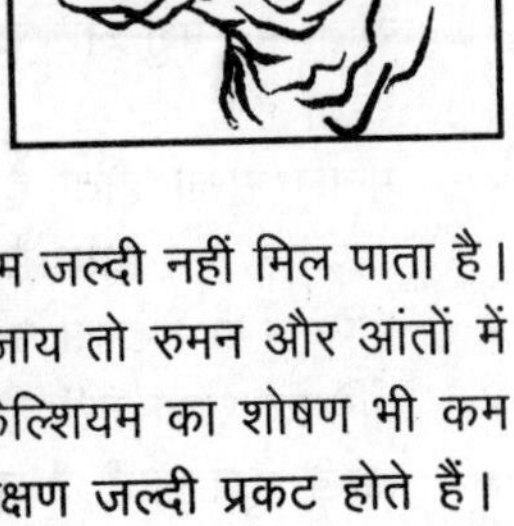

ब्लड के सिरम केल्शियम लेवल में कमी – मिल्क फीवर।

ब्लड में कैल्सियम की कमी प्रमुख तीन कारणों से होती है –

- ब्याने के बाद काफी केल्शियम कोलोस्ट्रम के साथ शरीर के बाहर आ जाता है कोलोस्ट्रम में ब्लड से 12–13 गुना अधिक केल्सियम होता है।
- ब्याने के बाद एकाएक कोलोस्ट्रम में केल्सियम निकल जाने के कारण हड्डियों से शरीर को केल्सियम जल्दी नहीं मिल पाता है।
- यदि ब्याने के बाद एनिमल को कम आहार दिया जाय तो रुमन और आंतों में भी कम आहार होने से ये कम सक्रिय होंगे और केल्शियम का शोषण भी कम होगा। थके हुए व भूखे पशु में मिल्क फीवर के लक्षण जल्दी प्रकट होते हैं।

मिल्क फीवर तीन अवस्थाओं में होता है –

1. ब्याने से पहले गर्भकाल के आखरी दिनों में तथा ब्याने के दौरान।
2. प्रायः ब्याने के बाद 48 घंटों के अंदर मिल्क फीवर होता है, लेकिन कभी–कभी ब्याने के बाद 10 दिन के अंदर भी हो सकता है।
3. ब्याने के 6-8 सप्ताह बाद भी मिल्क फीवर हो सकता है।

शरीर में मांसपेशियों में सामान्य तनाव (tonacity) बनाए रखने के लिए केल्सियम आवश्यक है। केल्सियम मांसपेशियों में तनाव को बढ़ाता है जबकि मेग्नेसियम मांसपेशियों में तनाव को घटाता है। पशु शरीर के ब्लड में केल्शियम व मेग्नेशियम का अनुपात 6:1 होता है और इस अनुपात में बदलाव आते ही इनकी कमी व बढ़ोतरी के लक्षण प्रकट होते हैं। इनमें तीन स्थितियां हो सकती हैं –

(1) ↓Ca + ↑Mg → लकवा व नशे की हालत।

(2) ↓ Ca + Normal Mg → अधिकतर समय पशु बैठा रहता है मुश्किल से खड़ा होता है। लकवा सी हालत में कॉमा जैसी स्थिति हो जाती है।

(3) ↓Ca + ↓Mg → चारों पैरों में टेटेनस जैसे लक्षण। नीचे लेटी हुई अवस्था में कन्वल्जन होता है।

SYMPTOMS

इसके लक्षणों को तीन अवस्था में बांटा जा सकता है –

1. Prepartum Stage - (Excitement) ब्याने से पहले उत्तेजित अवस्था–

- उत्तेजना, टेटेनस जैसे लक्षण तथा अधिक संवेदनशील।
- सिर व पैरों में अकड़न आ जाती है।
- पशु चारा–दाना नहीं खाता है तथा चलने फिरने की अवस्था में नहीं होता है।
- सिर को इधर–उधर हिलाना।
- जीभ बाहर लटकी होना तथा दांत किटकिटाना।
- टेम्प्रेचर – नॉर्मल या हल्का बढ़ा हुआ।
- पिछले पैरों में अकड़न, आंशिक लकवा स्थिति के कारण पशु गिर जाता है।

2. Second Stage - Sternal recumbancy - गर्दन मोड़कर बैठी हुई अवस्था –

- एनिमल अपनी गर्दन को एक ओर, फ्लेंक की ओर मोड़कर निढाल सा बैठा रहता है। पशु लेटे रहने की बजाय सीने वाले भाग (sternum) के सहारे बैठा रहता है।
- मजल सूखा होता है शरीर विशेषकर पैर ठंडे पड़ जाते हैं और शरीर का तापमान कम होता है।
- एनिमल में टेटेनस व उत्तेजना अवस्था नहीं रहती है।
- एनिमल खड़ा नहीं हो पाता है।
- आंखे सूख जाती हैं तथा आंख की पुतलियां (pupil) फैलकर बड़ी हो जाती हैं।

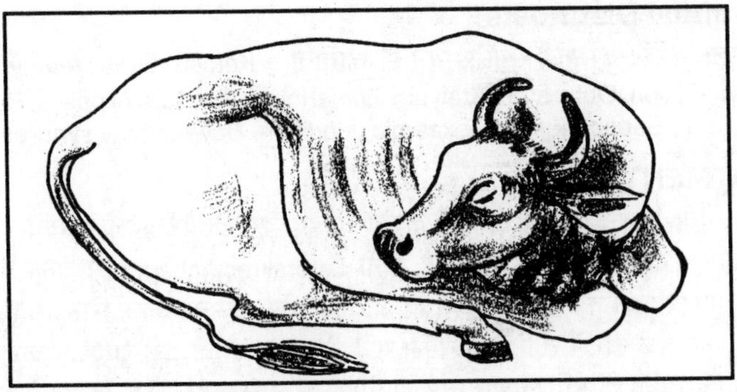

- गुदा (anus) की मांसपेशियां ढीली पड़ जाती है।
- हालांकि हार्ट रेट काफी बढ़ जाती है (80 प्रति मिनट), लेकिन हार्ट साउंड काफी कम सुनाई देती है। पल्स भी कमजोर पड़ जाती है।
- वेनस प्रेशर कम होने से जुगुलर वेन भी मुश्किल से रेज होती है इसलिए I/V इंजेक्शन भी मुश्किल से लगता है।
- रुमन की गति काफी कम हो जाती है जिससे कब्ज (constipation) होती है।

3. Third Stage-Lateral recumbancy - लेटे रहने की अवस्था –

- पशु सीने के सहारे (sternum) बैठे रहने की बजाय बेहोशी की हालत में लेटी अवस्था (recumbancy) में रहता है और खड़ा भी नहीं हो पाता है।
- टेम्प्रेचर काफी कम हो जाता है, पल्स व हार्ट रेट भी महसूस नहीं हो पाती है इसी कारण जुगुलर वेन भी रेज नहीं हो पाती है।
- बैठे रहने के कारण टिम्पेनी भी हो जाती है। मांसपेशियों के पैरालाइसिस के कारण मूत्र भी नहीं आता है, आता है तो बहुत कम।
- ट्रीटमेन्ट जितना जल्दी हो सके, उतना ही अच्छा है। यदि समय पर ट्रीटमेन्ट नहीं हो तो हार्ट फेल होने से पशु की मौत 12-24 घंटों में हो जाती है।
- यदि हाइपोकेल्शियम के साथ हाइपोमेग्नेशिमिया भी है तो टेटेनस तथा उत्तेजना के लक्षण नजर आते हैं। यदि हाइपो फॉस्फोटिमिया है तो केल्शियम थैरेपी से पशु ठीक हो जाएगा लेकिन खड़ा नहीं हो पाएगा।

Goat

- इस रोग में बकरी अकड़ी हुई चलती है या स्टर्नम पर बैठी रहती है।
- बकरी पेट पर पैर मारती है या तनी हुई अवस्था में रहती हैं।
- रुमन की गति बंद हो जाती है तथा सिर को जमीन पर रखती है।

DIAGNOSIS

- ब्याने के बाद पशु की लकवा जैसी तथा सुस्त हालत के आधार पर।
- इसमें प्रमुख लक्षण – Dullness, depression, coma, temperature, recumbancy, inability to stand, retention of urine and faeces.
- एनिमल को I/V केल्शियम थैरेपी देने से मालूम पड़ जाता है।

Differential Diagnosis

- मिल्क फीवर का कई रोगों से भ्रम हो जाता है – Ketosis, Grass tetany, Acute Indigestion, Obturator paralysis, Spinal injury, Fracture of pelvis, Rupture of joint, Septic metritis, Toxaemic condition, Downer cow syndrome.

TREATMENT

- ट्रीटमेन्ट जितना जल्दी हो सके करना चाहिए, क्योंकि देरी होने से यदि एक बार एनिमल जमीन पर लेट जाता है यानी Lateral recumbancy में चला जाता है तो मांसपेशियों का पैरालाइसिस हो जाता है और डाऊनर काऊ सिन्ड्रोम हो जाता है। जब तक ट्रीटमेन्ट मिले एनिमल यदि लेटा हुआ है तो उसे सहारा देकर बैठाना चाहिए ताकि कॉम्पलिकेशन कम हो। पशु के नीचे भूसा, बोरी या पुराने गद्दों का सहारा रखना चाहिए। मिल्क फीवर की शुरुआती अवस्था में I/V केल्शियम देने से जादुई ढ़ंग से जल्दी पशु उठ खड़ा होता है। देरी होने पर दो तीन गुना ज्यादा केल्शियम व अन्य सर्पोटिव थैरेपी देने के बावजूद पशु उठ नहीं पाता है।

(1) Inj. Calcium borogluconate (25%) - 450 ml.
250 ml, I/V and 200 ml S/C.
S/C- 50-50 ml S/C गर्दन के दोनों तरफ चार स्थानों पर लगानी चाहिए। ताकि local reaction नहीं हो।

- कई बार तेज गति से I/V केल्सियम देने या अधिक मात्रा में केल्सियम देने से रिएक्शन हो जाता है। हार्ट रेट बढ़ जाती है। ऐसे में 10% मेग्नेशियम सल्फेट I/V या S/C देना चाहिए। केल्सियम का एंटीडोट मेग्नेशियम ही है। कभी–कभी fast I/V केल्सियम देने से पशु की मौत भी हो जाती है इसलिए यदि पशु I/V देने में सहयोग कर रहा है तो I/V केल्सियम धीरे–धीरे देना चाहिए। केल्सियम हृदय की मांसपेशियों की गति को तेज करता है।
- बिल्कुल ठंडी बोतल से केल्सियम को I/V नहीं देना चाहिए। इसको पहले बॉडी टेम्प्रेचर के बराबर करने के लिए थोड़ी देर हल्के गुनगुने पानी में रखना चाहिए।
- जब हाइपोकेल्शिमिया के साथ हाइपोमेग्नेसिमिया भी हो तो अकेले केल्सियम बोरोग्लुकोनेट की बजाय Ca-Mg borogluconate देना चाहिए इसके लिए माइफेक्स देवें।
- यदि किटोसिस भी है तो 25% डेक्स्ट्रोज 500-1000 ml. I/V. दें।

मिल्क फीवर के रोगी में केल्शियम देने से एकाएक क्या बदलाव आते हैं ?

- पशु को डकारें (belching) आती हैं।
- फ्लेंक की मांसपेशियां गति करने लगती हैं।
- हार्ट साउंड बढ़ जाती है, जुगुलर वेन भी उभर जाती है।
- सूखे मजल पर पसीना आता है तथा हल्की लार गिरती है।
- रुमन के मुवमेन्ट बढ़ने से पशु जुगाली करने लगता है।
- चिकनी म्युकस में लिपटी हुई मिंगने के रुप में गोबर आता है।
- आखिर में पशु सामान्य रुप से खड़ा हो कर जुगाली करने लगता है।

Supportive Therapy

- कई बार गंभीर स्थिति के कारण पशु मृत प्रायः सा हो जाता है ऐसे में केल्सियम के अलावा अन्य सपोर्टिव थैरेपी भी देनी चाहिए।
- सोडियम एसिड फॉस्फेट– 25 gm, नॉर्मल सेलाइन या डेक्स्ट्रोज के साथ I/V दें। यह ब्लड pH को कम करता है तथा शरीर में केल्सियम के एब्जोर्वशन को बढ़ाता है।
- Inj. Mag. Sulphate (10-20%) Solu. 200-300 ml., S/C.
- रुमन के मुवमेन्ट नहीं होने तथा पेरेलिसिस के कारण पशु गोबर भी नहीं करता है। ऐसे में हाथ द्वारा हल्के ढंग से गोबर निकालना चाहिए।
- यदि पशु अधिक देर बैठा या लेटा रहता है तो टिम्पेनी हो जाती है। इसलिए Inj. Antihistamine 10-15 ml. I/M देवें।

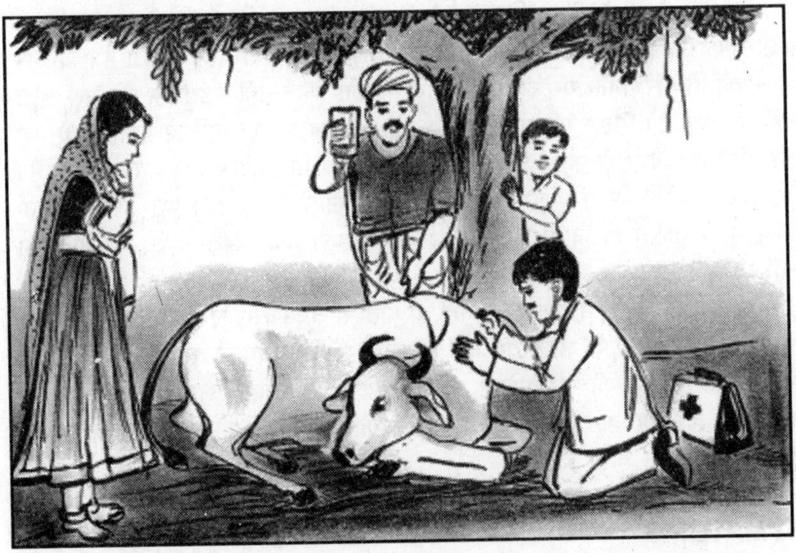

यदि इस ट्रीटमेन्ट से भी कोई फर्क नहीं पड़े तो ?

ऊपर की सारी कोशिशें असफल होने पर विशेषज्ञों ने inflation of udder यानी थनों में हवा भरने की सलाह दी है। थन में साइकिल का वाल्व डालकर पम्प से हवा भर कर गादी को एक जैसी उभरी हुई अवस्था में लाया जाता है। पम्प व वाल्व स्टरलाइज कर हवा डालनी चाहिए। गादी में हवा डालने से बाद में दूध निकलना बंद हो जाता है दूध बंद होने से दूध के साथ निकलने वाला केल्सियम शरीर के अंदर ही रहता है और केल्सियम की और अधिक कमी नहीं होती है इससे ब्लड प्लाज्मा केल्सियम लेवल भी बढ़ता है। यदि आवश्यक होतो 6-8 घंटे बाद फिर से थनों में हवा भरी जा सकती है।

डाउनर काऊ सिन्ड्रोम — DOWNER COW SYNDROME

यह भी एक मेटाबोलिक डिजीज है जिसमें एनिमल ब्याने के 2-3 दिन बाद जमीन पर बैठा ही रहता है (post-parturent recumbancy) यह अधिक दूध देने वाली गायों में अधिक होता है इनमें भी हॉलस्टीन गायें सबसे अधिक चपेट में आती है। विचित्र बात यह है कि इसमें एनिमल यूं तो सक्रिय व सचेत रहता है लेकिन सिर्फ खड़ा नहीं हो पाता है। इसे एक "विशेष प्रकार का मिल्क फीवर" कहा जा सकता है।

ETIOLOGY

यह रोग किन खास कारणों से होता है यह स्पष्ट पता नहीं चल पाया है, लेकिन यह रोग मिल्क–फीवर से ही संबंधित है। ऐसा माना जाता है कि ब्याने के बाद शरीर में प्रोटीन, फॉस्फोरस, पोटेशियम की कमी के कारण भी यह रोग हो सकता है। डाउनर काऊ को दो बार केल्सियम लगाने के बाद भी कोई फर्क नहीं पड़ता है और पशु खड़ा नहीं हो पाता है। मिल्क फीवर से ग्रसित पशु का जब इलाज नहीं हो पाता है तो पशु कई घंटों तक बैठा ही रहता है। इससे तंत्रिकाओं व मांसपेशिओं पर दबाव पड़ता है। पेरेनियल व टिबियल नर्व बुरी तरह से डेमेज हो जाती है। ऐसे में पशु डाउनर काऊ सिन्ड्रोम से ग्रसित हो जाता है और बार–बार सहारा देकर खड़ा करने पर भी खड़ा नहीं हो पाता है।

जब ऐसी स्थिति में पशु खड़ा नहीं हो पाता है तो अक्सर ऐसे मामलों में दो तीन दिन तक भारी मात्रा में केल्सियम देने से शरीर में केल्सियम लेवल काफी अधिक हो जाता है और हृदय की मांसपेशियां अधिक सक्रिय होकर भारी सूजन (myocarditis) आ जाती है। यह हार्ट की मांसपेशियों पर केल्सियम की ओवरडोज के टॉक्सिक इफेक्ट के कारण होता है।

SYMPTOMS

- मिल्क फीवर के इलाज के बावजूद पशु खड़ा नहीं हो पाता है। यद्यपि पशु सक्रिय व सचेत होता है तथा मदद करने पर खड़े होने की बार–बार कोशिश भी करता है, सहारे से खड़ा करने पर खड़ा तो हो जाता है, लेकिन सहारा हटते ही गिर जाता है।
- भूख कम लगती हे, पानी भी कम पीता है।
- रेस्पिरेशन, जुगाली, गोबर व मूत्र करना सामान्य होता है।
- टेम्प्रेचर – नॉर्मल होता है लेकिन कभी–कभी रोग की आखरी अवस्था में सब्नॉर्मल हो जाता है।
- पिछले पैर तो मुड़े हुए ही रहते हैं लेकिन अगले पैरों की मदद से पशु बैठा–बैठा ही इधर–उधर खिसकता रहता है।

- सामान्य तौर से यह रोग 1-2 सप्ताह तक चलता है लेकिन यह अवधि अलग–अलग होती है। यह इस बात पर निर्भर करता है कि नर्व और मसल्स का कितना नुकसान हुआ है, पशु के रखरखाव में कितना ध्यान दिया गया है। यदि इस दौरान कोई अन्य इन्फेक्शन हो जाय तो पशु की हालत गंभीर हो जाती है।
- जो पशु एलर्ट नहीं है, बिल्कुल नहीं खाता है तो वह कॉमा (coma) में चला जाता है और निढाल हो जाता है।
- यदि डाउनर काऊ सिन्ड्रोम में कोई पशु सात दिन से अधिक जमीन पर पड़ा ही रहे (recumbancy) तो वह बच नहीं पाता है। लगातार कई दिनों तक बैठे या लेटे रहने से फेफड़े, किडनी, हार्ट की क्रियाएं बुरी तरह प्रभावित होती हैं। आखिर में सेप्टिसीमिया या मायोकार्डाइटिस से पशु की मौत हो जाती है।
- मौटे तौर पर यह कहा जा सकता है कि जो पशु मिल्क फीवर का इलाज देने के बाद भी 24 घंटों तक बैठा ही रहता है तो यह डाउनर काऊ सिन्ड्रोम समझा जाना चाहिए। ऐसे में इसे हाइपोकेल्शिमिया, हाइपोमेग्नीसिमिया, स्पाइनल कोर्ड की चोट आदि नहीं समझना चाहिए।

CLINICAL PATHOLOGY

1. Normal blood Ca, Mg, Na या बहुत हल्का कम।
2. ↓Blood glucose, Potassium and phusphorus.
3. ↑Serum myoglobin level.
4. Moderate ketoneuria and Albuminuria.

DIAGNOSIS

सही डायग्नोसिस के लिए पहले यह जानकारी करें –

1. गाय सामान्य ब्याई थी या ताकत से बछड़े को बाहर निकाला गया ?
2. क्या ब्याने के बाद पशु खड़ा हो गया था ?
3. कितने समय से पशु बैठा या लेटा हुआ ही है ?
4. क्या इस अवस्था में उसके शरीर के नीचे कठोर जमीन थी या मिट्टी, रेत, बोरी, गद्दे, भूसा आदि के नरम बिछौने की व्यवस्था की गई थी ?

4\. क्या पशु का मिल्क फीवर के लिए इलाज हुआ या नहीं ?

पशु का अधिक दिनों तक बैठे रहने के कारणों में निम्न की भी जांच करें –

1. **Muscular injury, Nerve injury** – इसके लिए बैठे हुए पशु के पैरों की स्थिति तथा इधर–उधर हिलने की स्थिति देखें। इसमें Inj. Vit. B_1 देकर रेस्पोन्स देखा जा सकता है।
2. **Fracture of Pelvic bone, Limbs bone** – इसके लिए बैठे हुए पशु के कमर के पास पेल्विक बोन को दबा कर जाँच करें, पैरों को खिंच कर, हिला कर अन्य हड्डी में फ्रेक्चर की जांच करें।
3. **Dislocation of hip joint** – इसमें पशु अपने पिछले पैरों को आगे कर डॉग की तरह (dog sitting position) बैठता है। ऊपर पेल्विक बोन और फिमर के जोड़ पर डिस्लोकेशन होने से गड्ढे नजर आते हैं।

4. **Milk Fever** – एनिमल मुंह फ्लेंक की ओर किए बैठा रहता है। प्रायः ब्याने के बाद 72 घंटों में होता है। टेम्प्रेचर सब्नॉर्मल होता है। इसमें केल्सियम देने से अच्छा असर नजर आ जाता है।
5. **Septic Mastitis** – इसमें भी पशु बैठा ही रहता है लेकिन साथ ही अडर में सूजन भी नजर आती है तथा दूध में भी बदलाव आ जाता है।

TREATMENT

1. **Management** – जब भी किसी रोग में पशु लगातार बैठा रहता है उसमें मेडिकल ट्रीटमेन्ट के साथ पशु का रख रखाव (management) भी महत्वपूर्ण है।

- पशु को मदद के द्वारा अगले पैरों पर खड़े करना चाहिए। फिर खड़ा रखने के लिए ऐसा sling काम में लें जिसके शरीर पर घाव नहीं हों।
- काफी कोशिशों के बावजूद भी खड़ा नहीं हो पाता है तो पशु के नीचे भूसा, रबर ट्युब, पुराने गद्दे आदि का मोटा गद्देदार बिछौना बनाएं, ताकि शरीर पर घाव नहीं हो और मसल्स व नर्वज का अधिक नुकसान नहीं हो।
- लेटे या बैठे हुए पशु को हर तीन घंटे बाद पलटना चाहिए।
- विदेशों में ऐसे रोगी पशु को एक टेंक के पानी में तैरती अवस्था में रखा जाता है। जिससे मांसपेशियों का नुकसान नहीं होता है, हार्ट व फेफड़ों पर जोर नहीं पड़ता है।

2. **थैरेपी** – इसके लिए कोई विशेष ट्रीटमेन्ट नहीं है इसलिए symptomatic treatment ही दिया जाता है।

- Inj. Calcium borogluconate - 250 ml I/V very slow, 200 ml S/C.
- **एग एल्बुमिन** – अंडों को फोड़कर पीला भाग निकाल लें, बचा हुआ शेष भाग एल्बुमिन कहलाता है। चालीस अंडों का एग एल्बुमिन एक ही बार में एनिमल को खिलाएं।
- Inj. cortisone I/V या I/M.
- मेग्नेसियम व फास्फोरस साल्ट पाउडर NSS में मिलाकर I/V दें।
- यदि nerve injury है तो विटामिन बी–1 थैरेपी दें।

PROGNOSIS

यह एक जटिल कार्य होता है इसलिए सारी परिस्थितियों पर विचार कर ही प्रोग्नोसिस के बारे में कहा जाता है।

- यदि बैठे हुए पशु के पिछले पैर सामान्य स्थिति में रखे होते हैं। पशु खड़े होने की कोशिश भी करता है यदि पशु मेस्टाइटिस या मेट्राइटिस के कारण ही बैठा हुआ है तो पशु के बचने की उम्मीद होती है।
- यदि पशु को कोई गंभीर नर्व की चोट या हिप जॉइंट डिस्लॉकेशन है, पिछले दोनों पैर फैले हुए चौड़े रखता है या कुत्ते की तरह बैठता है, पशु अपनी इच्छा से पैर हिला नहीं पाता है तथा अगले पैरों पर भी वजन नहीं झेल पाता है। ऐसे पशु के ठीक होने की उम्मीद नहीं होती है।

किटोसिस (KETOSIS)

Synonym - Acetonaemia

यह एक मेटाबॉलिक डिजीज है जो पशु के ब्याने के बाद कुछ दिनों से लेकर कुछ सप्ताह में होती है। इसमें हाइपोग्लाइसीमिया, किटोनिमिया, किटोनुरिया के साथ शरीर का वजन कम हो जाता है, दूध उत्पादन भी कम हो जाता है। वास्तव में यह स्थिति शरीर में कार्बोहाइड्रेट व वोलोटाइल फेट्टी एसिड्स के मेटाबोलिज्म में गड़बड़ी से पैदा होती है। वसा व कार्बोहाइड्रेट के पाचन व वितरण में गड़बड़ी से ही यह रोग होता है।

ETIOLOGY

- प्रायः यह रोग ब्याने के बाद गाय, भैंस व भेड़ में होता है जिनकी दुग्ध उत्पादन क्षमता अधिक होती है, आहार भी अधिक मिलता है और सारा दिन पशु घर में बंधे रहते हैं यानी एक्सरसाइज नहीं मिलती है या चरने बाहर नहीं जाते हैं।
- किटोसिस की संभावना तीसरे व उसके बाद के ब्यात में अधिक होती है कभी–कभी प्रेगनेन्सी के दौरान आखरी महीनों में भी हो सकता है।
- देसी नस्लों की गायों में किटोसिस नहीं के बराबर होता है, जबकि संकर नस्ल के पशुओं में अधिक होता है।

यह रोग शरीर में कार्बोहाइड्रेट के मेटाबोलिज्म में गड़बड़ी से कार्बोहाइड्रेट की कमी के कारण होती है (hypoglycaemia)

- प्रायः गर्मी में पशु को कम मात्रा व कम गुणवत्ता वाला चारा मिलता है। ऐसे में शरीर की आवश्यक क्रियाओं के संचालन हेतु वसा का प्रयोग अधिक होता है जिससे किटोसिस हो जाता है।
- बरसात, सर्दी में पशु को अधिक मात्रा व अधिक गुणवत्ता वाला चारा–दाना खाने को मिलता है। इससे मिल्क प्रोडक्शन बढ़ने से पशु पर **stress** बढ़ता है और किटोसिस हो जाता है।
- यदि पशु ब्याने के बाद मेट्राइटिस, मेस्टाइटिस या अन्य कारणों से कम खाता है। भले ही उत्तम क्वालिटी का अधिक चारा–दाना भी रखा जाय और खाता नहीं है तो किटोसिस हो जाता है।
- कभी–कभी किटोसिस और मिल्क फीवर साथ–साथ हो जाते हैं।

SYMPTOMS

लक्षणों के आधार पर किटोसिस दो तरह के होते हैं –

(1) Digestive or washing type ketosis – अधिकतर पशुओं में यही पाया जाता है। digestive upset, ↓ milk yield and depression.

- पशु घास व भूसा तो खाता है लेकिन दाना–बंटा नहीं खाता है लेकिन कुछ दिन बाद तो किसी भी प्रकार का आहार व पानी नहीं लेता है। इसी के साथ पाइका के कारण पशु अखाद्य चीजें खाने की चाह रखता है।

- पशु का वजन एकाएक कम हो जाता है। चमड़ी के नीचे की चर्बी काफी कम हो जाने से पशु काफी कमजोर दिखाई देता है।
- दूध में भी एकाएक भारी कमी हो जाती है। सुस्त, चल–फिर भी नहीं पाता है।
- सूखा व कठोर मिंगने के रुप में म्युकस से ढका हुआ गोबर आता है।
- नॉर्मल टेम्प्रेचर, पल्स, रेस्पिरेशन।
- मीठा सिरका जैसी किटोन की विशेष गंध श्वांस, दूध, मूत्र से आती है।
- आंखे सिकुड़ जाती हैं। सिर थोड़ा नीचे रखकर एक ही तरफ रहता है।
- पीछे योनि मार्ग (vulvar) से डिस्चार्ज होता है।
- एक महीने में स्वतः ही पशु ठीक तो हो जाता है लेकिन पहले की तरह दूध की अधिक मात्रा वापस नहीं लौट पाती है। इस रोग में पशु मरता नहीं है।

(2) Nervous type ketosis

- पैरों को क्रॉस करते हुए गोलाकार घूमता है जो इसका विशेष लक्षण है।
- एनिमल सिर दीवार पर दबाता है या नीचे लटका रहता है।
- एनिमल बिना उद्देश्य इधर–उधर चलता है। मानों अंधा हो गया हो।
- एनिमल बार–बार त्वचा व अन्य अखाद्य चीजों को चाटता है।
- अधिक लार के साथ एनिमल मुंह से चबाने जैसे गति करता है।
- एनिमल में टेटेनस के दौरे के लक्षण नजर आते हैं जिससे एनिमल को शारीरिक चोट भी लग सकती है।
- ये नर्वस लक्षण एक घंटे तक रहते हैं तथा 8-10 घंटे बाद फिर प्रकट होते हैं।

CLINICAL PATHOLOGY

- Hypoglycaemia, Ketonaemia, Ketonuria.
- Blood sugar level 20-40 mg % (normal 50-80 mg %)
- Blood ketone level 100 mg % (normal upto 10 % mg %)
- Ketone bodies in milk 40 mg % (normally absent)
- Ketone bodies in urine 500-1000 mg % (normally absent or little)
  Milk or urine exam- Rothera's test - Pink colour.

PATHOGENESIS

(1) Hypoglycaemia - No glucose to nervous tissues.
(2) Acetoacetic acid break down into Isopropyl alcohol → Nervous symptoms
(3) Glycogen in liver → No energy from carbohydrates.
(4) Energy from fat → Cachexia.

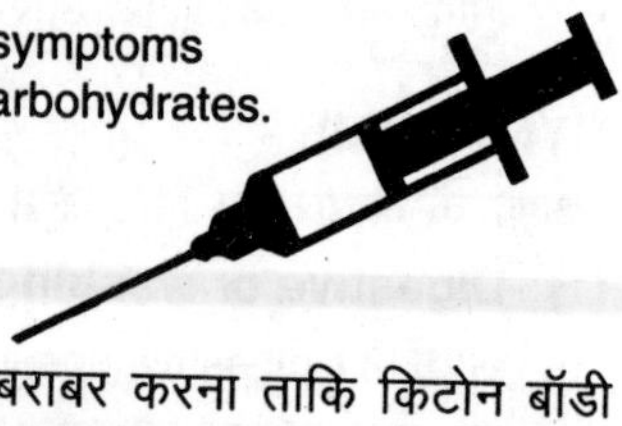

TREATMENT

(1) Replacement Therapy

ट्रीटमेन्ट का मुख्य उद्देश्य ब्लड में ग्लुकोज लेवल बराबर करना ताकि किटोन बॉडी का सामान्य उपयोग हो सके और दूध, मूत्र में नहीं निकले।

(1) Inj. Dextrose 25% or 50%- 500-1000 ml I/V इसके बाद ब्लड ग्लुकोज लेवल सामान्य बना रहे, इसके लिए पशु को कुछ दिनों तक गुड़ खिलाते रहें।

(2) किटोसिस में Betamethasone या Dexamethasone काफी असरदार होते हैं। 80 mg, I/V, I/M. – यदि एक दिन से पूरा फर्क नहीं पड़े तो दूसरे दिन भी लगाएं।

(3) Sodium proprionate - 100-200 gm प्रतिदिन तीन दिन तक दें।

(4) Coenzyme A - Cysteamine 750 mg I/V तीन दिन के अंतराल के बाद कुल तीन इंजेक्शन लगाएं।

(5) Vit. B कॉम्पलेक्स

(6) Inj. Liver extract - 5-10 ml I/M एक दिन छोड़कर कुल तीन बार।

किटोसिस नहीं हो इसके लिए क्या सावधानियां रखें –

- प्रिगनेन्सी के दौरान अधिक वसा वाला आहार खिलाकर पशु को मोटा fatty नहीं बनने देना चाहिए।
- प्रेगनेन्ट गाय–भैंस को भूखा नहीं रखना चाहिए।
- प्रेगनेन्ट गाय, भैंस के लिए आहार में मिनरल मिक्सचर देवें।
- प्रेगनेन्सी के दौरान मक्का व गुड़ जैसे आहार भी देवें क्योंकि ये आसानी से पचते हैं और ब्लड ग्लुकोज लेवल सामान्य बना रहता है।

POST PARTURIENT HAEMOGLOBINURIA

Synonyms - Hypophosphataemia, Red water, Haemoglobinuria.

स्वस्थ व अधिक दूध देने वाली गायों व भैंसों में हीमोग्लोबिनुरिया एक प्रमुख रोग है। यह एक मेटाबोलिक रोग है जिसमें ब्लड का हीमोग्लोबिन अधिक टूट जाने व नष्ट होने से वह किडनी के रास्ते से मूत्र में आ जाता है। हीमोग्लोबिन के काफी नुकसान से एनीमिया हो जाता है। प्रायः यह दूधारु गायों व भैंसों के ब्याने के बाद 2-4 सप्ताह के दौरान होता है। भारत में यह रोग भैंसों में अधिक पाया जाता है जिसे आम भाषा में "लहू मूतना" कहते हैं। इस रोग में ब्याने के बाद एकाएक ब्लड हीमोग्लोबिन की काफी कमी हो जाने से समय पर उचित इलाज नहीं मिलने के कारण अधिकतर भैंसों की मौत हो जाती है।

ETIOLOGY

ब्याने के बाद हीमोग्लोबिनुरिया शरीर में फॉस्फोरस तत्व की कमी के कारण होता है तथा फास्फोरस की कमी निम्न कारणों से होती है –

- बंद गोभी, शलजम, एल्फा–एल्फा जैसे आहार को अधिक खिलाने से। लेकिन पशु के आहार में ऐसा भाग विदेशों में ही अधिक दिया जाता है। इसलिए प्रायः भारतीय परिस्थितियों में हीमोग्लोबिनुरिया का कारण यह कम होता है।
- जिस क्षेत्र की मिट्टी में फॉस्फोरस की कमी होती है वहां के चारे में भी इसकी कमी होती है और अंततः पशु के शरीर में भी कमी होती है। भारत में पशुओं में हीमोग्लोबिनुरिया का यही प्रमुख कारण है। इसके अलावा बार–बार अकाल पड़ने से भी चारे में फॉस्फोरस की कमी हो जाती है।

- ब्याने के बाद कोलोस्ट्रम व दूध के साथ काफी मात्रा में फॉस्फोरस बाहर निकल जाता है जिससे शरीर में फॉस्फोरस की कमी हो जाती है।

हीमोग्लोबिनुरिया कैसे होता है ?

- ब्लड में RBC के साथ हीमोग्लोबिन होता है तथा RBC की ऊपरी झिल्ली फोस्फोलिपिड की बनी होती है। ब्लड में फॉस्फोरस की कमी से RBC टूटने लगती है और इनमें मौजूद हीमोग्लोबिन स्वतंत्र होकर ब्लड सरकुलेशन के जरिए किडनी के रास्ते मूत्र के साथ बाहर निकलता है।
- बंद गोभी, शलजम जैसी खाद्य वस्तुओं से विशेष प्रकार के टॉक्सिन निकलते हैं जो RBC को नष्ट करता है और हीमोग्लोबिन स्वतंत्र हो बाहर निकलता है।
- नाइट्रेट पोइजनिंग में भी RBC टूटने से हीमोग्लोबिनुरिया होता है।
- कुछ वैज्ञानिकों का मानना है कि फॉस्फोरस के अलावा कॉपर की कमी से भी RBC टूटती है तथा हीमोग्लोबिनुरिया होता है लेकिन यह पूरी तरह मान्य नहीं है क्योंकि कई बार हीमोग्लोबिनुरिया रोगी के ब्लड में कॉपर सामान्य पाया जाता है।

SYMPTOMS

- ब्याने के बाद 2-4 माह के दौरान एकाएक मूत्र लाल रंग का आता है।
- कम भूख लगना, काफी सुस्त, निढ़ाल सा होना, कमजोरी, जुगाली बंद।
- हीमोग्लोबिनुरिया – मूत्र में हीमोग्लोबिन आने से मूत्र का रंग हल्का भूरा या लाल हो जाता है।
  हल्का भूरा मूत्र – हल्का (mild) हीमोग्लोबिनुरिया
  गहरा लाल या कॉफी रंग का मूत्र – गंभीर (severe) हीमोग्लोबिनुरिया।
- एकाएक दूध में भारी गिरावट। हालांकि कुछ पशु मूत्र लाल आने के बाद एक दिन तक सामान्य रुप से खाते भी हैं और दूध भी देते हैं। दूध हल्का पीला या लाल।
- टेम्प्रेचर – यह लगभग सामान्य रहता है लेकिन कम या बढ़ भी सकता है।
- डिहाइड्रेशन – शरीर में एकाएक पानी की भारी कमी हो जाती है।
- म्युकस मेम्ब्रेन – हीमोग्लोबिन के अधिक नुकसान से एनीमिया से म्युकस मेम्ब्रेन हल्की पीली या मटमेली सफेद हो जाती है। बाद में जॉन्डिस हो जाता है।
- सांस की गति – एनीमिया के कारण – हीमोग्लोबिन की कमी से शरीर को बराबर ऑक्सीजन नहीं मिल पाती है इसलिए सांस तेज हो जाती है।
- हार्ट रेट भी काफी तेज हो जाती है तथा तेज आवाज सुनाई देती है।
- डिहाइड्रेशन व कब्जी के कारण गोबर कम व मींगने के रुप में आता है।
- शरीर के आखरी भाग जैसे कान, पूंछ, पैर, थन ठंडे पड़ जाते हैं। कभी–कभी इनका गेन्ग्रीन हो जाने से इन अंगों का आखरी भाग उखड़ जाता है।
- पूंछ आधार से ऊपर उठी हुई रहती है।
- पशु की Anoxic anoxia के कारण 3-5 दिन में मौत हो जाती है। कुछ की इससे पहले ही मौत हो सकती है। हल्के हीमोग्लोबिनुरिया में जो इससे बच जाते हैं उनमें किटोसिस व पाइका हो जाता है तथा 2-3 सप्ताह में वापस सामान्य हो जाते हैं।

- ब्लड में नॉर्मल फास्फोरस लेवल 4-6 mg/100 ml. होता है जबक गंभीर हीमोग्लोबिनुरिया में यह घटकर 0.5-1.5 mg/100 ml. हो जाता है।

DIAGNOSIS

- हिस्ट्री – प्रेगनेन्सी के दौरान या ब्याने के बाद हीमोग्लोबिनुरिया होता है।
- Clinical signs – हीमोग्लोबिनुरिया, एनीमिया, जॉन्डिस, डिहाइड्रेशन।
- ब्लड में फॉस्फोरस लेवल मालूम कर, फॉस्फोरस थैरेपी का रेस्पोन्स देखने से।
- Differential diagnosis – हीमोग्लोबिनुरिया को लेप्टोस्टपाइरोसिस, बबेसियोसिस, एनाप्लाज्मोसिस तथा बेसिलरी हीमोग्लोबिनुरिया से तुलना कर सही डायग्नोसिस करना चाहिए।
- फील्ड कंडीशन में दूधारु पशुओं में लाल रंग का मूत्र देखते ही डायग्नोसिस में अक्सर गलती होती है। यानी बबेसियोसिस, ब्याने के बाद हीमोग्लोबिनुरिया, एनाप्लाज्मोसिस आदि में अक्सर भ्रम हो जाता है और सही डायग्नोसिस नहीं होने तथा सही ट्रीटमेन्ट नहीं मिलने से पशु की मौत हो जाती है।

  हीमोग्लोबिनुरिया (red urine) कई रोगों में होता है इसलिए खास लक्षणों के आधार पर डायग्नोसिस करें –

- **बबेसियोसिस (Babesiosis)** – पशु के शरीर पर चींचड़े (टिक्स) मौजूद होना, एकाएक तेज बुखार, पीलिया, गर्भपात, हीमोग्लोबिनुरिया। ब्लड में बबेसिया पेरासाइट की मौजूदगी, रोग का कोर्स 2-3 सप्ताह। बेरेनिल से पशु ठीक हो जाता है क्योंकि यह ब्लड प्रोटोजोआ पैरासाइट के कारण होता है।
- **ब्याने के बाद हीमोग्लोबिनुरिया (Post parturient haemoglobinuria)** – प्रायः पशु के ब्याने के 2-4 सप्ताह में रोग होता है। बुखार नहीं, दूध में भारी कमी, गंभीर डिहाइड्रेशन एनीमिया। फॉस्फोरस थैरेपी से पशु ठीक हो जाता है क्योंकि यह फॉस्फोरस की कमी के कारण होता है।
- **बेसिलरी हीमोग्लोबिनुरिया (Bacillary haemoglobinuria)** – एकाएक तेज बुखार, पेट दर्द, दूध का रंग नॉर्मल, गंभीर हीमोग्लोबिनुरिया, 2-4 दिन में अधिकतर पशुओं की मौत। ब्लड की जाँच में क्लोस्ट्रिडियम हेमोलिटिकम बैक्टीरिया मौजूद रहते हैं क्योंकि यह एक बैक्टीरियल रोग है।
- **एनाप्लाज्मोसिस (Anaplasmosis)** – यह एक रिकेटसिया परजीवी रोग है जो एनाप्लाज्मा मर्जिनेल के कारण होता है ये RBC पर हमला करते हैं। यह गर्मी के दिनों में प्रायः व्यस्क पशुओं में अधिक होता है। एनीमिया, पीलिया तो होता है लेकिन हीमोग्लोबिनुरिया नहीं होता है। ब्लड की जांच में एनाप्लाज्मा दिखाई देते हैं।
- **थैलेरिओसिस (Theileriosis)** – लक्षण एनाप्लाज्मोसिस जैसे ही होते हैं। एनीमिया होता है। लेकिन हीमोग्लोबिनुरिया नहीं होता है। फीमर व स्केपुला के पास लिम्फ ग्लेण्ड में भारी सूजन। प्रायः कम उम्र के पशुओं में रोग अधिक।

- **लेप्टोस्पाइरोसिस (Leptospirosis)** – सभी उम्र के पशु रोगग्रस्त हो सकते हैं, एकाएक तेज फीवर, एनीमिया, हीमोग्लोबिनुरिया, कम मात्रा में व लाल रंग का दूध आना, गर्भपात, ब्लड व मूत्र में लेप्टोस्पाइरा बैक्टीरिया, पशु की 1-2 दिन में ही मौत।

TREATMENT

- जल्दी ही सही डायग्नोसिस करके जल्दी ही ट्रीटमेन्ट देवें अन्यथा देरी होने पर हीमोग्लोबिन की काफी कमी तथा एनीमिया से पशु को मौत से बचाना मुश्किल हो जाता है। मात्र 12 घंटे की देरी से ही गंभीर अवस्था हो जाती है।
- Blood transfusion – यदि संभव हो सके तो एक औसत 450 किग्रा वजन की गाय–भैंस को लगभग 5 लिटर तक ब्लड ट्रांसफ्युजन करें।
- फॉस्फोरस थैरेपी – सोडियम एसिड फॉस्फेट (sod. acid-phosphate) प्रायः ब्याने के बाद होने वाला हीमोग्लोबिनुरिया फॉस्फोरस की कमी के कारण ही होता है इसलिए इसमें "फॉस्फोरस थैरेपी" से अच्छा रेस्पोन्स मिलता है।
- Dose – पहले दिन 80 ग्राम सोडियम फॉस्फेट इंजेक्शन या पाउडर को 400 ml D. water या NSS में घोलकर slow I/V दें तथा इतनी ही मात्रा S/C देवें।
- हर 12 घंटे बाद इतनी ही मात्रा में सोडियम एसिड फॉस्फेट S/C देवें।
- यदि संभव हो तो तीन दिन तक मुंह से भी सोडियम एसिड फॉस्फेट खिलाएं।
- केल्सियम और फॉस्फोरस की पूर्ति के लिए आहार में बोन मील 120 gm दिन में दो बार या अन्य स्रोत पांच दिन तक देवें।
- Inj. Tonophosphan फॉस्फोरस की कमी दूर करने के लिए दे सकते हैं। Dose - 10-15 ml I/M प्रतिदिन 2-5 दिन तक।
- Antifibrinolytic drugs - EACA and PAMBA (Para-amino methyl benzoic acid).
- Haematinics – कॉपर, कोबाल्ट व आयरनयुक्त इंजेक्शन जो वापस हीमोग्लोबिन की पूर्ति कर सकें। (Inj. Imferon)
- Inj. B. Complex + Liver extract – इंजेक्शन या पाउडर रुप में।
- किटोसिस – ब्याने के बाद हीमोग्लोबिनुरिया के साथ अक्सर किटोसिस भी हो जाता है इसलिए इसके लिए उचित इलाज करें।

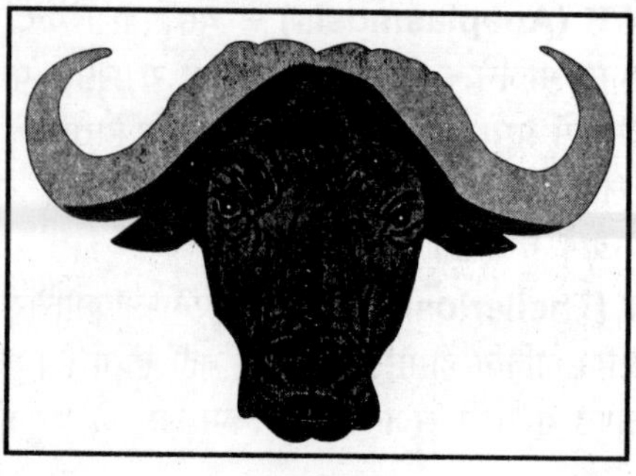

HYPOMAGNESIUM TETANY

Synonyms - Magnesium deficiency, Grass tetany, Lactation tetany, Hypomagnesaemic tetany, white pasture poisoning..

मेग्नेसियम टेटेनी या कमी एक मेटाबोलिक रोग है, जिसमें ब्लड के मेग्नेसियम लेवल में काफी कमी आ जाती है और इससे पशु अधिक संवेदनशील (hyperaesthetic) हो जाता है, चलने में लड़खड़ाहट, टेटेनस के लक्षण तथा लेटे अवस्था में पशु पैर पटकता (convulsion) है। यह रोग गाय, भैंस, घोड़ी, भेड़ व बकरी में पाया जाता है।

ETIOLOGY

इस आधार पर इस रोग को निम्न प्रकार बांटा जा सकता हे –

- **Grass tetany** – यह उन पशुओं में होती है जिन्हें बहुत अधिक हरी घास या नई उगी हुई हरी घास खाने को दी जाती है क्योंकि ऐसी घास में मेग्नेसियम की कमी होती है।
- **Lactation tetany** – यह प्रायः घोड़ियों में होता है, लेकिन गायों में भी हो सकती है। यह उन मादा पशुओं में होती है जिन्हें अधिक हरी घास मिलती है तथा ब्याने के बाद काफी मात्रा में दूध देती है इससे मेग्नेसियम की कमी हो जाती है।
- **Winter tetany** – सर्दी के दिनों में चरागाह अच्छी तरह विकसित नहीं होने से उनमें मेग्नेसियम की कमी रहती है। यही कारण है कि सर्दी के दिनों में मेग्नेसियम की कमी से रोग अधिक होता है।
- पहले ब्यात की अपेक्षा अधिक ब्यात की अवस्था में रोग अधिक होता है।
- जिस फसल को नाइट्रोजनयुक्त व पोटाश खाद अधिक दिया जाता है उस फसल के चारे को खाने से पशुओं में मेग्नेसियम की कमी हो जाती है।
- **Milk tetany** – यह उन बछड़ों में होती है जो सिर्फ अपनी मां का दूध ही पीता है क्योंकि दूध में मेग्नेसियम की मात्रा कम होती है।
- ब्याने के बाद मेग्नेसियम दूध के जरिए शरीर से बाहर निकलता है इसी कारण प्रायः दूधारु पशुओं में ब्याने के बाद हाइपोमेग्नेसिमिया होता है।

PATHOGENESIS

शरीर के ब्लड में Ca-Mg का अनुपात सामान्य होना जरुरी है और इसमें असंतुलन आते ही केल्सियम या मेग्नेसियम की कमी का रोग हो जाता है। इनके अनुपात में गड़बड़ी से एक विशेष प्रकार का एन्जाइम (acetylcholine esterase- Ach) बनता है। इसी एनजाइम के कारण पशु के शरीर में ऐंठन व टेटेनस लक्षण प्रकट होते हैं और आसपास के माहौल में जरा सी आहट से सचेत हो जाता है।

सामान्य रुप से ब्लड में मेग्नेसियम लेवल 2.2 - 2.7 mg/dl (3) होता है जबकि गंभीर कमी में यह लेवल 0.3-0.7 mg/dl तक पहुंच जाता है। इसी प्रकार सामान्य रुप से Ca:Mg अनुपात 70:1 होता है तथा यह 90:1 हो जाने पर मेग्नेसियम की गंभीर कमी माना जाता है।

ETIOLOGY

- एनिमल बार–बार पैर, कान व सिर हिलाता है व छूने मात्र से ही बिदक जाता है।
- टेटेनस की तरह कमर धनुष के आकार की हो जाती है।
- एनिमल अपने आसपास के माहौल से अधिक सचेत रहता है तथा चेहरे व आंखों की गतिविधियों से पागलपन के जैसे लक्षण लगते हैं।
- जमीन पर बैठे या लेटे हुए बार–बार पैर चलाता है तथा पेट पर मारता है।
- इसी प्रकार बार–बार सिर भी पटकता है। आसपास शोरगुल होने पर सिर व पैर चलाना व पटकना अधिक होता है।
- एनिमल की इच्छा बगैर मूत्र या गोबर निकलता है।
- आखिर में ऐंठन बंद हो जाते हैं और पल्स 200-250/मिनट तक बढ़ जाती है।
- फिल्ड में जब तक टेटेनस जैसे लक्षण प्रकट नहीं होते हैं तब तक मेग्नेसियम की कमी रोग का पता ही नहीं चल पाता है।
- अधिक उम्र के बछड़े लक्षण प्रकट होने के 20-30 मिनट में ही मर जाते हैं।
- क्रॉनिक टेटेनी – जिन पशुओं में रोग धीरे–धीरे होता है उनमें पशु सुस्त रहता है, चारा–दाना भी कम खाता है।

DIAGNOSIS

चलने में लड़खड़ाना, टेटेनस तथा पागलपन जैसे लक्षणों से इस रोग का कुछ अन्य रोगों के साथ भ्रम हो सकता है।

- **रैबीज** – शरीर की मांसपेशियों में तेज ऐंठन, अंगों में पैरालाइसिस जबकि टेटेनस के लक्षण प्रकट नही होते।
- **टेटेनस** – इसमें रोग का कोर्स अपेक्षाकृत लम्बा होता है, Prolapse of third eyelid. टेटेनस में एनिमल को टिम्पेनी भी होती है।
- **पोलिएन्सेफेलोमलेसिया** – इसमें एनसेफेलाइटिस हो जाने के कारण आंखों के आगे अंधियारा छा जाता है, विशेषकर सिर की मांसपेशियों में अधिक कम्पन, सिर किसी सहारे पर रखना, टेटेनस के बहुत हल्के लक्षण। टेम्प्रेचर – नॉर्मल। विटामिन बी–1 देने से पशु ठीक होता है।

TREATMENT

मेग्नेसियम की कमी में भी ऐसा solution I/V दिया जाना चाहिए जिसमें Ca-Mg दोनों हो। इसके साथ ही मेग्नेसियम इंजेक्शन S/C दिया जाना चाहिए।

Ca-Mg Solu. - 450 ml I/V Slow.
Magnesium Sulphate (10-20% solu.) - 200-300 ml S/C.

CONTROL

जिस क्षेत्र की मिट्टी में मेग्नेसियम की कमी हो वहां पशुओं को आहार के साथ मेग्नेसियम सल्फेट देना चाहिए। यह कम खर्चीला व आसान उपाय है। जबकि थोड़ी सी कमी से रोग होने पर कीमती पशु की मौत हो सकती है या दूध उत्पादन काफी कम हो सकता है। प्रायः रोग के लक्षण सर्दी के दिनों में अधिक प्रकट होते हैं इसलिए इस दौरान खास ध्यान रखना चाहिए।

VITAMIN-A DEFICIENCY

कई क्रियाओं के संचालन के लिए विटामिन–ए बहुत जरुरी है। इसकी कमी होने पर अंधापन, चमड़ी सूख कर सख्त हो जाती है। खुरचन उतरती रहती है, प्रजनन क्षमता में कमी (infertility) तथा नवजात बछड़ों में जन्मजात विकृतियां पैदा हो जाती हैं।

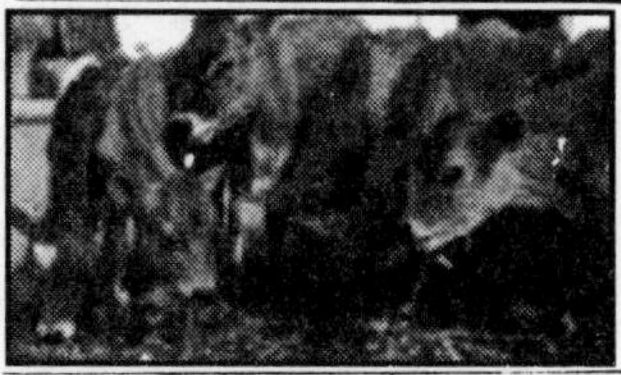

ETIOLOGY

(1) Primary Vit.-A deficiency

- हरे चारे की कमी।

(2) Secondary Vit.-A deficiency

- आंतों या लीवर की किसी लम्बी बीमारी।
- गर्मी के दिनों में पशु को विटामिन–ए की अधिक जरुरत पड़ती है।
- अधिक दानायुक्त आहार व सूखा चारा देने से विटामिन–ए की कमी रहती है।
- जिन पशुओं में थायरॉइड ग्लेण्ड व लिवर सही काम नहीं करते हैं। केरोटिन से विटामिन–ए में परिवर्तन नहीं हो पाता है और कमी हो जाती है।
- कई संक्रामक रोगों के कारण भी इसकी कमी हो जाती है।
- कई दिनों तक तरल पैराफीन देने से विटामिन–ए की कमी हो जाती है।
- शरीर में विटामिन–ई तथा विटामिन–सी की कमी से।

विटामिन-ए क्यों जरुरी है ?

- शरीर की वृद्धि के लिए। इसकी कमी से भूख कम तथा पशु दुबला रहता है।
- आंख की दृष्टि के लिए (vision)
- हड्डियों की वृद्धि के लिए।
- त्वचा को कोमल लेकिन मजबूत बनाने के लिए।
- भ्रूण के विकास के लिए।
- विटामिन–ए की कमी से रेस्पिरेटरी इन्फेक्शन अधिक होता है।
- विटामिन–ए की कमी से युरिनरी केल्क्युलाई बनने की संभावना अधिक रहती है।
- विटामिन–ए की कमी से नर व मादा दोनों की प्रजनन क्षमता कम हो जाती है। र्स्पमेटोजेनेसिस तथा ऊजेनेसिस (oogenesis) प्रभावित होता है।
- विटामिन–ए की कमी से रिटेंशन ऑफ प्लेसेन्टा तथा गर्भपात की संभावना अधिक रहती है।

SYMPTOMS

- रतौंधी (night blindness), कभी–कभी दिन में भी सही दिखाई नहीं देता है (daylight blindness).
- ड्राई रफ बॉडीकोट – चमड़ी रुखी तथा कटी फटी सी हो जाती है तथा जगह–जगह से खुरचन उतरती रहती है।
- एनिमल की ग्रोथ कम होती है तथा कमजोर हो जाता है।

- र्स्पमेटोजेनेसिस प्रभावित होने से सक्रिय शुक्राणुओं की संख्या कम हो जाती है।
- गाय–भैंसों के गर्भाशय में प्लेसेंटा कमजोर हो जाने (placental degeneration) से गर्भपात भी हो सकता है।
- आंखों में सफेद झांई सी आना तथा पानी भर जाने से आंखे बाहर की ओर निकल आती है।
- आंखों से काफी आंसू गिरते रहते हैं।
- नवजात बछड़ों में आई बॉल की पूरी तरह कमी या छोटी रह जाती है। कई बार तीसरी आंख भी बन जाती है। यह गर्भ में विकृति के कारण होता है।
- गर्भ में विकास के दौरान अंगों में विकृतियां पैदा हो जाती है।
- रोग प्रतिरोधक क्षमता (immunity) कम हो जाती है।

Plasma level	Plasma Vit.-A	Plasma Carotene
Normal	10 mg %	150 mg %
Symptoms	5 mg %	9 mg &

TREATMENT

(1) Inj. Vit.-A — 200 IU/lb body weight

(2) Orally - Calf 10-15 lac IU
Cow 2-2.5 lac IU
Horse 2-3 lac IU

for control Vit.-A - 1500 IU daily.

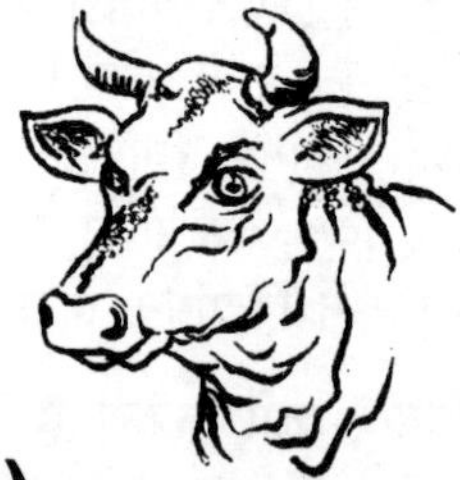

पाइका (PICA)

अन्य नाम – Allotriophagia.

एनिमल द्वारा ऐसी अखाद्य वस्तुओं को खाना जिन्हें आहार नहीं कहा जा सकता है। ऐसी स्थिति को पाइका कहते हैं। पाइका के कई प्रकार होते हैं –

Coprophagia – स्वयं या अन्य पशु का गोबर खाना।

Osteophagia – मृत पशुओं की हड्डियां चाटना या चबाना।

Geophagia – मिट्टी खाना।

Infantophagia – मादा द्वारा ब्याने के बाद स्वयं के नवजात बच्चों को खाना।

Pitophagia – पशु स्वयं या अन्य पशु के बाल या चमड़ी को चाटना।

Licking disease – कागज, कपड़ा, चमड़ा, लकड़ी, पत्थर आदि खाना।

Iron mongering – लोहे व अन्य धातु की चीजों को चाटना या चबाना।

Stable vice – घोड़े द्वारा अस्तबल में अस्तबल की दीवारों को चाटना।

गाय-भैंस – कपड़ा, चमड़ा, गोबर, मल, मिट्टी व कागज खाती है।

घोड़े – धूल, रेत, लकड़ी व menger तथा हड्डी चाटते या चबाते या खाते हैं।

कुत्ते – गोबर, मल, कपड़ा, घास, खिलौने, जूते, कागज आदि खाते हैं।

ETIOLOGY

- प्रायः यह रोग नमक, केल्सियम, फॉस्फोरस, अन्य खनिज तत्व व विटामिन की कमी के कारण होता है।
- इसके अलावा पाइका के ये लक्षण गेस्ट्राइटिस, पेन्क्रियाज के रोग, रैबीज, मसूड़ों के रोग में भी होते हैं।
- पेट में जब भारी संख्या में विभिन्न तरह के पैरासाइट्स हो।
- जब पशुओं को एक साथ संकरी जगह पर रखा जाता है तो मिट्टी खाने की संभावना अधिक रहती है।

TREATMENT

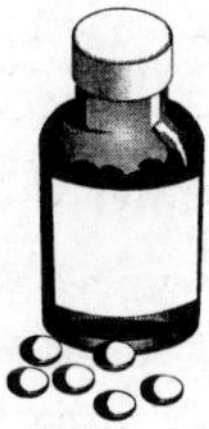

- रोग के प्रमुख कारण का मालूम कर उसे दूर करें।
- पशु के दिये जाने वाले आहार की पौष्टिकता में सुधार लाएं।
- रुमिनेन्ट पशु को आहार में yeast powder देवें।
- Inj. Vit.A या Vit.B complex दें।
- गाय–भैंस को मिनरल मिक्सर 50 gm प्रतिदिन दें।
- इसके लिए मिनरल ईंट को पशु को चाटने के लिए आगे रखें।
- प्रतिदिन पशु को आहार में सादा नमक अवश्य दें।
- समय–समय पर पेट के कीड़ों की दवा जरुर दें।

POLIO ENCEPHALOMALACIA

It may be defined as the degnerative changes of brain.
Degeneration - demyelination, necrosis and oedema.
Polioencephalomalacia - degeneration of gray matter of brain.
Leucoencephalomalacia - degeneration of white matter of brain.

पोलियोएन्सेफेलोमलेसिया नामक इस रोग में ब्रेन में विकृति आ जाती है। ब्रेन में हल्का अडिमा हो जाता है, ब्रेन को ढके रहने वाली माइलिन झिल्ली में टूट–फूट हो जाती है तथा कुछ जगहों पर नेक्रोसिस हो जाता है।

ETIOLOGY

Metabolic disorders - यह रोग गाय, बकरी व भेड़ में मुख्य रुप से होता है।

- पशु को ऐसा आहार खिलाना जिसमें थायमिन (Vit. B_1) की कमी हो। पशु द्वारा सड़ा–गला, फफूंद लगा दाना या अधिक दाना खाने से भी थायमिन की कमी हो जाती है। सामान्यतया रुमन में *Clostridium sporogenes*, *Bacillus thiaminolyticus* नामक बैक्टीरिया थाइमिन बनाते हैं।
- विटामिन–ई की कमी।

SYMPTOMS

गाय-भैंस में लक्षण

- एकाएक आंखों में अंधापन आ जाता है तथा शरीर की मांसपेशियों में, विशेषकर सिर में अकड़न (tremors) आ जाती है।
- झागदार लार गिरना, शरीर धनुष के आकार का (opisthotonus) हो जाता है। एनिमल अपने सिर को दीवार पर दबाता है।
- पशु जमीन पर गिर जाता है, लगभग बेहोशी की हालत में हल्के टेटेनस जैसे लक्षण प्रकट होते हैं।
- पशु डरावने ढंग से आंखे घुमाता है।
- टेम्प्रेचर, पल्स, रेस्पिरेशन – नॉर्मल।
- अधिकतर मामलों में 1-2 दिन में पशु मर जाता है। कुछ मामलों में सप्ताह भर बाद पशु की मौत हो जाती है।

बकरी में लक्षण

- पशु चारा–दाना पानी लेना बंद कर देता है तथा सुस्त हो जाता है।
- पशु चल फिर नहीं पाता है, विशेषकर पिछले पैरों में काफी कमजोरी आती है।
- लार गिरना, दांत किटकिटाना, हल्की जीभ बाहर निकालना, टेटेनस की तरह इसमें भी मुंह बंद हो जाता है (lock jaw)
- पशु बिना उद्देश्य चलता है (aimless walking) या गोल घेरे (circling) में चलता है। चलते समय नशे जैसी चाल रहती है।
- सिर को दीवार या पेड़ के सहारे दबाता है, आंखों के आगे अंधेरा छा जाता है, आंखे घुमाना।
- टेम्प्रेचर, पल्स, रेस्पिरेशन – नॉर्मल।
- 2-3 दिन में पशु की मौत हो जाती है।

PM CHANGES

- Cerebral oedema, Cortical necrosis, Excessive fluid in brain, lesions in gray matter.

DIAGNOSIS

- लक्षणों के आधार पर।
- रोगी में थायमिन के इंजेक्शन लगाकर उसका असर देखकर।

यह रोग के लैड पॉयजनिंग, विटामिन–ए की कमी के साथ कन्फ्युज हो सकता है।

TREATMENT

- Inj. Thiamine Hcl (Vit. B_1) Inj. Berin 500 mg (5 ml) I/V and 500 mg (5 ml) I/M. यदि आवश्यक हो तो 6-12 घंटे बांद फिर दें तथा बाद में दो बार ऐसा ही दूसरे व तीसरे दिन रिपिट करें।
- Inj. Dexamethasone.
- Hypertonic sol. of glucose Inj. Mannitol - 3-5 days.

डर्मेटाइटिस (DERMATITIS)

Inflammation of skin including dermis and epidermis. डर्मेटाइटिस यानी त्वचा की ऊपरी डर्मिस व एपिडर्मिस परतों में सूजन आ जाना। यह किसी इन्फेक्शन के कारण भी हो सकती है और इसके बिना भी।

ETIOLOGY

1. Bacterial dermatitis (Staphylococcus and Streptococcus spp.)
2. Viral dermatitis (cow pox, sheep pox and other pox). Vesicular exenthema, Blue tongue, FMD, R.P., etc.
3. Fungal dermatitis - Ring worm.
4. Parasitic dermatitis - Manze, Cutaneous filariasis, Myiasis.
5. Physical agents - Sunburn, Excessive heat and cold, Trauma.
6. Chemical agents - Irritant chemicals.
7. Allergic dermatitis - Urticaria in horse.

SYMPTOMS

- रोग के कारणों के आधार पर लक्षण भी अलग–अलग तरह के होते हैं।
- चमड़ी पर जगह–जगह लाल चकते, खुजली, दर्द व सूजन।
- जगह–जगह छोटे–छोटे फ़फोले (vesicles), जिनमें से फ्लूड निकलना।

DIAGNOSIS

- पशु को दिए जाने वाले आहार के बारे में व वातावरण के आधार पर।
- Skin scrapings or swab की जांच – पेरासाइट, बैक्टीरिया, फंगस आदि के लिए।
- Blood exam for DLC, TLC, Viral, bacterial, fungal infection.

TREATMENT

- डर्मेटाइटिस में पुख्ता इलाज करना एक मुश्किल काम होता है इसके लिए सही डायग्नोसिस किया जाना बहुत जरुरी है। इसके लिए स्किन स्क्रेपिंग, स्वाब व ब्लड की जांच बहुत जरुरी है।
- बैक्टीरिया, वायरल, फंगल आदि प्रकार की डर्मेटाइटिस के लक्षण काफी मिलते–जुलते होते हैं इसलिए बिना जांच किए लम्बे समय तक भी इलाज करने से विशेष फायदा नहीं होता है।
- पहले तो रोग के कारणों को चमड़ी व आसपास से खत्म करना बहुत जरुरी है।
- बैक्टीरियल डर्मेटाइटिस– इसमें त्वचा पर एंटीबायोटिक लोशन या ऑइंटमेन्ट लगाएं। पॉवीडिन घोल भी लगा सकते हैं। इसके साथ ही I/V या I/M एंटीबायोटिक इंजेक्शन भी दें।
- Antihistaminic injection, I/M जबकि त्वचा पर ऑइंटमेन्ट लगाएं।
- फंगल (Mycotic) डर्मेटाइटिस – एंटीफंगल ऑइंटमेन्ट स्किन पर लगाएं। और मुंह से टेब्लेट दें। Griseofulvin - orally.
- फंगल इन्फेक्शन में ट्रीटमेन्ट लगभग एक महीने तक नियमित दें। तभी कंट्रोल हो पाता है। वरना लक्षण थोड़े दिनों बाद फिर प्रकट हो सकते हैं।

- कोर्टिकोस्टेरोइड्स – शुरु में जितनी मात्रा में दें, उसमें धीरे–धीरे कमी करते जाएं। फंगल इन्फेक्शन में कोर्टिकोस्टेरॉइड्स नहीं देवें।
- सपोर्टिव थैरेपी – Liver extract, Vit.B Complex, Vit.-A.
- इसके अलावा बड़े पशु को जिस स्थान पर बांधा जाता है वहां मिट्टी बदल लें क्योंकि डर्मेटाइटिस पैदा करने वाले बैक्टीरिया, फंगस आदि लम्बे समय तक मिट्टी में पड़े रहते हैं तथा पशु के मिट्टी में रोजाना बैठने से वापस रोग की चपेट में आ जाता है।

एक्जिमा (ECZEMA)

Eczema is an inflammatory reaction of the epidermis to certain external or internal substances against which the cells are sensitized.

पशु शरीर के अंदर तथा बाहर वातावरण में ऐसे कई पदार्थ होते हैं जिसके संपर्क में आने से त्वचा में रिएक्शन होते हैं यानी एलर्जी के कारण inflammatory reaction होते हैं जिसे एक्जिमा (eczema) कहते हैं। इसके अलावा कई तरह के त्वचा में पाये जाने वाले बाहरी परजीवियों के कारण भी एक्जिमा होता है।

SYMPTOMS

जिस तरह का एक्जिमा मनुष्य में पाया जाता है वैसा true eczema पशुओं में नहीं मिलता है। पशुओं में हल्के लक्षण प्रकट होते हैं।

- पशुओं में चमड़ी पर जगह–जगह लाल धब्बे बन जाते हैं तथा फफोले (vesicles) फूटने पर फ्लूड निकलता है।
- खुजली, बाल झड़ना, त्वचा की ऊपरी परत का उतरना।
- त्वचा सूजन से मोटी (thick) हो जाना।
- लक्षण त्वचा पर कुछ जगह या सभी जगह पर पाये जा सकते हैं।
- अधिक समय हो जाने पर त्वचा सूख कर मोटी सख्त हो जाती है।

TREATMENT

- एलर्जी के कारणों को दूर करें।
- पशु को जहां बांधा जाता है, वहां की मिट्टी व बिछावन बदल लें।
- पशु के पेट के अंदर व बाहरी पैरासाइट्स के लिए उपयुक्त दवादें।
- Antihistamine or corticosteroids भी काफी लाभकारी होते हैं।
- Astringent ointment – जब त्वचा सूखी हुई सी हो तो यह मल्हम भी लाभकारी होते हैं।

  - Salisylic acid ointment, zinc oxide ointment. ये भी लाभकारी होते हैं।
- Salisylic acid and Tannic acid की बराबर मात्रा को 600 ml एल्कोहल में मिलाएं तथा यह लोशन त्वचा पर लगाएं।
- सैकण्ड्री बैक्टीरियल इन्फेक्शन को रोकने के लिए यदि आवश्यक हों तो एंटीबायोटिक इंजेक्शन भी लगाएं।

कंजंक्टिवाइटिस (CONJUNCTIVITIS)

आंख की गुलाबी (Pink) रंग की म्युकस मेम्ब्रेन को कंजक्टिवा कहते हैं और इसमें सूजन आ जाने को कंजक्टिवाइटिस (conjunctivitis) कहते हैं। इसका कुछ भाग खुली आंख के सामने से दिखाई देता है जबकि कुछ भाग चारों तरफ छुपा रहता है। लक्षणों (lesions) के आधार पर कंजक्टिवाइटिस के प्रकार –

- **Catarrhal Conjunctivitis** – यह बहुत अधिक होता है जिसमें आंख से सफेद पीले डिस्चार्ज यानी गीड़ निकलते हैं। आंख में अडिमा के कारण सूजन आ जाती है तथा कंजेशन होने से आंख लाल दिखाई देती है।
- **Follicular Conjunctivitis** – इसमें आंख की म्युकस मेम्ब्रेन के ऊपर एक पतली झिल्ली सी जम जाती है।
- **Purulent Conjunctivitis** – भारी बैक्टीरियल इन्फेक्शन से ऐसा होता है। इसमें आंख पूरी तरह से मवादयुक्त डिस्चार्ज से भर जाती है तथा बार–बार गीड़ गिरते हैं।
- **Granular Conjunctivitis** – जब वातावरण में गर्मी के साथ उमस (hot and humid) होती है तब पशु इस रोग की चपेट में आते हैं। आंख की ऊपरी म्युकस मेम्ब्रेन में हल्के पीले दाने या घाव से बन जाते हैं।
- **Vesicular Conjunctivitis** – इसमें आंख की मेम्ब्रेन में कंजेशन होता है।

कारणों (etiology) के आधार पर कंजक्टिवाइटिस निम्न प्रकार की होती है -

- **Viral Conjunctivitis** – Infec. bovine rhinotracheitis, adenovirus infection, Infec. canine hepatitis and distemper in dog.
- **Bacterial Conjunctivitis** – *Staphylococcus, Streptococcus* spp., *Mycoplasma, Leptospira* spp., *Moraxella bovis.*
- **Mycotic Conjunctivitis** – Fungus (*Aspergillus, Candida*)
- **Parasitic Conjunctivitis** – Eye worm (*Thelazia, Filarid*)
- **Traumatic Conjunctivitis** – Foreign body, dust, smoke, grassblade thorn injury, strong hot air, etc.
- **Chemical Conjunctivitis** – Allergens, pollen grains, drugs.

SYMPTOMS

- कंजक्टिवाइटिस एकाएक (acute) या धीरे–धीरे भी हो सकती है तथा एक या दोनों आंख प्रभावित हो सकती है।
- कंजक्टिवाइटिस किसी अन्य रोग के लक्षण के रुप में भी हो सकती है।
- इसमें आंखों की ब्लड सप्लाई बढ़ जाती है तथा कंजेशन से आंख लाल दिखाई देती है और आंख में सूजन भी हो जाती है।
- रोग की प्रकृति के अनुसार आंख से निकलने वाला डिस्चार्ज पानी जैसा हल्का, गाढ़ा या पीला–गाढ़ा मवाद जैसा भी हो सकता है।
- कंजक्टिवाइटिस के कई दिनों तक रहने से आंख के नीचे एक ओर बार–बार डिस्चार्ज निकलते रहने से एक निशान सा (tear mark) बन जाता है।

- जांच में आंख में कोई पैरासाइट या अन्य घास का डंठल या तिनका आदि घुसा हुआ मिल सकता है।
- एकाएक तेज (acute) कंजक्टिवाइटिस में बुखार भी हो सकता है, पल्स व सांस की गति भी बढ़ सकती है। एनिमल को बार–बार छिंके आती हैं तथा दोनों आंखों से काफी आंसू निकलते हैं। पशु सुस्त हो जाता है।
- डायग्नोसिस आंख की जांच तथा आंख के डिस्चार्ज की जांच द्वारा।

TREATMENT

- सबसे पहले कंजक्टिवाइटिस के कारणों को दूर करने के लिए इलाज करें।
- आंख की जांच करें, यदि अंदर कोई फोरेन बॉडी हो तो उसे बाहर निकालें।
- एनिमल को तेज धूप की बजाय ठंडी व छायादार जगह पर रखें।
- एंटीसेप्टिक व नॉर्मल सेलाइन से दिन में 3-4 बार आंख को धोएं।
- Antibiotic eye ointment - Chloramphenicol, Neomycin, Terramycin, Gentamycin आदि ointment को दिन में 2-3 बार आंख में डालें।
- Boric acid powder या Boro-zinc lotion भी डाल सकते हैं।
- Antibiotics - गंभीर कंजक्टिवाइटिस में यदि सूजन भी हो तो एंटीबायोटिक के साथ कोर्टिकोस्टेराइड्स वाला ointment का प्रयोग करें। साथ ही I/M or I/V एंटीबायोटिक्स भी दें। विटामिन–ए के इंजेक्शन भी लगाएं।
- Antihistaminic and steroids - एलर्जिक कंजक्टिवाइटिस में ये दोनों दें।
- रोग के गंभीर रुप में ऑपरेशन से eye ball को बाहर निकाला जाता है।

ओटाइटिस (OTITIS)

कान के बाहरी या अंदर की टेढ़ी ear canal में सूजन होने को ओटाइटिस कहते हैं।

Otitis externa - inflammation of the external ear (भैंस, गाय, ऊंट)

Otitis media - inflammation of the middle ear (बछड़े, मेमने)

वैसे यह मुख्य रुप से कुत्तों में अधिक पाया जाता है लेकिन गाय–भैंसों में भी और विशेषकर भैंसों में otitis externa यानी कान के बाहरी भाग में सूजन अक्सर पायी जाती है। ऊंटों में भी यह स्थिति पायी जाती है। प्रायः भैंसे तालाबों व पोखरों के पानी में अधिकतर देर तक बैठी रहती है इससे कान में नमी (humidity) बढ़ जाती है जिसके कारण कान में बैक्टीरियल इन्फेक्शन की संभावना भी बढ़ जाती है। कुत्तों में डिस्टेम्पर के बाद कान में मवाद पड़ने की संभावनाएं काफी बढ़ जाती है।

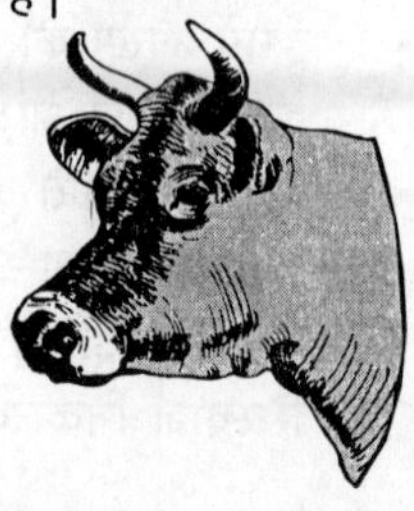

ETIOLOGY

- Bacterial - *Pseudomonas aerugenusa*
  - *Corynebacterium pyogenes*
  - *Streptococcus, Stephylococcus.*
  - *Proteus mirabilis*
  - *Escherichia coli*

- Fungal (Otomycosis) – फंगस भी ओटाइटिस का एक कारण है।
- Ear mites (manze), e.g. *Psoroptes* spp. गाय–भैंस में ओटाइटिस।

वैसे भैंसों में मुख्य रुप से Otitis externa ही पाया जाता है। लेकिन बाहरी कान या फेरिक्स से इन्फेक्शन कान में अंदर प्रवेश करने से Otitis media हो जाता है।

SYMPTOMS

Otitis externa

- **Otorrhoea** – कान से चिकना बदबूदार भूरा मैल या मवाद निकलना।
- दर्द व सूजन के कारण पशु बार–बार कान को हिलाता है कान में इरिटेशन होता है तथा जिस कान में इन्फेक्शन होता है उधर सिर को टेढ़ा कर झुकाए रखता है।
- सिर हिलाने के साथ पशु कान को बार–बार रगड़ता है।
- हल्के इन्फेक्शन में तो कोई विशेष फर्क नहीं पड़ता है लेकिन गंभीर इन्फेक्शन में भैंस खाना कम कर देती है तथा दूध उत्पादन भी कम हो जाता है।
- इन्फेक्शन के बाद थोड़े दिनों तक तो कान के आधार के आकार में कोई बदलाव नहीं आता है लेकिन अधिक दिन हो जाने पर कान के आधार में सूजन आती है।
- इन्फेक्शन के कारण एक साथ एक या दोनों कान प्रभावित हो सकते हैं।

Otitis media

- गाय–भैंस प्रभावित कान की ओर सिर टेढ़ा कर झुकाए तो रखती है साथ ही गोल घेरे में भी चलना हो सकता है।
- कभी–कभी प्रभावित कान की ओर फेसियल पेरालाइसिस भी हो सकता है।

TREATMENT

- कान के बाहरी भाग को अच्छी तरह साफ करें फिर ear canal में 2% हाईड्रोजन पर आक्साइड (H_2O_2) घोल या 0.5% Cetrimide solution से कान को साफ करें। इसके लिए सीरिंज में के आगे नोजल पर रबर की पतली टयूब लगाकर H_2O_2 हल्के ढंगे से कान में पुश करें, फिर इसे थोड़ी देर अंदर रखने बाद कान की सफाई करें। इस दौरान ध्यान रखें कि कान में कोई नुकीला इन्स्ट्रूमेंट गहराई तक नहीं डालें। कान की सफाई हल्के ढंग से करें, इस दौरान एनिमल को दर्द होता है।
- एंटीबायोटिक कान की सफाई से पहले local anaesthetic का प्रयोग कर सकते हैं।
- एंटीबायोटिक कान के डिस्चार्ज की जांच कर उपयुक्त एंटीबायोटिक इअर ड्रोप तथा वही एंटीबायोटिक I/M या I/V पांच दिन तक दें।
- कान के इन्फेक्शन में 1% Idodised glycerine डालने से भी काफी लाभ होता हैं
- Chronic Otorrhoea यदि मेडिसिनल ट्रीटमेंट से कान में मवाद बनना बंद नहीं हो तो ऑपरेशन किया जाता है। कुत्तों की तरह इस ऑपरेशन से मवाद बाहर निकलना का रास्ता बनाया जाता है।

एन्थ्रेक्स (ANTHRAX)

अन्य नाम – एन्थ्रेक्स,गिल्टी रोग, जहरी बुखार, तिल्ली बुखार ।

एन्थ्रेक्स एकाएक तेजी से व लम्बे क्षेत्र में फैलने वाला एक संक्रामक रोग है जो विशेषकर गाय, भैंस व भेड़ों में पाया जाता है लेकिन बकरी व घोड़ों में भी रोग हो सकता है। भेड़ों में इस रोग के कारण काफी मौतें होती है। इस रोग में सेप्टिसिमिया के कारण अचानक पशु की मौत होती है तथा नाक, मुँह व एनस (natusral orifices) से ब्लड निकलता है । तिल्ली का आकार काफी बड़ा मिलता है जो कि इस रोग की खास पहचान है। **एन्थ्रेक्स में पोस्टमॉर्टम नहीं करना चाहिए ।**

विश्व के लगभग सभी भागों में एंथ्रेक्स रोग होता है । भारत जैसे गर्म जलवायु वाले देश में गर्मी व नमी के दिनों में इस रोग के बैक्टीरियासे दूषित चारे–पानी के कारण यह रोग फैल जाता है। जिस स्थान पर एक बार प्रकोप हो जाता है, वहां बार–बार रोग होने की संभावना काफी बढ़ जाती है। एन्थ्रेक्स एक जूनोटिक रोग है, जो पशुओं में मनुष्य में भी फैलता है । रोगी पशु या रोगी मृत पशु की खाल, बाल, डिस्चार्ज आदि के सम्पर्क आने से यह मनुष्य में फैलता है। भेड़ की ऊन के सम्पर्क में आने वाले, मृत पशुओं की खाल उतारने, मांस को काटने, बेचने वाले तथा पशु चिकित्सा करने वाले लोगों को यह रोग अधिक होता है।

ETIOLOGY

Bacteria - *Bacillus anthracis*

ये बैक्टीरिया रोगी पशु के ब्लड व अन्य डिस्चार्ज में रहते हें। मौत के बाद ये बैक्टीरिया बाहर हवा, मिट्टी में सुरक्षा कवच (स्पोर) बनाकर लम्बे समय तक जीवित रहते हैं। *Bacillus anthracis* → enter through ingestion, skin → blood circulation → septicaemia → death due to renal failure

यह रोग दूषित चारा, पानी, मिट्टी, काटने वाली मक्खियाँ व मांसाहारी पशु–पक्षियों के द्वारा फैलता है। रोग के बैक्टीरिया सांस, आहारनली या त्वचा के जरिए शरीर में प्रवेश करते है।

SYMPTOMS

लक्षणों के आधार पर एन्थ्रेक्स दो प्रकार होते हैं–

बहुत तेज एन्थ्रेक्स - Peracute form

इसमें बहुत जल्दी व अचानक ही पशु रोग की चपेट में आता है तथा 1-2 घंटों में रोग के लक्षण प्रकट हुए बिना ही पशु की मौत हो जाती है लेकिन बुखार, शरीर में कंपन, पेट फूलना, सांस में तकलीफ जैसे लक्षण भी प्रकट हो सकते हैं । बिना लक्षण प्रकट हुए अधिक संख्या में पशुओं की ऐसी मौंते भेड़ों में होती हैं। मौत के बाद मुँह योनि (vagina), गुदा (anus) व नाक (nostrils) में से झागदार काला ब्लड़ निकलता है। पशु की मौत renal failure के कारण होती है।

तेज एन्थ्रेक्स - Acute form

तेज एन्थ्रेक्स में 1-2 दिन तक बीमार रहता है। प्रायः यह रूप गायों में पाया जाता है।

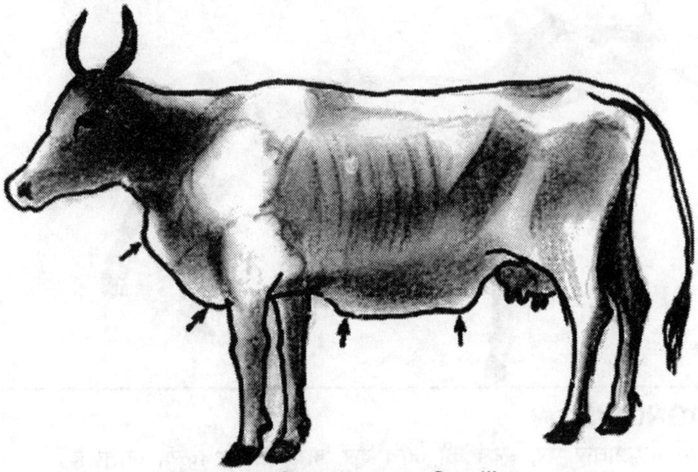

Anthrax - Oedematous Swelling

- तेज बुखार (106-107° फा.) खाना बिल्कुल बंद, जुगाली नहीं ।
- पशु काफी सुस्त हो जाता है, गर्दन लटक सी जाती है।
- मांसपेशियों में कम्पन, तेज सांस, तेज ह्रदय गति।
- दूध कम देना, दही जैसा दूध, गहरा पीला दूध निकलना ।
- खूनी दस्त लगना, कमजोरी, ग्याभन में गर्भपात हो सकता है।
- जीभ, गला, सीना व पैरों में सूजन (oedematous swelling)
- रोगी की दो दिन के अन्दर ही मौत हो जाती है।
- घोड़ों में तेज बुखार, पेट दर्द, खूनी दस्त के साथ 5-10 घंटों में मौत।

कैसे होती है पशु की मौत ?

स्पोर के रूप में **बैक्टीरिया** पशु शरीर में प्रवेश कर संख्या में वृद्धि करते हैं। ब्लड़ के साथ तेजी से बढ़ते हैं तथा टॉक्सिन पैदा करते हैं। लगभग सभी भागों में फैलकर सेप्टिसीमिया व अडिमा पैदा करते हैं। अंत में septacaemic shock and renal failure के कारण पशु की मौत हो जाती है।

PM CHANGES

प्रायः एंथ्रेक्स रोग से मरे पशु का पोस्टमार्टम नहीं किया जाता है। ऐसे मृत पशु को गहरे गड्ढ़े में चूने के साथ दबाना चाहिए, ताकि रोग और अधिक न फैले।

- मृत पशु के शरीर में राइगर मोर्टिस नहीं होता है।
- मुँह, नाक, आदि से बिना थक्का जमा हुआ काला ब्लड़ निकलता है।
- जल्दी ही सड़न (putrefaction) के कारण पेट फूल जाता है, तेज खूनी दस्त।
- तिल्ली (spleen) के आकार में भारी वृद्धि (splenomegaly) ।
- शरीर में सूजन (oedema) में जिलेटिन जैसा पदार्थ ।

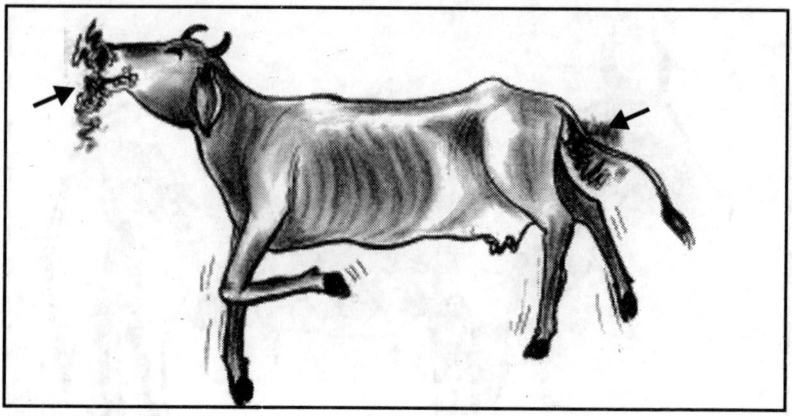

DIAGNOSIS

लक्षणों के आधार पर, ब्लड़ की जाँच कर डायग्नोसिस किया जाता है।

Differential diagnosis एंथ्रेक्स जैसे लक्षण कुछ अन्य रोगों में भी देखने को मिलते हैं। इसलिए differential diagnosis आवश्यक है। Electric injury, Black quarter, H.S., Acute lead poisoning, snake bite, Cyanide poisoning.

TREATMENT

एक बार रोग के लक्षण प्रकट हो जाने पर कोई खास प्रभावी इलाज नहीं है। भेड़ों में परएक्युट एन्थ्रेक्स में तो रोगी पशु 1-2 घंटों में ही मर जाता है, इसलिए इलाज करने का अवसर ही नहीं मिल पाता है। गायों, भैंसों की एक्युट एन्थ्रेक्स में जब रोग की बहुत शुरूआती अवस्था में यदि इलाज किया जाता है तो ही कुछ असर हो सकता है।

(1) Antibiotic - Streptopenicillin & Ampicillin (High dose) या Oxytetracycline, Sulphonamide (High dose)

(2) Antianthrax serum - 100-250 ml I/V, Very effective.

रोकथाम कैसे करें ?

- एन्थ्रेक्स से मरने के बाद पशु की चीर फाड़ नहीं करनी चाहिए। उसे या तो

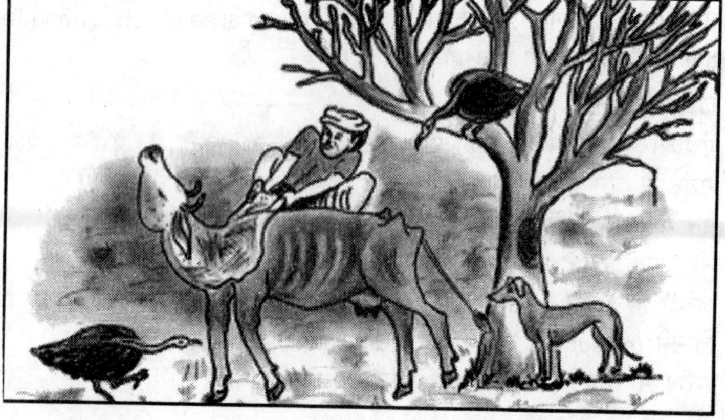

जमीन में गाड़ दें या जला दें। नाक, मुंह व गुदा (anus) से जो ब्लड बाहर आता है उसे भी साथ गाड़ें या जलाएं।

- पशु फार्म को पूरी तरह साफ रखें।
- अन्य रोगों से मरने वाले पशुओं की खाल, ऊन आदि पशु उत्पादों को 10% फार्मेलिन से धोना चाहिए।
- रोगी पशु के सम्पर्क में आया चारा व बिछावन को उसी स्थान पर जलाएं।
- एन्थ्रेक्स का प्रकोप होने पर स्वस्थ पशुओं को ''एन्थ्रेक्स स्पोर वैक्सीन'' का टीका लगायें। इससे एक वर्ष तक immunity रहती है।
- रोग बचाव हेतु Sero-vaccination काफी उपयोगी होता है। इसमें 15-20 ml serum, S/C तथा Anthrax vaccine-1 ml, S/C.
- जिन क्षेत्रों में एन्थ्रेक्स फैलता है, वहां हर वर्ष टीकाकरण करना चाहिए।

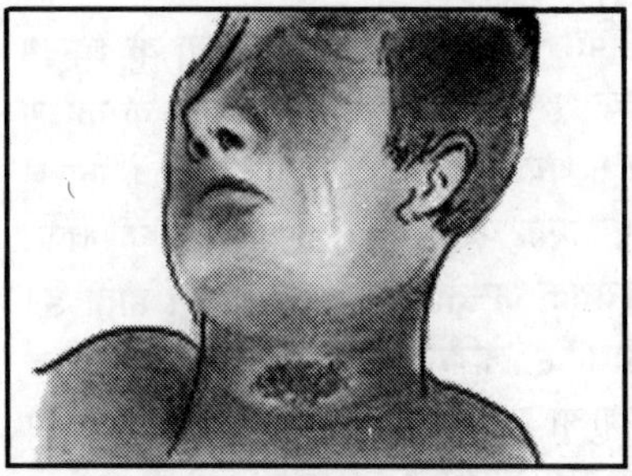

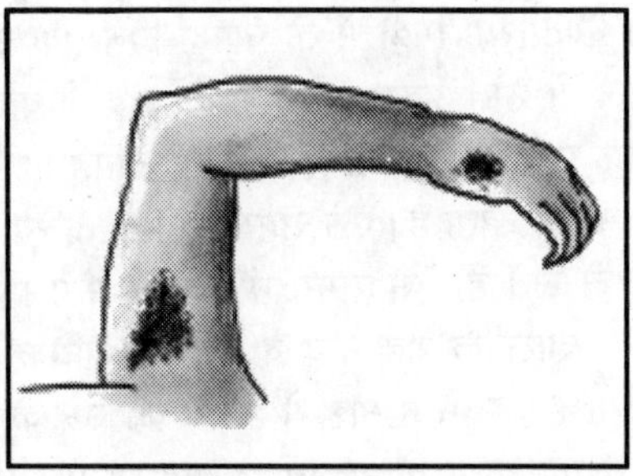

एन्थ्रेक्स व मानव स्वास्थ्य

एन्थ्रेक्स पशुओं से मनुष्य तथा मनुष्य से पशुओं में फैलने वाला एक जानलेवा रोग है। एक बार रोग के लक्षण प्रकट हो जाने पर रोगी को बचाना बहुत मुश्किल हो जाता है। मनुष्य में तिल्ली बुखार (anthrax) प्रायः पशुपालकों, कसाइयों व पशुचिकित्साकर्मियों को अधिक होता है जो कि इस रोग के बैक्टीरिया से दूषित खाल, ऊन, मांस, हड्डियों, रक्त या रोगी पशु के सम्पर्क में आने से होता है। मनुष्य में यह रोग होने पर त्वचा, फेफड़ों व आंतों में रोग के लक्षण प्रकट होते हैं। इनमें त्वचा प्रकार का रोग अधिक होता है। हाथ, सिर, गर्दन पर विषैली फुंसियां (malignant carbuncles) बन जाती हैं। इसके अलावा ऊन के सम्पर्क में आने वालों के फेफड़ों में लक्षण प्रकट होते हैं। इसे ''ऊन छांटने वालों का रोग'' (वूल सोरटर्स रोग) भी कहते हैं। यह रोग भेड़ की ऊन को कतरने व फैक्ट्रियों में ऊन छांटने वाले लोगों को संक्रमित ऊन के सम्पर्क में आने से होता है।

मनुष्य तथा पशुओं में इसके इलाज के लिए पेनिसिलिन या पेनिसिलिन व ओरियोमाइसिन मिश्रण का अच्छा परिणाम मिलता है। इसके अलावा टेरामाइसिन अकेले का भी अच्छा परिणाम मिलता है।

गलघोंटू
HAEMORRHAGIC SEPTICAEMIA

अन्य नाम – घुड़का, नाविक बुखार, घोटुआ, गरगति, पास्चुरेल्लोसिस आदि। इस रोग के संबंध में वैज्ञानिक पास्चर के किए गये गहन शोध के कारण इसका नाम पास्चुरेल्लोसिस पड़ा।

गलघोंटू गायों व भैंसों में तेजी से फैलने वाला एक भयंकर संक्रामक रोग है। इसके अलावा यह कभी–कभी ऊंट, भेड़, बकरी में भी पाया जाता है। एक बार लक्षण प्रकट हो जाने पर लगभग 80 से 90% पशुओं की मौत हो जाती है। अधिकतर यह रोग वर्षा के दिनों में होता है। तेज बुखार, न्युमोनिया, सांस में तकलीफ, गले के नीचे सूजन आदि इस रोग के लक्षण प्रमुख हैं।

ETIOLOGY - *Pasteruella multocida* type 1 or B

ये बैक्टीरिया मिट्टी में तो ज्यादा दिन तक जीवित नहीं रहते हैं, लेकिन पशु के श्वसन नली में शांत अवस्था में रहते हैं। जब भी वातावरण में नमी होती है, पशु काम के कारण थक जाता है, एक जगह से दूसरी जगह भेजने में थकान हो जाती है, पशु भूख के कारण कमजोर रहता है। ऐसे समय में ये बैक्टीरिया एकाएक पशु पर हमला कर रोग की चपेट में ले लेते हैं, ऐसे समय में पशु की रोग प्रतिरोधक क्षमता (immunity) कम होती है।

हालांकि यह गाय व भैंसों में अधिक होता है लेकिन इनमें भी भैंसों में अधिक होता है। इनमें 6 माह से 2 वर्ष की उम्र के पशुओं में यह रोग अधिक होता है। लम्बी दूरी की यात्रा के थकान के बाद भी एच.एस. रोग होने की संभावना अधिक होती है इसलिए इसे "शिपिंग फीवर" (shipping fever) भी कहते हैं। घोड़ों में यह रोग बहुत कम होता है तथा कुत्तों में नहीं के बराबर होता है।

गलघोंटू या पास्चुरेल्लोसिस की तीन अवस्थाएं होती हैं –

(1) Septicaemic Pasteurellosis of Cattle (H.S.)
(2) Pneumatic Pasteurellosis of Cattle
(3) Pasteurellosis of Sheep, Goat and Swine.

इनमें से Septicaemic Pasteurellosis or Haemorrhagic Septicaemia भारत में पाया जाता है जहाँ बारिश के दौरान तथा बाद में रोग प्रकोप काफी होता है।

कैसे फैलता है यह रोग ?

स्वस्थ पशु रोगी पशुओं के सम्पर्क में आने से तथा रोग से दूषित (contaminated) चारा, पानी व दाने के खाने से यह रोग फैलता है। रोग की शुरुआती अवस्था में रोगी पशु की लार में भारी संख्या में बैक्टीरिया मौजूद रहते हैं इसलिए रोग प्रकोप के दौरान संक्रमित (infected) लार के सम्पर्क में आने से यह रोग जल्दी फैलता है। इसके अलावा काटने वाली मक्खियों व बाहरी परजीवियों (ectoparasites) से भी यह रोग फैलता है।

PATHOGENESIS

Pasteurella multocida - पशु शरीर में प्रवेश तेजी से बैक्टीरियल वृद्धि सेप्टिसीमिया व टॉक्सिमिया और अंत में मौत।

SYMPTOMS

- शरीर में बैक्टीरिया प्रवेश करने के 2-5 दिन में रोग के लक्षण प्रकट हो जाते हैं।
- तेज बुखार (104° - 107° फा.), ठंड जैसी कंपकंपाहट।
- कई बार बहुत सुस्त तथा एक दिन में ही मौत हो जाती है।
- गले के नीचे तथा अगले पैरों के बीच में गर्म, कठोर तथा पीड़ादायक सूजन (brisket swelling) आ जाती है। सूजन को दबाने से गड्ढा (pit) नहीं बनता है, जो एच.एस. की सूजन की विशेषता है।
- गले के नीचे सूजन से सांस लेने में भारी तकलीफ (laboured resp.)
- पीड़ादायक श्वसन के कारण नथूने भी चौड़े हो जाते हैं।

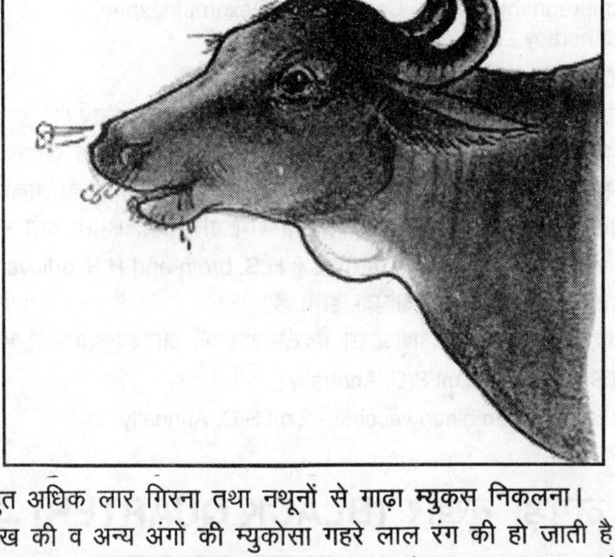

- बहुत अधिक लार गिरना तथा नथूनों से गाढ़ा म्युकस निकलना।
- आंख की व अन्य अंगों की म्युकोसा गहरे लाल रंग की हो जाती है।
- अंत में पशु जमीन पर निढाल हो लेट जाता है (recumbancy), और 12-24 घंटों में पशु की मौत हो जाती है।
- पशु की मौत सांस में भारी तकलीफ (respiratory failure) के कारण होती है।

DIAGNOSIS

- लक्षणों के आधार पर।
- ब्लड व नाक के डिस्चार्ज की जांच द्वारा।
- संक्रमित डिस्चार्ज का कल्चर।
- पोस्टमार्टम द्वारा।

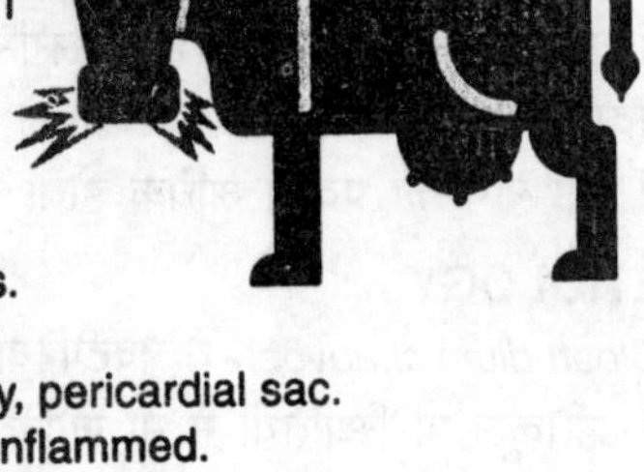

P.M. CHANGES

- Clear and serum like exudate in lungs.
- Oedema of lungs and lympth nodes.
- Accumulation of fluid in thoracic cavity, pericardial sac.
- Abomasum and Intestines are much inflammed.

TREATMENT

रोग का प्रकोप होने पर कोई प्रभावी इलाज नहीं है। एक बार लक्षण प्रकट होने पर अधिकतर पशु मर जाते हैं लेकिन रोग की शुरुआती अवस्था में ही सल्फा एंटीबायोटिक्स दिये जाए, तो परिणाम ठीक निकलते हैं।

(1) SULPHA drugs (Sulphonamides, Sulphamethazine)
Dose - 150 mg/kg b.wt.
- Inj. Sulphadimidine - 30 ml/50 kg b.wt. - for 5 days.
- or Inj. Oxytetracycline - 10 mg/kg b.wt. I/V

(2) Sulpha and Trimethoprim combination.
I/V - 1 ml/10 kg b.wt. I/M - 1 ml/30 kg. b.wt.

(3) Hyperimmune serum - 50-100 ml, I/V or S/C

(4) Supportive therapy - Anti inflammatory and Analgesic.

(5) In nonpregnant animal - Cortisones - Dexamethasone.

(6) Fluid therapy - NSS, Dextrose solu., etc.

CONTROL

- गलघोंटू रोग से मरने वाले पशु के शरीर को गाड़ें या जलाएं।
- रोग प्रकोप के दौरान स्वस्थ पशुओं को रोगी पशुओं से अलग रखें।
- हर साल बारिश शुरु होने से पहले मई, जून महीने में ही गलघोंटू का टीकाकरण करवाएं। इससे एक वर्ष तक रोग प्रतिरोधक क्षमता बनी रहती है।
- H.S. vaccine दो प्रकार की होती है। H.S. broth and H.S. adjuvent. इनमें H.S. adjuvent का प्रयोग अधिक होता है।
- छः माह से कम उम्र के पशुओं में वैक्सीनेशन की आवश्यकता नहीं होती है।
  – H.S. vaccine - 5 ml S/C, Annually.
  – H.S. - BQ Combined vaccine - 2 ml S/C, Annually.

लंगड़ा बुखार (BLACK QUARTER)

अन्य नाम – Black leg, Quarter leg, जहरबाद, काला बुखार।

यह मुख्यतया गाय–भैंसों में पाया जाने वाला बैक्टीरियल रोग है जिसमें पशु के कंधे या पुट्ठे की मांसपेशियों में गैस भरी सूजन होती है, तेज बुखार तथा सेप्टिसीमिया से पशु की मौत हो जाती है। यह रोग गोवंश के पशुओं में अधिक होता है लेकिन यह संक्रामक यानी छूत का रोग नहीं है। भारत के कर्नाटक, आंध्रप्रदेश, तमिलनाडू तथा राजस्थान में गायों व बैलों में यह रोग अधिक होता है। गर्म व नम जलवायु वाले राज्यों में यह जल्दी फैलता है। देश के लगभग 80% मामले तो बम्बई, हैदराबाद, मैसूर तथा मद्रास व बाकी 20% रोग के मामले देश के अन्य भागां में पाये जाते हैं। वर्षा ऋतु में इस रोग का प्रकोप अधिक होता है तथा इसमें मृत्यु दर बहुत अधिक होती है।

ETIOLOGY

Clostridium chauvoei - ये बैक्टीरिया लम्बे समय तक मिट्टी, चरागाह की घास आदि में प्रतिकूल परिस्थितियों में भी जीवित रह सकते हैं। इस रोग के स्पोर भी वर्षों तक

मिट्टी में जीवित रहते हैं तथा लगभग 8 वर्षों तक सूखे मांस में भी जीवित रह जाते हैं। इन्हें 3% फार्मेलिन के घोल से नष्ट किया जा सकता है। गर्मी, सूखा व केमिकल्स को काफी हद तक सहन कर लेते हैं।

ब्लेक क्वार्टर-गोवंश का रोग

ब्लेक क्वार्टर मुख्यतया गाय–बैलों का रोग है। इसके बाद भैंसों व भेड़ों में भी होता है। बहुत ही कम मामलों में यह बकरियों व घोड़ों में होता है। छः माह से तीन वर्ष की उम्र वाले गोपशु इसकी चपेट में अधिक आते हैं जो शारीरिक रुप से अधिक स्वस्थ होते हैं। तीन वर्ष की उम्र के बाद यह रोग बहुत ही कम होता है। चूंकि इस रोग के जीवाणु मिट्टी, चरागाह में पड़े रहते हैं इसलिए ऐसे दूषित चरागाह में चरने से आहार के साथ (ingestion) स्वस्थ पशु के शरीर में प्रवेश कर जाते हैं। इसके अलावा शरीर पर मौजूद घाव के जरिए भी इन्फेक्शन हो जाता है। भेड़ों में ऊन कतरने, बधिया करने तथा अन्य सर्जिकल कार्यों के दौरान भी इन्फेक्शन हो सकता है। नवजात बछड़ों में कुछ समय बाद नाभि (navel cord) के जरिए इन्फेक्शन हो सकता है।

PATHOGENESIS

दूषित मिट्टी, चारे आदि से बैक्टीरिया आहारनली के जरिए शरीर में प्रवेश करते हैं तथा मांसपेशियों तक पहुंचकर कुछ समय तक शांत पड़े रहते हैं। बाद में ये बैक्टीरिया संख्या में भारी वृद्धि करते हैं। प्रायः ये कंधे व पुट्ठे की मांसपेशियों को ज्यादा नुकसान पहुंचाते हैं। इनके द्वारा छोड़े गए टॉक्सिन से मांसपेशियों के रेशे व रक्त नलियां (blood vessels) गल जाती है। मांसपेशियों की सड़न से गैस बनती है तथा रक्त नलियों के गलने से ब्लड बाहर आकर त्वचा के नीचे एकत्रित होता है। कंधे व पुट्ठे की मांसपेशियों की सड़न से इनमें छलनी जैसे छेद बन जाते हैं साथ ही गैस भी भरी रहती है। इस अवस्था में इस जगह की त्वचा पर हाथ फेरने से कागज के चरचराहट (crepitation sound) जैसी आवाज पैदा होती है। रोग के स्पोर व बैक्टीरिया बाद में शरीर के अन्य भागों में भी फैलने से जीभ, जबड़े, हृदय व अन्य अंगों की मांसपेशियों में भी ऐसी ही स्थिति पैदा हो जाती है। इस अवस्था में शरीर में सेप्टिसीमिया हो जाता है और पशु की मौत हो जाती है।

SYMPTOMS

- तेज बुखार (106° - 108° फा.) लेकिन कभी–कभी बुखार नहीं भी।
- कंधे, पुट्ठे या गर्दन की मांसपेशियों में सूजन से पशु लंगड़ाकर चलता है। एक पैर में स्पष्ट लंगड़ापन होता है।
- शुरुआत में यह सूजन (necrotizing myositis) गर्म व पीड़ादायक होती है लेकिन बाद में ठंडी व पीड़ारहित हो जाती है।
- सूजन के अंदर गैस भरी होने से बाहर से इस स्थान को दबाने से चरचराहट की आवाज आती है। (crepitation sound)
- सूजन वाली जगह की त्वचा सूख कर सख्त हो जाती है। इस जगह की त्वचा के रंग में भी बदलाव आ जाता है।
- यदि सूजन की जगह पर चीरा लगाया जाए तो काले रंग का झागदार ब्लड निकलता है।

- पशु द्वारा खाना, पानी बिल्कुल बंद, जुगाली भी नहीं, सुस्त।
- अंत में एकाएक टेम्प्रेचर गिरता है तथा पशु की 1-2 दिन में ही मौत हो जाती है। कई पशु तो बिना लक्षण प्रकट किए ही मर जाते हैं।

DIAGNOSIS

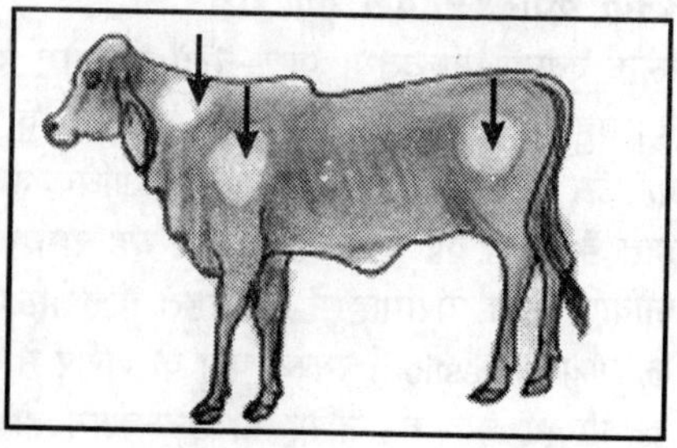

- सूजन में से फ्लूड निकालकर बैक्टीरियल जाँच द्वारा।
- लक्षणों के आधार पर (gangrenous, gas swelling)
- बी.क्यू. के लक्षण एन्थ्रेक्स, मेलिग्नेंट अडिमा तथा बेसिलरी हीमोग्लोबिनुरिया से मिलते जुलते हैं इसलिए इन रोगों से बी.क्यु. का भ्रम हो सकता है।
  एन्थ्रेक्स – ब्लड झागदार नहीं तथा जमा हुआ नहीं।
  – त्वचा के रंग में फर्क नहीं आता है।
- रोगी पशु की उम्र तथा मौसम के आधार पर।

TREATMENT

रोग की शुरुआत में ही इलाज का थोड़ा असर होता है, वरना दवाईयों का कोई लाभ नहीं है।

- Inj. Penicillin (high dose) 20-40 lac IU I/M - Crystalline Penicillin I/V दे सकते हैं।
- Long-acting Peniciilin-Inj. Longacillin 48 lac, IU I/M.
- or Inj. Textracycline I/V.
- Inj. Dexamethasone, I/V, I/M
- Inj. Antiinflammatory, Analgesic I/M.

CONTROL

- वैक्सीनेशन – तीन महीने की उम्र के बाद हर साल मई, जून में टीकाकरण करें। वैक्सीन लगाने के 14 दिन बाद पशु के शरीर में रोग के खिलाफ इम्युनिटी बनती है, इसलिए रोग प्रकोप क्षेत्र में टीकाकरण करने के उपरांत भी कुछ दिन तक तो पशु मरते ही हैं।
- रोग प्रकोप क्षेत्र में स्वस्थ पशुओं का टीकाकरण करें तथा शंका वाले पशुओं में यदि समय हो तो इंजेक्शन पेनिसिलीन लगाने चाहिए।
- भेड़ों में ऊन कतरने या ब्याने के तीन सप्ताह पहले ही टीकाकरण कर देवें।
- बी.क्यु. के कारण मरे पशु को जमीन में गाड़ना चाहिए या जला देना चाहिए। कंधे या पुट्ठे की सूजन पर चीरा भी नहीं लगाना चाहिए ताकि आसपास की मिट्टी, चारा आदि इस रोग के बैक्टीरिया से दूषित न हो।
- बी.क्यु. से मरने वाले मृत पशु की खाल भी नहीं उतारनी चाहिए।

थनैला रोग (MASTITIS)

दुधारु पशुओं में मेस्टाइटिस एक बड़ा संक्रामक रोग है, जो बैक्टीरिया द्वारा फैलता है। इस रोग में थनों की गादी (udder) गर्म, कठोर व पीड़ादायक हो जाती है। दूध में कतरे आते हैं, गाढा या पतला हो जाता है तथा दूध के रंग में भी बदलाव आ जाता है। बहुत दिनों बाद थनों की गादी फाइब्रोसिस के कारण कठोर हो जाती है तथा अडर में उपस्थित दूध बनाने वाली ग्रंथियों में फाइब्रोसिस हो जाने से दूध बनना बंद हो जाता है। इस तरह आखिर में थन बेकार हो जाते हैं।

मेस्टाइटिस मुख्य रूप से गाय, भैंस व बकरी का रोग है। हालांकि इससे पशु की मौत नहीं या बहुत कम होती है लेकिन पशु के दूध देने की क्षमता आंशिक या पूरी तरह बंद हो जाती है। भैंसों की तुलना में गायों में यह रोग अधिक होता है। मेस्टाइटिस से पशुपालकों व देश का भारी नुकसान होता है एक रिपोर्ट के अनुसार भारत में मेस्टाइटिस के कारण प्रतिवर्ष लगभग 60 करोड़ रुपए का नुकसान होता है। मानव स्वास्थ्य की दृष्टि से भी यह थनों के इन्फेक्शन से दूध के जरिए ट्युबरकुलोसिस, ब्रुसेल्लोसिस, गेस्ट्रोएन्ट्राइटिस जैसे रोग पशुओं से मनुष्य में फैल जाते हैं।

ETIOLOGY

यह एक बैक्टीरियल रोग है जो कई तरह के बैक्टीरिया के कारण होता है। बहुत कम बार वायरस, फंगस तथा माइकोप्लाज्मा से भी यह रोग हो सकता है। गाय–भैंसों में ये मुख्य रूप से स्ट्रप्टोकोकस बैक्टीरिया द्वारा फैलता है लेकिन भारत में यह रोग मुख्य रूप से स्टेफाइलोकोकस बैक्टीरिया के कारण होता है। मेस्टाइटिस फैलने वाले निम्न बैक्टीरिया प्रमुख हैं –

Streptococcus agalactiae
Streptococcus aureus
Streptococcus pyogenes
Corynebacterium pyogenes
Mycobacterium bovis
Mycobacterium tuberculosis
Pasteurella multocida

उपरोक्त बैक्टीरिया के अलावा पशुओं के रख रखाव में लापरवाही भी इस रोग के लिए जिम्मेदार है। पशु बांधने की जगह पर गंदगी, गंदे हाथों से दूध निकालना, थनों पर कट, घाव, गंदगी आदि होने से मेस्टाइटिस होने की संभावना बढ़ जाती है।

वैसे तो मेस्टाइटिस गाय–भैंस के अलावा बकरी, भेड़ व घोड़ी में भी पाया जाता है लेकिन गायों में सबसे अधिक पाया जाता है। गायों में भी देसी नस्ल की गायों की बजाय संकर नस्ल की गायों में मेस्टाइटिस अधिक होता है। यानी जो पशु अधिक दूध देते हैं वे अधिक चपेट में आते हैं। पहले ब्यांत की बजाय बाद की ब्यांत में रोग होने की संभावना क्रमशः अधिक रहती है।

थनों में इन्फेक्शन कैसे होता है ?

थनों में दूध के मार्ग (teat canal) के जरिए बाहर से इन्फेक्शन अंदर प्रवेश करता है। पशु बांधने की जगह गंदगी, गंधे हाथों से दूध निकालने तथा एक थन का खराब दूध दूसरे थन पर लगने से इन्फेक्शन फैलता है। प्रायः दूध दूहने के बाद दूध की कुछ

बूंदे थन पर लगी रहती है। जब पशु नीचे बैठता है तो गंदगी के सम्पर्क में आने से इन्फेक्शन थनों के जरिए ऊपर गादी तक पहुंच जाता है। जबकि ट्युबरकुलोसिस के मामले में ब्लड के जरिए बैक्टीरिया थनों तक पहुंच कर ट्युबरकुलोसिस मेस्टाइटिस पैदा करते हैं। थनों की नली के जरिए बैक्टीरिया ऊपर गादी में पहुंच कर संख्या में भारी वृद्धि करते हैं। वहां दूध बनाने वाले ग्रंथियों (lactating glands) की कार्य प्रणाली को प्रभावित करते हैं। अंदर कोशिकाएं नष्ट होती हैं तथा बाद में इन ग्रंथियों में फाइब्रोसिस हो जाने से कठोर हो जाती है। अंत में दूध बनना बंद हो जाता है।

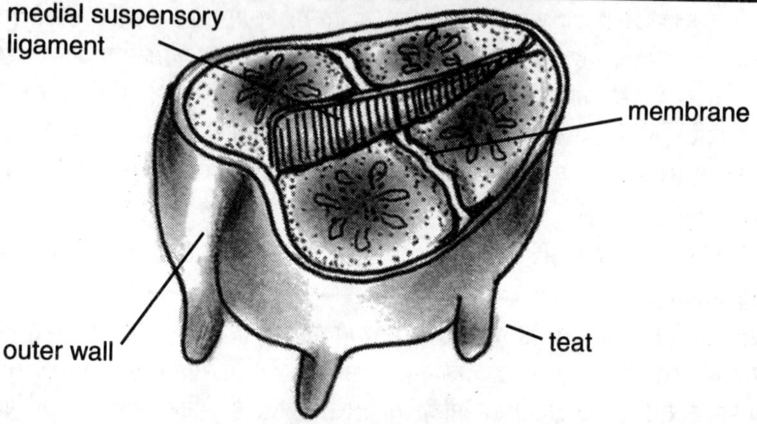

CROSS SECTION OF UDDER - FOUR SEPARATE QUARTERS

मेस्टाइटिस के बारे में कुछ खास जानकारियाँ –

- यह भैंसों की अपेक्षा गायों में अधिक होता है, जो अधिक दूध देती हैं।
- देसी नस्ल की अपेक्षा संकर गायों में रोग की संभावना अधिक होती है।
- पहले ब्यांत की अपेक्षा बाद में ब्यांत में रोग क्रमशः अधिक होता है।
- ब्याने के बाद कुछ दिनों में तथा ब्यांत के आखरी दिनों में अधिक होता है।
- थनों में दूध बच जाने या पूरी तरह नहीं निकलने पर संभावना अधिक।
- जहां पशुओं की संख्या अधिक हो वहां रोग की संभावना अधिक होती है।
- जिन नस्लों में अडर तो छोटी लेकिन थन (teats) लम्बे होते हैं उनमें रोग अधिक होता है।
- जिन दुधारु पशुओं को आहार में प्रोटीन अधिक दिया जाता है।
- जिस पशु में एक बार मेस्टाइटिस हो जाती है, बाद में दुबारा होने की संभावना कम होती है।
- ब्याने के बाद जिन गायों में जेर नहीं गिरती है (retention of placenta), उनमें मेस्टाइटिस अधिक होती है।
- जहां गंदगी अधिक रहती है, दूध सफाई से नहीं निकाला जाता है तथा थनों पर घाव रहते हैं, उनमें मेस्टाइटिस अधिक होती है।

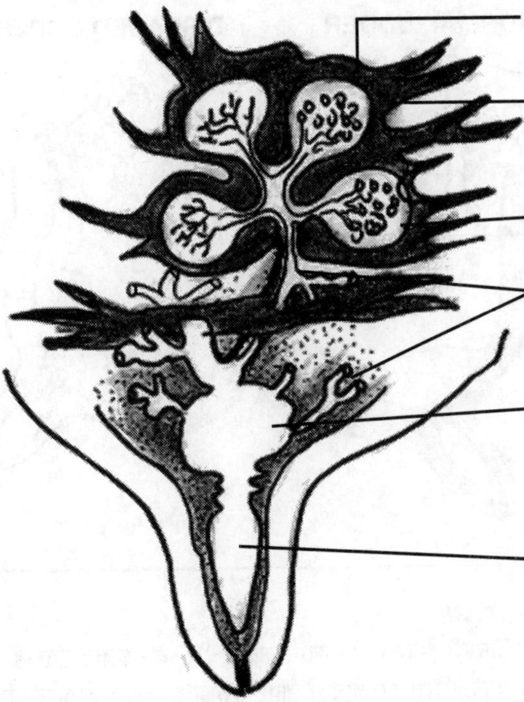

Connection of the ducts with loble-alveolar system

SYMPTOMS

मेस्टाइटिस तीन प्रकार की हो सकती है –

(1) ACUTE MASTITIS

- गादी या अडर में सूजन आना, गादी गर्म तथा अधिक दर्द होता है।
- दूध आना तो बंद हो जाता है लेकिन एक्जुडेट (exudate) आता है, जो शुरु में पीला तथा बाद में ब्लड के कारण हल्का लाल दिखाई देता है।
- हल्का बुखार तथा पशु सुस्त, चारा–दाना कम खाता है।
- सामान्य दूध की बजाय दही जैसा फटा हुआ स्राव ही आता है। पीले–भूरे स्राव में सफेद छींछड़ें (flakes) व एपिथिलियल कोशिकाएं आती हैं।
- इन्फेक्शन एक या सभी थनों में हो सकता है। ऐसी स्थिति में सही इलाज मिले तो थन ठीक हो सकते हैं, वरना हमेशा के लिए बेकार भी हो सकते हैं।

(2) SUB ACUTE MASTITIS

इस अवस्था में लक्षण धीरे–धीरे प्रकट होते हैं। एकाएक अडर गर्म हो सूजकर, पीड़ादायक नहीं बनता है। इसमें दूध में कई प्रकार के बदलाव आ जाते हैं, लेकिन अडर की संरचना में कोई खास बदलाव नहीं आते हैं। दूध पीला, भूरा या हल्का लाल रंग का हो सकता है। दही जैसा फटा हुआ या छींछड़ेयुक्त भी हो सकता है।

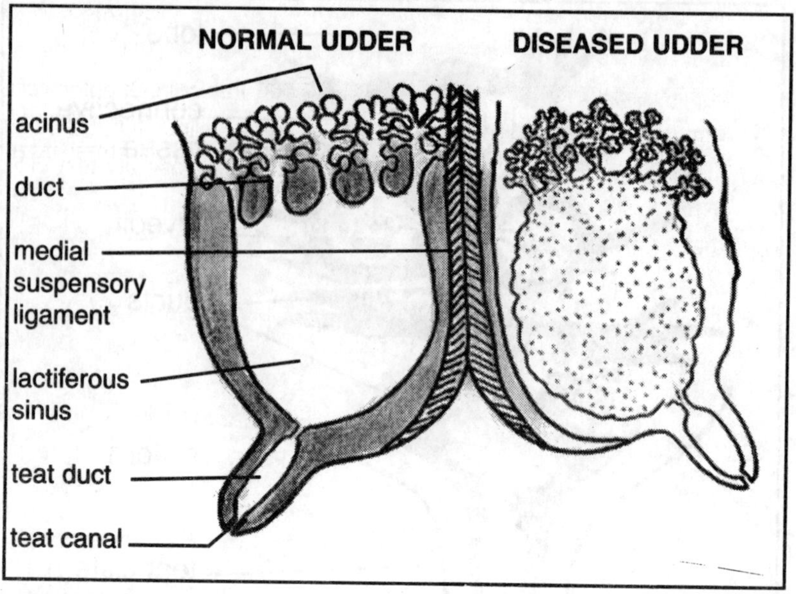

(3) CHRONIC MASTITIS

यह अवस्था इस रोग की आखरी अवस्था है। इसमें लक्षण धीरे–धीरे प्रकट होते हैं। लम्बे समय के कारण अडर में फाइब्रोसिस हो जाने के कारण ठंडा व कठोर हो जाता है तथा दबाने पर दर्द भी होता है जबकि acute mastitis में तो थन छूने मात्र से ही भारी दर्द होता है। दूध के स्थान पर सफेद या पीला स्राव निकलता है जिसमें थक्के तथा छींछड़े (flakes) भी निकलते हैं। कभी कभी पीला–हरा द्रव्य भी निकलता है तथा बदबू भी आती है। ऐसी अवस्था में ट्युबरकुलोसिस (टी.बी.) होने की संभावना भी अधिक होती है।

DIAGNOSIS – लक्षण व दूध की जांच के आधार पर।

TREATMENT

- रोगी पशु को स्वस्थ पशुओं से अलग रखें।
- पहले स्वस्थ थनों से दूध निकालें फिर रोगग्रस्त थनों से दूध निकालें।
- रोगग्रस्त थन से जहां तक संभव हो सफेद, पीला या लालिमायुक्त स्राव पूरा बाहर निकालें।
- कोई भी एंटिबायोटिक लगाने से पहले दूध की antibiotic sensitivity जांच जरुर कराएं ताकि थनों से इन्फेक्शन जल्दी खत्म हो सके।

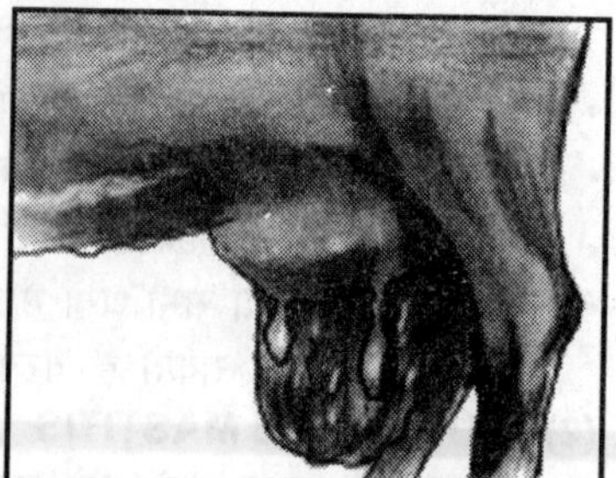

Chronic Mastitis in Buffalo

- Intramammary Infusions -

थन से पूरी तरह खराब दूध निकालकर दिन में एक बार एंटिबायोटिक ट्युब चढ़ाएं। यदि इन्फेक्शन अधिक हो तो सुबह शाम दो बार चढ़ाएं।

- आजकल कई एंटीबायोटिक्स ट्युब उपलब्ध है जिनमें Penicillin, Streptomycin, Nitrofurazone, Ampicillin - Cloxacillin, Chlortetracycline आदि। इनमें से कौनसी काम में ले, इसके लिए दूध का antibiotic sensitivity test जरुर कराएं।
- जिस एंटीबायोटिक की ट्युब थन में चढ़ाई जाती है उसी का I/V या I/M इंजेक्शन लगाएं। प्रभावी इलाज के लिए लगभग पाँच दिन तक लगाएं।
- Supportive treatment - Corticosteroids फाइब्रोसिस को कम करते हैं। इसलिए आवश्यक हो तो यह भी थनों में एंटीबायोटिक के साथ डालें।
- Oxytocin - कभी–कभी पूरी तरह खराब दूध के बाहर निकालने के लिए ऑक्सीटोसिन लगाया जाता है, ताकि पूरी तरह let down हो सकें।
- फॉमेन्टेशन – एक्युट मेस्टाइटिस में जब अडर गर्म होता है उस अवस्था में कोल्ड फॉमेन्टेशन करें तथा क्रॉनिक मेस्टाइटिस में जब अडर ठंडा व कठोर होता है, उस अवस्था में हॉट फॉमेन्टेशन करें, इसके लिए मेग्नेसियम सल्फेट का प्रयोग करें।
- जब इस इलाज से कोई खास फर्क नहीं पड़े तो संबंधित थन के क्वार्टर में 5% कॉपर सल्फेट घोल या 3% सिल्वर नाइट्रेट घोल को थन के अंदर अडर तक चढ़ाया जाता है, ताकि वह क्वार्टर हमेशा के लिए पूरी तरह सूख जाए और दूसरे क्वार्टर नुकसान न हो।

CONTROL

- चूंकि यह रोग मुख्य रुप से गंदगी के कारण फैलता है इसलिए बाड़े की पूरी सफाई रखें। साफ हाथों से दूध दोहें। दूध दोहने से पहले व बाद में एंटीसेप्टिक घोल से थनों को धोना चाहिए।
- यदि संभव हो तो जब गाय दूध नहीं देती हो उस समय चारों थनों में एंटीबायोटिक इन्फ्युजन करना चाहिए ताकि बाद में रोग न हो।
- थनों को चोट व घाव होने से बचाएं तथा घाव हो जाने पर जल्दी इलाज करें।
- मेस्टाइटिस की थोड़ी सी भी आशंका होने पर जल्दी ही इलाज शुरु कर देना चाहिए वरना बाद में इलाज करने पर अडर में पूरी तरह सामान्य रुप से दूध नहीं बन पाता है और दुग्ध उत्पादन कम हो जाता है।
- समय पर इलाज न होने पर मेस्टाइटिस के साथ टी.बी. के बैक्टीरिया भी अंदर प्रवेश कर जाते हैं जिससे रोग अधिक गंभीर हो जाता है।
- मेस्टाइटिस होने पर स्वस्थ थन का दूध पहले तथा रोगी थन का दूध बाद में निकालना चाहिए। रोगी थन का दूध बछड़े को भी नहीं पिलाना चाहिए और न ही मनुष्य हेतु उपयोग में लेना चाहिए।
- इलाज शुरु करने पर तीन से पांच दिन तक ट्युब व इंजेक्शन जरुर देने चाहिए। सिर्फ एक या दो दिन से पूरी तरह इलाज नहीं हो पाता है।

ब्रुसेल्लोसिस (BRUCELLOSIS)

अन्य नाम – बैंग्स रोग, संक्रामक गर्भपात। मनुष्य में अंडुलेन्ट फीवर, माल्टा फीवर। यह मुख्य रुप से दुधारु पालतू पशुओं का एक संक्रामक रोग है, जिसके कारण गर्भाशय के प्लसेंन्टा में भारी सूजन आती है तथा गर्भपात हो जाता है। इससे पशु की प्रजनन क्षमता कम हो जाती है या बांझपन भी हो सकता है। ब्रुसेल्लोसिस एक जूनोटिक रोग है, जो पशुओं से मनुष्य में भी फैलता है।

EPIDEMIOLOGY

यह रोग दुनिया के सभी भागों में पाया जाता है। भारत में प्रतिवर्ष लगभग पच्चीस लाख पशुओं में इस रोग से गर्भपात होता है और भारी आर्थिक नुकसान होता है। एक बार गर्भपात होने पर गाय–भैंस की प्रजनन क्षमता एक चौथाई कम हो जाती है। पशु की एक ब्यांत का फायदा पशुपालक को नहीं मिल पाता है, पशु फिर देरी से गर्भधारण करता है तथा गर्भपात होने से पैदा होने वाले एक बछड़े या बछड़ी से वंचित रहना पड़ता है। इस तरह काफी नुकसान होता है।

भारत में लगभग 8% गायें तथा 6% भैंसें इस रोग से ग्रसित रहती हैं। जबकि आस्ट्रेलिया, कनाडा, ब्रिटेन, जर्मनी, हॉलेण्ड, अमेरिका, न्युजीलैण्ड व जापान जैसे देशों में इसे हमेशा के लिए खत्म कर दिया है। भारत में देसी व संकर पशुओं में समान रुप से ब्रुसेल्लोसिस पाया जाता है।

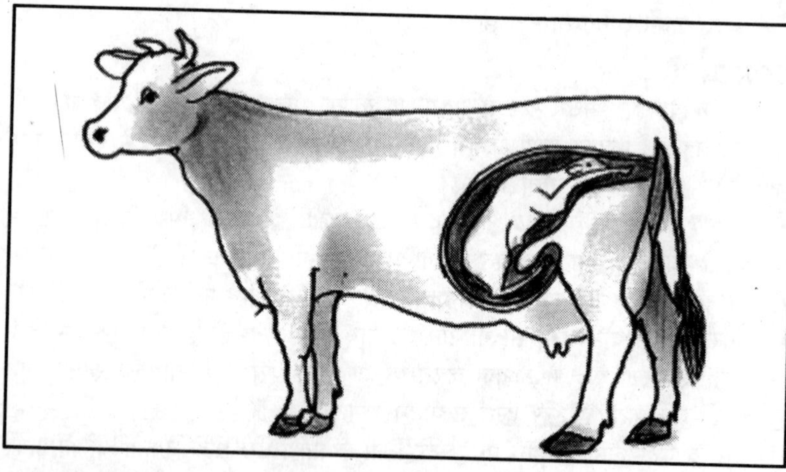

ETIOLOGY

गाय–भैंसों में यह मुख्य रुप से ब्रुसेल्ला एर्ब्रोटस नामक बैक्टीरिया के कारण होता है लेकिन कभी–कभी ब्रुसेल्ला सुइस व ब्रुसेल्ला मेलिटेन्सिस में भी होता है। ब्रुसेल्ला एर्बोट्स के कारण एक बार गाय–भैंस में गर्भपात हो जाने पर यह भेड़ तथा भेड़ से दूसरी गायों में फैल जाता है। यह इन्फेक्शन ग्याभन गायों में अधिक होता है। कभी–कभी घोड़ियों में भी इसके कारण गर्भपात हो जाता है।

इस रोग का इन्फेक्शन कई तरीकों से हो सकता है। प्रायः दूषित आहार, पानी तथा योनि स्राव (vaginal discharge) द्वारा होता है। त्वचा के घाव, आंखों की झिल्ली, थन तथा नर–मादा के मेल (mating) द्वारा भी जब कभी इस रोग से गर्भपात होता है तो इन्फेक्टेड प्लेसेन्टा, वेजाइनल डिस्चार्ज व गर्भपात से निकले भ्रूण से आसपास की मिट्टी, पानी, चारा आदि संक्रमित हो जाते हैं। इस संक्रमित जेर, गर्भ आदि से कोओं, कुत्तों व अन्य मांसाहारी पशु पक्षियों द्वारा काफी दूर क्षेत्रों में भी इन्फेक्शन हो जाता है। इनके अलावा मक्खियों व चींचड़ों (ticks) द्वारा भी इन्फेक्शन एक जगह से दूसरी जगह फैलाया जा सकता है।

विचित्र बात यह है कि जिस गाय–भैंस के गर्भपात होता है, उसकी प्लेसेन्टा व गर्भ गिरने से उसकी पूछ पर लम्बे समय तक संक्रमित पदार्थ चिपका रहता है। जब भी यह पशु अपनी पूंछ हिलाता है तो आसपास के पशुओं में भी त्वचा के घाव, आंखों की कंजक्टिवा से अन्य पशुओं में इन्फेक्शन पहुंच जाता है। इसी तरह मनुष्य में भी इन्फेक्शन हो सकता है।

PATHOGENESIS

Brucella abortus बैक्टीरिया, खांस, मुंह, आंख की कंजेक्टिवा, त्वचा के घाव खरोंच तथा योनि मार्ग (vagina) से शरीर में पहुंचते हैं। ब्लड सरकुलेशन में पहुंचकर संख्या में भारी वृद्धि करते हैं। इसके बाद प्लसेन्टा व गर्भाशय में पल रहे भ्रूण पर हमला करते हैं। जिन झिल्लियों या प्लेसेन्टा (placenta) से भ्रूण गर्भाशय से जुड़ा रहता है वे संक्रमण से गलने लगती है, जिससे भ्रूण को खतरा हो जाता है। धीरे–धीरे प्लेसेन्टा झिल्लियां आपस में अलग हो जाती हैं। भ्रूण पर इनकी पकड़ छूट जाती है और गर्भकाल पूरा हुए बिना ही अधूरा भ्रूण बाहर निकल आता है, जिसे "गर्भपात" कहा जाता है। प्रायः गर्भकाल के आखरी तीन महीनों में ऐसा गर्भपात होता है। यदि पशु ग्याभन नहीं है तो ब्रुसेल्ला एबोर्टस का इन्फेक्शन होने पर अंदर शांत अवस्था में पड़े रहते हैं तथा समय आने पर अपना प्रभाव बताते हैं।

अडर के ऊपर स्थित लिम्फ ग्रंथियों में भी बैक्टीरिया पहुंच जाते हैं जो दूध के साथ बाहर निकलते रहते हैं। बछड़ों द्वारा ऐसा दूध पीने पर गोबर के साथ शरीर में प्रवेश हुए बैक्टीरिया बाहर निकलते हैं। व्यस्क नर पशु में बैक्टीरियल इन्फेक्शन टेस्टिज, एपिडिडाइमिस तथा अन्य प्रजनन अंगों में पाया जाता है, जिससे ओर्काइटिस यानी अण्डकोषों में सूजन आ जाती है। ऐसे में वीर्य के द्वारा बैक्टीरिया बाहर निकलते हैं। यदि ऐसे नर पशु को प्रजनन के लिए काम में लिया जाय तो मादा पशुओं में गर्भधारण नहीं हो पाएगा।

SYMPTOMS

- गायों में गर्भपात का एक मुख्य कारण ब्रुसेल्लोसिस है, जो कि गर्भ के छठे महीने बाद होता है। गर्भपात में भूरा सफेद, मवाद म्युकस जैसा डिस्चार्ज योनि मार्ग से बाहर निकलता है।

- गर्भपात से पहले गाय ब्याने से पहले जैसे शारीरिक लक्षण प्रकट कर सकती है। जैसे वल्वा में सूजन, पेल्विक लिगामेंट का ढीले पड़ना, अडर का आकार बढ़ना तथा योनि से डिस्चार्ज निकलना आदि।
- गर्भपात के ऐसे मामलों में प्लेसेन्टा अंदर रह जाना एक सामान्य बात है। कोटाइलिडन में भी सड़न पैदा हो जाती है, जिससे भूरा चिपचिपा, बदबूदार पदार्थ बाहर आता है। इससे क्रॉनिक एंडोमेट्राइटिस हो जाती है।
- मेस्टाइटिस, ऑस्टियोआर्थाइटिस, साइनोवाइटिस भी हो सकती है।
- पैरों के जोड़ों पर सूजन आ जाती है जिसे हाइग्रोमा कहते हैं।
- नर पशु के अण्डकोषों में सूजन आ जाती है। सेक्स डिजायर नहीं रहती है तथा प्रजनन क्षमता काफी कम हो जाती है।
- घोड़ों के पैरों के नीचले जोड़ों पर एब्सेस बनने से आर्थाइटिस हो जाती है।
- एक बार गर्भपात होने पर ब्रुसेल्ला बैक्टीरिया शरीर में शांत अवस्था में पड़े रहते हैं, अगली बार फिर गर्भधारण करने पर गर्भपात की संभावना रहती है।
- पशु के शरीर में इन्फेक्शन प्रवेश करने के 2-4 महीने बाद गर्भपात होता है। कभी–कभी कोई लक्षण प्रकट किए बिना ही गर्भपात हो जाता है।

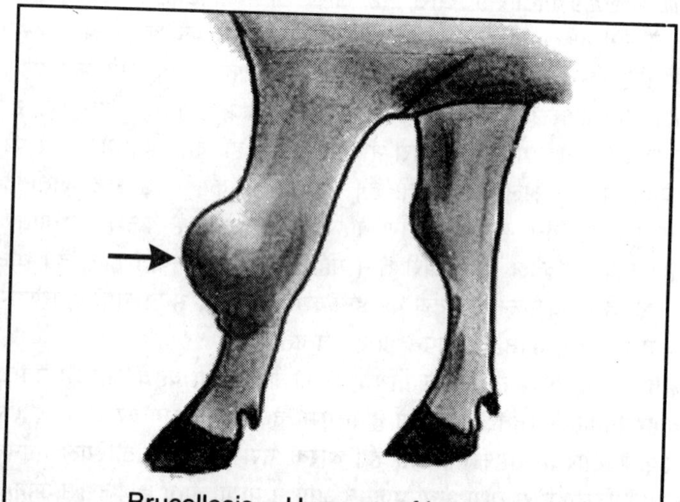

Brucellosis – Hygroma of knee joint

DIAGNOSIS

- एर्बोशन तथा रिटेंशन ऑफ प्लेसेन्टा की हिस्ट्री के आधार पर।
- गर्भपात के बाद चमड़े जैसा प्लेसेन्टा सिर्फ ब्रुसेल्लोसिस में ही होता है।
- प्लेसेन्टा तथा गर्भपात से निकले भ्रूण के फेफड़ों व आमाशय की जांच द्वारा।
- गाय के वेजाइनल डिस्चार्ज की जांच द्वारा।
- Guineapig inoculation test, • Milk ring test
- Brucella ring test, • Test for presence of antibodies.

Differential diagnosis

Brucellosis – गर्भपात गर्भकाल के आखरी तीन महीनों में होता है।
– गर्भपात के साथ चिपचिपा बदबूदार एक्जूडेट निकलना।
– चमड़े जैसा प्लेसेन्टा।

Trichomoniasis – गर्भकाल के शुरुआती 2-4 महीने में गर्भपात होता है।
– गर्भपात के साथ साफ ऊन जैसा एक्जूडेट निकलता है।

Leptospirosis – गर्भकाल के छठे महीने में या इसके बाद गर्भपात होता है।
– पीले, भूरे कोटाइलिडन

Vibriosis – गर्भकाल के 5-6 महीने में गर्भपात होता है।
– प्लेसेन्टा पर कई जगह छोटे–छोटे लाल धब्बे व अडिमा।

Listeriosis – गर्भकाल के सातवें माह से गर्भपात होता है।
– सेप्टिसीमिया

TREATMENT

- ब्रुसेल्लोसिस का कोई प्रभावी इलाज नहीं है।
- एंटीबायोटिक्स – Oxytetracycline, Penicillin, Streptomycin.
- जिस पशु को गर्भपात होता है और जब तक वेजाइनल डिस्चार्ज निकलता है, उसे अन्य पशुओं से बिल्कुल अलग रखना चाहिए तथा आसपास की जगह को एंटीसेप्टिक घोल से धोना चाहिए।

CONTROL

- ब्रुसेल्लोसिस का कोई प्रभावी इलाज नहीं है इसलिए रोकथाम ही उपाय है।
- पूरी तरह खात्मे के लिए तथा रोग और नहीं फैले इसके लिए गर्भपात करने वाले पशु को स्लॉटर कर दिया जाता है। विदेशों में ऐसा ही किया जाता है। लेकिन भारत में ऐसा नहीं हो पा रहा है।
- गर्भपात से निकलने वाले भ्रूण, प्लेसेन्टा, डिस्चार्ज आदि को जला देना चाहिए, वरना ये लम्बे क्षेत्र में ब्रुसेल्लोसिस फैला सकते हैं।
- गर्भपात के बाद सफाई करने वाले व्यक्तियों को भी पूरी सावधानी रखनी चाहिए ताकि यह मनुष्य में नहीं फैले।
- संक्रमित पशु को अन्य पशुओं से अलग रखना चाहिए।
- वैक्सीनेशन – Cotton strain - 19 Strain Vaccine
- 4 से 12 महीने के सभी बछड़े–बछड़ियों का टीकाकरण करना चाहिए ताकि ये भविष्य में इन पशुओं में ब्रुसेल्लोसिस नहीं हो सके।
- बड़ी गायों में यह टीका लगाने से गर्भपात कम हो सकता है।
- प्रजनन के लिए प्रयोग में आने वाले सांड को यह टीका नहीं लगाएं।
- सामान्य दिनों में भी दूध अच्छी तरह उबाल कर पीना चाहिए।

ब्रुसेल्लोसिस व मानव स्वास्थ्य

ब्रुसेल्लोसिस मूल रुप से पशुओं का रोग है, लेकिन इनके बैक्टीरिया से दूषित दूध, मांस, गोबर, मूत्र, प्लेसेन्टा आदि के जरिए मनुष्य में भी फैल जाता है। मनुष्य में इसे अंडुलेन्ट

फीवर या माल्टा फीवर (malta fever) कहते हैं। मनुष्य में मुख्य रुप से श्वांस, मुंह द्वारा तथा त्वचा व आंख की म्युकस मेम्ब्रेन द्वारा शरीर में इन्फेक्शन होता है। पशुओं के गर्भपात द्वारा निकलने वाले मृत भ्रूण व प्लेसेन्टा में बैक्टीरिया की संख्या सर्वाधिक होती है इसलिए इनके सम्पर्क में आने वाले पशुपालकों, पशुचिकित्सकों, मृत पशुओं का चमड़ा उतारने वाले तथा कसाई ब्रुसेल्लोसिस की चपेट में अधिक आते हैं।

मनुष्य शरीर में बैक्टीरिया प्रवेश करने के कुछ ही दिन बाद रोग के लक्षण प्रकट हो जाते हैं। शुरु में रोगी को तेज बुखार (101-104 ° फा.) आता है, ठंड लगती है। सिर, पीठ व जोड़ों में दर्द रहता है। भूख कम लगती है। खास बात यह कि रोगी को रात में काफी पसीना आता है। यह स्थिति लगभग छः महीने तक चलती है जिससे रोगी काफी कमजोर हो जाता है बाद में अण्डकोषों में सूजन (orchitis) हो जाती है। सेक्स डिजायर भी कम हो जाती है कई बार रोगी नपुंसक भी हो जाता है। ग्रामीण क्षेत्र में डायग्नोसिस की पर्याप्त सुविधा नहीं होने के कारण पशुपालक व पशुचिकित्सा क्षेत्र के काफी लोग इस रोग से ग्रसित रहते हैं और समय पर डायग्नोसिस नहीं हो पाता है।

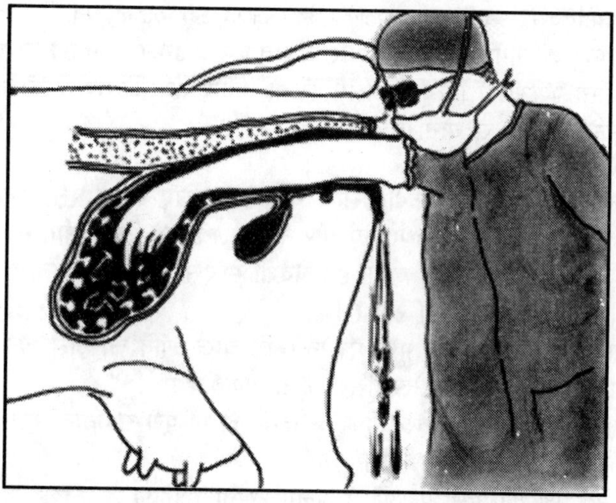

पशुचिकित्साकर्मी क्या सावधानियां रखें ?

- हाथों में बिना स्लिव पहने गर्भाशय से प्लेसेन्टा बाहर नहीं निकालें।
- प्लेसेन्टा बाहर निकालते समय नाक, मुंह पर मास्क या रुमाल बांधे तथा आंखों पर चश्मा लगाएं।
- प्लेसेन्टा निकालने के बाद हाथ–मुंह अच्छी तरह एंटीसेप्टिक घोल से धोएं तथा पशुपालक से कहें कि जल्दी ही प्लेसेन्टा, गर्भपात से निकले भ्रूण आदि को जमीन में गहरा गाड़ें या जलाएं।
- यदि स्वयं को कभी लम्बे समय तक बुखार न उतरे, अण्डकोषों में सूजन हो तो ब्रुसेल्ला टेस्ट अवश्य कराएं।

टी.बी. (TUBERCULOSIS)

Synonyms - Great white plague, Pearl disease, Pthisis.

मनुष्य तथा पशुओं में बैक्टीरिया द्वारा फैलने वाला एक भयंकर संक्रामक रोग है। छूत का यह रोग पशुओं व मनुष्य दोनों में लम्बे समय तक रहता है जिससे पशु के फेफड़ों व लिम्फ ग्रंथियों में ट्युबरकल गांठे बन जाती हैं। इसके अलावा ये गांठे लिवर, तिल्ली, आंतों, पेरिटोनियम तथा लम्बी हड्डियों में भी बन जाती है।

क्षय रोग माइकोबैक्टीरियम ट्युबरकुलोसिस नामक बैक्टीरिया के कारण अधिक फैलता है। यह ब्रुसेल्लोसिस व रैबीज की तरह ही एक महत्वपूर्ण जूनोटिक रोग है जो पशुओं से मनुष्य में तथा मनुष्य से पशुओं में बड़े पैमाने पर फैलता है। आंकड़ों के मुताबिक भारतीय परिस्थितियों में ग्रामीण इलाकों में लगभग 20 प्रतिशत गायें क्षय रोग (T.B.) से ग्रसित रहती हैं तथा लगभग 40 प्रतिशत गायों का दुग्ध उत्पादन काफी कम हो जाता है।

वैसे तो यह लगभग सभी पशुओं में पाया जाता है लेकिन गाय, भैंसों में अधिक पाया जाता है तथा इन्हीं के दूध से मनुष्य में तथा मनुष्य से इनमें फैलता है। इसका प्रमुख कारण यह है कि ये ही पशु मनुष्य के अधिक सम्पर्क में रहते हैं। विश्व में भारत उन तीन चार देशों में शामिल है जहां टी.बी. के रोगियों की संख्या सर्वाधिक है। यहां प्रतिवर्ष लगभग 25 लाख लोग इस रोग के कारण मौत के शिकार हो जाते हैं। भारतीय लोगों में टी.बी. रोग के इस विकराल रुप में गायों की महत्वपूर्ण भूमिका है। अतः यदि भारत की जनता को टी.बी. रोग से मुक्ति दिलानी है तो इसकी शुरुआत पशुओं से करनी होगी।

ETIOLOGY

इस रोग के तीन रुप पाये जाते हैं। मानव (human) रुप, गाय (bovine) रुप तथा पक्षी (avian) रुप। इनमें गायों में पाया जाने वाला टी.बी. खतरनाक होता है क्योंकि इसी से मनुष्य अधिक चपेट में आता है।

1. Bovine tuberculosis - *Mycobacterium bovis* (Cattle)
2. Avian tuberculosis - *Mycobacterium avium* (Birds)
3. Human tuberculosis - *Mycobacterium tuberculosis* (Human)

कैसे फैलता है टी.बी. रोग ?

- कम उम्र के पशुओं में यह रोग कम पाया जाता है लेकिन कम उम्र के मनुष्य (बच्चे) अधिक संवेदनशील होते हैं।
- जिन पशुओं को पौष्टिक आहार नहीं मिलता है उनमें यह अधिक होता है।
- पशुओं के बांधने के जिस स्थान पर भीड़–भाड़, अंधेरा, नमी व गंदगी अधिक रहती है वहां के पशु टी.बी. रोग की चपेट में अधिक आते हैं।

गायों के शरीर में लम्बे समय तक ये बैक्टीरिया शांत अवस्था में रहते हैं तथा मौका पाकर भयंकर रुप धारण कर लेते हैं। जैसे ब्याने के बाद शरीर में कमजोरी, मौसम में अचानक बदलाव तथा अन्य रोगों में जब पशु की रोग प्रतिरोधक क्षमता में कमी आ जाती है, टी.बी. बैक्टीरिया शरीर के कई भागों में पहुंचकर उग्र रुप धारण कर लेते हैं।

टी.बी. के बैक्टीरिया सबसे अधिक गाय के फेफड़ों में पाये जाते हैं। अतः रोगग्रस्त गाय की सांस, नाक से निकलने वाले डिस्चार्ज, कफ, दूध, मूत्र, गोबर आदि के सम्पर्क में आने से मनुष्य भी इसकी चपेट में आ जाता है। इसके बैक्टीरिया मूत्र व गोबर में भी पाए जाते हैं। इस प्रकार रोगी पशु की लार, थूक, गोबर, श्वांस, मूत्र, दूध, घाव आदि के जरिए सम्पर्क में आने से अन्य पशुओं में भी संक्रमण फैल जाता है।

टी.बी. रोगी मनुष्य यदि गाय, भैंस का दूध निकालता है तो मनुष्य की श्वांस व हाथों के सम्पर्क में आने से थनों के जरिए स्वस्थ पशु में भी इन्फेक्शन हो जाता है। इसके अलावा रोगी मनुष्य के मल के सम्पर्क में आए चारे, दाने, पानी के उपयोग से भी पशुओं में टी.बी. फैल जाता है। इसी प्रकार टी.बी. रोगी गाय के दूध निकालने के बाद वही व्यक्ति यदि दूसरी गाय का दूध निकालता है तो अपने हाथों के जरिए दूसरी गाय में भी इन्फेक्शन हो जाता है।

गर्भकाल में मां से गर्भ में पल रहे भ्रूण में भी इन्फेक्शन हो जाता है, जिससे नवजात (new born) टी.बी. रोगी पैदा होता है। इसके अलावा रोगी गाय का दूध पीने से भी नवजात बछड़े–बछड़ी को क्षय रोग हो जाता है। जिन गायों में ट्युबरकल मेस्टाइटिस होती है उनके दूध में भारी संख्या में इसके बैक्टीरिया निकलते हैं। अतः ऐसे दूध से भी बड़े पैमाने पर क्षय रोग फैल जाता है।

कुत्तों में यह रोग टी.बी. बैक्टीरिया से संक्रमित दूध, मांस व मनुष्य का मल खाने तथा थूक चाटने से होता है।

SYMPTOMS

यह एक ऐसा रोग है जिसमें लक्षण धीरे–धीरे लम्बे समय बाद प्रकट होते हैं और लक्षण भी अलग–अलग पशुओं में अलग–अलग हो सकते हैं। बाहरी लक्षण तो बहुत दिनों बाद प्रकट होते हैं। कई बार लक्षणों का पता ही नहीं चल पाता है इसलिए लक्षणों के आधार पर रोग का डायग्नोसिस करना बहुत मुश्किल है। मोटे तौर पर पशु में कमजोरी, कम चारा–दाना खाना, कमजोरी लगातार बढ़ते रहना, हल्का बुखार रहना जैसे लक्षण प्रमुख हैं। ये लक्षण ऐसे हैं, जो प्रायः हर बीमारी में देखने को मिलते हैं।

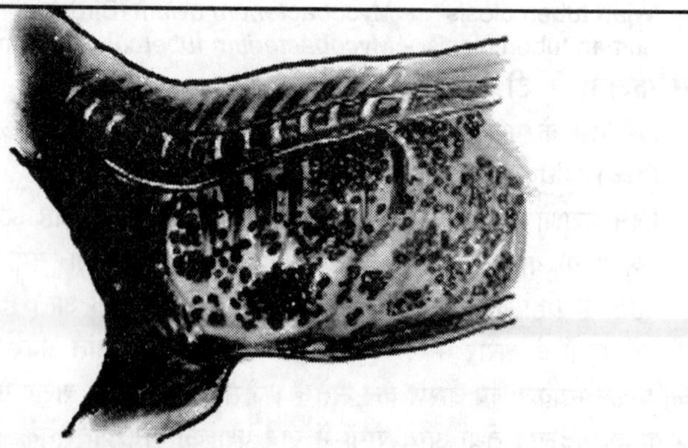

Pleural and Peritoneal lesion of T.B. in carcass of a Cow

- गाय–भैंस में बैक्टीरियल इन्फेक्शन के कुछ माह बाद हल्के लक्षण प्रकट होना।
- पौष्टिक आहार के बावजूद पशु का वजन धीरे–धीरे कम होता है और पशु कमजोर होता जाता है।
- सबसे अधिक रेस्पिरेटरी सिस्टम प्रभावित होता है। सांस लेने में तकलीफ होती है। सांस की गति बढ़ जाती है तथा पीड़ा के साथ सूखी खांसी आती है। ट्युबरकुलस न्युमोनिया भी हो जाता है।
- जब अडर में टी.बी. रोग होता है तो गादी की मेमेरी ग्लेण्ड्स में छोटी–छोटी गांठें बन जाती है। गादी में सूजन आ जाती है लेकिन दर्द नहीं होता है। दुग्ध उत्पादन कम हो जाता है जो धीरे–धीरे और कम होकर बंद ही हो जाता है। मेमेरी ग्लेण्ड्स में बनी छोटी गांठे धीरे–धीरे बड़ी होकर एक गोलाई का रुप धारण कर लेती है जो छोटे बच्चे के सिर जैसी महसूस होती है। बाद में दूध का रंग भी हरा–पीला हो जाता है। दूध में सफेद छींछड़े (flakes) आते हैं तथा दही जैसा हो जाता है। अंत में दूध के स्थान पर पानी जैसा स्राव (secretion) होता है। संक्रमित थनों से ऐसा दूध पीने पर बछड़े को भी टी.बी. रोग हो जाता है।
- Digestive tract – जब आहार नली में क्षय रोग के लक्षण प्रकट होते हैं तो पेट दर्द होता है। जबरदस्त दस्त होती है। काफी दिनों तक हल्की टिम्पेनी रहती है तथा पशु काफी कमजोर हो जाता है। गोबर के ऊपर चिकनी म्युकस लिपटी होती है। गोबर में मवाद तथा ब्लड के कण भी आ सकते हैं। दस्त के बाद बराबर कब्ज बनी रहती है।
- Uterus – गर्भाशय तक टी.बी. रोग फैलने पर मवाद बाहर निकलती है जिसमें थोड़ा ब्लड भी मिला होता है। इसमें इस्ट्रस साइकिल गड़बड़ा जाती है, गर्भपात होना या पशु बांझ भी हो सकता है। नर पशुओं में टेस्टिकल्स में सूजन आती है और अंत में इनमें मवाद पड़ जाती है।
- Central nervous system – केन्द्रीय तंत्रिका तंत्र प्रभावित होने पर आंख की ज्योति कम या बिल्कुल बंद हो सकती है। चलने में लड़खड़ापन होता है। मिर्गी जैसे दौरे पड़ते हैं तथा कभी–कभी पशु गोल घेरे में घूमता है।

घोड़ों में टी.बी. रोग

- सांस लेने में तकलीफ, नाक से मवाद जैसा डिस्चार्ज तथा खांसी।
- सांस के दौरान सीने की बजाय पेट फूलता–सिकुड़ता है (abdominal respiration).
- गर्दन की हड्डियां प्रभावित होने से गर्दन अकड़ जाती है। पशु जमीन पर पड़ा हुआ चारा दाना नहीं खा पाता है।
- त्वचा के नीचे गांठें बन जाती हैं जो बाद में फटकर मवाद छोड़ती है और बाद में फिस्चुला (fistula) बन जाता है।

- घोड़े के काफी कमजोर हो जाने से कार्यक्षमता काफी कम हो जाती है।

कुत्तों में टी.बी. रोग

- प्रायः बिना कोई लक्षण प्रकट किए लम्बे समय तक कुत्ते टी.बी. के वाहक (केरियर) की भूमिका करते हैं और अन्य पशुओं व मनुष्य में फैलाते हैं।
- सांस लेने में तकलीफ, खांसी, दस्त, त्वचा पर कई जगह मवाद।
- लिवर व आंत में टी.बी. के लक्षण। एसाइटिस भी हो सकती है।
- कमजोरी व शरीर के वजन में कमी।

टी.बी. रोग में सर्वाधिक प्रभावित होने वाले अंग – lungs, liver, pleura, peritoneum, kidney, spleen and regional hymph glands.

टी.बी. रोग में कम प्रभावित होने वाले अंग – bone, joints, CNS, male and female genital organs.

DIAGNOSIS

- लक्षणों के आधार पर – लगातार कमजोर होना, हल्का बुखार, खांसी।
- जांच – थूक, लार, नाक के डिस्चार्ज, दूध, गोबर, मूत्र की जांच द्वारा।
- ट्युबकुलिन टेस्ट – इसमें गर्दन पर एक छोटे से भाग पर बाल साफ कर 1-2 बूंद सिंथेटिक ट्युबरकुलिन का त्वचा के नीचे (इंट्राडर्मल) इंजेक्शन लगाया जाता है। रोगी पशु में इस जगह पर 5 mm या बड़ी गांठ बन जाती है।

TREATMENT

- विशेषकर बड़े पशुओं में टी.बी. का इलाज प्रभावी नहीं है क्योंकि यदि इन्हें इलाज के रुप में वही दवाईयां लम्बे समय तक दी जाए जो मनुष्य को दी जाती हैं तो यह काफी महंगा पड़ता है। इसके अलावा इनका ज्यादा असर भी नहीं पड़ता है।
- फिर भी यदि कोशिश की जाए तो निम्न दवाईयां दी जा सकती हैं।
  - Streptomycin, Isonex, Isocadipas, Unithiabin.
- यदि यह इलाज शुरुआती अवस्था में किया जाए, साथ ही पशु को अच्छी पौष्टिक खुराक भी दी जाय तो कुछ लाभ हो सकता है।
- क्षय रोग के इलाज में एक बार दवाईयां शुरु करने पर लम्बे समय तक पूरा कोर्स लगातार देना जरुरी है वरना बीच में दवा बंद करने पर बैक्टीरिया शरीर के अंदर इन दवाइयों के खिलाफ एंटीबॉडी बना लेते हैं, जिससे बाद में असर नहीं होता।

CONTROL

- जिन पशुओं में टी.बी. रोग होने का शक हो उनमें ट्युबरकुलीन जांच की जानी चाहिए। इसमें जो पशु रोगग्रस्त मिले उन्हें संभव हो तो स्लॉटर कर देना चाहिए तथा मृत पशुओं को जलाना चाहिए या गाड़ना चाहिए। शेष पशुओं की छः माह तक जांच करनी चाहिए।
- रोगग्रस्त पशुओं को स्वस्थ पशुओं से अलग करना तथा उन्हें स्लॉटर करना ही एकमात्र कारगर रोकथाम का उपाय है। लेकिन भारत में धार्मिक अंधविश्वास व आर्थिक कारणों से ऐसा मुश्किल है। इसी कारण पशुओं व मनुष्य में क्षय रोग

दिनों दिन अधिक विकराल रुप धारण कर रहा है।

- नये पशु खरीदने से पूर्व टी.बी. रोग की जांच कर लेनी चाहिए।
- बछड़े–बछड़ियों में बी.सी.जी. के टीके लगवाने चाहिए।
- पशुओं की समय–समय पर टी.बी. रोग की जांच की जानी चाहिए।
- मनुष्य में बच्चे टी.बी. के प्रति काफी संवेदनशील होते हैं इसलिए क्षय रोगग्रस्त पशु का दूध व अन्य पदार्थ बच्चों को नहीं खिलाने चाहिए।

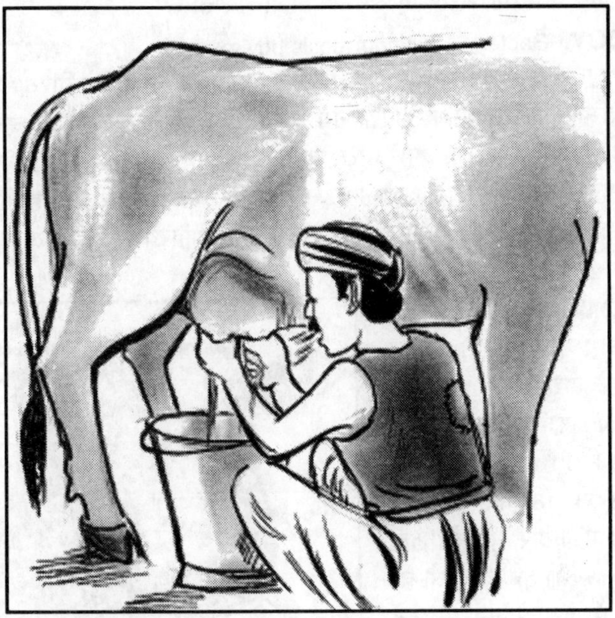

टी.बी. रोग व मानव स्वास्थ्य

- टी.बी. रोग पशुओं से मनुष्य में तथा मनुष्य से पशुओं में फैलने वाला एक भयंकर संक्रामक रोग है इसलिए ऐसे रोगग्रस्त पशु का दूध नहीं पीना चाहिए। सावधानी के लिए इसे अच्छी तरह उबाल कर काम में लें।
- रोगी गाय का दूध निकालने वाले पशुपालक तथा पशु के सम्पर्क में आने वाले पशुचिकित्साकर्मियों को भी यह रोग हो सकता है।
- टी.बी. रोगी पशुपालक को पशु का दूध नहीं दुहना चाहिए।
- रोगी व्यक्ति की सांस, थूक तथा उसके काम में ली गई चीजों के सम्पर्क में आने से यह रोग अन्य स्वस्थ पशुओं व मनुष्यों में फैल जाता है।
- रोगी व्यक्ति द्वारा इधर–उधर थूकने व इस थूक के सम्पर्क में आने वाले कुत्तों के द्वारा चाटने से यह रोग अधिक फैलता है।

एक्टिनोमाइकोसिस (ACTINOMYCOSIS)

Synonyms - Lumpy jaw, Ray fungus disease.

यह मुख्य रुप से गायों व सुअरों का बैक्टीरियल रोग है। इसके अलावा अन्य पशुओं व मनुष्य में भी पाया जाने वाला संक्रामक रोग है। इसमें मुख्य रुप से जबड़े (mandible) व सिर की हड्डियां (maxilla) ओस्टियोमाइलाइटिस के कारण बढ़ जाती है। बहुत कम बार यह शरीर के अन्य भागों में फैलता है।

ETIOLOGY - Bacteria - Actinomycosis bovis

यह मुख्य रुप से 2-5 वर्ष के पशुओं में होता है। सामान्यतया ये बैक्टीरिया पशुओं के मुंह और रेस्पिरेटरी सिस्टम के ऊपरी भाग में रहते हैं। मुंह में मोटा सख्त चारा चबाने से ये अंदर घावों के जरिए गहरे चले जाते हैं बाद में जबड़े व सिर की हड्डी में पहुंचकर सूजन व मवाद पैदा करते हैं। इससे आहार चबाने में परेशानी होती है। इस प्रकार आहारनाल के अगले भागों तक पर्याप्त मात्रा में आवश्यक खाद्य तत्व नहीं पहुंच पाते हैं।

SYMPTOMS

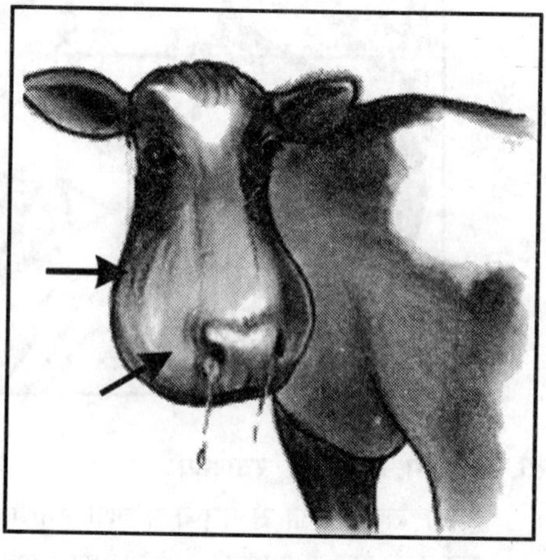

- यह रोग मुख्य रुप से 2 से 5 वर्ष के पशुओं में होता है। रोग के लक्षण बहुत बाद में प्रकट होते हैं। इन्फेक्शन होने के 6 से 18 माह बाद ही जबड़े में कठोर सूजन (hard bony swelling) पैदा होती है। शुरु में इस सूजन से दर्द नहीं होता है।
- जबड़े (mandible) की हड्डी अंदर सड़ जाने से मवाद बन जाती है तथा एक फिस्चुला बन कर जबड़े की त्वचां से सल्फर के दानों जैसी मवाद बाहर निकलती।
- इसी अवस्था में मुंह के अंदर दांत भी ढीले पड़ जाते हैं या कुछ टूट कर गिर जाते हैं। मुंह से बदबू (foul breath) आती है।
- जबड़े में सूजन, मवाद, दांत ढीले या टूट जाने से पशु को चारा–दाना चबाने में तकलीफ होती है। पशु भूखा रहता है तथा लार अधिक गिरती है।
- कान व गर्दन के आसपास भी कठोर फोड़े या मवाद के घाव बन सकते हैं।
- नाक के मार्ग में भी सूजन आने से सांस में तकलीफ होती है।
- घोड़ों में fistulous withers तथा poll evil हो जाता है, जिसमें गर्दन के ऊपर मवाद बन जाती है।

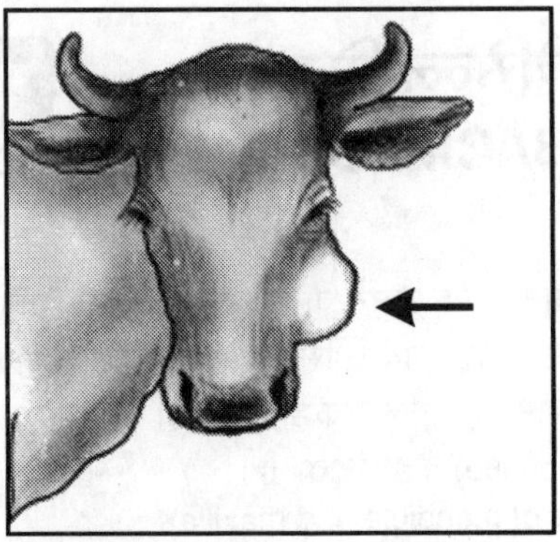 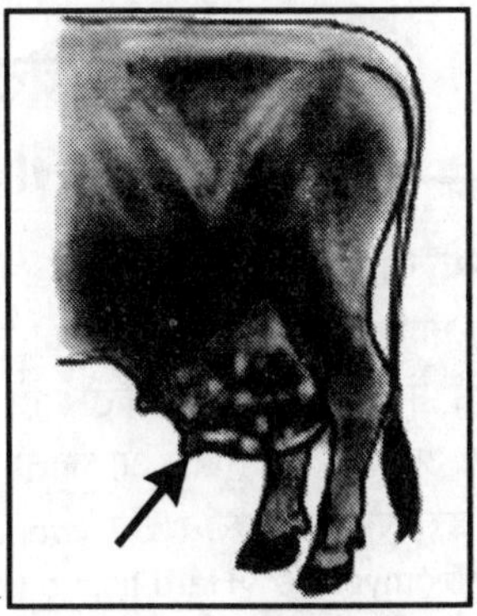

DIAGNOSIS

- लक्षणों के आधार पर – जबड़े की हड्डियों में धीरे–धीरे कठोर सूजन बढ़ना, बाद में वहां से सल्फर जैसी मवाद निकलना।
- मवाद की बैक्टीरियल जांच द्वारा
- इस रोग का एक्टिनोमाइकोसिस और बोट्रियोमाइकोसिस से तुलनात्मक डायग्नोसिस करना चाहिए।

TREATMENT

- यदि रोगी का शुरुआत में ही इलाज किया जाय तो काबू पाया जा सकता है, वरना हड्डी की सूजन बड़ी होने पर कोई प्रभावी इलाज नहीं है। बाद में अंदर के इन्फेक्शन को पूरी तरह खत्म करना असंभव हो जाता है।
- रोग की शुरुआत में जब सूजन बहुत कम हो तब आयोडिन व सल्फर दे कर काबू पाया जा सकता है। इसके अलावा स्ट्रेप्टोमाइसिन भी दे सकते हैं।
  - Inj. Streptomycin 5 gm/day for 3 days.
  - Potassium or Sodium iodate 15-30 gm, dissolved in 250-300 ml D.Water I/V.
  - Isoniazide 20 mg/kg b.wt. for 100 days.
- यदि सूजन छोटी है तो शुरु में ऑपरेशन द्वारा भी निकाला जा सकता है।
- बाद की अवस्था में जब सूजन बड़ी हो, फिस्चुला के जरिए मवाद बाहर आ रही हो ऐसी स्थिति में एब्सेस को अंदर से क्युरेट द्वारा अच्छी तरह साफ कर टिंचर आयोडिन का गॉज दबाना चाहिए।
- पूरे इलाज के बावजूद पशु पूरी तरह नॉर्मल नहीं हो पाता है इसलिए रोकथाम के उपायों पर अधिक जोर देना जरुरी है।

CONTROL

- इस रोग से बचाव हेतु कोई वैक्सीन विकसित नहीं है।
- पशुघर व आसपास के वातावरण में सफाई रखें।
- मुंह में घाव पैदा करने वाला सख्त चारा पशु को नहीं खिलाएं।
- रोगी पशुओं को स्वस्थ पशुओं से अलग कर देना चाहिए।

एक्टिनोबेसिल्लोसिस
ACTINOBACILLOSIS

अन्य नाम - Wooden tongue.

यह गौपशुओं व अन्य पशुओं का लम्बे समय तक चलने वाला संक्रामक रोग है जिसमें जीभ में सूजन आने से कठोर हो जाती है तथा गर्दन, सिर, ओरल केविटी, नाक के मार्ग आदि में भी सूजन आ जाती है। जीभ सूज कर लकड़ी जैसी हो जाने के कारण ही इस रोग को वूडन टंग (wooden tongue) कहा जाता है।

Actinomycosis - Hard tissue (bones of mandible and maxilla)
Actinobacillosis - Soft tissue (tongue, glands, lungs, etc.)

ETIOLOGY - Bacteria - *Actinobacillus lignieresi*

यह रोग गाय, भैंस व भेड़ में अधिक पाया जाता है। इनमें 2 से 5 वर्ष की उम्र वाले पशु अधिक चपेट में आते हैं। ऐसा माना जाता है कि इसके बैक्टीरिया मुंह में रहते हैं तथा घावों के जरिए शरीर के दूसरे भागों में फैल जाते हैं। जब भी मुंह में किसी सख्त चारे, नुकीली चीज, तेज केमिकल, जलन आदि से घाव हो जाते हैं तो बैक्टीरिया द्वारा रोग फैलने का मौका मिल जाता है। खुरपका–मुंहपका, स्टोमेटाइटिस जैसे रोगों में पशु के मुंह में छाले व घाव हो जाते हैं। ऐसे समय इन घावों के जरिए बैक्टीरिया सॉफ्ट टिश्यू में प्रवेश कर रोगग्रस्त कर देते हैं। इसके अलावा रोगी शरीर के इन्फेक्टेड डिस्चार्ज व दूषित घांस, चारा, दाना आदि से भी फैल जाता है। हालांकि इसमें रोगी पशु की मौत नहीं होती है।

SYMPTOMS

- पशु की जीभ सूज कर मोटी व सख्त होना। (wooden tongue)
- मुंह में चारा लाने व चबाने में भारी तकलीफ तथा अधिक लार गिरना।
- पशु बार–बार मुंह में जीभ को घुमाता है, जैसे कोई फॉरेन बॉडी अन्दर फंस गई हो। लम्बी लार गिरना। (drooling salvia).
- खासतौर से जीभ के आधार पर सूजन व कठोरता अधिक होती है।
- जीभ मुंह से थोड़ी बाहर निकली होती है तथा जीभ की साइड में हल्के घाव (nodules and ulcers) भी हो जाते हैं।
- बाद में जब सूजन कम हो जाती है तो जीभ कठोर (fibrous) हो जाती है तथा कम गति करती है (wooden tongue).
- ओरल केविटी में लिम्फ नोड्स बड़ी हो जाती है जिसमें से बिना बदबू की पतली व दानेदार मवाद निकलती है।
- भेड़ों में जीभ में ये लक्षण (lesions) नहीं पाये जाते हैं। इसकी बजाय नीचले जबड़े, चेहरे तथा नाक पर तथा गले के नीचे चमड़ी पर गांठनुमा फोड़े नजर आते हैं जिसमें से हरी–पीली दानेदार मवाद निकलती है।

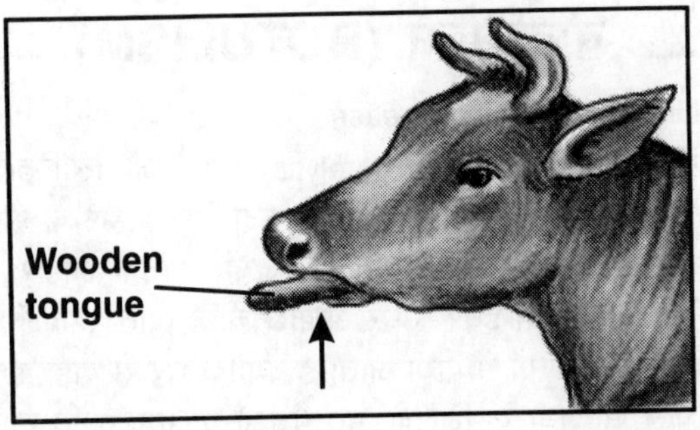

DIAGNOSIS

- गायों में मुंह व जीभ के लक्षणों (lesions) के आधार पर।
- मुँह व गले की त्वचा से निकलने वाली पस की जांच द्वारा।
- रोग की शुरुआती अवस्था में पशु द्वारा खाना–पीना बंद करने तथा मुंह से लार गिरने से रैबीज का भ्रम हो सकता है। लेकिन एक्टिनोबेसिलोसिस में बाद में पशु पानी पीता रहता है जबकि रैबीज में पशु पानी नहीं पीता है।

TREATMENT

- यदि रोग के लक्षण त्वचा तक ही सीमित है तथा शुरुआती अवस्था में ही है तो ऐसे में इलाज करने पर रोग अधिक गंभीर नहीं होता है।
- जीभ व अन्य भाग पर जहां भी एब्सेस बनी हो उसे ओपन कर आयोडिन से ड्रेसिंग करें। घाव में आयोडिन से भीगा हुआ गॉज भी डालें।
- घाव के पास ल्युगोल्स आयोडिन का इंजेक्शन भी लगाया जा सकता है।
- पोटेशियम आयोडाइड (KI)– गुड़ के साथ या नाल द्वारा पशु को खिलाएं।
  Dose - 10 gm/day for 10 days.
- सोडियम आयोडाइड (NaI) - 10%-20% solution
  Dose - 10 gm/120 kg b.wt., VERY SLOW I/V
  सोडियम आयोडाइड का काफी अच्छा असर होता है। इसका मात्र एक इंजेक्शन देते ही 1-2 दिन में रोग के लक्षण मिट जाते हैं।
- Antibiotics - Streptomycin, Sulpha drugs
  Inj. Streptomycin - 2.5-5 gm/day I/M for 3-5 days.
  Inj. Sulpha trimethoprium - 1 ml/30 kg b.wt., I/M, I/V.

CONTROL

- रोगी पशु को स्वस्थ पशु से अलग रखें तथा जल्दी ही इलाज करें।
- रोगी पशु के मुंह, नाक, मवाद आदि के डिस्चार्ज के आसपास पड़े चारा–दाना व अन्य पशु उपयोगी चीजों को दूषित न होने दें।
- एक्टिनोबेसिलोसिस का कोई वैक्सीन विकसित नहीं हुआ है।
- चूंकि यह एक जूनोटिक रोग है इसलिए पशुपालक को पशु के रखरखाव में व पशुचिकित्सकों को चिकित्सा के दौरान सावधानी रखनी चाहिए।

बोटुलिज्म (BOTULISM)

अन्य नाम - Limber neck, Lion disease.

यह एक जानलेवा पक्षाघात (toxaemic paralytic) रोग है जो क्लॉस्ट्रिडियम बॉचुलिनम नामक बैक्टीरिया के टॉक्सिन का पशु द्वारा अनजाने में आहार के साथ खा जाने से होता है। यह उन पशुओं में अधिक होता है जिन्हें पौष्टिक आहार नहीं मिलता है, पाइका से ग्रस्त रहते हैं तथा इधर–उधर अखाद्य चीजें खाते रहते हैं। यह रोग मुख्य रुप से गायों, भेड़ों व बकरियों में पाया जाता है क्योंकि घर से बाहर इधर–उधर चरने, कुड़ा करकट, फल सब्जियों के छिलके, मृत पशुओं के भाग आदि खाने से ग्रसित हो जाते हैं। देसी ढंग से पाली जाने वाली उन मुर्गियों में यह सर्वाधिक पाया जाता है जो इधर–उधर घूमकर कचरे, गोबर, मिट्टी आदि से अपना आहार ढूंढ कर खाती हैं।

ETIOLOGY - Bacteria - *Clostridium botulinum*

ये बैक्टीरिया पशु के शरीर में वृद्धि नहीं करते हैं बल्कि मृत पशु के शरीर पर तथा सड़ रही फल–सब्जियों पर सुरक्षा कवच (स्पोर) बनाकर रहते हैं जहां ये लम्बे समय तक प्रतिकूल परिस्थितियों के बावजूद जिंदा रहते हैं। ऐसी चीजों को खाने से पशुओं में भी इन्फेक्शन हो जाता है। पशु की आंत में पहुंचकर स्पोर सामान्य अवस्था में भी वर्षों तक रह सकते हैं।

PATHOGENESIS

मृत पशु के शरीर पर सड़ी हुई हड्डी, मांस तथा सड़ी–गली फल–सब्जियों में क्लोस्ट्रिडियम बैक्टीरिया टॉक्सिन पैदा करते हैं। इन चीजों को खाने से टॉक्सिन भी स्वस्थ पशु के शरीर में चला जाता है इस टॉक्सिन की थोड़ी सी मात्रा भी काफी तेज होती है। एक अनुमान के मुताबिक एक ग्राम सूखे मांस के टुकड़े में, जिसमें क्लोस्ट्रिडियम के बैक्टीरिया मौजूद हैं, इतना टॉक्सिन मौजूद रहता है जो एक बड़ी गाय को मार सकें।

सामान्य अवस्था में भी गाय की आंत में ये बैक्टीरिया मौजूद रहते हैं। ऐसे पशुओं के गोबर व मूत्र से दूषित पानी, चारे के उपयोग से भी कभी–कभी बोटुलिज्म (botulism) का प्रकोप हो सकता है।

Cl. botulinum → Neurotoxin → functional paralysis → No histological lesions → leads to flaccid paralysis → death due to respiratory paralysis.

SYMPTOMS

- रोग के लक्षण कैसे व कब प्रकट होंगे, यह इस बात पर निर्भर करता है कि पशु के शरीर में कितनी मात्रा में टॉक्सिन अंदर गया है। कई मामलों में तो बिना कोई लक्षण प्रकट किए ही पशु की मौत हो जाती है। सामान्य तौर पर 2 से 6 दिन में लक्षण प्रकट होते हैं।
- **बोटुलिज्म में बुखार में नहीं होता है (No fever)**
- **जबड़े व गले की मांसपेशियों के पैरालाइसिस (paralysis) के कारण मुंह से बहुत अधिक लार गिरती है। पशु चारा–दाना न चबा पाता है, न ही निगल पाता है। जीभ भी बाहर लटकी रहती है।**

- पैर की मांसपेशियों का पैरालाइसिस हो जाता है जिससे पशु चल भी नहीं पाता है। पशु पैर समेट कर बैठा रहता है।
- रोग की गंभीरता में सिर पर भी नियंत्रण कम हो जाता है तथा सिर को पेट के एक तरफ रखकर बैठता है। सांस भी धीमा हो जाता है।
- अंत में रेस्पिरेटरी पैरालाइसिस से पशु की मौत हो जाती है। प्रायः इस रोग में पशु बच नहीं पाता है। बहुत ही कम बार लगभग तीन सप्ताह तक बीमार रहने के बाद पशु बच भी सकता है।

DIAGNOSIS

- हिस्ट्री के आधार पर (pica habit)
- लक्षणों के आधार पर तथा सिरम में टॉक्सिन की जांच द्वारा।
- पशु द्वारा खाए गये पदार्थ को अन्य स्वस्थ lab. animals को खिला कर।

TREATMENT

- बोटुलिज्म का कोई भी सफल इलाज नहीं है लेकिन यदि बोटुलिनम एंटीटॉक्सिन उपलब्ध हो, तो कोशिश की जा सकती है।
- CNS Stimulant or Nervine tonic भी दिए जा सकते हैं।

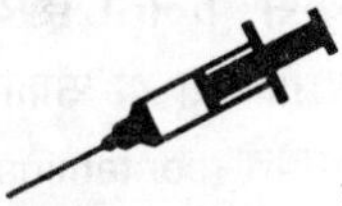

- Respiratory Stimulants.
- Mag. Sulph. 250 gm+Sod. Sulph - आधा लिटर पानी में घोल बनाकर पिलाएं।

CONTROL

- पाइका–पशुओं को मिनरल मिक्सर दें। (फॉस्फोरस,आइरन आदि)
- पशुओं को मृत पशुओं के शरीर से दूषित चारा, दाना नहीं खिलाएं।
- भेड़ों में प्रोटीन की कमी के कारण भी होता है इसलिए प्रोटीनयुक्त खुराक दें।

लेप्टोस्पाइरोसिस (LEPTOSPIROSIS)

Synonyms - Weils disease, Mud fever, Infe. Jaundice, Rice field worker's disease, Sugarcane worker's disease, Canine typhus.

यह प्रमुख रूप से डॉग्स व कैटल का रोग है जो लेप्टोस्पाइरा बैक्टीरिया द्वारा फैलता है। इसमें गोपशुओं में बुखार, हीमोग्लोबिनुरिया, एनीमिया, पीलिया, मेस्टाइटिस व गर्भपात जैसे लक्षण प्रमुख हैं। इस रोग में किडनी, लिवर, ब्रेन, युटेरस, फेफड़े जैसे भाग प्रभावित होते हैं।यह एक भयंकर जूनोटिक रोग है। भारत के कई शहरों में इस रोग के प्रकोप से बड़ी संख्या में मनुष्यों की मौत हो जाती है।

ETIOLOGY

Bacteria - *Leptospira pomona, L. icterohaemorrhigicae*

गायें, कुत्ते, चूहों में सभी उम्र व मौसम में यह रोग हो सकता है। मनुष्य में यह व्यस्क लोगों में होता है। जहां भोजन व आसपास सफाई नहीं होती है वहां मनुष्य में रोग बढ़ने की संभावना बढ़ जाती है। दूषित पानी, मूत्र द्वारा खाद्य पदार्थों के दूषित होने से रोग फैलता है। कुत्तों में लेप्टोस्पाइरोसिस होने पर बड़ी संख्या में मौतें होती है। भारत में घोड़ों व भेड़–बकरियों में भी यह रोग देखा गया है।

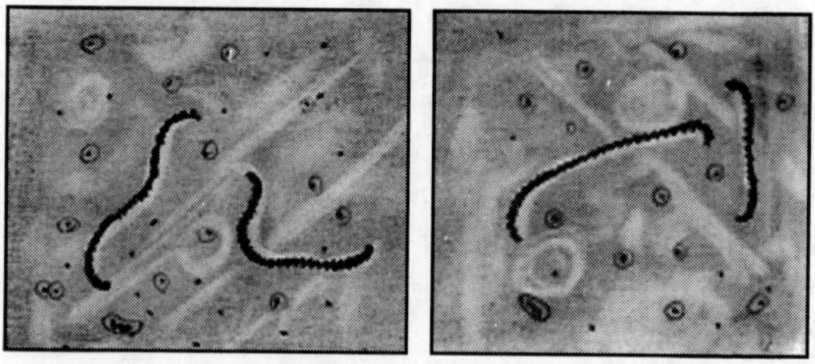

गौवंश में एक बार रोग होने पर ठीक होने की संभावना बहुत कम होती है। एनीमिया व पीलिया प्रकार के रोगियों में ठीक होने की संभावना रहती है लेकिन ऐसे पशु रोगवाहक (केरियर) का काम करते हैं। गर्मी व एंटीसेप्टिक घोल से बाहर तो ये बैक्टीरिया नष्ट हो जाते हैं लेकिन गंदे पानी व नालों में ये लम्बे समय तक जिंदा रहते हैं।

कैसे फैलता है यह रोग ?

रोगी पशु के संक्रमित (infected) मूत्र के सीधे सम्पर्क में आने से तथा इस मूत्र से दूषित (contaminated) पानी, खाद्य सामग्री आदि के उपयोग से रोग फैलता है। पीने का पानी जंगली चूहों व अन्य जानवरों के मूत्र से दूषित होने से भी फैल जाता है। कई बार तालाब का पानी भी रोगी पालतू पशुओं व जंगली जानवरों के मूत्र, यूटेराइन डिस्चार्ज से भी दूषित हो जाता है। ऐसे तालाब का पानी पशुओं द्वारा पीने व मनुष्य द्वारा इसमें नहाने से त्वचा के कट, आंख की कंजक्टिवा आदि से शरीर में इन्फेक्शन पहुंच जाता है। इसी प्रकार दूषित चारे, मिट्टी के सम्पर्क आने से भी रोग फैलता है।

इस रोग से मरने वाले पशुओं के मांस को खाने से यह कुत्तों में फैलता है। रोगी गाय–भैंस का दूध पीने से बछड़ों में भी इन्फेक्शन हो जाता है। गायों में इस रोग से गर्भकाल के बीच या आखरी तीन महीनों में गर्भपात हो जाता है। पशुओं पर पाए जाने वाले चींचड़ें भी रोग को एक से दूसरे पशुओं में फैलाते हैं।

PATHOGENESIS

लेप्टोस्पाइरा (Leptospira) बैक्टीरिया स्वस्थ पशु की त्वचा पर लगे कट या घाव के जरिए शरीर में प्रवेश करते हैं। फिर ब्लड सरकुलेशन के माध्यम से शरीर के अन्य भागों में पहुंचते हैं। ब्लड में ये तेजी से वृद्धि करते हैं तो पशु को तेज बुखार आता है। यदि इस स्थिति से पशु बच जाता है तो बैक्टीरिया लिवर में जमकर इसकी कार्यप्रणाली को बुरी तरह प्रभावित करते हैं। इनके अलावा ये किडनी, ब्रेन, युटेरस, टेस्टीज, मेमेरी ग्लेण्ड, फेफड़ें जैसे अंगों में भी पहुंच जाते हैं।

लिवर में ये फोकल नेक्रोसिस की स्थिति पैदा करते हैं। बैक्टीरिया के द्वारा पैदा किए हिमोटॉक्सिन से R.B.C. का भारी नुकसान होता है, जिससे haemoglobinuria, haemoglobinaemia, anaemia and jaundice के लक्षण नजर आते हैं। लेप्टोस्पाइरा टॉक्सिन के कारण किडनी में हेमोरेज, अडिमा और नेक्रोसिस हो जाता है। इससे गंभीर युरेमिया होता है और आखिर में युरेमिया से कॉमा के कारण पशु की मौत हो जाती है।

SYMPTOMS - गाय भैंस में दो प्रकार की अवस्थाएं पायी जाती हैं।

Acute Form - Incubation Period - 2-10 days.

- इसमें लक्षण एकाएक प्रकट होते हैं। एक माह की उम्र तक के बछड़े सर्वाधिक चपेट में आते हैं। पहला बड़ा लक्षण तेज बुखार (103-107° फा.)
- हीमोग्लोबिनुरिया बड़ी गायों की अपेक्षा बछड़ों में अधिक (1 दिन के लिए) होता है।
- मूत्र का रंग गहरा भूरा या लाल, दूध का रंग भी हल्का लाल, मेस्टाइटिस।
- लगभग 2-10 दिन में सांस में तकलीफ (dyspnoea) से पशु की मौत।
- प्रेग्नेन्ट एनिमल्स में गर्भकाल के पांचवे से नौंवे महीने में गर्भपात।

Mild Form – यह अवस्था कुछ दिन तक रहती है। इसमें लक्षण तो पहले जैसे ही होते हैं लेकिन हल्के रूप में प्रकट होते हैं।

- हीमोग्लोबिनुरिया व पेटदर्द (colic), गर्भपात कम होता है।
- दूध में कमी, पिछले पैरों से लड़खड़ाना।
- कुत्तों में यह रोग गंभीर होता है, जिसमें हेमोलाइसिस, किडनी खराब तथा युरेमिया के कारण अधिक मौतें होती हैं।

DIAGNOSIS

- हिस्ट्री के आधार पर – यह गायों व अधिक उम्र के कुत्तों का रोग है।
- Symptoms द्वारा – तेज बुखार, पीलिया, हीमोग्लोबिनुरिया, एनीमिया।
- Postmortem के आधार पर – WBC, Anaemia, BUN.
- Urine and blood exam – बैक्टीरिया की मौजूदगी।
- ELISA test – कैटल में लेप्टोस्पाइरोसिस के डायग्नोसिस हेतु।

TREATMENT

- Antibiotics - Pennicillin, Streptomycin or Tetracycline I/M.
  – एंटीबायोटिक्स 5-7 दिन तक दें।
  Streptomycin drug of choice. 12 mg/lb b.wt. I/M
  – दिन में दो बार, पांच दिन तक दें।
- Supportive treatment - fluid therapy, liver extract.
- Costicosteroid - Dexamethasone.

CONTROL AND VACCINATION

- पशुघर को साफ रखें तथा रोगी पशु को स्वस्थ पशु से अलग रखें।
- चारा, दाना, पानी को रोगी पशु के संक्रमित मूत्र से दूषित होने से बचाएं।
- रोग से गर्भपात हुए भ्रूण व प्लेसेन्टा को जलाएं या गहरा गाड़ें।
- कसाई, गंदे नालों की सफाई करने वाले, चावल व गन्ने की फसल में काम करने वाले तथा पशुचिकित्सकों को विशेष ध्यान रखना चाहिए, क्योंकि दूषित पानी त्वचा के सम्पर्क में आने से रोग की संभावना बढ़ जाती है। अतः ऐसे व्यक्तियों का टीकाकरण करवाना चाहिए।
- तीन माह की उम्र के बाद बछड़ों, कुत्तों व सुअरों का टीकाकरण कराएं।
- कुत्तों में लेप्टोस्पाइरोसिस का टीकाकरण प्रतिवर्ष करवाएं।

लिस्टेरियोसिस (LISTERIOSIS)

Synonyms - Circling disease, Meningoencephalitis, Silage disease.

पशुओं तथा मनुष्य की यह एक जानलेवा बीमारी है जिसमें एनसेफेलाइटिस होती है, दिमागी सूजन आ जाती है। इससे दुधारु पशुओं में एबोर्शन, एंडोमेट्राइटिस व रिपिट ब्रीडर की समस्याएं पैदा होती हैं। गाय व भैंसों में न्युरोलोजिकल लक्षणों के कारण मौत होती है। यह एक जूनोटिक रोग है। मनुष्य में रोगी पशु का दूध पीने से रोग होता है और मेनिंजाइटिस के कारण दिमागी लक्षण प्रकट होते हैं।

ETIOLOGY - Bacteria - *Listeria monocytogenes*

प्रायः ये बैक्टीरिया गोबर व चारा (साइलेज) में पाये जाते हैं। 58-59° से. तापमान पर दस मिनट में नष्ट हो जाते हैं। इसके अलावा पशु बाड़ों व अन्य चीजों को एंटिसेप्टिक घोल से धोने पर आसानी से नष्ट हो जाते हैं। ये जीवाणु न तो स्पोर बनाते हैं और न ही टॉक्सिन बनाते हैं। मिट्टी, घास, भूसा आदि में कुछ समय तक जिंदा रह जाते हैं।

लिस्टेरिया से दूषित चारा, दाना, पानी व मिट्टी के कारण रोग फैलता है। संरक्षित किया हुआ चारा, भूसा (साइलेज) महत्वपूर्ण भूमिका निभाता है इसीलिए इसे "साइलेज डिजीज" कहा जाता है। इसके अलावा रोगवाहक पशु व चूहे भी रोग फैलाते हैं।

PATHOGENESIS

इस रोग से गाय, भैंस, भेड़, बकरी, घोड़ा तथा जंगली जानवर सभी चपेट में आ सकते हैं। किसी भी मौसम में किसी भी उम्र के पशु को लिस्टेरियोसिस हो सकता है। पशुओं को पौष्टिक खुराक की कमी, अधिक साइलेज खिलाना, मौसम में बदलाव तथा बाढ़ के पानी से घिरे रहने के कारण भी रोग की संभावना अधिक रहती है।

बैक्टीरिया पशु के आहारनाल द्वारा शरीर में प्रवेश करते हैं। विभिन्न अंगों के साथ ब्रेन में भी पहुंच जाते हैं जिसके कारण वहां मवाद या हीमोरेज हो सकता है। तंत्रिका तंत्र की झिल्ली में सूजन से पेरालाइसिस भी हो सकता है। गर्भाशय में इन्फेक्शन से गर्भपात होता है क्योंकि ग्याभन पशुओं में इन्फेक्शन जल्दी होता है। पशु की जेर अंदर ही रह जाती है तथा सेप्टिसीमिया से पशु की मौत भी हो सकती है। गर्भाशय से थनों में इन्फेक्शन के कारण मेस्टाइटिस हो जाती है और दूध के साथ बैक्टीरिया भी बाहर निकलते हैं।

SYMPTOMS

इसमें तीन लक्षण प्रमुख हैं Abortion, Encephalitis and Septicaemia.

- **Abortion** – गर्भकाल के अंतिम समय में गर्भपात होता है। गर्भपात के बाद जेर अंदर ही रह जाती है। मृत भ्रूण के आमाशय में रोग के बैक्टीरिया मौजूद रहते हैं।
- **Encephalitis** – किसी भी उम्र, लिंग के पशु चपेट में आने पर शुरु में तेज बुखार के साथ सुस्त होता है व अपना सिर दीवार, पेड़ आदि पर दबाता है।
  - – फेसियल पैरालाइसिस के कारण अधिक लार गिरती है।
  - – बाद में पशु गोल घेरे की तरह चलता है (circling movement)
  - – अंत में रेस्पिरेटरी सिस्टम फेल होने से पशु की मौत हो जाती है।

- **Septicaemia** – प्रायः बड़े पशुओं की अपेक्षा कम उम्र के पशुओं में होता है।
  – सुस्ती, कमजोरी, बुखार, दस्त व आंखों में सफेदी।
  – लक्षण प्रकट होने के बाद एक दिन में ही रोगी की मौत हो जाती है।

DIAGNOSIS

- हिस्ट्री व लक्षणों के आधार पर।
- ब्रेन के प्रभावित भाग की बैक्टीरियल जांच द्वारा।
- लेबोरेट्री में गिनीपिग व खरगोश में इनोकुलेशन द्वारा।
- Differential diagnosis - रैबीज, लैड पॉयजनिंग, नर्वस किटोसिस।

TREATMENT

- Antibiotics - पेनिसिलिन, टेट्रासाइक्लिन, सल्फा ड्रग्स, I/M.
- Supportive treatment - फ्लूड थैरेपी, अच्छा मेनेजमेन्ट
- भेड़–बकरियों में दवाईयों का कोई असर नहीं होता है।

CONTROL

- रोगी पशु के बाड़े की मिट्टी, बिछावन आदि को बदले या जलाएं।
- गर्भपात होने पर भ्रूण व प्लेसेन्टा को गाड़ें या जलाएं।
- दूषित सड़ी–गली सब्जियां, फल, चारा आदि को पशुओं को नहीं खिलाएं।
- पशु बाड़े को पूरी तरह एंटीसेप्टिक घोल से धोएं।
- रोगी पशुओं को स्वस्थ पशुओं से अलग रखें।
- रोग प्रकोप के दौरान सुरक्षा की दृष्टि से पशु आहार में टेट्रासाइक्लिन एंटीबायोटिक मिलाया जा सकता है।

लिस्टेरियोसिस व मानव स्वास्थ्य

क्योंकि लिस्टेरियोसिस एक जूनोटिक रोग है अतः मनुष्य को रोगी पशु का दूध अच्छी तरह उबाल कर पीना चाहिए तथा संक्रमित पदार्थों के सम्पर्क से बचना चाहिए। मनुष्य में इस रोग से एनसेफेलाइटिस व गर्भपात होता है, इसलिए महिलाओं को विशेष सावधानी बरतनी चाहिए। गर्भवती महिलाओं को रोगी पशु के सम्पर्क में नहीं आना चाहिए। इसी प्रकार पशुचिकित्सकों को पूरी तरह सुरक्षा के साथ गर्भाशय से प्लेसेन्टा बाहर निकालना चाहिए।

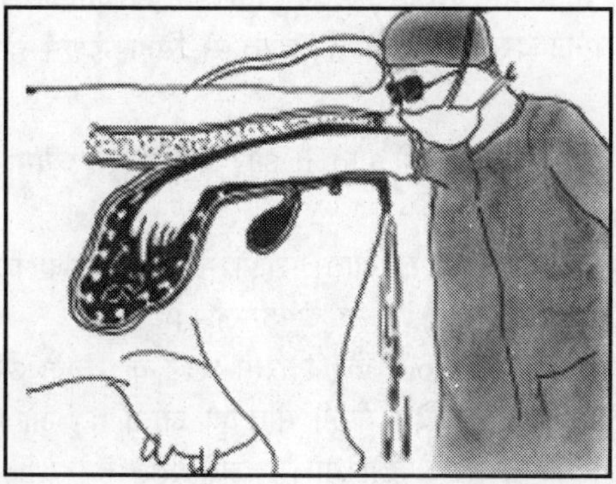

साल्मोनेल्लोसिस (SALMONELLOSIS)

Synonyms - Paratyphoid fever, Enteric fever.

साल्मोनेल्लोसिस एक भयंकर संक्रामक रोग है जो साल्मोनेल्ला प्रजाति के बैक्टीरिया द्वारा फैलता है। यह लगभग सभी पशुओं में पाया जाता है। रोगी पशु में सेप्टिसीमिया व गंभीर दस्त होती है। आर्थिक दृष्टि से यह एक महत्वपूर्ण बीमारी है क्योंकि इसमें पशुओं की मृत्युदर बहुत अधिक होती है। जो बच भी जाते हैं उनकी उत्पादन क्षमता काफी कम हो जाती है। यह जूनोटिक बीमारी भी है। हमारे देश में मनुष्य गें भी बड़े पैमाने पर यह बीमारी होती है। संक्रमित अण्डे व मांस खाने से मनुष्य में भयंकर रोग प्रकोप होता है।

ETIOLOGY - Bacteria - *Salmonella* species

इस बैक्टीरिया की लगभग एक हजार प्रजातियां हैं, जो सभी प्रजातियां रोग पैदा करती हैं। साल्मोनेल्ला बैक्टीरिया तेज धूप व गर्मी से मर जाते हैं लेकिन पानी, मिट्टी, गोबर तथा चारे में लगभग सात महीने तक जिंदा रह सकते हैं। गीली मिट्टी में तो ये लगभग एक वर्ष तक जिंदा रह जाते हैं।

S. typhimurium, S. dublin - Cattle, Goat, Sheep, Horse
S. Abortivo equina - Horse
S. typhi, S. paratyphy - Man

PATHOGENESIS

बहुत कम व बहुत अधिक उम्र वाले पशु अधिक चपेट में आते हैं। रोगी पशु के सम्पर्क में आने से स्वस्थ पशु रोगग्रस्त हो जाते हैं। रोगी पशु के गोबर से दूषित आहार व पानी भी रोग फैलाने में महत्वपूर्ण भूमिका निभाते हैं। साल्मोनेल्लोसिस का प्रकोप वातावरण के मध्यम तापमान तथा नमी में होता है, क्योंकि सूखे व धूप में बैक्टीरिया मर जाते हैं।

Salmonella infection resistance Bacterial number increase in intestine Blood Bacteraemia Septicaemia Acute enteritis Abortion

इन्फेक्शन आहारनाल के जरिए शरीर में प्रवेश करता है जहां आंतों की म्युकस मेम्ब्रेन का भारी नुकसान होता है। बैक्टीरियल टॉक्सिन से म्युकोसा पर हेमोरेज व नेक्रोसिस हो जाता है। आंतों द्वारा सोडियम लवण का अवशोषण घटने व क्लोराइड अधिक छोड़ने से गंभीर दस्त हो जाते हैं। दस्त से डिहाइड्रेशन होता है।

SYMPTOMS

इसमें कोई विशेष लक्षण प्रकट नहीं होते हैं और पशु केरियर बना रहता है।

(1) Septicaemia

- चार महीने की उम्र से कम नवजात पशुओं में यह अवस्था मिलती है।
- तेज बुखार (105-107° फा.), सुस्त व कमजोर।
- गोबर सिमेन्ट या putty colour की, जिसमें ब्लड के थक्के आते हैं।
- अधिकांश पशुओं की 1-2 दिन में ही मौत हो जाती है। जो पशु बच जाते हैं उनके गोबर में जीवन भर बैक्टीरिया निकलते रहते हैं।

(2) Acute enteritis

- यह अवस्था एडल्ट एनिमल्स में मिलती है।
- तेज बुखार (104-106° फा.)।
- पानी जैसे तेज दस्त जिसमें ब्लड क्लॉट्स व म्युकस भी निकलता है।
- खूनी दस्त के कारण एनीमिया, बार–बार दस्त से पेटदर्द।
- चारा–दाना खाना बिल्कुल बंद लेकिन प्यास अधिक लगती है।
- ग्याभन पशुओं में गर्भपात हो जाता है।
- पेटदर्द के कारण पैर पटकना, जमीन पर तड़पना तथा पेट की ओर देखना।
- गंभीर दस्त व डिहाइड्रेशन के कारण पशु की 2-5 दिन में मौत हो जाती है।

SEQUELAE

- गाय–भैंसों में रोग की परिणिति गर्भपात के रुप में होती है।
- घोड़ी व गायों की बछियों के पैर के जोड़ों में दर्दनाक पॉलीआर्थ्राइटिस होता है।
- कान व पूंछ के आखरी भाग में गेन्ग्रिन होने से सूख कर काले हो जाते हैं।

DIAGNOSIS

जीवित पशुओं में डायग्नोसिस करना बहुत मुश्किल है।

- हिस्ट्री, लक्षण तथा बैक्टीरियल कल्चर के आधार पर।
- Differential diagnosis - Coccidiosis, Pasteurellosis, Poisoning, White scour, Liver fluke infestation, Johne's disease.

TREATMENT

- ब्रॉडस्पेक्ट्रम एंटीबायोटिक्स – Sulpha drugs (Sulpha trimethoprim)
- सपोर्टिव ट्रीटमेन्ट – Fluid therapy, astringent, demulsent.
- इलेक्ट्रोलाइट्स – Ringer's lactate - I/V, मुंह से भी इलेक्ट्रोल दें।
- इलाज जितना जल्दी हो सके शुरु करना चाहिए, वरना देरी से आंतों की म्युकस मेम्ब्रेन अधिक खराब हो जाने से स्थिति गंभीर हो जाती है।

CONTROL

- जहां पशु ब्याएं, वहां पूरी सफाई रखनी चाहिए।
- नवजात पशु को कोलोस्ट्रम पिलाना चाहिए तथा अधिक ठंड व गर्मी से बचाएं।
- पशुओं को दूषित आहार, तालाब व पोखर का पानी नहीं पिलाएं।
- रोगी पशु का तुरंत इलाज करवाना चाहिए।

साल्मोनेल्लोसिस व मानव स्वास्थ्य

मनुष्य में भी साल्मोनेल्लोसिस का भयंकर प्रकोप होता है। इसकी रोकथाम के लिए रसोई, रसोइएं तथा खाद्य पदार्थों को छूने वाले व्यक्तियों को साफ रहना चाहिए। दूध को उबाल कर पीएं या पाश्चुराइज्ड दूध काम में ले। मनुष्य में इसका इन्फेक्शन दूषित (contaminated) पानी, दूध, मांस, अंडा, सब्जियां व अन्य खाद्य पदार्थों के खाने से होता है। रोगी को एकाएक पेट दर्द, दस्त, उल्टी व बुखार होता है। छोटे बच्चों, बूढ़ों व कमजोर व्यक्तियों में मौतें अधिक होती है।

बछड़ों का न्युमोनिया
CALF PNEUMONIA

बछड़ों में वायरल तथा बैक्टीरियल न्युमोनिया 2-5 महीने की उम्र के बछड़ों में अधिक होता है लेकिन जन्म के बाद पहले सप्ताह में और कभी कभी 8-12 महीने के बछड़ों में भी हो सकता है। ऐसा न्युमोनिया सर्दी के दिनों में अधिक होता है क्योंकि अधिकतर बछड़ों के लिए सर्दी से बचने के लिए अच्छी व्यवस्था नहीं होती है।

ETIOLOGY

वाइरस – Parainfluenza - 3 virus (most common)

– Respiratory syncytical virus (RSV) - Fatal pneumonia

– Adenovirus, Rhinovirus, Reovirus.

बैक्टीरिया – *Mycoplasma, Clemedia, Pastaurella, Corynebacterium.*

रोगी बछड़े के सीधे सम्पर्क में आने से और हवा के द्वारा भी स्वस्थ पशुओं में भी इन्फेक्शन हो जाता है।

PATHOGENESIS

- Viruses, Primary viral pneumonia, Death.
- Secondary viral Pneumonia, Sec. Bacterial Pneumonia, Recovery (If properly treated), Death in few calves.
- Virus Bronchiolitis, Exudate in bronchioles, Alveolar thickening and Inflammation, Accumulation of exudate Bronchopneumonia.

SYMPTOMS

बैक्टीरियल व वाइरल न्युमोनिया के लक्षण लगभग एक जैसे ही होते हैं –

- अधिक बछड़ों में एकाएक न्युमोनिया, तेज फीवर (105-107° फा.)
- हल्का गाढ़ा या म्युकस व मवाद मिला हुआ नेजल डिस्चार्ज।
- ऑस्कलटेशन – तेज व कर्कश सांस की आवाज (harsh, loud)
- Lung emphysema के कारण तेज cracking आवाज भी सुनाई दे सकती है।
- इसके अलावा dry or moist rales भी सुनाई दे सकती है।
- सांस लेने में तकलीफ (dyspnoea) से मुंह खुला रख कर सांस लेना।
- वाइरल न्युमोनिया में रुक रुक कर खांसी (harsh hacking cough)
- शुरु में कब्ज (constipation) लेकिन बाद में दस्त (diarrhoea)
- एकाएक तेज न्युमोनिया में बछड़े कुछ ही घंटों में मर जाते हैं जबकि हल्के न्युमोनिया में इलाज करने के बाद 4-7 दिन में ठीक हो जाते हैं।

DIAGNOSIS

- लक्षण, नेजल डिस्चार्ज व पोस्टमॉर्टम द्वारा।
- Differential diagnosis -

  - Lung worm infestation – No temp.

  - Calf Diphtheria – मक्खन जैसे विशेष अल्सर

TREATMENT

- वाइरस पर एंटीबायोटिक्स का असर नहीं होता है इसलिए बैक्टीरियल न्युमोनिया में एंटीबायोटिक्स दें।
- टेट्रासाइक्लिन या क्लोरमफेनिकोल – दिन में दो बार देवें।
- इलाज यथासंभव जल्दी शुरु करें तथा पांच दिन तक दवाइयां दें।

CONTROL

- पशुघर को साफ रखें तथा बछड़ों को भीड़ में न रखें।
- सर्दी में बछड़ों को ठंड से बचाव हेतु पुख्ता व्यवस्था रखें।
- जन्म के बाद कुछ महीनों तक बछड़ों के रखरखाव पर विशेष ध्यान दें।
- Calf Pneumonia की कोई असरदार वैक्सीन उपलब्ध नहीं है।

बछड़ों का उजला-पीला दस्त

WHITE SCOUR

Synonyms - Calf scour, White diarrhoea, Colibacillosis

नवजात पशुओं में पाया जाने वाला यह एक प्रमुख रोग है जो *E. coli* नामक बैक्टीरिया के कारण होता है। इसमें पशु कमजोर हो निढाल सा बैठ जाता है तथा तेज पतले, उजले–पीले दस्त व सेप्टिसीमिया होता है। जिससे अधिकतर बछड़ों की मौत हो जाती है। यह गाय, भैंस, घोड़ी व सुअर के नवजात पशुओं में अधिक पाया जाता है। प्रायः 1 से 15 दिन की उम्र के बछड़ों में अधिक होता है। लेकिन गाय के बछड़ों में यह जन्म के बाद कुछ सप्ताह में हो सकता है।

ETIOLOGY - Bacteria - *Eschericia coli (E. coli)*

- ये बैक्टीरिया वातावरण में हर जगह पाये जाते हैं जो सेप्टिसीमिया व दस्त के लिए जिम्मेवार होते हैं।
- नवजात पशु को जन्म के बाद 24 घंटों में कोलोस्ट्रम नहीं मिलना, विटामिन–ए की कमी, शारीरिक कमजोरी, गंदगी के साथ रखरखाव, खुराक में लापरवाही, तेज ठंड, भीड़ जैसे कारणों से भी white scour होता है। प्रायः 1 से 15 दिन की उम्र वाले नवजात पशु इससे ग्रसित होते हैं।

PATHOGENESIS

रोगी पशु के गोबर से दूषित आहार व पानी के स्वस्थ पशु द्वारा उपयोग से यह रोग फैलता है। इसके अलावा गर्भपात हुए भ्रूण, वेजाइनल डिस्चार्ज, नेवल इन्फेक्शन से भी नवजात पशु में इन्फेक्शन हो सकता है। *E. coli* बैक्टीरिया आहारनाल में पहुंचकर तीन प्रकार के टॉक्सिन पैदा करते हैं –

1st toxin - It cause hypotension and enteric calf scour.
2nd toxin - It damages muscular endothelium leading to transudation causing septicaemic calf scour.
3rd toxin - It damages GIT form enteric type of calf scour.

SYMPTOMS

बछड़ों में (CALVES) – लक्षणों के आधार पर तीन प्रकार का Calf scour होता है।

1. Enteric toxaemic calf scour.
2. Septicaemic calf scour.
3. Enteric calf scour.

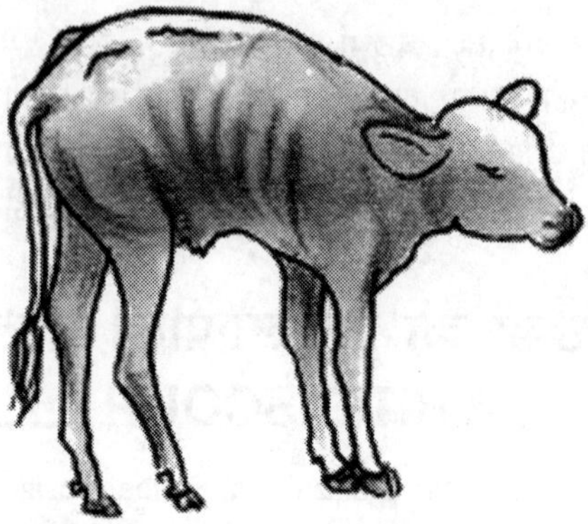

White Scour - Arched back

1. Enteric toxaemic calf scour

- निढाल सा कॉमा अवस्था में, ठंडा शरीर, heart rate, temp.
- सफेद–पीली म्युकस मेम्ब्रेन, जुगलर वेन दबी हुई।
- Diarrhoea and scouring, 2-6 घंटे में बछड़े की मौत।

2. Septicaemic calf scour

- प्रायः जन्म के बाद चार दिनों में ऐसे लक्षण अधिक
- दूध पीना बिल्कुल बंद, काफी सुस्त, ↓heart rate, ↑↓temp.
- Sequelae - Arthritis, lameness, pain and swelling in joints.
- कंपकंपाहट (convulsion), आंख का घूम जाना (nystagmus).

3. Enteric calf scour

- यह दस्त बछड़ों में अधिक होता है जो जन्म के पहले तीन सप्ताह में होता है।
- पतले चिकने (pasty) तथा सफेद–पीले रंग के दस्त।
- बार–बार दस्त से बछड़े की पूंछ व पिछले पैर गोबर से सने रहते हैं।
- ↑टेम्प्रेचर (105-106° F), ↑पल्स रेट
- बछड़ा बर्तन में रखा दूध या गाय का दूध नहीं पीता है – डिहाइड्रेशन।
- बार–बार दस्त से पेट दर्द, कमर मुड़ जाती है (arched back).
- यदि समय पर इलाज न हो तो 3-5 दिन में बछड़े की मौत।

DIAGNOSIS

- लक्षण व गोबर की जांच के आधार पर।
- Differential diagnosis - दस्त कई रोगों का लक्षण है।

– थैलेरियोसिस – ब्लड के थक्के मिला हुआ पीला गोबर, लिम्फ नोड्स में।

– कॉक्सिडियोसिस – यह अधिक उम्र (4 माह से 2 वर्ष) के बछड़ों में होता है।

– बछड़ों का दस्त – यह जन्म के बाद कुछ ही दिन (5 से 20 दिन) के अंदर।

TREATMENT

- बछड़े को एक दिन तक किसी भी तरह का दूसरा आहार नहीं दें। यदि वह मां का दूध थनों से पीएं तो पीने दें।
- Antibiotics - E.coli बैक्टीरिया काफी रेजिस्टेन्ट होते हैं इसलिए गोबर की जांच कराने के बाद ही उचित एंटीबायोटिक देवें।
  - Streptomycin - 20 mg/kg b. wt. I/M, I/V या Oral
  - Chloramphenicol - 25 mg/kg b.wt. daily for 5-6 days.
  - Tetracycline - 25-50 mg/kg b.wt. I/M, I/V, Oral, daily for 5-6 days.
  - Nitrofurazone, Furazolidone - 2 mg daily into two divided doses for 3-5 days.
- Supportive treatment - Fluid therapy - (Ringer's lactate).
  Dose - 25 ml./kg b.wt.
- Intestinal astringent.

CONTROL

- गाय, भैंस के ब्याने के स्थान पर पूरी सफाई रखें।
- अधिक संख्या में बछड़ों को एक साथ भीड़ में न रखें।
- चूंकि नवजात बछड़ों द्वारा कोलोस्ट्रम पीने से रोग प्रतिरोधक क्षमता (immunity) बढ़ जाती है इसलिए ध्यान रखें कि लगभग 50 ml/kg b.wt. के हिसाब से जन्म के बाद बछड़ा पांच दिन तक कोलोस्ट्रम जरुर पीएं।
- रोगी बछड़े के गोबर से आसपास का चारा–पानी दूषित होने से बचाएं।
- गाय, भैंस के ब्याने के लगभग 15 दिन पहले विटामिन ए का इंजेक्शन लगवाएं। ब्याने से पहले व बाद में पौष्टिक खुराक दें।
- जन्म के बाद पहले दिन से ही तीन दिन तक बिना कोई रोग के टेट्रासाइक्लिन एंटीबायोटिक दी जा सकती है।

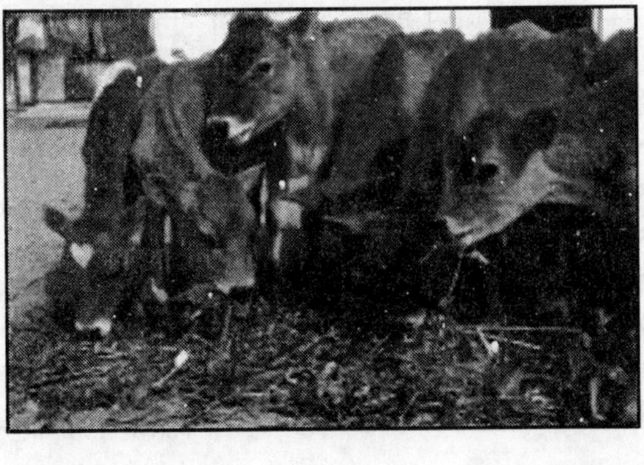

नाभि रोग (NAVEL ILL)

Synonyms - Joint ill, Omphalitis, Pyosepticaemia, Inflammation of external visible part of navel cord.

जन्म के बाद नवजात पशु बछड़े, कटड़े आदि की गर्भनाल या नेवल कॉर्ड या अम्बलिकल कॉर्ड में सूजन आ जाने को नेवल इल या सूंडी पक जाना कहते हैं। मां के गर्भ में विकास के दौरान ही ऐसा इन्फेक्शन नवजात पशु में आ सकता है या जन्म के बाद भी कई तरह के बैक्टीरिया के कारण हो सकता है। प्रायः नेवल इल जन्म के 2 से 5 दिन बाद अधिक होता है तथा लगभग सभी प्रजाति के पशुओं के नवजातों में होता है।

ETIOLOGY – यह कई प्रकार के बैक्टीरिया के कारण होता है।
Calves - *Streptococcus, Staphylococcus, Corynebacteria, E.coli*, Serophorus necrophorus, *Salmonella, Cl.tetani* (lambs).

इन्फेक्शन कैसे होता है ? (Mode of Infection)

- जिन दुधारु पशुओं में ब्याने से पहले मेट्राइटिस व प्लेसेंटाइटिस होता है उनके नवजात पशुओं में नेवल इल हो जाता है।
- जन्म के बाद नवजातों में आहार, सांस के जरिए या नाभि के जरिए इन्फेक्शन होता है। गाय के बछड़ों में अधिकतर नाभि यानी अम्बलिकस (umblicus) के जरिए ही ''सूंडी पकना'' रोग होता है।
- जो नवजात गर्भकाल के पूरे समय के बाद पैदा होते हैं उनमें नेवल इल कम होता है जबकि अधूरे समय में जन्म लेने वाले बछड़ों में अधिक होता है।
- गर्भनाल को गंदे चाकू से काटना, एंटीसेप्टिक नहीं लगाना, अन्य पशु व स्वयं बछड़े द्वारा नाल को चूस लेना आदि के कारण इन्फेक्शन होता है।

SYMPTOMS

- सूंडी (umblicus) सूजकर आकार में बड़ी हो जाती है।
- सूंडी की एब्सेस से एक छोटे फिस्चुला के जरिए मवाद बाहर निकलती रहती है। कभी–कभी यह फूल कर बहुत बड़ी हो जाती है।
- प्रायः बछड़े–बछड़ियों में इस दौरान अम्बलिकल हर्निया भी हो सकता है।
- हल्का बुखार, सुस्त, नवजात बछड़ा मां का दूध भी नहीं पीता है।
- पैरों के जोड़ों में आर्थ्राइटिस के कारण सूजन हो जाती है जो गर्म व पीड़ादायक होती है। मुख्य रुप से styfle and knee joint arthritis होती है।
- आर्थ्राइटिस के कारण पशु अपने पैरों पर वजन नहीं रख पाता है तथा अधिक दर्द के कारण पशु खड़े रहने की बजाय लेटा या बैठा रहता है।
- कुछ विशेष बैक्टीरिया पैर के जोड़ों में भारी सूजन पैदा करते हैं जिससे कभी–कभी ज्वाइंट कैप्सुल फट जाता है।
- अधिक दिनों तक इलाज न होने पर जोड़ों में फाइब्रोसिस हो जाता है।
- कभी–कभी जोड़ों के साथ इन्फेक्शन हार्ट, ब्रेन व आंखों में भी पहुंच जाता है।

- जब तक अंबलिकस में ही इन्फेक्शन रहता है पशु को इलाज द्वारा बचाया जा सकता है लेकिन जोड़ों में मवाद पड़ने पर स्थिति गंभीर हो जाती है। इसलिए इलाज जितना जल्दी हो सके, करना चाहिए।
- इलाज नहीं होने पर Toxaemia व Septicaemia के कारण मौत हो जाती है।

DIAGNOSIS

- हिस्ट्री व लक्षणों के आधार पर।
- ज्वाइंट का फ्लूड व पस से बैक्टीरिया की जांच द्वारा।

TREATMENT

- सबसे पहले यह जांच करें कि अंबलिकल हर्निया हुआ या नहीं।
- यदि हर्निया है तो अंबलिकस एब्सेस को ओपन नहीं करें तथा सावधानीपूर्वक ऑपरेशन कर हर्नियल रिंग को बंद करें। इस दौरान सावधानी रखें कि एब्सेस ओपन होने से मवाद नहीं फैले। इसलिए एब्सेस पॉकेट को सावधानीपूर्वक बाहर निकालें।
- हर्निया नहीं होने पर अंबलिकल एब्सेस को नाल के नीचे पर्याप्त criss-cross incision (+) देकर मवाद को बाहर निकालें। इसे लाल दवा के हल्के घोल से अच्छी तरह धोकर टिंचर आयोडिन लगाएं।
- यदि नेवल इल के साथ जोड़ों में ज्वाइंट इल भी हो चुका है तो जोड़ों में हॉट फामेन्टेशन करें।
- जोड़ों में दर्द व सूजन के लिए Inj. Streptopenicillin + Dexamethasone मिलाकर ऐसेप्टिक तरीके से सीधा I/articular लगाएं। साथ ही I/M या I/V भी antibiotics दें।
- Antibiotic drug sensitivity test करा कर उपयुक्त एंटीबायोटिक 5-7 दिन तक लगाएं। Penicillin, Ampicillin, Tetracycline, Neomycin, Cloxacillin.

CONTROL

- पशुओं के ब्याने के आस–पास की जगह की पूरी सफाई रखें।
- जन्म के बाद नवजात की सूंडी (navel cord) को काटने का पूरा ध्यान रखें। साफ चाकू या ब्लेड से काट कर ऊपर टिंक्चर आयोडिन लगाएं।

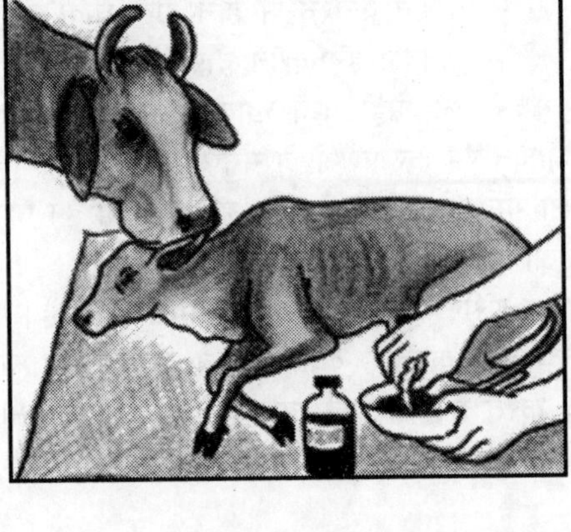

टेटेनस (TETANUS)

अन्य नाम - Lock jaw, धनुषटंकार रोग, चांदनी रोग।

टेटेनस एक संक्रामक रोग है जो क्लॉस्ट्रिडियम टेटेनाई नामक बैक्टीरिया के टॉक्सिन से होता है। इसमें तंत्रिका केन्द्रों के अधिक उत्तेजना के कारण मांसपेशियों में बार–बार अधिक सिकुड़न (muscle spasms) से पशु की मौत हो जाती है। इसे धनुषटंकार या चांदनी भी कहते हैं। इसमें अधिकतम (80-100%) पशुओं की मौत हो जाती है।

टेटेनस मुख्य रुप से घोड़ों का रोग है लेकिन अन्य प्रजाति के पशुओं में भी यह पाया जाता है। गायों में सबसे कम पाया जाता है। बिल्लियों में टेटेनस नहीं होता है। अन्य पशुओं में भेड़, बकरी व कुत्तों में अधिक होता है। मनुष्य में भी यह रोग होता है।

ETIOLOGY

Bacteria - *Clostridium tetani.*

प्रायः ये बैक्टीरिया मिट्टी में अधिक पाये जाते हैं और उस मिट्टी में अधिक पाये जाते हैं जो घोड़ों की लीद (faeces) से अधिक दूषित (contaminated) होती है। मिट्टी में ये बैक्टीरिया स्पोर (spore) बनाकर कई वर्षो तक जिंदा रह जाते हैं। ये 100° सें. तापमान के 30-60 मिनट तक सहन कर जाते हैं लेकिन 115° सें. तापमान में 30 मिनट में मर जाते हैं।

सामान्य अवस्था में बैक्टीरिया शाकाहारी पशुओं और विशेषकर घोड़ों की आंत में रहते हैं तथा लीद व गोबर के साथ बाहर आते रहते हैं। दूषित लीद व गोबर के मिट्टी में मिलने या खाद के रुप में काम में लेने से टेटेनस बैक्टीरिया बड़े क्षेत्र में फैल जाते हैं। इसके अलावा जंग लगी लोहे की वस्तुओं पर दस वर्ष तक जीवित रह जाते हैं।

MODE OF INFECTION

प्रायः निम्न प्रकार के विभिन्न पशुओं में रोग का इन्फेक्शन होता है –

घोड़ा – खुरों व पैरों के घाव के जरिए।
गाय – ब्याने के बाद योनि (vagina) मार्ग द्वारा।
बछड़ा या बकरा – ओपन मेथड केस्ट्रेशन द्वारा।
भेड़, बकरी – ऊन कतरने से होने वाले घावों के जरिए।
बछड़ा, बछड़ी – नेवल इन्फेक्शन द्वारा।

गली मौहल्ले, बगीचे की मिट्टी तथा खाद में लम्बे समय तक क्लोस्ट्रिडियम टेटेनाई बैक्टीरिया जीवित रह कर पशुओं व मनुष्य के लिए रोग का कारण बनते हैं। ठंडे प्रदेशों की अपेक्षा गर्म प्रदेशों में यह रोग अधिक होता है। पशुओं में बड़े पशुओं की अपेक्षा छोटे पशुओं में रोग अधिक होता है।

रोग के बैक्टीरिया शरीर के घावों के जरिए प्रवेश करते हैं। गहरे तथा ऊपर से बंद घावों में ये जल्दी वृद्धि करते हैं क्योंकि ये बैक्टीरिया बंद घाव की एनएरोबिक कंडीशन में ही वृद्धि करते हैं। जो घाव खुले होते हैं तथा ऑक्सीजन के सम्पर्क में रहते हैं वहां ये अधिक वृद्धि नहीं कर पाते हैं।

PATHOGENESIS

घाव के जरिए टेटनस बैक्टीरिया शरीर में प्रवेश करने मात्र से ही रोग के लक्षण प्रकट नहीं होते हैं। इसके लिए उपयुक्त वातावरण की जरुरत पड़ती है। जब घाव का इलाज नहीं होता है, सड़ने लगता है तो गहरा हो जाता है। ऐसे में वहां ऑक्सीजन सप्लाई कम हो जाती है और एनएरोबिक कंडिशन मिलते ही बैक्टीरिया वृद्धि कर टॉक्सिन बनाते हैं। ये तीन प्रकार के टॉक्सिन पैदा करते हैं –

1. Tetanospasmin (Neurotoxin) 2. Tetanolysin (Haemolysin) 3. Fibrinolysin

ये टॉक्सिन तेज जहरीले होते हैं। ऐसा माना जाता है कि ये स्ट्रिकनिन पॉयजन से भी सौ गुना अधिक जहरीले होते हैं। तंत्रिका तंत्र के माध्यम से ये टॉक्सिन स्पाइनल कोर्ड तथा सेन्ट्रल नर्वस सिस्टम तक पहुंचते हैं। ये शरीर के भागों को कैसे प्रभावित करते हैं ? इसके बारे में पूरी जानकारी नहीं मिली है लेकिन ऐसा माना जाता है कि ये तंत्रिका कोशिकाओं को उत्तेजित करते हैं। यह भी माना जाता है कि ये ब्लड के जरिए भी फैल कर प्रभाव छोड़ते हैं जिससे मांसपेशियों में सिकुड़न व ऐंठन (spasms) होती है।

Tetanospasmin toxin सबसे अधिक घोड़ों पर असर करता है। 1 ml culture filtrate में एक घोड़े की मौत हो जाती है। रोग की तेज अवस्था में 2-3 दिन तथा हल्की अवस्था में 5-10 दिन में रोगी पशु की मौत हो जाती है। मौत श्वास की मांसपेशियों में अकड़न व दम घुटने से सांस रुकने (respiratory failure) के कारण होती है। यदि पशु दो सप्ताह से अधिक समय तक जीवित रह जाता है तो स्वयं ही ठीक हो जाता है लेकिन ऐसा बहुत कम होता है। एक बार जिस पशु को टेटनस होता है उसमें फिर से रोग होने की संभावनाएं बढ़ जाती है।

SYMPTOMS- Incubation period - 7 to 30 days

शुरू में जबड़े में अकड़न तथा आहार चबाने की प्रक्रिया धीमी होती है, जबड़े का मुवमेन्ट कम होता है।

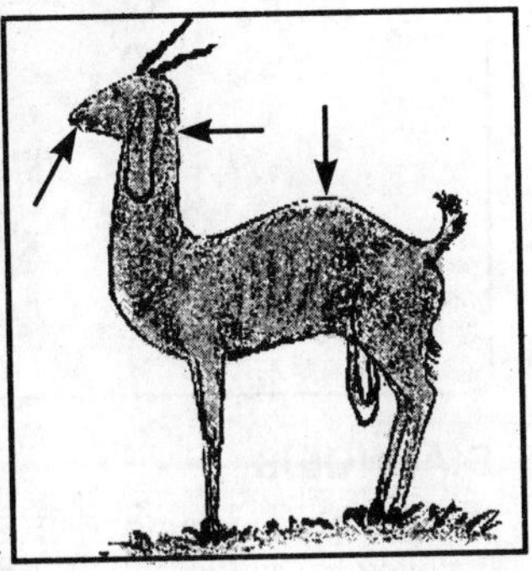

- शुरू में जबड़े (mandible) में अकड़न (stiffness) तथा आहार चबाने की प्रक्रिया धीमी होती है, जबड़े का मुवमेन्ट कम होता है।
- लक्षणों की गंभीरता बैक्टीरिया द्वारा छोड़े गये टॉक्सिन की मात्रा पर निर्भर करती है।
- Prolapse of third eyelid (membrena nictitance) - गुलाबी रंग की यह झिल्ली आंख की आधी गोलाई तक फैल जाती है।
- रोग की गंभीरता बढ़ने के साथ पैरों की अकड़न बढ़ जाती है। एनिमल चारों पैरों को अधिक चौड़ा रखकर खड़ा रहता है। सिर व गर्दन भी तनी हुई अवस्था में रहती है। ऐसा लगता है मानो काठ का घोड़ा खड़ा है।
- इस अवस्था में चेहरे की मांसपेशियों में तनाव के कारण घोड़े का मुंह अधिक उत्सुक व सचेत दिखाई देता है।

- कान सीधे खड़े रहते है तथा पूंछ भी सीधी तनी हुई रहती है।
- नथूने फैल जाते हैं तथा मुंह चलना बंद हो जाता है। आहार को मुंह में लेना या चबाना भी असंभव हो जाता है। इसे locked Jaw कहते हें। ऐसे में मनुष्य द्वारा कोशिश के बाद भी मुंह खोलना मुश्किल हो जाता है।
- मुंह से लार भी गिरती है।
- ठंडी हवा, शोरगुल व छूने से घोड़ा उत्तेजित (Hyperaesthesia) हो जाता है। तथा मांसपेशियों में सिकुड़न भी बढ़ जाती है।
- अधिकतर मामलों में कब्ज रहती है तथा युरिन आना कम या बंद हो जाता है।
- चलना, गोलाई में मुड़ना तथा पीछे की ओर चलना मुश्किल हो जाता है।
- बाद में घोड़ा जमीन पर गिर जाता है। अगले पैर आगे की ओर तथा पिछले पैर पीछे की ओर तने हुए रहते हैं जिससे शरीर धनुष के आकार (opisthotonus) बन जाता है।
- मांसपेशियों के अधिक सिकुड़ने (muscle contraction) व उत्तेजना (excitement) के कारण घोड़े के परे शरीर पर खूब पसीना आता है। साथ ही पेट की मांसपेशियों में अकड़न (spasms) से खड़ा भी नहीं हो पाता है।
- शुरू में टेम्प्रेचर नॉर्मल होता है, बाद में 108 से 110 डि.फा. तक पहुंच जाता है।
- अंत में तेज ऐंठन (tetanic spasms) होते है। सांस लेने में भारी तकलीफ होती है और asphyxia के कारण 3 से 10 में एनिमल की मौत हो जाती है।

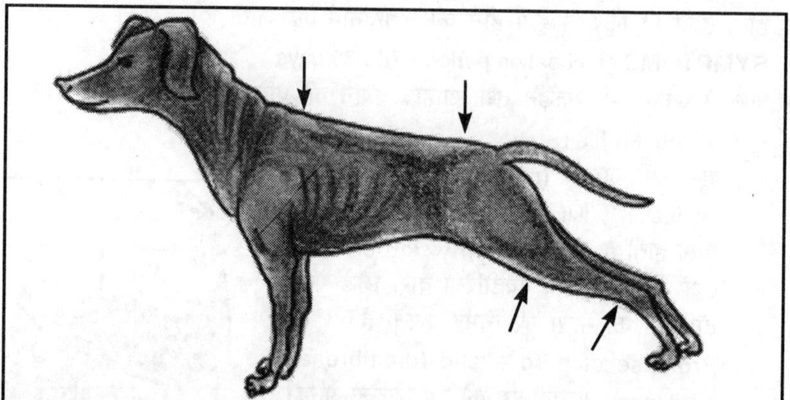

DIAGNOSIS

- History of wound तथा लक्षणों के आधार पर।
- Differential diagnosis - Strichnine poisoning, Grass tetany, Rabies.

TREATMENT

टेटेनस में इलाज मुख्य पांच बातों को ध्यान में रखकर किया जाता है–

1 टेटनेस बैक्टीरिया की बड़ी तादाद को नष्ट करना – Antibiotics.
2. बैक्टीरिया के टॉक्सिन को बेअसर करना – Antitoxioid

3. अकड़ी हुई मांसपेशियों को रिलेक्स करना ताकि सांस नहीं रूक सकें– Muscle relaxant.
4. घाव का इलाज – जहां से बैक्टीरिया प्रवेश हुए व वृद्धि कर रहे हैं। एन्टीसेप्टिक
5. पशु का उचित रख रखाव – Enema, Catheterization, Bedding.

जल्दी डायग्नोसिस कर जल्दी ही इलाज करने पर ठीक परिणाम मिल सकते हैं, देरी हो जाने पर पशु का बचना मुश्किल हो जाता है।

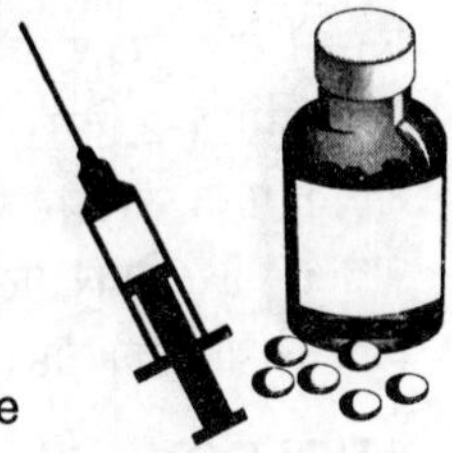

(1) Antibiotics

- Penicillin - drug of choice (high doses)
- Penicillin -G - 3000-10000 IU/1b b.w.t. I/V.
- Procaine Penicillin -I/M for 3-5 days.
- Long acting Penicillin - 48 lac I/M

(2) Neutralization of toxin

- Tetanus antitoxin (TAT) - Prophylactic and Curative
- Tetanus toxoid (T.T.) - only Prophylactic
- Inj. TAT - Prophylactic-

Horse and Cattle - 1500 to 3000 IU, S/C
Sheep and Goat - 500 to 1500 IU, S/C.
Dogs - 250 to 500 IU, S/C.

Inj. TAT - Curative 100 times of dose is given. First injection should be given I/V and subsequently by S/C and I/M.

- Horse - 5-10 ml
- Human - 0.5 - 1 ml.

(3) Relaxation of Tetani

Inj. Chlorpromazine - 1 mg/kg. b.wt.

(4) Site of Infection

- घाव की हाइड्रोजन परआक्साइड या लाल दवा के घोल से ड्रेसिंग करें।

(5) Proper Management and Care

- एनिमल को रोशनी की बजाय छाया या अंधेरे में रखें।
- Fluid therapy – नॉर्मल सेलाइन, रिंगर लेक्टेट आदि ।
- Catheterization – नर या मादा एनिमल में केथेटर द्वारा युरिन बाहर निकालें।
- यदि आवश्यक हो तो पर्गेटिव या एनिमा भी है।
- एनिमल के लिए रेत, भूसा, बोरी या अन्य गद्देदार बिछावन बिछाएं।

CONTROL

- ब्याने से पहले व बाद में उस स्थान की अच्छी सफाई रखें।
- ऑपरेशन के दौरान स्टर्लाइज्ड इंस्ट्रूमेन्ट को काम में लें।
- शरीर के छोटे–बड़े घावों की समय पर समुचित ड्रेसिंग करें।
- बछड़ों व बकरों का ओपन मेथड से कास्ट्रेशन नहीं करें।
- पशुओं को लोहे की तारबंदी के आसपास न बांधें तथा न चाटने दें।
- पशु बाड़े या अस्तबल में लोहे की कीलें, खूंटों आदि का प्रयोग न करें।
- प्रतिवर्ष टेटेनस का टीकाकरण करवाएं– Inj. TAT
  Horse - 1500-3000 IU, I/M.

बेसिलरी हीमोग्लोबिनुरिया
BACILLARY HAEMOGLOBINURIA

Synonyms-Red water disease, Infectious haemoglobinuria.

यह मुख्य रूप से गाय, भैंस व भेड़ों में पाया जाने वाला भयंकर संक्रामक रोग है जिसमें तेज बुखार, हिमोग्लोबिनुरिया व पीलिया हो जाता है। यह एक जानलेवा रोग है जिसमें 1-2 दिन में ही पशु की मौत हो जाती है। यह रोग प्रायः उन भागों में अधिक पाया जाता है जहां पशु बाहर चरने जाते हैं, तालाबों व पोखरों का दूषित पानी पीते हैं और लिवर फ्लुक से अधिक ग्रसित रहते हैं। उस क्षेत्र में भी अधिक होता है जहां सिंचाई की नहरों का सेम का पानी भरा रहता है।

ETIOLOGY - Bacteria - *Clostridium haemolyticum.*

इस बैक्टीरिया के स्पोर लम्बे समय तक पानी व मिट्टी में जिंदा रहते हैं, लेकिन तेज गर्मी में 60 डि.फा. पर 15 मिनट में नष्ट हो जाते हैं। ये बैक्टीरिया तेज टॉक्सिन पैदा करते हैं। दूषित पानी व आहार के उपयोग से आहारनाल द्वारा बैक्टीरिया स्वस्थ पशु के शरीर में प्रवेश करते हैं।

यह उन क्षेत्रों में अधिक पाया जाता है जहां बरसात अधिक होती है तथा बाढ व नहरों के जरिए संक्रमित क्षेत्र से जीवाणु दूषित पानी, चारे के जरिए साफ क्षेत्र में पहुंच जाते हैं। इसके अलावा मांसाहारी पशु–पक्षी भी मृत रोगी पशु शरीर से इन्फेक्शन को दूर–दूर तक फैलाते हैं।

PATHOGENESIS

Cl. haemolyticum → Blood → Liver → Proliferation in suitable condition→ Thrombus formation in portal vein→large anacemic infarc (bacteria)→Toxin production → RBC haemolysis→damage of liver →severe toxaemia, Haemoglobinuria→ Acute haemolytic anaemia → DEATH.

SYMPTOMS- Incubation period - 7-10 days.

- यह एक ऐसा रोग है जिसमें एकाएक रोग की चपेट में आकर बिना कोई लक्षण प्रकट किए ही पशु की मौत हो जाती है।
- शुरू में तेज बुखार, जुगाली नहीं करना, कब्जी, दूध में कमी।
- धनुषाकार कमर (arched back), चलना कम, चलते समय घर्र–घर्र की आवाज (grunting) सांस में तकलीफ।
- कुछ पशुओं में अगले दोनों पैरों के बीच सूजन (brisket oedema)
- मुंह, आंख, वेजाइना की म्युकस मेम्ब्रेन हल्की पीली हो जाती है।
- मूत्र (urine) का रंग गहरा लाल, ग्याभन पशुओं में गर्भपात (abortion)

Toxaemia and Hypoxaemia से पशु की मौत होती है। यह स्थिति भारी संख्या में RBC नष्ट होने से होती है। हीमोग्लोबिन मूत्र में निकलता है तथा RBC की कमी से शरीर में ऑक्सीजन की कमी हो जाती है, अंत में पशु की मौत हो जाती है।

CLINICAL PATHOLOGY
- Haemoglobinuria (No haematuria)
- Haemoglobin, RBC, TLC, Blood sugar

DIAGNOSIS
- By History, Symptoms, Postmortem, Blood exam.
- Clinical signs - Haemolysis and Haemoglobinuria.
- Blood picture - RBC, Hb
- Differential diagnosis- हीमोग्लोबिनुरिया निम्न रोगों में भी होता है–
- Actue leptospirosis, Postparturent haemoglobinuria, Plant poisoning, Babesiosis, Anaplasmosis.

चूंकि हीमोग्लोबिनुरिया कई रोगों में होता है इसलिए एक जैसे लक्षणों को ध्यान में रखते हुए तुलनात्मक डायग्नोस्टिक महत्वपूर्ण है।

Leptospirosis - Fever, Jaundice, Haemoglobinuria, No liver infarction
Anaplasmosis - Anaemia, No liver infarction, Anaplasma in blood.
Babesiosis - ↑Temp, Haemoglobinuria, No liver infarction Post parturient haemoglobinuria . Temp. normal, Anaemia, no liver infarction, common in buffalow, respond to phosphorus theraphy, history of calving.
Enzootic haematuria - Red urine, Temp. normal, History of ingestion of Bracken fern.

TREATMENT
- यह एकाएक होने वाला जानलेवा रोग है इसलिए जल्दी इलाज करने पर ही असर हो सकता है।
- Antibiotics - Penicillin or Tetracycline (high doses) हर बारह घण्टे बाद एंटिबायोटिक्स दें।
- Antibiotics - Serum - 500-1000 ml. IU
- Supportive treatment - Blood transfusion, Liver extract.
- Mineral Suppliments - Iron, Copper, Cobalt, etc.

CONTROL
- मृत रोगी पशु को गाडें या जलाएं। • हर वर्ष टीकाकरण कराएं।

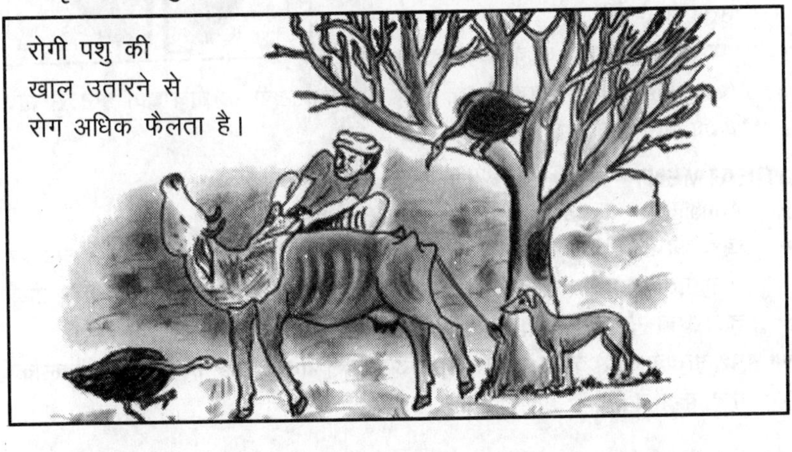

फूट रॉट (FOOT ROT)

अन्य नाम – Foul in the foot, Infectious pododermatitis, खुर पकना।

यह पशुओं के खुरों का संक्रामक रोग हैं जिसमें खुरो का संक्रामक (Infectious) रोग है जिसमें खुरों के बीच सूजन, घाव बन जाना (ulcers) तथा कुछ भाग मर जाता है (necrosis) ये लक्षण खुर के थोड़ा ऊपर वाले कोरोनरी भाग व पीछे भी नजर आते हैं। साधारण बोली में इसे ''खुर पकना'' कहते हैं। वैसे तो यह मुख्य रूप से भेड़, बकरियों का रोग है लेकिन गाय में भी पाया जाता है। प्रायः यह रोग उन पशुओं में अधिक होता है जिनके खुर में पानी, गोबर व मूत्र की निकासी की अच्छी व्यवस्था नहीं होती है। फूट रॉट गर्म व नमी वाले मौसम में अधिक होता है।

ETIOLOGY

Bacteria - *Spherophorous necrophours*

जिन पशुओं के खुर अधिक दिनों तक गंदे पानी, मिट्टी, गोबर आदि से भीगे रहते हैं उनके खुरों के बीच व आसपास चमड़ी हल्की उखड़ जाती है। ऐसे छोटे घावों से बैक्टीरिया प्रवेश कर फूट रॉट के लक्षण पैदा करते हैं।

SYMPTOMS

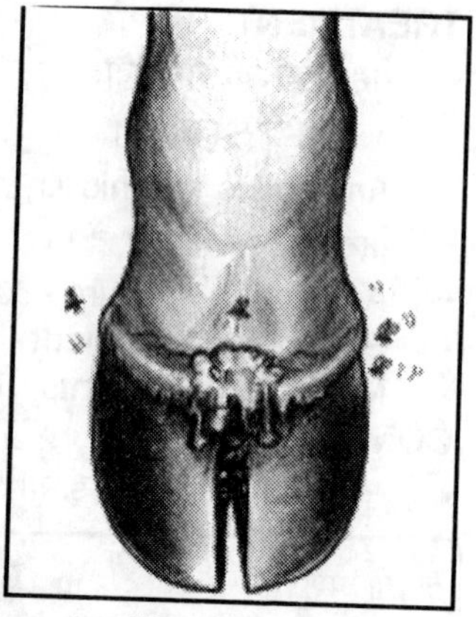

- खुरों के बीच घाव (ulcers) पड़ जाने से लंगड़ापन (lameness) प्रमुख लक्षण।
- हल्का बुखार, चारा कम खाना, शरीर के वजन में कमी, दूध में कमी।
- खुर के बीच घाव व सूजन के कारण दर्द होता है, पशु बार–बार पैर उठाता है।
- पशु सामान्य रूप से चल नहीं पाता है तथा लंगड़ाकर चलता है।
- भेड़ों में इलाज न होने से खुर के खोल उतर जाते हैं।
- एफ.एम.डी. में खुरों के बीच व मुंह पर छाले (vesicles) बनते हैं जबकि फूट रॉट में सिर्फ खुरो के बीच धाव होने से खुर वाला भाग गल जाता है।

TREATMENT

- Antibiotics - Tetracycline, Penicillin, Sulphonamides.
- खुरों को हल्के रूप से धोकर जी.वी. पेंट या 5% कॉपर सल्फेट लगाएं। घाव पर ऐसा एंटीबायोटिक मल्हम भी लगाएं जो मक्खियों को घाव पर बैठने से रोकें तथा घाव भरने में मदद करें।
- पशुओं को सूखी जगह पर रखें तथा अन्य पशुओं को 5% कॉपरसल्फेट घोल का फूट बाथ दें।

पशुमाता (RINDERPEST)

Synonyms - Cattle plague, Bovine typhus, पोंकनी, माता रोग, पशुओं की महामारी। पशु प्लेग या पोंकनी या रिंडरपेस्ट जुगाली करने वाले (ruminants) पशुओं का एक भयंकर वाइरल संक्रामक रोग (contagious disease) है, पशु के तेज बुखार, मुंह में छाले, सूजन तथा तेज दस्त होती है। यह भयंकर छूत का रोग है जिसमें मृत्युदर काफी अधिक होती है। गाय, भैंसों में रोग अधिक होता है। भैंस की अपेक्षा गाय में अधिक होता है।

अमेरिका, आस्ट्रेलिया, इटली, बेल्जियम जैसे देशों में इस रोग का पूरी तरह खात्मा हो चुका है। सन् 1860 में भारत में रिंडरपेस्ट प्रकोप से लगभग 10 लाख पशुओं की मौते हुई थी। आजादी के बाद भारत में रिंडरपेस्ट उन्मूलन योजना के तहत पूरे देश में बड़े पैमाने पर टीकाकरण हुआ, जिसकी वजह से इस पर काफी नियंत्रण हुआ है लेकिन भारत से अभी तक बीमारी पूरी तरह खत्म नहीं हुई, पिछले वर्षो में इस रोग के कुछ मामले मिले हैं।

ETIOLOGY - Virus - RNA Virus (Paramyxo group)

यह वाइरस शरीर में लम्बे समय जिंदा रह सकता है। धूप तथा 60 डि.से. पर गर्म करने पर बाहर नष्ट हो जाता है। रोगी के शरीर से निकलने वाले सभी डिस्चार्ज में वाइरस मौजूद रहते हैं। ठंड का इन पर कोई असर नहीं होता है।

देसी नस्ल की गायों में तथा पहाड़ी क्षेत्र में रोग प्रकोप व मृत्यु दर अधिक होती है। भेड़, बकरियों में भी इसका प्रकोप होता है। इसके अलावा जंगली जानवरों में भी यह रोग होने की सूचनाएं मिली है। चींचड़े, मक्खियां, मच्छर, जुएं आदि बाहरी परजीवियों में भी रिंडरपेस्ट वाइरस मिले हैं।

TRANSMISSION

- वाइरस रोगी के ब्लड, मांस, डिस्चार्ज, गोबर, मूत्र आदि में पाया जाता है तथा इनसे दूषित आहार व पानी के उपयोग से स्वस्थ पशु के शरीर में प्रवेश करता है।
- रोगी पशु के सम्पर्क में आने से सांस द्वारा भी इन्फेक्शन फैलता है।
- रोगी पशु के बाड़े की बिछावन, बर्तन, पशु की देखभाल करने वाले पशुपालक द्वारा भी रोग फैलता है।
- संक्रमित मांस, ऊन, खाल व इनसे बनी चीजों से भी रोग की संभावना रहती है।
- रोगी पशु का गोबर ही रिंडरपेस्ट फैलाने का प्रमुख माध्यम होता है क्योंकि ये वायरस गोबर में लगभग आठ महीने तक जिंदा रह सकते हैं।

PATHOGENESIS

Rinderpest Virus enters the body → Lymphoid tissue → Alimentary tract mucosa → Focal necrotic stomatitis → Enteritis → Destruction of lymphocytes → Leukopenia.

SYMPTOMS - Incubation period - 2-15 days (natural),
- 2- 6 days (experimental)

लक्षणों की गंभीरता इस बात पर निर्भर करती है कि रिंडरपेस्ट वाइरस का कौनसा प्रकार रोग में शामिल है क्योंकि कुछ वाइरस स्ट्रेन (strain) जल्दी व गंभीर लक्षण प्रकट करते हैं, जबकि कुछ कम।

पहली अवस्था (हल्के लक्षण)

- तेज बुखार (105–107° फा.), जो कई दिनों तक रहता है।
- पशु सुस्त, चारा–पानी लेना बिल्कुल बंद, जुगाली बंद, दूध में कमी।
- नथूने, सूखना, चमड़ी सूखना तथा अधिक सलवटें पड़ना।
- आंखें लाल हो जाती है। शुरू में साफ काफी आंसू (lacrymation) लेकिन बाद में मवाद जैसे (purulent) खूब गीड़ निकलते हैं।
- मुंह के अंदर की म्युकस मेम्ब्रेन में सूजन व लाल रंग की हो जाती है, नाक, आंख, मुंह से डिस्चार्ज निकलना।
- गोबर सख्त करता है जिसमें म्युकस व ब्लड के थक्के मिले होते हैं।
- यह अवस्था दो–तीन दिन तक चलती है फिर गंभीर अवस्था शुरू होती है।

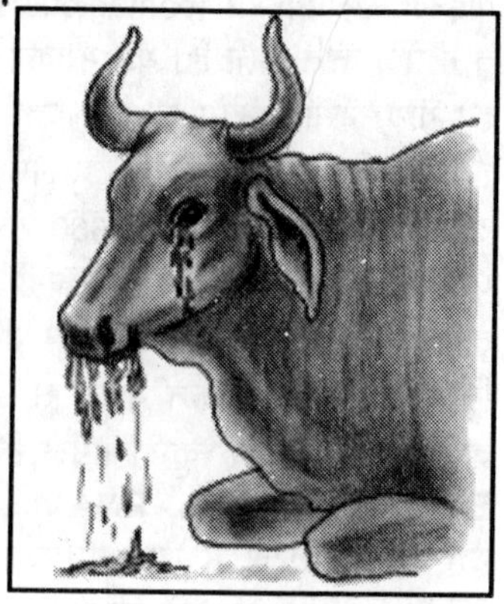

दूसरी अवस्था (गंभीर लक्षण)

- इस अवस्था में रिंडरपेस्ट के प्रमुख लक्षण प्रकट होते हैं।
- मुंह में अधिक घाव ब्लड मिली हुई लार गिरना।
- शुरू में नाक से साफ निकलने वाला डिस्चार्ज भी मवादयुक्त हो जाता है।
- मुंह के घाव गंभीर होते हैं जो अंदर होठों व मसूढ़ों पर फैले होते हैं ऐसे ही घाव नाक के अंदर तथा वेजाइनल म्युकोसा पर भी हो सकते हैं।
- आखिर में पशु को पतले तेज खूनी दस्त होते हैं (severe diarrhoea) जिसमें म्युकस व ब्लड मिला होता है।
- तेज दस्त से पेट दर्द होता है तथा शरीर में पानी की कमी हो जाती है।
- तीन से पांच दिन बाद एकाएक टेम्प्रेचर कम हो जाता है। सांस लेने में तकलीफ, डिहाइड्रेशन व पेट दर्द के कारण 4–7 दिन में पशु की मौत हो जाती है। कभी–कभी पशु की अचानक ही मौत हो जाती है। कभी दो –तीन सप्ताह तक जीवित भी रह जाते हैं।

तापमान	दिन	लक्षण
103° फा.	दूसरा	सुस्त, सूखा मजल, आंखों से आंसू।
105° फा.	तीसरा	खाना बंद, पेनल्युकोपेनिया, नाक से पानी, जुगाली बंद।
106° फा.	चौथा	मुंह में छाले, लार गिरना, आंखों से गीड़।
106.2° फा.	छठा	पतले दस्त, पेट दर्द, खांसी, डिहाइड्रेशन, सांस में तकलीफ।
103° फा.	सातवां	अधिक कमजोरी, निढाल सा जमीन पर गिरना
99° फा.	नौवां	मृत्यु

PM FINDINGS

- Lesions - सिर्फ आहार नाल पर ही अंगों में बदलाव आते हैं। इनमें रूमन, रेटिकुलम व ओमेजम में लिगन नहीं मिलते हैं।
- लाल घाव (necrotic areas) – मुंह एबोमेजम, इसोफेगस व नेजल पेसेज में।
- गंभीर रोगी में आंतों की म्युकोसा पर हेमोरेज, कंजेशन तथा नेक्रोसिस
- Rectum - Parallel band of Congestion-Zebra markings.

DIAGNOSIS

- लक्षणों के आधार पर –
- – आहारनाल (GIT) में सूजन व घाव (erosion)
- – लार गिरना, नाक से डिस्चार्ज व आंखों से गीड़।
- – तेज खूनदस्त, high morbidity, low mortility.

TREATMENT

- रोग प्रकोप हो जाने पर लगभग सभी पशु मर जाते हैं इसलिए इलाज करने का महत्व नहीं है। फिर भी किसी कीमत व महत्वपूर्ण पशु के लिए रोग की शुरूआत में ही रिंडरपेस्ट एंटीसिरम देने से लाभ हो सकता है।
- Rinderpest Antiserum - 1 ml/kg b.wt. I/V
- एंटीबायोटिक्स – To control secondary infection
  - Sulpha drugs (large doses)
- फ्लूडथैरेपी – Large doses of fluid and electrolytes

CONTROL

भारत में नेशनल रिंडरपेस्ट इरेडिकेशन प्रोग्राम के तहत इस पर काफी हद तक काबू पा लिया है। गत कुछ वर्षो से रिंडरपेस्ट जीरो प्रोग्राम चलाया जा रहा है जिनका उद्देश्य भारत से पूरी तरह रिंडरपेस्ट को खत्म करना है।

- जब भी इस रोग का प्रकोप मिले स्वस्थ पशुओं को अलग रखना चाहिए। रोग प्रकोप क्षेत्र के पशुओं को बाहर तथा बाहर वाले पशुओं को उस क्षेत्र में नहीं आने देन चाहिए।
- रोगी पशु को स्लोटर कर देना चाहिए तथा बाड़े की पूरी सफाई करें।
- वैक्सीनेशन – समय–समय पर उन इलाकों में टीकाकरण करना चाहिए, जहां रोग फैलने की संभावना अधिक होती है।

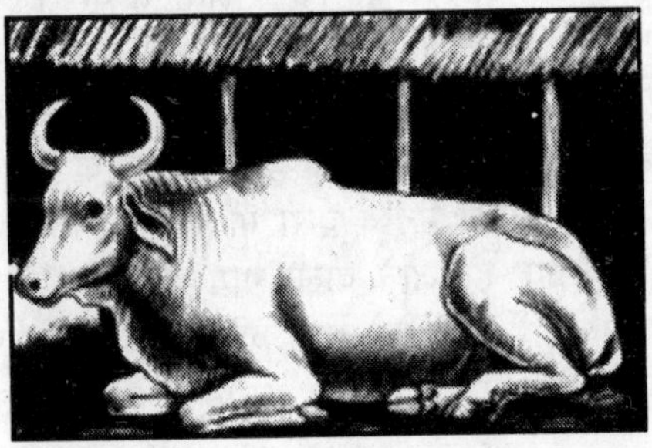

खुरपका-मुंहपका रोग
FOOT AND MOUTH DISEASE

अन्य नाम - खुरारा, खुरपका-मुंहपका रोग।

यह एक तेजी से फैलने वाला वाइरल संक्रामक रोग है जो प्रायः जुगाली करने वाले तथा विभाजित खुर वाले पशुओं में पाया जाता है। इस रोग में पशु को तेज फीवर होता है तथा मुंह, खुर अडर व थनों पर छाले पड़ जाते हैं। गाय, भैंस, भेड़, बकरी तथा सुअरों में यह रोग खूब फैलता है। हालाकि इस रोग से मौत तो अधिक नहीं होती है लेकिन रोग से ठीक हो जाने पर भी पशुओं की कार्यक्षमता, दूध व ऊन उत्पादन क्षमता काफी कम हो जाती है। इसलिए इस रोग का आर्थिक महत्व अधिक है। इसके कारण भारत में प्रति वर्ष भारी आर्थिक नुकसान होता है।

उत्तरी अमेरिका, ब्रिटेन, आस्ट्रेलिया तथा न्यूजीलैण्ड को छोड़कर यह बीमारी दुनियां के सभी भागों में पायी जाती है। एशिया में भारत, नेपाल, श्रीलंका, बर्मा में यह बड़े पैमाने पर फैलती है। पशुओं में यह सबसे अधिक गायों में पायी जाती है। देशी नस्लों की अपेक्षा क्रॉस ब्रेड गायों में यह रोग अधिक पाया जाता है।

ETIOLOGY

यह रोग वाइरस के कारण होता है सबसे छोटे आकार का यह वाइरस "Picorna" virus group से सम्बन्धित है। ये प्रमुख रूप से सात प्रकार के होते हैं। A, O, C, SAT-1, SAT-2, SAT-3, ASIA SAT-1, सातों प्रकार के वाइरस लगभग एक ही प्रकार के लक्षण प्रकट करते हैं लेकिन एक ही प्रकार के वाइरस से ठीक हुआ पशु दूसरे प्रकार के वाइरस की चपेट में आ सकता है।

भारत में A, O, C and ASIA-1 द्वारा रोग होता है। गायों में रोग सबसे अधिक पाया जाता है। संक्रमित क्षेत्र में ये एक वर्ष तक जीवित रह सकते हैं। गर्मी से तो ये नष्ट हो जाते है लेकिन ठंड का कोई असर नहीं पड़ता है। साधारण जीवाणुनाशक घोल का भी खास असर नहीं होता है। सोडियम हाइड्रोक्साइड, फॉर्मेलिन, सोडियम कार्बोनेट से ये नष्ट हो जाते हैं।

TRANSMISSION

मुख्य रूप से यह रोगी पशु के सीधे सम्पर्क में आने से तेजी से फैलने वाला रोग है। इसके अलावा रोगी पशु की लार के सम्पर्क में आने से दूषित आहार, पानी के प्रयोग से स्वस्थ पशुओं में फैलता है। रोगी पशु के सम्पर्क आए बिना भी यह वाइरस इन्फेक्शन हवा के द्वारा भी एक से दूसरे स्थान तक पहुंच जाता है। जब वातावरण में रात को नमी अधिक होती है उस समय नम हवा के द्वारा भी अधिक फैलता है। इसके अलावा चिड़िया, मांसाहारी पशु–पक्षी व मनुष्य द्वारा भी रोग फैलाने में सहायक होते हैं।

एक बार रोग से ठीक हो जाने वाली गाय के शरीर में लगभग दो वर्ष तक वाइरस जीवित रह सकते हैं और ऐसे पशु केरियर की तरह रहकर अन्य पशुओं में भी रोग पहुंचा देते हैं। रोगी पशु की लार, दूध, मूत्र, गोबर, मांस आदि में ये वाइरस

पाये जाते हैं। तथा बाहर इनके द्वारा आसपास के वातावरण को भी संक्रमित कर देते हैं जिनके सम्पर्क में आने से अन्य स्वस्थ पशुओं में भी रोग फैल जाता है।

PATHOGENESIS

मुंह, नाक, सम्पर्क आदि किसी भी तरह से वाइरस शरीर में प्रवेश करते हैं तो सबसे पहले ब्लड में पहुंचते हैं।

FMD Virus→ Blood → Viral Septacaemia → Affinity for epithelium of mouth, teats and feet → Localization with characteristic lesions after 1-2 days (usually 3-8 days).

SYMPTOMS -Incubation period - 2-8 days

- इस रोग में रोगी पशु की मौत कम ही होती है। संकर नस्ल के पशुओं में देसी नस्ल की गायों की अपेक्षा अधिक मौत होती है।
- रोग के लक्षणों की गंभीरता वाइरस के प्रकार तथा पशु की रोग प्रतिरोधक क्षमता पर निर्भर करती है।
- सबसे पहले 1-2 दिन तक तेज फीवर (104°-106° फा.), ब्लड में वाइरस की तेज वृद्धि के कारण तेज फीवर होता है।
- पशु सुस्त, खाना व जुगाली करना बंद कर देता है।

Mouth Lesions

- मुंह में पीड़ादयक सूजन (stomatitis) रस्सी की तरह लम्बाई में लार गिरना (drooping salivation)
- ↓टेम्प्रेचर, मुंह, जीभ, मसूंढों आदि पर छाले (vesicles)
- मुंह में चपचपाहट की खास आवाज, लार अधिक, जीभ थोड़ी बाहर।
- 24 घंटों में ही छाले फूटकर लाल धब्बे अल्सर जैसे हो जाते हैं जो बाद में एक सप्ताह में भर जाते हैं।
- मुंह में घाव के कारण पशु चारा–दाना भी नहीं खा पाता है।

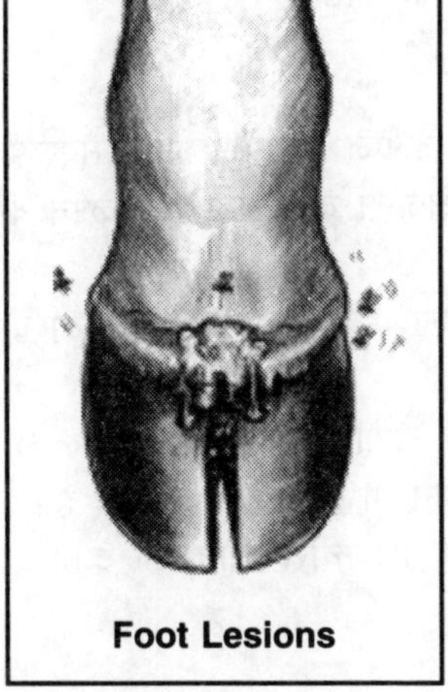

Foot Lesions

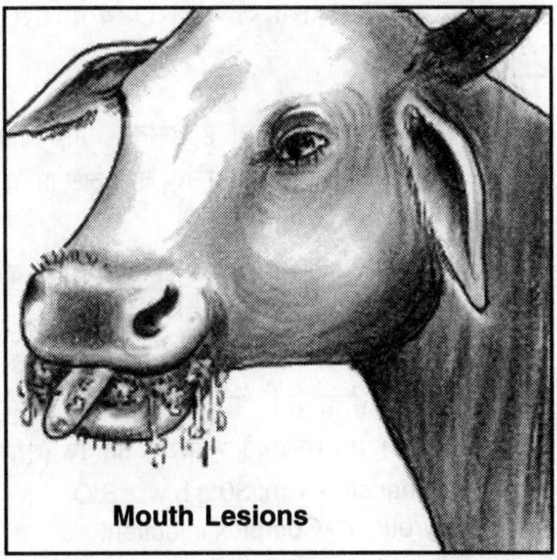

Mouth Lesions

Foot lesions

- पशु के खुरों के बीच व ऊपर कोरोनट (coronet) पर छाले (vesicles)बन जाते है जो बाद में फट जाते हैं। कोरेनट पर सूजन भी आ जाती है।
- पशु न पूरी तरह खड़ा रह पाता है न चल पाता है।
- खुरों के बीच घावों का इलाज न होने पर मेगट पड़ जाते हैं।

Udder and teat lesions

- अडर पर बहुत कम जबकि थनों पर बड़े छाले (vesicles) बन जाते हैं। थनों के टिप पर बड़े छाले बनते हैं, दूध दुहते समय दर्द होता है।
- दूध गादी यानी अंडर में रह जाने से मेस्टाइटिस हो सकती है।
- आखिर में पशु कमजोर हो जाता है, ग्याभन में गर्भपात भी हो सकता है।
- यदि एफ.एम.डी. का इलाज नहीं किया जाए तो पशु में मेस्टाइटिस, गर्भपात, खुर पकना, धूप में हांफना, सांस में तकलीफ, गर्मी सहने की कम क्षमता, शरीर के बालों का बढना आदि जैसी समस्याएं पैदा हो जाती है।
- हालांकि इनमें पशुओं की मौत कम होती है लेकिन जो मौतें होती है उनमें अधिक उम्र की बजाय यंग एनिमल्स में अधिक होती है।
- मुंह में छालों की स्थिति में पशु की हार्ट फेल होने से मौत होती है। बिना कोई लक्षण प्रकट किए भी एकाएक मौत हो सकती है।

DIAGNOSIS

- मुंह व खुरों पर छालों (vesicles) के खास लक्षण (lesions)
- लेब्रोरेट्री टेस्ट मुंह के अंदर छालों व उनसे निकलने वाले फ्लूड को 50% buffer glycerine में डालकर एकत्रित किया जाता है तथा जांच द्वारा डायग्नोसिस किया जाता है।
- Differential diagnosis- Rinderpest, Vesicular stomatitis, में डालकर एकत्रित किया जाता है तथा जांच द्वारा डयग्नोसिस किया जाता है।

TREATMENT

- FMD एक वाइरल रोग है इसका कोई विशेष इलाज नहीं है। सिर्फ सैकण्ड्री इन्फेक्शन को रोकने के लिए तथ लक्षणों व लिजन्स का असर कम करने के लिए दवाइयां दी जाती हैं
- एंटिसेफ्टिक वाश – मुंह व खुर के घावों को लाल दवा (पोटे, परमेग्नेट) के हल्के घोल से दिन में दो बार धोएं।
- धोने के बाद छालों पर सोडा, बाइकार्बोनेट य बोरोग्लिसरीन का लेप करना लाभदायक होता है। एंटीबैक्टीरियल पाउडर क्रीम भी लगाया ज सकता है।
- इस दौरान एनिमल को मुलायम आहार (दलिया, हरा चारा आदि) ही दें।
- Inj. Lemasole - 1 ml/30 g b.wt. S/C
- Antipyretic, B. Complex injection.

- Antibiotics - सैकण्ड्री इन्फेक्शन को रोकने के लिए।
  - Inj. Tetracycline - 1 ml/30 kg. b.wt.
- Maggot wound - घाव में मेगट पड़ जाने पर टरपेन्टाइन ऑयल का गॉज भरे। अगले दिन से ड्रेसिंग करें।

CONTROL

- विदेशों में रोगग्रस्त पशुओं को स्लॉटर कर दिया जाता है जो कि भारत में अभी यह संभव नहीं है।
- स्वस्थ पशुओं को रोगी पशुओं के सम्पर्क से बचाएं।
- दूध दूहने से पहले व बाद में हाथों को हल्के लाल दवा के घोल से धोऐं।
- रोगग्रस्त गाय का दूध बछड़े को नहीं पीने देना चाहिए।
- वैक्सिनेशन –
  पहली बार बछड़ों में 4 माह की उम्र पर वैक्सीन लगाएं।
  बूस्टर – पहले इंजेक्शन से 2-4 महीने बाद दुबारा वैक्सीन लगाएं फिर बाद में हर छः महीने बाद टीकाकरण करें।

गाय की चेचक (COW POX)

Synonyms - Variola vaccina

यह एक वाइरस द्वारा फैलने वाला संक्रामक (contagious) रोग है जिसमें अंडर व थनों पर चेचक के दाने [pox lesions] निकल आते है। यह रोग प्रायः दूध देने वाली गायों–भैंसों में अधिक पाया जाता है। एक बार जिस पशु को चेचक हो जाती है उसमें रोग प्रतिरोधक क्षमता पैदा हो जाती है तथा वर्षो तक चेचक दुबारा नहीं होती है। यही कारण है कि अन्य रोगों की तरह बड़े पैमाने पर चेचक का प्रकोप नहीं होता है तथा इक्के–दुक्के पशुओं में यह होता है, हालांकि इस रोग में पशु मरते तो नहीं हैं लेकिन थनों पर चेचक के दाने होने से दूध में कमी व मेस्टाइटिस के कारण आर्थिक नुकसान होता है।

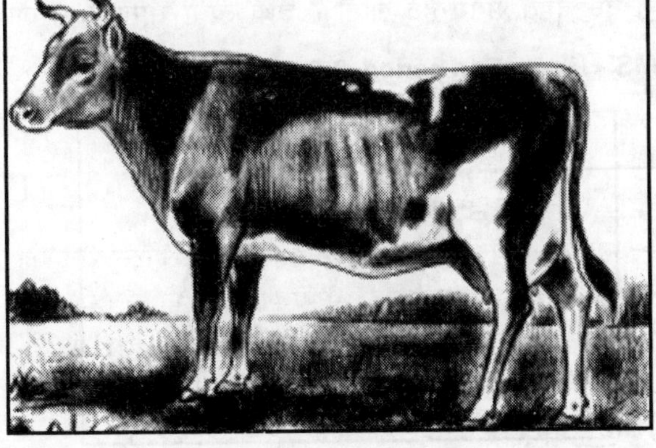

ETIOLOGY

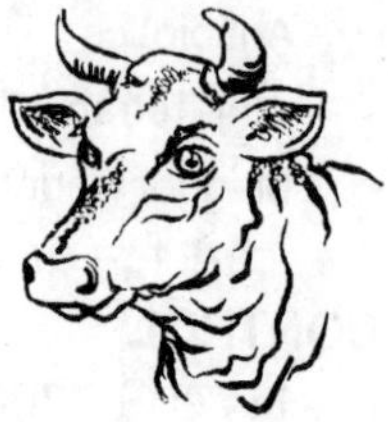

Large virus - Vaccina subgroup (Orthopox virus)

Small pox virus - मनुष्य में चेचक

Cox pox virus- गाय, भैंस में चेचक

Horse pox virus - घोड़ों में चेचक

विचित्र बात यह है कि यदि गाय, भैंस को चेचक है तो दूध दूहने वाले के भी चेचक हो सकती है। इसी तरह यदि पशुपालक के चेचक है तो दूध दुहने से गाय में भी फैल सकती है। मनुष्य में चेचक की रोकथाम हेतु जिस वैक्सीन का प्रयोग किया जाता है, वह गायों की चेचक के वाइरस से ही बनाई जाती है।

TRANSMISSION

रोगी पशु के सीधे सम्पर्क में आने से स्वस्थ पशु को चेचक होती है। इसके अलावा दूध दुहने वाले पशुपालक के हाथों के सम्पर्क से गाय व भैंस में फैलती है। थनों पर खरोंच व घाव होने से इन्फेक्शन की संभावनाएं अधिक हो जाती है। जिन पशुपालकों को चेचक के टीके लगे होते हैं, उनसे भी गायों व भैंसों में चेचक फैलती है।

प्रायः चेचक मादा पशुओं में ही अधिक होता है क्योंकि गाय, भैंसों का ही दूध दूहने के लिए मनुष्य कई पशुओं के सम्पर्क में आते हैं। यानी रोग फैलने की शुरूआत मनुष्य करता है। गर्मी में तो वाइरस निष्क्रिय से हो जाते हैं इसलिए गर्मी की अपेक्षा सर्दी में रोग अधिक पाया जाता है।

PATHOGENESIS

Macule (eryuthema) - Papule- Vesicle_ Pustule - Scab
Incubation Period- 3-6

3-6 दिन के बाद थनों पर क्रमबद्ध pox lesions बनते हैं। सबसे पहले अंडर हल्का गर्म होता है। बाद में इसकी त्वचा पर हल्के लाल दाने उभर आते हैं जो बाद में फफोले के रूप में बन जाते हैं। फफोलों के बीच कुछ भाग दबने से गड्ढा बन जाता है, अडर पर गोल व थनों पर अंडाकार फफोले होते हैं। बाद में दूध दूहते समय फफोले फूट जाते हैं। इन स्थानों पर लाल, मोटी पपड़ी (scab) बन जाती है। यह पपड़ी पशुपालकों के हाथों द्वारा दूध दूहते समय हट जाती है तथा त्वचा सामान्य हो जाती है।

SYMPTOMS - Incubation period 3-6 days

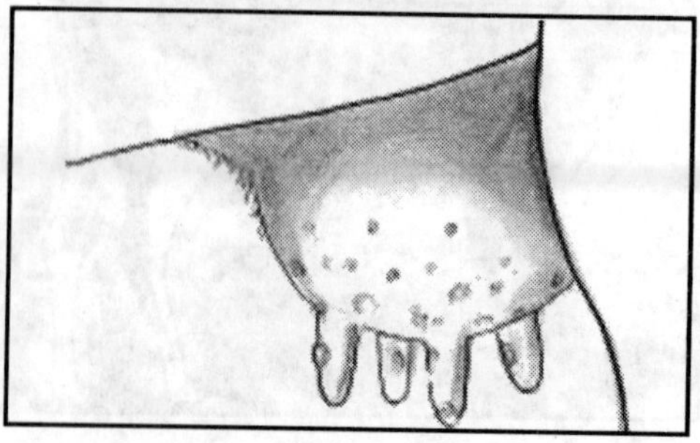

- Macules, Papules, Pustules, Vesicles रोग के शुरूआती अवस्था में ही दिखाई देते हैं।
- हल्का बुखार, भूख कम करना, जुगाली कम करना।
- Udder and Teats - इन पर हल्के गर्म, चेचक के फफोले उभर आाते है जो बाद में फट जाते हैं। 15-20 दिनों में फफोले ठीक हो जाते हैं। तथा अंडर व थन सामान्य हो जाते हैं।
- कुछ गंभीर मामलों में चेचक के फफोले पैर के अंदर की ओर, वल्वा तथा बछड़ों में दूध पीने से मुंह में भी फफोले बनते हैं,
- बैलों में स्क्रोटम पर दानेदार फफोले बनते है जो त्वचा पर धूल जम जाने के कारण साफ दिखाई नहीं देते हैं।

DIAGNOSIS

Symptoms के आधार पर

- कम, छोटे व दर्दयुक्त पॉक्स फफोले (vesicles)
- 2-3 सप्ताह में फफोलों के घाव भर जाते हैं।
- Differential diagnosis
  - FMD - मुंह, पैरों के खुर, गादी व थनों पर छाले (lesions)
  - Pseudo cow pox - सिर्फ Pustule बनते हैं।
  - Pseudo cow pox - बड़ी संख्या में शरीर पर फफोले।

TREATMENT

* अन्य वाइरल रोगों की तरह इसका भी विशेष इलाज नहीं है, इसीलिए symptomatic treatment ही दिया जाता है। वैसे काऊ पॉक्स कुछ समय बाद स्वतः ही ठीक हो जाता है।
* त्वचा को मुलायम करने वाले मल्हम (emollient) लगाएं, जिसमें एंटीबायोटिक भी मिले हुए हो।
* सेकण्ड्री इन्फेक्शन को रोकने के लिए Long acting penicillin I/M दें।

CONTROL

* रोग की रोकथाम हेतु ग्वालों के हाथों की तथा इसके काम में आने वाली चीजों की पूरी तरह सफाई बहुत जरूरी है।
* दूध दुहने से पहले व बाद में लाल दवा के हल्के घोल से ग्वाला अपने हाथों को तथा गादी व थनों को अच्छी तरह धोएं।
* स्वस्थ पशु का दूध पहले दुहे फिर रोगी पशु का दूध दुहें।
* वैक्सीन– काऊ पॉक्स वैक्सीन।

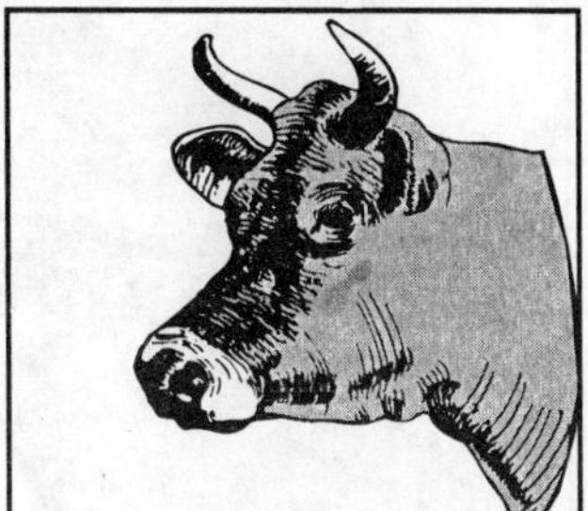

रेबीज (RABIES)

Synonyms - Hydrophobia (human), Lyssa, Mad dog, Madness, जलटांका, जलभीति, अलर्क रोग, हिड़क्या।

रैबीज एक जानलेवा, वाइरल संक्रामक बीमारी है जो रोगी पशु द्वारा स्वस्थ पशु या मनुष्य को काटने या चाटने से फैलती है। यह मनुष्य व सभी तरह के पशुओं में पायी जाती है। इसमें रोगी के व्यवहार में बदलाव, (abnormal behaviour) अधिक उत्तेजना, (excitability), पागलपन, पेरालाइसिस व मौत हो जाती है। यह एक जूनोटिक (zoonotic) रोग है जो पशु से मनुष्य व मनुष्य से पशु में फैलता है।

मनुष्य में इसे हाइड्रोफोबिया (fear of water) या जलटांका कहते हैं क्योंकि रोग में गले की मांसपेशियों में ऐंठन (spasm) से रोगी पानी नहीं पी पाता है। भारत में प्रतिवर्ष लगभग पचास हजार लोग रैबीज के कारण बेमौत मारे जाते हैं।

EPIDEMIOLOGY

रैबीज प्रमुख रूप से कुत्ते व बिल्ली प्रजाति के पशुओं का रोग है। लेकिन यह मनुष्य व गर्म खून वाले (warm blooded animals) सभी पशुओं में पाया जाता है। ईसा से 500 वर्ष पहले भी कुत्तों में इस रोग का वर्णन मिलता है। पहली सदी में पशुओं व मनुष्य की रैबीज का सम्बन्ध मालूम हुआ और कुत्तों के काटने के स्थान पर गर्म लोहे से दागने की सलाह दी। सन् 1880 में लुईस पाश्चर ने इसका विस्तृत अध्ययन कर मनुष्य की जीवनरक्षा हेतु टीके के बारे में बताया। सन् 1903 में वैज्ञानिक निग्री ने दीमाग में रैबीज कोशिकाओं का पता लगाया तथा डायग्नोसिस के मामले में महत्वपूर्ण खोज की। ये कोशिकाएं निग्री बॉडीज कहलाती है जो केवल रैबीज रोगी के ब्रेन में मिलती है।

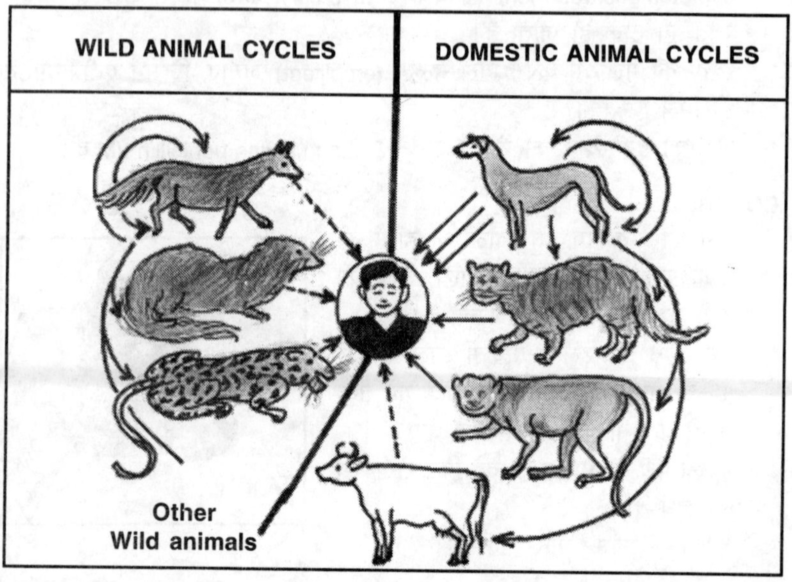

रैबीज कुछ देशों को छोड़कर दुनियां के सभी भागों में पाया जाता है, सख्त नियमों तथा रोकथाम के प्रभावशाली उपायों के कारण आस्ट्रेलिया, न्यूजीलेण्ड, डेनमार्क, ब्रिटेन जैसे देशों में रैबीज का नामो निशान नहीं है। इन देशों में बाहर से पशुओं के प्रवेश में कठोर नियमों का पालन करना पड़ता है। भारत में रैबीज एक विकराल रूप में है क्योंकि यहां समाज में मनुष्य का कुत्तों के साथ काफी सम्पर्क रहता है। रैबीज रोगी कुत्तों के काटने से प्रतिवर्ष हजारों लोगों की मौत हो जाती है।

ETIOLOGY

Virus - Rhabdovirus, Genus - Lyssa virus यह एक न्युरोट्रोपिक वायरस है जो नर्वस सिस्टम को प्रभावित करता है। ये वाइरस नर्वस टिश्यु, सेलिवरी, ग्लेण्ड, सेलाइवा में पाये जाते है। बहुत कम बार ये लिम्फ, दूध व मूत्र में भी पाये जाते हैं। विच्रित्र बात यह है कि ये वाइरस ब्लड में नहीं पाये जाते हैं। यह एक बड़े आकार का वाइरस है जो तेज धूप, गर्म पानी, क्लोरोफार्म, फॉर्मेलिन, लाल दवा, एल्कली उत्पाद आदि से नष्ट हो जाते हैं। ग्लिसरीन में इसे काफी समय तक सुरक्षित रखा जा सकता है। रैबीज वाइरस दो प्रकार के होते हैं : (1) street virus, (2) fixed virus. प्राकृतिक रूप से रैबीज होने पर रोगी पशु के शरीर से प्राप्त किये जाने वाले वाइरस स्ट्रिट कहलाते है जबकि ब्रेनइनोकुलेशन द्वारा खरगोश जैसे प्रयोगशाला पशु में प्रवेश कराया जाता है, तो खरगोश के ब्रेन में फिक्सड वायरस बनते हैं।

हालांकि रैबीज मनुष्य तथा सभी warm blooded animals में पाया जाता है लेकिन कुत्ते, लोमड़ी, भेड़िया, बिल्ली, चूहे तथा वेम्पायर प्रजाति की चमगादड़ में अधिक पाया जाता है और इन्हीं के जरिए अन्य जीवों में अधिक फैलता है।

रैबीज कैसे फैलता है ? (TRANSMISSION)

हमेशा रैबीज ग्रस्त पशु से ही रोग फैलता है पशुओं में अधिकतर कुत्ते के काटने से रोग फैलता है। पशु की लार त्वचा के घाव, खरोंच आदि पर लगने से इन्फेक्शन शरीर में प्रवेश करता है। ब्राजिल, वेनेजुएला, अमरीका में वेम्पायर चमगादड़ के काटने से भी रोग अधिक फैलता है, जहां प्रतिवर्ष चमगादड़ के काटने से लाखों गायों को स्लॉटर (slaughter) कर दिया जाता है।

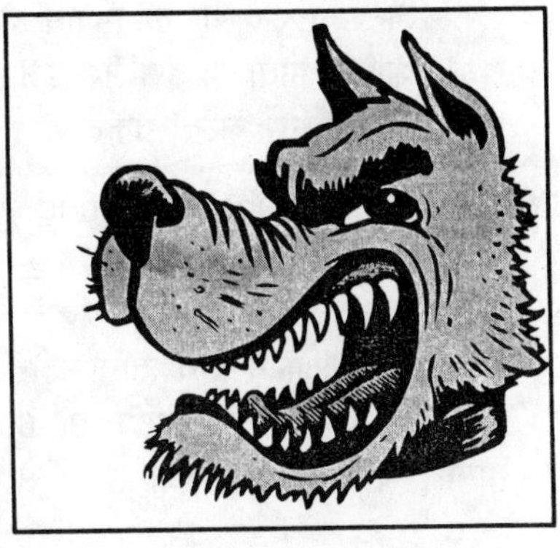

कुत्ता रैबीज का एक प्रमुख कैरियर है। कुत्ते में रोग के लक्षण प्रकट होने से पांच दिन पहले ही लार में वाइरस मौजूद रहते हैं। रैबीज अधिकतर गर्मियों के दिनों में होता है क्योंकि इस दौरान प्रजनन काल होता है तथा आहार, पानी की तलाश में जंगली पशुओं की गतिविधियाँ काफी बढ जाती है। ये जानवर कुत्तों के सम्पर्क में अधिक आते हैं। यह आवश्यक नहीं कि रैबीज रोगग्रस्त

कुत्ते के काटने से प्रत्येक पशु को रैबीज होती है क्योंकि कई बार लार स्वस्थ पशु के शरीर पर लगते ही साफ हो जाती है। बहुत कम मामलों में रोगी का बिन गर्म किया हुआ दूध, मांस तथा रोगी स्त्री का शिशु द्वारा दूध पीने से रैबीज होता है।

PATHOGENESIS

जब रैबीज ग्रस्त पशु स्वस्थ पशु को काटता है तो लार के साथ वाइरस घाव की गहराई में पहुंच जाते हैं → यहां से पेरिफेरल नर्वज के जरिए सेन्ट्रल नर्वस सिस्टम तक पहुंचते हैं→ स्पाइनल कोर्ड →ब्रेन

CNS से वाइरस नर्व के जरिए पहले ब्रेन में फिर सेलिवरी ग्लैण्ड तक पहुंचते हैं इसके साथ ही लिम्फ नोड, टेस्ट बड्स ओरल व नेजल डिस्चार्ज में भी पहुंच जाते हैं। वाइरस दूध के साथ भी बाहर निकल सकते हैं लेकिन प्रायः दूध के उपयोग से रैबीज नहीं फैलता है।

वाइरस ब्रेन में पहुंचने के बाद वहां कई भागों को नुकसान पहुंचाते हैं इससे नर्व सेल्स उत्तेजित होने से पशु उग्र हो जात है। नर्व सेल्स के गलने से कई मांसपेशियाँ का पैरालाइसिस हो जाता है। इसी तरह गले की मांसपेशियों के पेरालाइसिस से पशु आहार, पानी नहीं निगल पाता है। इसी तरह जबड़े की मांसपेशियों के पेरालाइसिस से जबड़ा बंद नहीं हो पाता है इसलिए लटकता रहता है। अंत में रेस्पिरेटरी मसल पैरालाइसिस से सांस नहीं ले पाता है और सांस लेने में तकलीफ (asphyxia) से पशु की मौत हो जाती है।

त्वचा के घाव से नर्व कोशिकाओ के जरिए CNS फिर ब्रेन में वाइरस कितने समय में पहुंचेगे तथा लक्षण कितने जल्दी प्रकट करेंगे, यह कई बातों पर निर्भर करता है।

- पशु की उम्र– अधिक उम्र के अपेक्षा युवा पशुओं में यह जल्दी होता है।
- काटने के स्थान व ब्रेन के बीच की दूरी जितनी कम होगी वाइरस उतना ही जल्दी ब्रेन तक पहुंचेगा। मनुष्य में चेहरे पर काटने पर यहां से ब्रेन तक पहुंचने में लगभग 30 दिन, हाथों से ब्रेन तक पहुंचने में 60 दिन तथा पैरों से ब्रेन तक पहुंचने में लगभग 40 दिन लगते हैं।
- काटने के स्थान पर घाव से शरीर में जितनी अधिक संख्या में वे ताकतवर वाइरस प्रवेश करते हैं, लक्षण उतने ही जल्दी प्रकट होंगे।
- शुरूआती शांत अवस्था के बजाय उग्र रैबीज अवस्था में लार व वाइरस की संख्या अधिक होती है, इसलिए इस अवस्था के पशु ,द्वारा काटे जाने पर रोग फैलने तथा लक्षण जल्दी प्रकट होने की संभावना अधिक होती है।

SYMPTOMS - Incubation period – 20-60 days (Man)
– 15-60 days (Dog and Cattle)

- हालांकि काटने के बाद लक्षण प्रकट होने में दो सप्ताह से कई महीने लग सकते हैं लेकिन पशुओं में प्रायः तीन महीने में लक्षण प्रकट हो जाते हैं।
- मनुष्य में अधिकतर मामलों में 30-60 दिन में लक्षण प्रकट हो जाते हैं। कुछ मामलों में 3 महीने में तथा सौ में से औसत एक मामले में एक वर्ष बाद लक्षण

प्रकट हो सकते हैं। एक औरत के मामले में कुत्ता काटने के लगभग 20 वर्ष बाद लक्षण प्रकट हुए हैं।

- सभी पशु रैबीज के कुछ खास एक जैसे लक्षण (prodromal signs) प्रकट करते हैं जो 1 से 3 दिन तक रहते हैं। ये लक्षण निम्न हैं–
  – पशु के व्यवहार में एकाएक बदलाव (change in behaviour)
  – बॉडी टेम्प्रेचर बढ भी सकता है और नहीं भी
  – लार गिरना, खाना (off food & water) व पानी पीना बंद
  – Urogenital tract के उत्तेजना से बार–बार मूत्र करना।
  – मादा पशु में सेक्सुअल डिजायर बढ जाती है । ग्याभन होने के बावजूद पशु हीट में आ जाता है। नर में लिंग उत्तेजना बढ़ जाती हैं।

SYMPTOMS IN DOGS

प्रायः डॉग्स में दो तरह की अवस्थाएं मिलती है–

1. Dumb form 2. Furious form

1. DUMB FORM OF RABIES (PARALYTIC FORM)

- नीचले जबड़े की मांसपेशियों में पेरालाइसिस से जबड़ा नीचे लटका रहता है। पशु मुंह बंद नहीं कर पाता है तथा मुंह खुला रखने से ऐसा लगता है, मानो मुंह में कोई चीज फंस गई है।
- आंखें लाल, आंसू गिरना तथा थर्ड आइलिड बढ जाती है। आंखें लोमड़ी की तरह चालाक दिखाई देती है।
- गले की मांसपेशियों में पेरालाइसिस के कारण आवाज बदल जाती है। कम आवाज के बीच भौंकने की तीखी (voice pitch) आवाज आती है।
- डॉग कमजोरी के करण कभी गिरता है तो कभी खड़ा होता है, तथा किसी काल्पनिक चीज को पकड़ने भागता है। (snapping of objects)
- आखिर में अधिक पेरालासिस के कारण डॉग गिर जाता है। गहरी सांस लेता है, तथा 1-3 दिन में मौत हो जाती है। कभी–कभी सात दिन में मौत होती है।

2. FURIOUS FORM OF RABIES (MAD DOG SYNDROME)

- डॉग के व्यवहार में बदलाव आ जाता है, अपने मालिक को नहीं पहचानता है तथा आज्ञा पालन भी नहीं करता है। (does not obey his owner)
- जो डॉग बंधे होते हैं, पशुधर की व आसपास की चीजों को तथा जो खुले होते हैं वे अपने रास्ते में आने वाली हर चीज, पशु, मनुष्य को काटने भागते हैं। पशु की मौत तक काटने की यह प्रवृति बनी रहती है।
- डॉग एक गांव से दूसरे गांव उद्देश्यहीन (aimless) सीधा चलता रहता है।
- चेहरे से काफी सचेत लगता है, एक या दोनों आंखों से गीड़ निकलते है।
- शुरू में लार गिरती भी है और नहीं भी। भूख भी प्रभावित नहीं होती है।
- बाद में अखाद्य चीजों, जैसे पत्थर, लकड़ी, कीचड़, घास आदि को चबाता है या काटने भागता है। खाना नहीं निगल पाता है।

- पशु की उत्तेजना बढती जाती है और न खा पाता है न पानी पी पाता है।
- लार गिरते समय नीचे तक लटकी रहती है (Drooling of salvia).
- भूखा, प्यासा डॉग काफी कमजोर हो जाता है लेकिन बहुत उग्र रहता है।
- डॉग के मुंह, दांतों, मसूढ़ों व जीभ को काफी चोट पहुंच जाती है।
- डॉग लड़खड़ाने लगता है। डॉग पेनिस को चाटता है और बिच् हीट के लक्षण प्रकट करती है।
- अंत में कुत्ता भौंक भी नहीं पाता है, नीचला जबड़ा लटक जाता है, जीभ बाहर निकली होती है, चलने में लड़खड़ाता है फिर जमीन पर गिर जाता है। पेरालाइसिस व सांस में तकलीफ के कारण 10 दिन के अंदर ही डॉग की मौत हो जाती है।

CATTLE AND BUFFALOES

- भूख कम लगना, दूध में कमी, कान आगे तने हुए, सचेत अवस्था में।
- मुंह के भाग के पेरालाइसिस के कारण अधिक लार गिरना, दांत पीसना।
- पानी पीने में तकलीफ, उबासी, बिना आवाज रंभाने की कोशिश।
- एनिमल मुंह ऐसे खुला रखता है तथा लार गिरती है, मानो मुंह में कोई चीज फंस गई है। ऐसे में पशुपालक अनजाने में रैबीज रोगी पशु के मुंह में हाथ डालकर चीज निकालने की कोशिश कर लेते हैं।
- वोकल कोर्ड पैरालाइसिस के कारण मुंह से कर्कश आवाज निकालना।
- पैरों में लड़खड़ाहट के कारण पशु अन्य पशु या दीवार से भीड़ जाता है।
- नर व मादा पशुओं में सेक्स डिजायर बढ़ जाती है। बार–बार पेशाब करते हैं। गाय, व भैंस हीट के लक्षण प्रकट करती हैं जबकि सांड गाय या भैंस पर चढ़ता है।
- ये लक्षण 1-3 दिन तक चलते हैं बाद में जल्दी ही तेज पेरालाइसिस के कारण कुछ ही घंटों में पशु की मौत हो जाती है।
- उपरोक्त में से किसी भी लक्षण के प्रकट होने पर रैबीज का ही शक किया जाना चाहिए, जब तक कि कोई अन्य रोग का डायग्नोसिस न हो जाय।

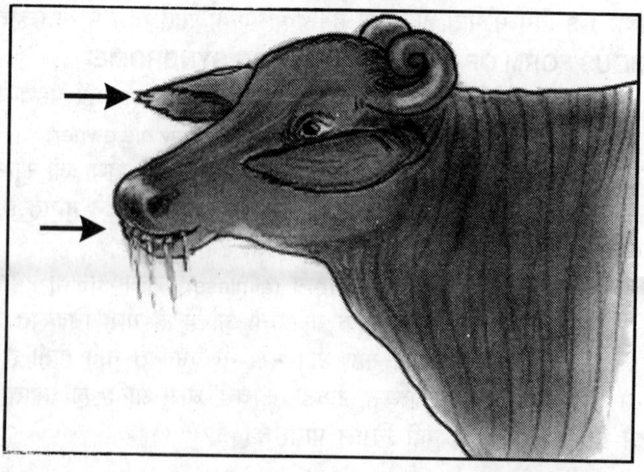

SYMPTOMS IN MAN

- कुत्ते के काटने के स्थान पर व्यक्ति को अजीब सी झनझनाहट महसूस होती है।
- हल्का बुखार, सिरदर्द, उबकाई आना। (headache, nausea)
- अधिक संवेदनशीलता, बैचेनी, मांसपेशियों में अकड़न। (spasm)
- आंख के प्युपिल का फैलना, आंखों से आंसू गिरना।
- मुंह से लार गिरना तथा तेज पसीना आना। (perspiration)
- आखरी अवस्था में गले व सांस की मांसपेशियों में जोरदार ऐंठन से खाना। पानी नहीं निगल पाना तथा सांस में भारी तकलीफ होना।
- विभिन्न अंगों में पेरालाइसिस, कंपकंपाहट, ऐंठन तथा रेस्पिरेटरी पैरालाइसिस से मौत होती है।
- प्रायः मनुष्य में रैबीज की Dumb form ही होती है। डॉग्स की तरह उग्र अवस्था (furious form) नहीं दिखाई देती है।

DIAGNOSIS

- Histological exam. ब्रेन में निग्री बॉडी मौजूद होना
- लक्षणों के आधार पर।
- Mouse inocultaion test, Compliment fixation test

डायग्नोसिस के लिए ब्रेन को प्रयोगशाला में कैसे भेजे?

जिस पशु में रैबीज का शक हो, उसे बांधकर दस दिन तक निगरानी में रखें। रैबीज होने पर रोगी दस दिन के अंदर मर जाता है। यदि बांधकर निगरानी में नहीं रख सके, तो उसे गोली से मार दें। मृत पशु के ब्रेन को निकालकर चौड़े मुंह की कांच की बोतल में 50% ग्लिसरोल सेलाइन या गिलसरीन में डूबोकर पैक करें। कहीं से लिकेज नही हो इसके लिए बोतल के ढक्कन वाले भाग पर पिघला हुआ पैराफिन लगा लें। इसे National Institute of Communicable Diseasees, Delhi (NICD) या कसौली भेजते हैं जहां ब्रेन में निग्री बॉडी की जांच की जाती है।

- Differential diagnosis लैड पॉयजनिंग–अंधापन, मुंह से आवाज नहीं।
- पोलियो एन्सेफेलोमलेसिया – लार नहीं व उत्तेजना नहीं।

TREATMENT

- रैबीज का कोई इलाज नहीं है। एक बार रोग के लक्षण प्रकट हो जाने पर रोगी पशु या मनुष्य की मौत निश्चित होती है। इसलिए इसकी रोकथाम ही एक मात्र उपाय है। पागल पशु के काटने पर वैक्सीन का पूरा कोर्स लगवाएं।

CONTROL

- भारतीय समाज में लावारिस कुत्ते एक सबसे बड़ी समस्या है। इनकी अंधाधुंध बढती संख्या के रोकथाम के लिए कुत्तों का नसबंदी ऑपरेशन बड़े पैमाने पर चलाया जाना चाहिए या लावारिस कुत्तो को मार देना (kind killing) चाहिए।
- पालतू कुत्तों का भी हर वर्ष बड़े पैमाने पर टीकाकरण करना चाहिए।
- देश, प्रदेश या किसी क्षेत्र में बाहर से नये कुत्ते के प्रवेश के समय रैबीज हेतु जांच होनी चाहिए तथा 4-6 महीने तक निगरानी में रखना चहिए।

- एक बार किसी रैबीजग्रस्त पशु द्वारा अन्य पशु को काट लेने पर post exposure vaccination कराना चाहिए।
- आजकल काटने के बाद टिश्यु कल्चर वेक्सीन काम में लिया जाता है जो काटने से पहले भी हर वर्ष टीकाकरण के काम में लिया जाता है। यह Inactivated cell culture vaccine होता है जो काफी प्रभावशाली होता है। दर्द भी नहीं होता है तथा कोई साइड इफेक्ट भी नहीं होता है। Dose - 1 ml S/C, I/M सभी प्रजाति, उम्र व वजन के पशुओं में।

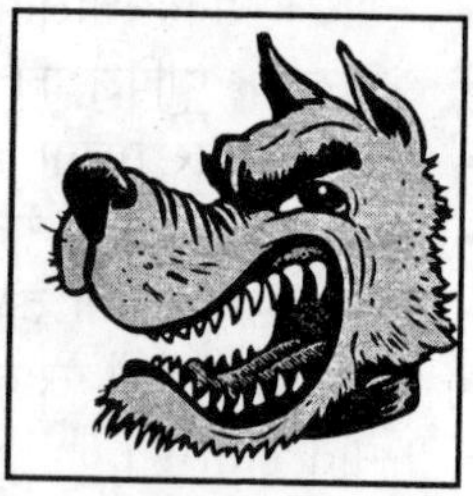

- यह वैक्सीन काटने से पहले व बाद में दोनों स्थितियों में लगा सकते हैं इसे रेफ्रिजेरेटर में 4°–7° फा. तापमान पर रखा जाता है। वैक्सीन को रेफ्रिजेरेटर के अंदर वाले फ्रीजर भाग में कभी नहीं रखें। यदि फ्रीजर भाग में रख दिया तो वैक्सीन जम जाएगा, जिसे उपयोग में नहीं लेना चाहिए।
- काटने के बाद वैक्सीन का कोर्स 0,3, 7, 14, 30, 90 वें दिन लगवाएं।
- जब पिल्ला दो महीने का हो तो पहला ARV लगाएं। दूसरा इंजेक्शन तीसरे महीने पर लगाएं। इसके बाद हर वर्ष एक बार लगाएं। यदि पिल्ले की तीन महीने की उम्र पर पहला वैक्सीन लगाया जाता है तो दूसरे की जरूरत नहीं पड़ती है। बाद में वर्ष में एक बार अवश्य लगाएं।

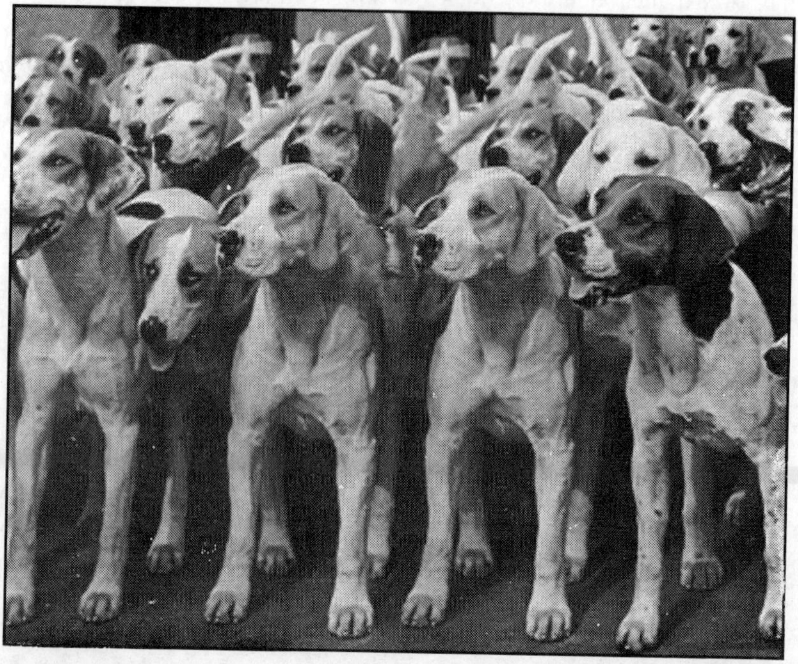

BOVINE MALIGNANT CATARRH

Synonyms - Catarrhal fever, Malignant head catarrh, Gangrenous coryza.
यह गाय, भैसों में एकाएक फैलने वाला एक वाइरल संक्रामक व जानलेवा रोग है। इसमें आंख, मुंह व नाक की म्युकोसा में घातक सूजन आ जाती है। आंख के कोर्निया में सफेदी, लिम्फ ग्रन्थि में सूजन तथा दीमागी लक्षण प्रकट होते हैं। इसमें मृत्यु दर अधिक होती है।

प्रायः एक बार कम संख्या में पशुओं में रोग होता है लेकिन कभी–कभी प्रकोप भी हो सकता है। हालांकि यह सभी उम्र की गायों व भैंसों में पाया जाता है लेकिन व्यस्क पशुओं में रोग अधिक होता है। सर्दी के आखरी दिनों में या गर्मी की शुरूआत में रोग अधिक फैलता है। रोगग्रस्त अधिकांश पशुओं की मौत हो जाती है।

ETIOLOGY – Virus – Herpes virus

यह वाइरस ब्लड की RBC and WBC से काफी संबंधित होते हैं। ये काफी कमजोर होते हैं तथा किसी भी साधारण जीवाणुनाशक घोल से नष्ट हो जाते हैं। प्राकृतिक परिस्थितियों में इनके द्वारा इन्फेक्शन कैसे होता है? यह पूरी तरह मालुम नहीं हो पाता है। ऐसा माना जाता है कि रोगी के सीधे सम्पर्क से रोग नहीं फैलता है। वैज्ञानिकों का मानना है कि जो गायें व भैंसे बकरियों के सम्पर्क में अधिक रहती हैं उनमें यह अधिक होता है क्योंकि भेड़ बकरियां बिना लक्षण प्रकट किए केरियर की तरह रोग फैलाने में सहायक होते हैं। इस तरह रोग से ठीक हो जाने वाली गाय, भैंस भी केरियर का काम करती हैं। केरियर पशु 1-2 वर्ष तक अन्य पशुओं को रोग फैला सकते हैं। कुछ जंगली चौपायों के द्वारा भी यह रोग फैलता है जिनकी ठौर पर गायें व भैंसे चरने जाती है।

PATHOGENESIS

रोग के लक्षण किस तरह प्रकट होते है? यह पूरी तरह स्पष्ट नहीं है लेकिन माना जाता है कि हर्पिज वाइरस शरीर में प्रवेश कर कुछ समय तक ब्लड में रहते हैं फिर शरीर के विभिन्न भागों में पहुंचते हैं।
BMC Virus → Body→ Affinity for mesenchymal layer → Necrosis → Proliferation of virus → Keratoconjuctivitis →Vascular tissue involvement → Vesicularitis and encephalitis.

SYMPTOMS

Incubation Period - 2-8 weeks (Naturally)
- 14- 37 days (Experimentally)

रोग के लक्षणों के आधार पर B.M.C. के चार प्रकार होते है।

1. Head and eye form
2. Peracute form
3. Alimentary form
4. Mild form

1. Head and eye form

- एकाएक दूध देना बिल्कुल बंद, खाना भी बिल्कुल बंद, तेज बुखार (106-107 डि.फा.) तेज पल्स (100-110)

- सांस में तकलीफ, नाक में सफेद–पीला मवाद जैसा खूब डिस्चार्ज।
- आंखों के कॉर्निया में सफेदी, पलकों में सूजन (oedema)
- नथूने सूख कर नेक्रोसिस हो जाते हैं तथा सूखी पपड़ी जम जाती है। नेजल म्युकोसा में भी नेक्रोसिस हो जाता है।
- मुंह के अगले भाग व नथूनों पर डिस्चार्ज सूख कर जम जाता है।
- एक पैर से कमजोरी, चलने में लड़खड़ाहट, ऐंठन तथा पेरालाइसिस।
- कब्ज या खूनी दस्त (dysentery) ,कभी–कभी हीमेचुरिया (haematuria)
- कभी–कभी खुर व सींग गिर जाते हैं। (horn shedding)
- तेज बुखार (103 डि.फा.)लगातार रहता है। लिम्फ ग्लेण्ड्स में सूजन।
- रोग की शुरूआत के 7-10 दिन बाद दीमागी लक्षण (encephalitis) .

2. **Peracute form** - अवधि कम (1-3 दिन) अधिकतर लक्षण इस अवस्था में प्रकट नहीं होते हैं। तेज बुखार, सांस में तकलीफ तथा एकाएक दस्त।
3. **Alimentary form** - पहली अवस्था जैसे लक्षण, तेज दस्त।

DIAGNOSIS

- हिस्ट्री यदि गाय, भैंस जैसे पशु भेड़, बकरियों के सम्पर्क में अधिक रहते हैं तो रोग की संभावना अधिक रहती है।
- लक्षण– आंख व नाक से डिस्चार्ज, तेज बुखार बना रहता है। दस्त लगना, कभी–कभी हीमेचुरिया, लिम्फ ग्रंथियों में सूजन।
- तुलनात्मक डायग्नोसिस R.P., B.M.C. Stomatitis

TREATMENT

- इसका कोई खास इलाज नहीं है लेकिन सैकण्ड्री इन्फेक्शन को रोकने के लिए टेट्रासाइक्लिन या सल्फा ड्रग्स मुंह से तथा इंजेक्शन रूप में दी जा सकती है। Inj. Antipyeretic- दिन में दो बार दें। गाय, भैंसों को भेड़, बकरियों के साथ न रखें।

CONTROL

- गाय, भैंसों को भेड़, बकरियों के साथ न रखें। ...

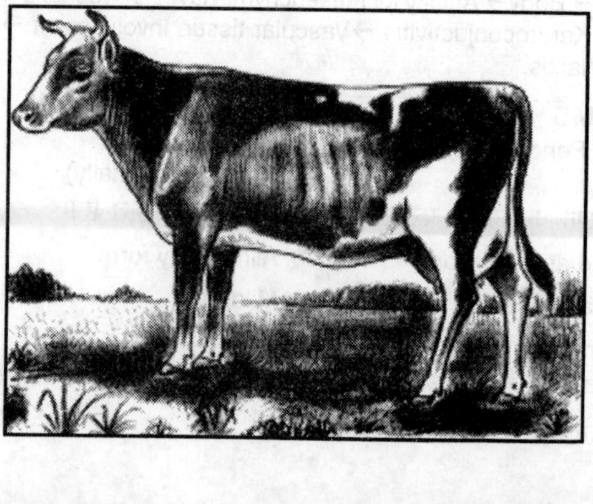

MUCOSAL DISEASE COMPLEX

Synonyoms- Bovine viral diarrhoea, Mucosal disease.

यह गायों में पाया जाने वाला एक तेज संक्रामक, वाइरस रोग है जिसमें–तेज बुखार, दस्त व डिहाइड्रेशन होता है। अंदरूनी भागों में मुंह से लेकर आखिर तक आहारनाल की म्युकोसा में घाव (erosions) हो जाते हैं।

हालांकि यह रोग पूरी दुनियां में पाया जाता है लेकिन अमेरिका में अधिक होता है। हालांकि सभी उम्र के पशुओं में रोग होता है, लेकिन दो से तीन वर्ष में यानी बछड़े, बछड़ियों में अधिक होता है। सर्दी व वर्षा में रोग अधिक होता है। अधिक दूध देने वाली गायों की अपेक्षा मांस के उपयोग में ली जाने वाली मांसल गायों में रोग अधिक होता है। यह रोग युरोप व भारत समेत एशियाई देशों में भी पाया जाता है।

ETIOLOGY- Virus- Postivirus, Family- Togaviridae

एक बार रोग हो जाने पर पशुओं में रोग प्रतिरोधक क्षमता पैदा हो जाने के कारण लम्बे समय तक यह रोग वापस नहीं होता है लेकिन ऐसे पशु केरियर की तरह हो जाते हैं। केरियर पशुओं में वाइरस शांत अवस्था में रहता है और अन्य स्वस्थ पशुओं में रोग फैलता है।

रोग का फैलाव रोगी के सीधे सम्पर्क में आने या अप्रत्यक्ष रूप से भी होता है। यह वाइरस रोगी के सभी डिस्चार्ज में पाया जाता है। डिस्चार्ज से संक्रमित आहार, पानी के उपयोग से अन्य स्वस्थ पशुओं में भी फैल जाता है।

PATHOGENESIS

Viral infection → Blood→ Viraemia → Localization in GIT mucosa→ Entritis → Erosion of mucosa → Oedema → small vesicles forms on intestine and stomach epithelium but rapidly heals.

SYMPTOMS

Incubation period 1-21 days in field condition

- तेज फीवर (106-107 डि.फा.), सिर्फ 1-2 दिन के लिए।
- खाना बिल्कुल बंद, दूध में एकाएक गिरावट, एनिमल काफी सुस्त।
- तेज पतले बदबुदार दस्त, जिसमें ब्लड व म्युकस मिला हो सकता है।
- तेज दस्त से शरीर में पानी की भारी कमी (डिहाइड्रेशन), कमजोरी।
- मुंह के अंदर लगभग सभी भागों पर लाल धब्बे (erosions) तथा जगह–जगह एपीथिलियम उखड़ने लगती है।
- मुंह में चिकना नेक्रोटिक मेटेरियल जमा हो जाने के कारण जीभ काफी चिकनी हो जाती है।
- मजल सूख कर खुरदरा हो जाता है, नाक से न्युकोपुरूलेन्ट नेजल डिस्चार्ज निकलना।
- आंखों से गीड़ आना तथा कॉर्नियल ऑपसिटी भी हो सकती है।

- क्रॉनिक फोर्म–रोग लम्बा चलने पर पशु काफी कमजोर हो जाता है, कभी–कभी दस्त व आफरा भी रहता है। खुर बढ जाते हैं, लंगड़ापन (lameness) भी आ जाता है। पिछले पैरों के बीच त्वचा पर पपड़ी जम जाती है।
- रोग के लक्षण अन्य रोगों से मिलते जुलते होने के कारण सही डायग्नोसिस करना बहुत मुश्किल हो जाता है।
- **Differential diagnosis** - निम्न रोगों से फर्क मालूम करें
- Mucosal disease complex (MDC) -High morbidity and very low mortality
- Riderpest - Very high morbidity and mortality.
- Johne's disease - मुंह में कोई लक्षण नहीं।
- FMD- मुंह, खुर और थनों पर बड़े छाले (vesicles)
- Bovine malignant cattarrh (BMC) - लगातार तेज बुखार।

TREATMENT

- म्युकोजल डिजीज कॉम्पलेक्स (MDC) का कोई विशेष इलाज नहीं है।
- एंटीबायोटिक - सल्फा ड्रग्स,
- फ्लूड थैरेपी - डिहाइड्रेशन रोकने के लिए।

CONTROL

- रोकथाम करना भी एक मुश्किल काम है क्योंकि जो पशु रोग से उबर जाते हैं उनमें शांत अवस्था में वाइरस रहते हैं तथा केरियर की तरह अन्य पशुओं में बीमारी फैलाते हैं।
- एक बार रोग होने पर पशु बाड़े व आस पास सफाई का खास ध्यान रखना चाहिए।
- वैक्सीन–मोडिफाइड लाइव वाइरस वैक्सीन, इसे ग्याभन पशु में न लगाएं। इसमें पशु कम मरते हैं तथा एक बार होने पर उसमें कई वर्षो तक रोग प्रतिरोधक क्षमता पैदा हो जाती है।

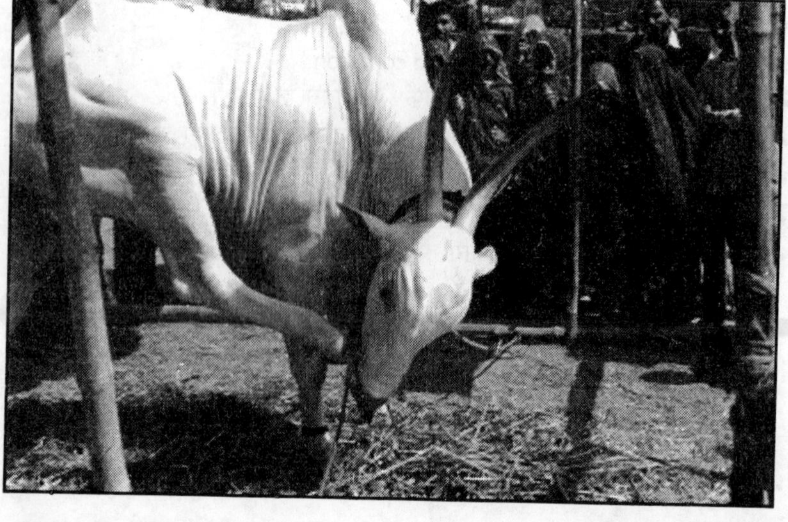

अढ़ैया बुखार EPHEMERAL FEVER

Synonyms - Three day sickness, Bovine epizootic fever, Dengu fever (human).

यह एक संक्रामक (contagious) वाइरल रोग है जिसमें तेज फीवर के साथ जोड़ों व मांसपेशियों में सूजन, अकड़पन, कंपकंपाहट तथा लंगड़ापन हो जाता है। कुछ ही दिनों में स्वतः ही पशु रोग से ठीक हो जाता है। बहुत कम पशुओं में रोग जटिल होने से मौत होती है।

यह प्रमुख रूप से गायों का रोग है। भैंसों में भी हो सकती है लेकिन भेड़, बकरियों व कुत्तों में नहीं पाया जाता है। यह एक विशेष प्रकार की मक्खी (sand fly) के द्वारा फैलता है तथा दुनिया के सभी भागों में पाया जाता है। गोपशुओं में छः माह से कम उम्र वाले बछड़े व बछड़ियों मे रोग होने की संभावना कम रहती है। जबकि व्यस्क पशुओं में रोग अधिक होता है। अधिक हष्टपुष्ट गाय व बैल रोग की चपेट में अधिक आते हैं।

ETIOLOGY- Virus - Rhabdovirus

यही वाइरस मनुष्य में "डेंगू फीवर" का कारण होता है। एक बार रोग हो जाने पर उस पशु में लगभग दो वर्ष के लिए रोग प्रतिरोधक क्षमता बन जाती है। इसलिए इस रोग का प्रकोप भी एक वर्ष छोड़कर अगले वर्ष होता है।

TRANSMISSION

प्रायः यह रोग गर्मी के नमी वाले दिनों में या बरसात की शुरूआत के दिनों में होता है। चूंकि यह एक विशेष मक्खी (sand fly) द्वारा एक से दूसरी जगह पर फैलता है इसलिए इन दिनों में ये प्रजनन कर काफी संख्या में वृद्धि कर लेती है। इसके अलावा मच्छर भी रोग फैलने में सहायक होते हैं। रोगी पशु के सीधे सम्पर्क या इसके डिस्चार्ज के सम्पर्क में आने से रोग नहीं फैलता है। हवा के जरिए भी वाइरस लम्बी दूरी तक पहुंच जाते हैं।

PATHOGENESIS

एक बार इन्फेक्शन हो जाने के बाद लगभग पांच दिन तक गाय के ब्लड में वाइरस मौजूद रहते हैं। इसी दौरान सेन्ड फ्लाई या मच्छर रोगी को काटते समय ब्लड के साथ वाइरस अपने शरीर में खींच लेते हैं। इनके द्वारा चूसी हुई एक बूंद ब्लड में मौजूद वाइरस भी रोग पैदा करने में सक्षम होते हैं। रोग से उबरने के बाद उस गाय के शरीर में ये वाइरस नहीं रहते हैं।

Rhabdo Virus → Host animal→Multiply in blood→ Viraemia→ Virus localises in the musodermal tissue like Joints, muscle and lymph nodes→ Inflammation of muscle and joints→ Fever→ Pain in leg, Limb stiffness

SYMPTOMS

इन्क्युसुबेशन पीरियड– 2-3 दिन (Three day sickness)

पहला दिन

- एकाएक तेज फीवर (105-107° फा.) दूध में कमी।
- खाना बंद, जुगाली नहीं करना, कब्ज, लकिन कभी–कभी दस्त।
- आंखों व नाक से पानी जैसा डिस्चार्ज (watery nasal discharge)
- हल्की खांसी, पशु बार–बार सिर हिलाता है (head shaking)
- पैरों में कमजोरी, मांसपेशियों में कंपकंपाहट (muscular shivering)
- तेज सांस व तेज हार्ट रेट (respiration and heart rate)

दूसरा दिन

- पैरों में गंभीर अकड़पन (stiffness) आ जाता है। कभी एक पैर तो कभी दूसरे पैर को बारी बारी से उठाता है।
- पैर में अकड़ के कारण पशु खड़ा भी नहीं रह पाता है। (severe lameness) तथा जमीन पर लेटकर भी पैर को सीधा रखता है।
- पशु अधिकतर खड़ा ही रहता हैं, जिसमें पिछला पैर शरीर से दूर तना हुआ रखता है। मुंह को फ्लेंक की ओर मोड़कर रखता है। जब पशु बैठ जाता है तो बैठने की स्थिति बिल्कुल मिल्क फीवर जैसी ही होती है।

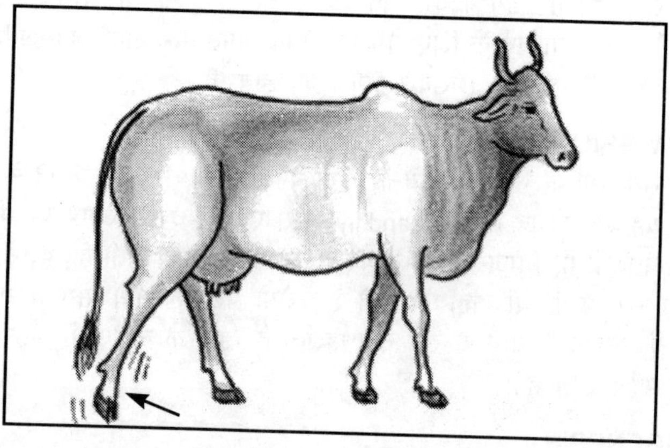

तीसरा दिन

- पशु ठीक होने लगता है तथा कुछ खाना शुरू करता है।
- हालांकि 3-5 दिन में पशु फिर से ठीक हो जाता है, लेकिन कुछ में हल्का लंगड़ापन (lameness) रह सकता है।
- इस रोग से ठीक होने के बावजूद कुछ कॉम्पलीकेशन हो सकते हैं, जैसे दूध में कमी, न्युमोनिया, आर्थ्राइटिस (knee, lock joint) यदि पशु अधिक दिन बैठा ही रहे तो मौत भी हो सकती है।
- कुछ पशुओं में गंभीर स्थिति में तीन सप्ताह तक रोग के लक्षण रह सकते हैं, लेकिन जब एक बार पशु कुछ खाना शुरू कर देता है, गोबर भी सामान्य करने लगता है तो उम्मीद हो जाती है कि पशु फिर से ठीक हो जाएगा।

DIAGNOSIS

- Symptoms- एकाएक कम समय के लिए एक साथ कई पशुओं को रोग होना तथा वापस ठीक हो जाना।
- Differential diagnosis - निम्न रोगों से तुलना करें।

लेमिनाइटिस इसमें पैर के किसी भी स्थान पर दर्द होने से लंगड़ाना।

मिल्क फीवर– सब्नार्मल टेम्प्रेचर रोग ब्याने के बाद होता है।

TREATMENT

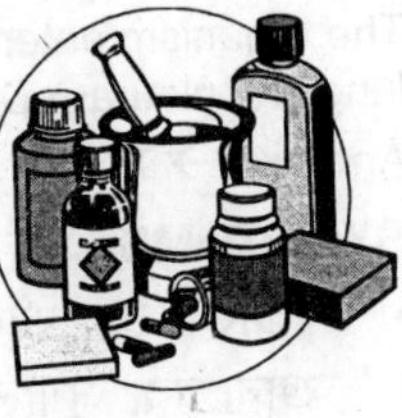

- कोई विशेष ट्रीटमेन्ट नहीं - Symptomatic treatment दें।
- पहला दिन - Antipyretic injection. दें।
  - Antibiotic - Tetracyclien I/V or I/M
- दूसरा दिन - Analgesic and Antiinflammatory दें।
- - Dexamethazone, यदि प्रेग्नेन्ट नहीं है तो।
- तीसरा दिन - Antibiotic, Phenylbutazone दें।
  - Inj. Vit B complex with liver extract.
  - Stomachic, calcium borogluconate
- चौथा दिन - यदि आर्थ्राइटिस है तो - Hostacortin+ Penicillin Locally inject in joint.

CONTROL

- चुंकि यह विशेष प्रकार की मक्खी (sand fly) से फैलता है इसलिए इसका नियंत्रण करें, लेकिन यह एक काफी मुश्किल काम है। पशु बाड़े की अच्छी सफाई रखें। एफिमरल फीवर का कोई वैक्सीन उपलब्ध नहीं है।

CONTAGIOUS BOVINE PLEUROPNEUMONIA (CBPP)

Synonyms- CBPP, Lung plague, **Lung sickness.**

सी.बी.पी.पी. गायों में पाया जाने वाला एक अत्यधिक संक्रामक रोग है, जिसमें फेफड़े व फेफडे को घेरे रहने वाली झिल्ली प्लुरा प्रभावित होती है यह आस्ट्रेलिया, युरोप, अफ्रिका व न्युजीलैण्ड में अधिक पाया जाता है। भारत में यह रोग पूर्वी राज्य असम,अरूणाचल प्रदेश, मिजोरम में अधिक पाया जाता है।

Morbidity - 100%, Mortality - 50%

हालांकि यह प्रमुख रूप से गायों का रोग है लेकिन कभी–कभी भैंस, ठंडे पहाड़ी क्षेत्रों की याक गाय, जंगली भैंस, बारहसिंगा जैसे पशुओं में भी पाया जाता है। सबसे अधिक ब्रह्मपुत्र नदी की घाटी तथा आसपास के चरागाहों में पाया जाता है। हालांकि यह किसी भी मौसम में हो सकता है लेकिन रोग का प्रकोप बारिश के दिनों में अधिक होता है।

ETIOLOGY- Mycoplasma mycodies var mycodies.

यह जीवाणु वातावरण में गर्मी, तेज धूप तथा कोई भी जीवाणुनाशक से नष्ट हो जाते हैं। रोग का फैलाव रोगी पशु के सम्पर्क में आने से सांस (inhalation) द्वारा होता है। जो पशु एक बार रोग से ठीक हो जाते हैं, वे तीन साल तक केरियर की तरह दुसरे पशुओं में रोग फैलाते हैं।

PATHOGENESIS

रोगी पशु की सांस में असंख्य जीवाणु रहते हैं, इसलिए पशु की सांस के सम्पर्क में आते ही अन्य स्वस्थ पशु को इन्फैक्शन हो जाता है। इसके अलावा मूत्र में भी भारी संख्या में जीवाणु निकलते है, इसलिए मूत्र की गंध से भी इन्फेक्शन हो जाता है। The organism enters in body by inhalation → septicaemia → localization in lang and pleura→ Development of lobar pneumomia, Pleurisy and pleuritis→ Anorexia → Toxaemia → DEATH.

SYMPTOMS - इन्क्युबेशन पीरियड–3-6 सप्ताह

- एकाएक तेज फीवर (105° फा.), दूध में कमी।
- खाना बंद, जुगाली करना भी बंद, पशु काफी सुस्त हो जाता है।
- खांसी, थौरेसिक भाग में दर्द, दर्द के कारण चलना फिरना कम, थोरेक्स में दर्द के कारण पशु अगले पैर चौड़े कर खड़ा रहता है। (abducted elbow)
- कमर बीच में से दब जाती है। जबकि सिर व गर्दन सीधी रखता है।
- सांस के दौरान गर्र–गर्र की आवाज, नथूने फैले हुए, तथा तेज सांस।
- ऑस्कलटेशन
  - Early stage - Dry rates
  - Later stage - Fluid sound and gurgling moist rales,
- गले में अडिमा की सूजन होना, जो कभी–कभी नीचे अगले पैरों तक उतर जाती है।
- गंभीर स्थिति में 7-12 दिन के अन्दर रोगी की मृत्यु हो जाती है। जो एनिमल्स बच जाते हैं उनके हल्की खांसी व सांस सम्बन्धी तकलीफ बनी रहती है। कमजोर भी हो जाते हैं तथा लम्बे समय तक रोग का इन्फेक्शन अन्य स्वस्थ पशुओं में फैलाते रहते हैं। विदेशों में ऐसे पशुओं को खत्म (slughter) कर दिया जाता है ताकि रोग अधिक न फैले।

DIAGNOSIS

- History- लम्बा इन्कुबेशन पीरियड/सी.बी.बी.पी में इन्फेक्शन होने के केई दिनों बाद रोग के लक्षण प्रकट होते हैं।
- Symptoms- इसमें रेस्पिरेटरी सिस्टम के खास लक्षण होते हैं।
- Intradermal test, CFT, P.M. changes and culture test
- Differential diagnosis - Pneumonia, H.S. Parastic pneumonia.

TREATMENT

- Antibitotics
- Sulpha and Penicillin कम असरदार।

- Oxytetracycline, Chloramphenicol - अधिक असरदार।
- Tylosin tartrate - 10 mg/kg. b.wt. I/M - दिन में दो बार, तीन दिन दें।
- Spiramycin and Lincomycin - 10-50 mg/kg b.wt. दिन में एक बार, तीन दिन तक दें।

CONTROL

- रोगग्रस्त पशुओं को खत्म (slaughter) कर देना चाहिए। यही इसकी रोकथाम की एक मात्र प्रभावी उपाय है। विदेशों में ऐसा ही किया जाता है, लेकिन भारत में यह फिलहाल संभव नहीं है।
- पशु बाड़ों को साफ रखें, रोगी व रोगवाहक (carrier) पशुओं को अलग रखें।
- वैक्सीन - रोग बचाव हेतु वैक्सीनेशन कराएं।

फंगल रोग / FUNGAL DISEASES

DERMATOPHYTOSIS

रिंग वर्म (RING WORM)

Synoyms - Dermatomycosis, Tinea infection, Ringworm

यह एक फंगल इन्फेक्शन है जो त्वचा की ऊपरी परत एपीथिलियम व बालों को प्रभावित करती है। इसमें त्वचा की नीचली परत व गहराई वाले अंग प्रभावित नहीं होते हैं। डर्मेटोफाइटोसिस को रिंग वर्म भी कहते हैं।

EPIDEMIOLOGY

दुनियां के सभी भागों में पशुओं व मनुष्य दोनों में यह रोग पाया जाता है। जो विशेषकर गर्मी में अधिक होता है। गर्मी में नमी का वातावरण इस फंगस की वृद्धि के लिए सर्वाधिक अनुकूल वातावरण होता है। गाय, घोड़ों व कुत्तों की अपेक्षा भेड़ बकरियों में फंगस इन्फेक्शन कम होता है। इनमें भी बड़े की अपेक्षा छोटे पशुओं में रोग की संभावनाएं अधिक होती है। डाग्स में फंगल रोग सबसे अधिक होते हैं।

रिंग वर्म एक जूनोटिक फंगल रोग है। मनुष्य में होने वाले त्वचा के फंगल रोगों में 80% रोग पशुओं से फैलते हैं।

ETIOLOGY

यह रोग एक प्रकार की फंगस के कारण होता है जो बालों या त्वचा की ऊपरी परत या दोनों पर वृद्धि करती है। इस फंगस की अलग–अलग प्रजाति अलग अलग प्रजाति के पशुओं में रोग पैदा करती है। जो फंगस कुत्तों, गाय व घोड़ों में रोग पैदा करती है वह फंगस मनुष्य में भी रोग पैदा करती है। विभिन्न जीवों में रोग पैदा करने वाले फंगस निम्न है।

Horse and Cattle - *Trichophyton species.*
Dog - *Microsporum canis.*
Man - *Trichophyton sp. and Microsporum sp.*

TRANSMISSION

रोगी पशु के सीधे सम्पर्क में आने से स्वस्थ पशु में रोग फैलता है। इसके अलावा कुत्तों, घोड़ों आदि में बालों में काम में लिये जाने वाले कंघे, ब्रुश आदि से भी रोग फैलता है। गोपशुओं में एक दूसरे के चाटने से भी रोग हो सकता है। इसके अलावा पशुओं के सम्पर्क में आने वाले पशुपालक व हवा द्वारा भी फंगस इन्फेक्शन एक दूसरे पशु में फैगल इन्फेक्शन एक दूसरे पशु में फैल सकता है।

इस फंगस के स्पोर (spore) लम्बे समय तक पशु की त्वचा पर बिना कोई रोग पैदा किए जिंदा रह सकते है तथा केरियर की तरह दूसरे पशुओं में रोग फैलाते हैं। इसके अलावा ये स्पोर ठंड व सूखे वातावरण में तथा मिट्टी , गोबर में भी लम्बे समय तक जीवित रह जाते हैं। जिन पशुओं को पौष्टिक आहार नहीं मिलता है, कमजोर होते हैं, ऐसे पशु फंगल इन्फेक्शन की चपेट में जल्दी आते हैं।

PATHOGENESIS

डर्मेटोफाइट्स प्रमुख रूप से त्वचा की ऊपरी मृत परत तथा बालों पर हमला करते हैं। बालों की जड़े सड़ जाने से बाल गिर जाते हैं तथा उस भाग पर बाल नहीं रह पाते हैं, जिसे एलोपेसीया कहते हैं। रिंग वर्म जीवित भागों पर हमला नहीं करते हैं। ये फंगस allergen, toxin and excretion छोड़कर त्वचा पर चकते बना देते है। टॉक्सिन के असर से बाल भी झड़ने लगते हैं। इसी दौरान इन्फेक्शन होने से जगह–जगह छोटी छोटी मवाद बन जाते हैं। त्वचा का मरा भाग पपड़ी बन कर उखड़ता रहता है और चकते बन जाते है।

Fungus attacks on skin → Autolysis of fibrous structure → Breaking of hair → Alopecia → Exudation from epithelial layer → Debris formation→ Crust formation→ Patches of ring worm

SYMPTOMS

- रिंग वर्म के लक्षण गायों के सिर, गला, कान व पिछले पैरों के बीच त्वचा पर पाये जाते है। जबकि छोटे बछड़ों में पूरे शरीर पर चकते पाये जाते हैं।
- शुरू में भूरे सफेद, गोल चकते त्वचा पर जगह जगह उभर आते हैं, जो शुरू में गीले होते हैं और बाद में सूखकर पपड़ी बन जाते हैं। चकतों के स्थान से बाल झड़ने से alopecia हो जाता है।
- रिंग वर्म रोग में खुजली (itching) नहीं होती है।

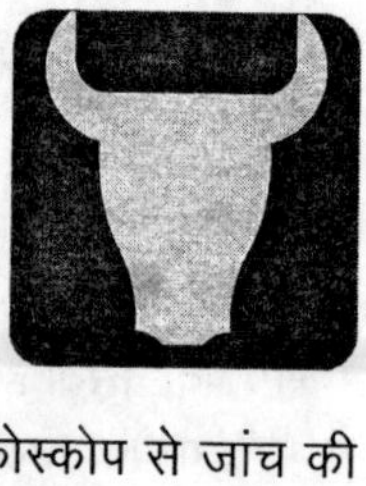

DIAGNOSIS

- Symptoms - त्वचा पर गोल चकते (lesion)
- Microscopic and cultural exam.

Microscopic Exam -

त्वचा की खुरचन (skin scraping), बाल आदि की सीधी ही माइक्रोस्कोप से जांच की जाती है। इसमें चिकना पदार्थ जमा होता है इसलिए इसे एल्कोहल या ईथर में डालकर डिग्रिजिंग करना चाहिए। पॉजेटिव मामलों में माइक्रोस्कोप में फंगस के स्पोर व फंगस के टुकड़ों की चैन दिखाई देते हैं।

TREATMENT

रिंग वर्म में प्राय: 1-3 महीनों की उम्र के पशु अपने आप ठीक हो जाते हैं, लेकिन कई मामलों में जहां पशु कमजोर होते हैं, पौष्टिक आहार नहीं मिलता है, रोग प्रतिरोधक क्षमता कम होती है, उनमें ऐसा नहीं हो पाता है।

- Local application- त्वचा पर जमी मृत पपड़ी (scab) को हल्के ढंग से हटाएं, त्वचा से जो भी भाग हटाएं उसे जला देना चाहिए अन्यथा नीचे मिट्टी में गिरकर वह फिर से रोग का कारण बन सकता है।

त्वचा पर लगाए जाने वाला ओइंटमेन्ट कैसा होना चाहिए?

(i) Irritant- जो हल्की सूजन पैदा कर फंगस के असर को कम कर सकें।

(ii) Keratolytics - त्वचा की उस ऊपरी पतली परत (stratum corneum) को हटा सके, जिस पर फंगस जमी होती है।

(iii) Fungicide - जो सीधे फंगस को मार सके।

(iv) Fungistatic - जो फंगस की तेज ग्रोथ को रोक सकें।

(v) Arrest of keratin production - जो केरेटीन (keratin) बनने को रोककर बालों को फिर से उगने दें।

(vi) जिस ओइंटमेंट में Salycilic acid, Benzoic acid and Propyomix acid होते हैं उन्हें बेहतर माना जाता है।

- साधारण पोविडिन सोल्युशन भी त्वचा पर लगाया जा सकता है।
- Thiabendazole Ointment- यह काफी असरदार होता है।
- जब बछड़े या गाय के पूरे शरीर पर फंगल इन्फेक्शन हो ऐसे में agricultural fungicide (1: 300) सादे पानी में घोल बनाकर स्प्रे करें। दो व चार सप्ताह बाद फिर स्प्रे से फंगस पर काबू किया जा सकता है।
- Inj. Sodium Iodide - 1 ml/12kg, 10% Solution, Slow I/V.

एक सप्ताह के अंतराल के बाद दूसरा इंजेक्शन दें।

- Oral preparation- त्वचा पर ओइंटमेन्ट के साथ ही लगातार कई दिनों तक ओरेल दवा देना भी बहुत जरूरी है। तभी पूरी तरह फंगल इन्फेक्शन पर काबू पाया जा सकता है। (stratum corneum) को हटा सके, जिस पर फंगस जमी होती है।

  Griseofulvin - Most effective Antifungal, इसे ग्याभन पशुओं को नहीं दें।

  Dose - Horse - 100 mg/kg b.wt. for 20-30 days
  Calf - 15 mg/kg b.wt., for 20-30 days.
  Cow - 75 mg/kg b.wt. for 20-30 days.
  Dog - 5-20 mg/kg b.wt., for 15-50 days.

CONTROL

- रोगी पशु को स्वस्थ पशु से अलग रखें। समय–समय पर पशुओं के काम आने वाली चीजों को जीवाणुनाशक घोल से धोए। दरवाजों, दीवारों, खिड़कियों, रस्सियों आदि की फार्मलडिहाइड (2%) या कास्टिक सोडा (1%) घोल से धोएं।
- वैसे व्यवहारिक रूप से पूरी तरह रोकथाम करना मुश्किल है क्योंकि वातावरण में मिट्टी व आस पास की हर चीज में फंगस के स्पोर जमा होते हैं।

एर्स्पजिल्लोसिस (ASPERGILLOSIS)

यह पशुओं के रेस्पिरेटरी सिस्टम का एक फंगल रोग है। जिसमें फेंफड़ों में रोग के लक्षण बनते हैं तथा गर्भपात भी हो सकता है। वैसे गाय, भैंसों में यह कम पाया जाता है लेकिन अब धीरे–धीरे यह रोग बढ़ रहा है मुख्य रूप से यह पक्षियों का रोग है। भारत में प्राप्त आंकड़ों के अनुसार इससे कभी–कभी पशुओं में गर्भपात भी हो जाता है। यह रोग मनुष्य में भी पाया जाता है। फंगस के टॉक्सिन से मनुष्य व पशु की मौत भी हो सकती है।

ETIOLOGY

Fungus - *Aspergillus species*

इस फफूदी के स्पोर चारा व सूखी घास में सामान्य तौर पा पाये जाते हैं। जबकि वातावरण में उचित तापक्रम व नमी होती है ये फंगस चारे, सड़ते हुए पेड़ पौधों की पत्तियों व मृत पशुओं के अवशेषों आदि पर उगते हैं और स्पोर बनाते हैं। ये फंगस कॉलोनी विभिन्न रंग के पाउडर की तरह दिखती है।

सड़ी गली खाद्य वस्तुओं तथा नमी वाले पशु दाने पर ये आसानी से वृद्धि करती है। फंगस के स्पोर आहारनली द्वारा तथा सांस द्वारा (inhalation) शरीर में प्रवेश करते हैं। रोगी पशु के सीधे सम्पर्क में आने से रोग नहीं फैलता है।

PATHOGENESIS

सांस व मुंह के जरिए जब स्पोर शरीर में प्रवेश करते हैं, तो वहां से ब्लड के जरिए फेफड़ों व त्वच तक पहुंचते हैं। इसके अलावा अन्य अंगों में भी पहुंच सकते हैं। ग्याभन पशुओं की प्लेसेन्टा में सूजन पैदाकर माइकोटिक एबोर्शन कर देते हैं यद्यपि एर्स्पजिलस फंगस ज्यादा हानिकारक नहीं होती है लेकिन शरीर की कई स्थितियों में ये रोग पैदा कर अधिक हानिकारक रूप धारण कर लेते हैं। जैसे –

- लम्बे समय तक एंटीबायोटिक्स का प्रयोग।
- लम्बे समय तक कॉर्टिकोस्टेरोइड का प्रयोग।
- पौष्टिक आहार की कमी (Malnutrition)
- क्षय रोग (Tuberculosis)

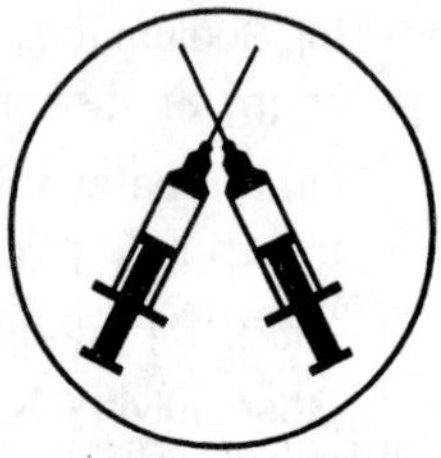

SYMPTOMS

गायों के शरीर में लम्बे समय तक बिना कोई लक्षण प्रकट किए फंगल इंन्फेक्शन रहता है लेकिन अनुकूल परिस्थितियों में भारी इन्फेक्शन से रोग के निम्न लक्षण प्रकट होते है -

- शुरू में तेज बुखार, जो बाद से कम हो जाता है।
- गर्र–गर्र की आवाज के साथ तेज सांस, सांस में तकलीफ, नाक से डिस्चार्ज, सूखी खांसी।
- फेफड़ों में गांठे बनना।
- घोड़ों में गटरल पाऊचों में इन्फेक्शन पहुंच जाने से नाक से गहरा मवाद सा डिस्चार्ज आता है।

- भेड़ों में इसमें फेंफड़ों में लक्षण पाये जाते हैं।
- मनुष्य में इसमें हृदय की मांसपेशियों में इन्फेक्शन हो जाने से कई बार मौत भी हो जाती है।
- अधिक उम्र की गायों, घोड़ियों व भेड़ों में गर्भपात हो जाता है।
- चारे, दाने व अन्य खाद्य पदार्थों में यह फंगस ऐफ्लाटॉक्सिन पैदा करती है ऐसे आहार को खाने से मनुष्य, पशु व पक्षियों में मौत हो सकती है।

DIAGNOSIS

- Clinical sign - न्युमोनिया व एर्बोशन
  - Abortion - सड़े हुए कोटाइलिडन व चमड़े जैसा प्लेसेन्टा।
- Culture, Pathological test.

TREATMENT

- एर्स्पजिल्लोसिस का कोई प्रभावी इलाज नहीं है इस रोग के अधिकतर पशु, पक्षी व मनुष्य में रोग का डायग्नोसिस मौत के बाद ही हो पाता है इसलिए इलाज करने का मौका ही नहीं मिल पाता है।
- लेबोरेट्री एनिमल्स में पोटेशियम आयोडाइड के घोल को खरगोश में देने से कुछ हद तक जीवनकाल बढ़ जाता है। पोटे. आयोडाइज को ही मनुष्य व अन्य पशुओं में प्रयोग में लिया जाता है।

CONTROL

- रोग के बचाव के लिए फंगस पनपने की जगहों को साफ रखना चाहिए। समय समय पर फंगस को मारने वाले घोल छिड़कने चाहिए।
- पशु के चारा–दाने में नमी नहीं होने देना चाहिए। यदि खाद्य पदार्थों पर फंगस लगी हो तो उसे पशु को नहीं खिलाना चाहिए।
- फंगस वाली चीजों को जलाकर नष्ट कर देना चाहिए।
- एर्स्पजिल्लोसिस का कोई वैक्सीन भी उपलब्ध नहीं है।

एफ्लाटॉक्सिकोसिस (AFLATOXICOSIS)

Synonym - Mycotoxicosis

हमारे समाज में पशुओं को बचा हुआ सड़ा खाना देना तथा फंगस लगी हुई चीजें खिलाना एक सामान्य बात है। वैज्ञानिकों का मानना है कि ये फंगस माईकोटोक्सिन नामक टॉक्सिन पैदा करती है जो मनुष्य व पशुओं के लिए कफी हानिकारक है। सन 1960 में एफ्लटॉक्सिन की खोज की गई। प्रायः देखा गया है कि जो अनाज मनुष्य उपयोग हेतु ठीक नहीं माना जाता है, फफूंद लगा होता है ऐसे अनाज को पशुओं को खिलाने से एफ्लटॉक्सिस हो जाती है।

ETIOLOGY-

Aspergillosis flavus and aspergillus नामक फंगस से विषैला पदार्थ एफ्लाटोक्सिन पैदा होता है। ये चार प्रकार के होते हैं। ये पानी में नहीं घुलते हैं तथा इन पर गर्मी का कोई खास असर नहीं होता है। मूंगफली, कपास के बिनौले तथा कुछ अन्य प्रकार के दानों में फंगस द्वारा एफ्लाटॉक्सिन जल्दी बनता है। इसका इन्फेक्शन फसल

काटने से पहले, काटने के बाद, दाने को भंडारित करते समय तथा कई बार मौसम में आई एकाएक नमी व बरसात के कारण हो सकता है।

Toxicity in Animals

लगभग सभी तरह के पशु पक्षी एफ्लटॉक्सिन से प्रभावित हो सकते है, फिर भी प्रजाति, नस्ल, लिंग, उम्र तथा आहार के आधार पर इसका प्रभाव कम ज्यादा हो सकता है। बतखें व चूजें सबसे ज्यादा प्रभावित होते हैं। यह शरीर में सबसे ज्यादा लिवर को नुकसान पहुंचाता है जिससे पशु पक्षी की मौत भी हो सकती है। कुत्तों में लिवर गल जाता है तथा आकार में भी बहुत बड़ा हो जाता है।

SYMPTOMS

- भूख कम लगना, पशु की ग्रोथ रेट रूक जाना, दूध में कमी।
- सुस्ती, दस्त में ब्लड निकलना, कमजोरी, एनीमिया।
- भैंसों में पीलिया तथा गायों में दिमागी लक्षण।
- अंधापन, गोल घेरे में चलना, तड़फना, दीमागी लक्षण।
- कुत्तों में एसाइटिस (पेट में पानी भर जाना) तथा अधिक मृत्यु दर।

DIAGNOSIS

- हिस्ट्री–सड़ा–गला, फंगस लगा हुआ आहार खाना।
- लक्षण व लेबोरेट्री जांच द्वारा।

TREATMENT

शरीर में फंगस द्वारा पैदा किया जाने वाले एक्लाटॉक्सिन के असर को कम करने की कोशिश करनी चाहिए वह इस तरह की जा सकती है।

- पशु आहार में लिवर टॉनिक, प्रोटीन व मिथायोनिन दें।
- पशु को दिए जाने वाले चारे दाने को 2-3 दिन तक धूप मे रखें।
- Antifungal agents - प्रोपायोनिक एसिड, केल्शियम प्रोपायोनेट
  Dose - 2-8 kg/ton आहार में मिलाकर दें।

CONTROL

- एफ्लाटॉक्सिन का पूरी तरह खात्मा मुश्किल है।
- पशु को जांच परख कर आहार दें।
- चारा दाना को वैज्ञानिक ढंग से कांटे, सुखाएं तथा भंडारित करें।
- चारा दाना के ट्रांसपोर्टेशन के समय विशेष ध्यान रखें।
- समय समय पर पशु आहार की क्वालिटी की जांच कराएं

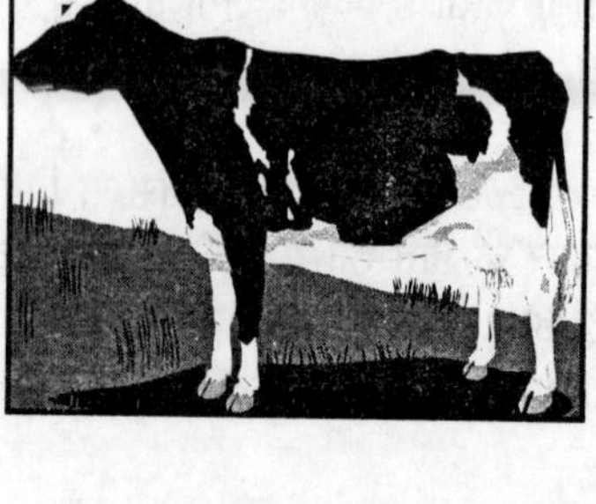

फंगल मेस्टाइटिस (FUNGAL MASTITIS)

हालांकि मेस्टाइटिस मुख्य रूप से बैक्टीरिया से होती है लेकिन भारत में गायों व भैंसों में फंगस के द्वारा भी मेस्टाइटिस कभी–कभी होती है। भारत में लगभग हर राज्य के गाय, भैंस व बकरियों में यह बीमारी होती है। प्रायः यह देखा गया है कि इन पशुओं में जब फंगल मेस्टाइटिस होती है तो इसमे एंटीबायोटिक ट्रीटमेन्ट के बाद फंगल मेस्टाइटिस हो जाती है।

ETIOLOGY

कई तरह की फंगस के कारणा होती है। जैसे

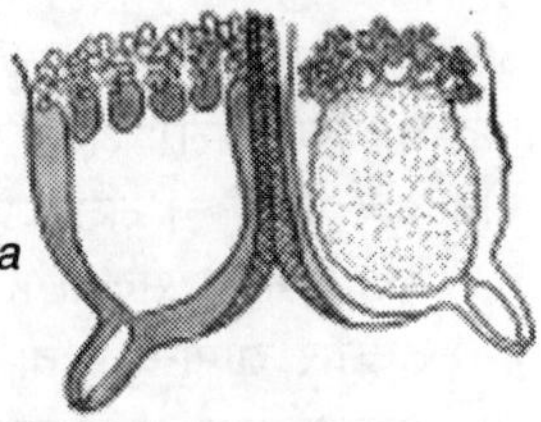

- *Aspergillosis species* - *Actinomyces israelii*
- *Candida species* - *Nocaredia Species*
- *Cryptococcus neoformans* - *Prototheca trispra*
- *Trichosporon Cutaneum*

TRANSMISSION

फंगस द्वारा मेस्टाइटिस कैसे व कब हो सकती है यह इस बात पर निर्भर करता है कि फंगस किस प्रकार की है तथा किस तरह पशु शरीर में प्रवेश करती है। एक सामान्य फंगस के निम्न लक्षण होते हैं–-

- फंगस शरीर में प्रवेश कर मेमेरी ग्लेण्डस में जमा हो जाती है और वहां काफी समय तक जीवित रह सकती है।
- पशु बाड़े व अन्य वस्तुओं को कई तरह के घोल से साफ करने के बावजूद फंगस इनके प्रभाव से बच जाती है।
- एंटीबायोटिक्स का भी फंगस पर असर नहीं होता है।

फंगस शरीर में कैसे प्रवेश करती है ?

- यदि पशु शारीरिक रूप से कमजोर हो, रोग प्रतिरोधक क्षमता कम हो, अधिक उम्र हो, तो फंगस का हमला आसानी से व जल्दी होगा।
- प्रायः पहली बार ब्याने वाले पशुओं में फंगल इन्फेक्शन ज्यादा होता है।
- दुधारू पशु के थनों (teats) का आकार भी काफी महत्व रखता है।
- कबूतर में क्रिप्टोकॉकस फंगस बिना कोई लक्षण प्रकट किए रहती है। ऐसे कबूतरों की बींट से मिट्टी, चारा, पानी व वातावरण दूषित हो सकता है।
- भारत के जिन राज्यों में नमी अधिक रहती है, वहाँ यह रोग अधिक होता है। इनमें बंगाल, आंध्रप्रदेश, तमिलनाडु, उड़ीसा प्रमुख है।
- जहां पशु बाड़े में गंदगी व नमी अधिक रहती है वहां फंगस पनपने की संभावना अधिक रहती है।
- दूध दोहने वाले पशुपालकों के फंगस से में संक्रमित हाथ व अन्य उपकरणों से भी इन्फेक्शन हो सकता है।

PATHOGENESIS

अधिकतर जब दुधारू पशुओं में बैक्टीरियल मेस्टाइटिस होती है तो एंटिबायोटिक देने से मेमेरी ग्लेण्डस में मौजूद बैक्टीरिया तो नष्ट हो जाते हैं लेकिन वहां के गले हुए भाग में फंगल इन्फेक्शन के रूप में सेकण्ड्री इन्फेक्शन हो जाता है। और वहां फंगस अपनी कॉलोनी बना लेती है। फंगस अडर के अंदर पहले सूजन पैदा होती है फिर फाइब्रोसिस के कारण कठोरता बन जाती है। कई प्रकार की फंगस अंदर एब्सेस द्वारा मवाद पैदा करती है।

SYMPTOMS

एक क्लिसियन के लिए बैक्टीरियल मेस्टाइटिस तथा फंगल मेस्टाईटिस में लक्षणों के आधार पर फर्क करना बहुत मुश्किल होता है क्योंकि दोनों में लक्षण लगभग एक जैसे होते है। फिर अलग अलग फंगस के कारण लक्षणों में भी कुछ फर्क होता है। वैसे मोटे तौर पर निम्न लक्षण प्रकट होते है–

- भूख कम हो सकती है या नहीं भी।
- टेम्प्रेचर सामान्य रहता है या बढ़ भी सकता है।
- अडर में लम्बे समय तक सूजन रहती है। पास में ओडिया भी हो सकता है पास ही लिम्फ ग्रंथियों में सूजन।
- दूध में कमी या पूरी तरह दूध आना बंद हो जाता है।
- अडर से पतला हल्का भूरा पीला स्त्राव (secretion) निकलता है। जिसमें थक्के या छींछड़े (flakes) मिले होते है।
- फंगल मेस्टाइटिस स्वतः ही ठीक हो जाती है, या फिर पूरी तरह से अडर को खराब कर हमेशा के लिए दूध बनना बंद कर देती है।
- फंगस मेस्टाइटिस में एंटीबायोटिक्स का कोई असर नहीं होता है।

DIAGNOSIS

- हिस्ट्री एंटीबायोटिक्स का असर नहीं होना।
- लेबोरेट्री जांच लक्षणों के आधार पर।

TREATMENT

वैसे सामान्य कम हानिकारक फंगस से होने वाली मेस्टाइटिस स्वतः ही ठीक हो जाती है, लेकिन *Cryptococcus neoformans* नामक फंगस से होने वाली मेस्टाइटिस काफी गंभीर होती है क्योंकि इस पर अधिकतर दवाईयों का कोई असर नहीं होता है। फंगस मेस्टाइटिस में निम्न एंटीफंगल मेडिसिन्स प्रयोग में ली जा सकती है

- Potassium iodide-orally 8-10 gm/daily for one week.
- Sodium iodide (10%) - I/V
- Povidin iodine - I/Mammary for 5 days.
- Micozole (400 mg) - I/V and Thiabendazole oraily for 3 days.
- Antifungal antibiotics - Nystatin, Amphotericin-B

CONTROL

- फंगस के कारण एक बार मेस्टाइटिस हो जाने पर पशु की सामान्य स्थिति में लाना तथा दुग्ध उत्पादन क्षमता सामान्य करना बहुत मुश्किल है।

- पशु बाड़े की सफाई, दूध दूहते समय व्यक्ति के हाथों की सफाई।
- पशु को फंगस रहित चारा, दाना देवें। पशु आहार को नमी से बचाएं।
- जब भी पशु के मेस्टाइटिस हों, दूध ही एंटीबायोटिक सेंसेटिविटि टेस्ट अवश्य कराएं तथा बैक्टीरियल मेस्टाइटिस में सम्बन्धित एंटीबायोटिक का ही प्रयोग करें। अंधाधुंध ढंग से मनचाहे एंटीबायोटिक प्रयोग में नहीं करनी चाहिए।
- यदि संभव हो तो जब गाय दूध नहीं देती हो उस समय थनों में एंटीबायोटिक ट्युब डालनी चाहिए।

प्रोटोजोअन रोग / PROTOZOAN DISEASES

एनाप्लाज्मोसिस (ANAPLASMOSIS)

यह जुगाली करने वाले पशुओं का एक महत्वपूर्ण रिकेट्सियल रोग है जो एनाप्लाज्मा के कारण होता है। इस रोग में पशु काफी कमजोर हो जाता है तथा एनीमिया व पीलिया हो जाता है। यह मुख्य रूप से गाय, भेड़ व बकरियों में पाया जाता है।

गायों में यह संकर नस्ल की गायों में अधिक होता है। भैंस व भेड़ में भी यह पाया जाता है। प्रायः तीन वर्ष से अधिक उम्र के पशुओं में रोग की संभावनाएं अधिक होती है।

ETIOLOGY - Blood protozoan parasite

- *Anaplasma marginale* (Cattle) • *Anaplasma centrale* (Sheep & Goat)

यह एनाप्लाज्मा RBC के अंदर पाया जाता है। गाय, भैंसों की RBC में यह किनारे पर तथा भेड़, बकरियों की RBC में यह केन्द्र में पाया जाता है।

TRANSMISSION

यह रोग टिक्स, काटने वाली मक्खियों (biting flies) व मच्छरों से फैलता है। कभी–कभी यह संक्रमित सुई से भी फैल सकता है। ये परजीवी, रोगी पशु को काटते समय व खून चूसते समय ब्लड के साथ एनाप्लाज्मा को भी खींच लेते हैं तथा दूसरे स्वस्थ पशु को काटते समय उसमें पहुंचा देते है। एक बार रोगग्रस्त हो जाने पर पशु लम्बे समय तक केरियर की तरह रोग फैलाता रहता है। ये एनाप्लाज्मा ब्लड में पहुंचकर RBC में जमा हो जाते हैं। ऐसे RBC कणों को तिल्ली (spleen) मार देती है, जिससे शरीर में RBC की कमी से एनीमिया हो जाता है।

Anaplasma → Blood → Multiplication in RBC → Periodic attacks → Appearance of immature RBC in blood smear → Anaemia → PCV and haematocrit values

SYMPTOMS - Cattle - Incubation period, 3-4 weeks

- ↑टेम्प्रेचर, बुखार धीरे–धीरे बढ़ता है तथा 105 डि.फा. से ऊपर बहुत कम बढ़ता है। भूख कम लगना, कमजोरी।
- म्युकस मेम्ब्रेन–हल्की पीली, सफेद पीलिया।
- हिमोग्लोबिनुरिया नहीं, मूत्र का रंग सामान्य।
- परएक्युट गंभीर मामलों में जब लक्षण एकाएक प्रकट होते है तो अधिक लार गिरती है, तेज सांस चलती है, और पशु की अचानक ही मौत हो जाती है।

- क्रॉनिक रूप–जब रोग लम्बा चलता है तो भूख कम हो जाती है, शरीर का तापमान घटता व बढ़ता रहता है, एनीमिया हो जाता है तथा काफी कमजोर हो जाता है।

P.M. Findings

- शारीरिक कमजोरी, पीलिया। ब्लड पानी जैसा पतला हो जाता है।
- लिवर आकार में बढकर नारंगी रंग का हो जाता है।
- तिल्ली (spleen) भी आकार में बड़ी हो जाती है।
- ह्रदय की मांसपेशियों में जगह–जगह ब्लड निकलता है।

DIAGNOSIS

- लक्षणों द्वारा, प्रोटोजोएन पेरासाइट के लिए ब्लड जाँच द्वारा
- RBC, PCV, Hb में भारी कमी, Serological test

TREATMENT

- Tetracycline, Very effective - 5 दिन तक I/V या I/M दें।
- Berenil - 20 mg/kg b.wt., I/M single time.
- Blood transfusion- if possible.
- Supportive treatment- Liver extract, Haematinic drugs.

CONTROL

- इसकी रोकथाम, चींचड़ों, मक्खियों, मच्छरों आदि के नियंत्रण से ही संभव है जो कि एक बहुत ही मुश्किल काम है। लेकिन पशु बाड़े के आसपास कुछ हद तक यह संभव है।
- इस रोग की रोकथाम इसलिए भी मुश्किल है कि जो पशु एक बार रोगग्रस्त हो जाता है तो उसके ब्लड में लम्बे समय तक प्रोटोजोआ पेरासाइट रहते हैं, यानी वह केरियर बना रहता है और वह आगे से आगे स्वस्थ पशुओं में रोग फैलाता रहता है।
- समय–समय पर ब्लड की जांच करवानी चाहिए तथा जो पॉजेटिव मिले उनका इलाज कराना चाहिए। विदेशों में केरियर पशुओं को खत्म कर दिया जाता है।

VACCINE - Killed anaplasma marginals vaccine.

यह विदेशों में प्रयोग में ली जाती है लेकिन अधिक असरदार नहीं है।

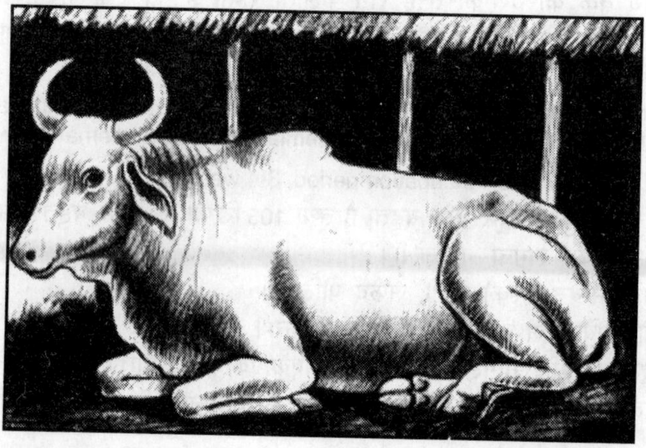

थैलेरिओसिस (THEILERIOSIS)

Synonyms- East cost fever, Rhodesian tick fever.

यह मुख्य रूप से बछड़े, बछड़ियों व गायों में पाया जाने वाला रोग है। जिसमें पशु को तेज फीवर होता है, एनीमिया होता है, लिम्फ ग्रंथियों में सूजन आ जाती है तथा पशु कमजोर हो जाता है। रोग की चपेट में आने पर बहुत कम पशु बच पाते हैं।

प्रायः यह बछड़े व बछड़ियों में अधिक होता है। विदेशी व संकर नस्ल के पशुओं में रोग की संभावनाएं अधिक होती है, हालांकि भारतीय देशी नस्लों की गायों के बछड़े भी बहुत प्रभावित होते हैं। थेलेरिओसिस उन स्थानों पर अधिक होता है, जहां चींचड़े अधिक होते हैं। भारत में विशेषकर राजस्थान में गर्मियों में पशुओं के शरीर पर विभिन्न तरह के चींचड़ों की भरमार होती है। चूंकि गर्मी में चींचड़े अधिक होते हैं, इसलिए यह रोग गर्मी के दिनों में ही अधिक होता है। यह रोग इन्हीं टिक्स के द्वारा फैलता है।

ETIOLOGY

Blood protozoan parastite - *Theileria species*

In India- *Theileria annulata* (cattle), *T. ovis* (Sheep), *T. hirci* (Goat) ये ब्लड परजीवी में रहते हैं, लेकिन वहां संख्या में वृद्धि नहीं करते हैं। जबकि बबेसिओसिस में संख्या में वृद्धि करते हैं। ब्लड में पाये जाने वाला थाइलेरिया प्रोटोजोआ दण्डाणु, गोल, अंडाकार, कॉमा या अंगूठी की तरह होते हैं। ये RBC के अलावा WBC मोनोसाइटस व लिफोसाइटस में पाये जाते हैं। जिसे Schizonts or koch's blue bodies कहते हैं।

PATHOGENESIS

प्रायः यह रोग गर्मियों व बरसात के दिनों में होता है क्योंकि इन्हीं दिनों टिक्स की संख्या अधिक होती है। ये प्रमुख रूप से हायलोमा व रिपेसेफेलस प्रजाति के टिक्स द्वारा फैलता है। रोगी पशु शरीर में थाइलेरिया प्रोटोजोआ जब ब्लड में होते है उस समय चिंचड़ों के काटने या खून चूसते समय ब्लड के साथ ही उनके शरीर में चले जाते हैं।

Infected tick bite→ Parasite in blood→ spleen, liver and lymph node→ Asexual multiplication (Schizont- Koch's Blue bodies)

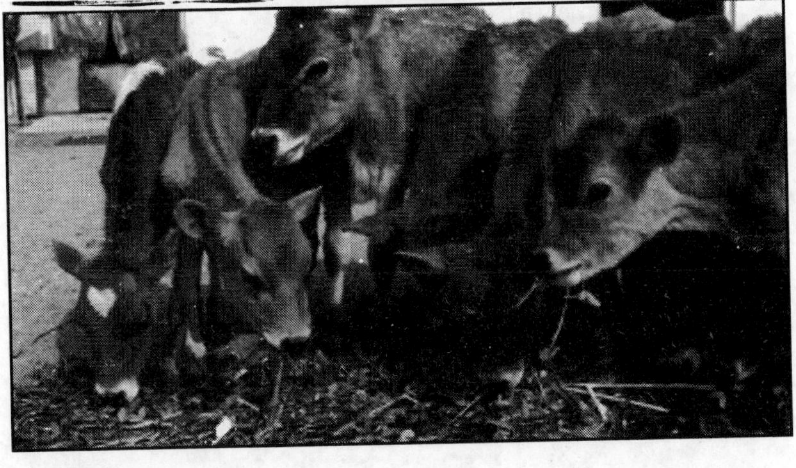

SYMPTOMS

- तेज फीवर (104 -107 डि.फा.), जो कई दिनों तक रहता है।
- सुपरफिसियल लिम्फ ग्लेण्ड में सूजन nodes (Pre-femoral, prescapular and Parotid Lymph nodes in young animals.
- आंखों से तेज आंसू आना, लार गिरना, आंख की झिल्ली सूजना।
- सांस में तकलीफ,खांसी तथा नाक से डिस्चार्ज।
- एनिमल काफी दुबला हो जाने से कमजोरी आ जाती है।
- सूखा या अधसूखा पीला गोबर, कभी–कभी इसमें ब्लड भी आना।

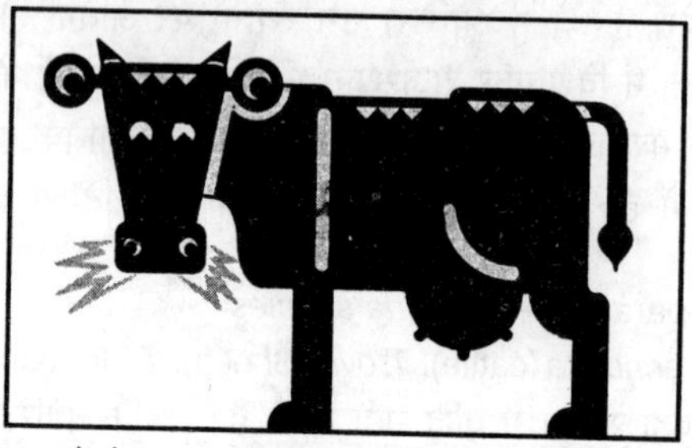

- एनीमिया, म्युकस मेम्ब्रेन हल्की पीली–सफेद। मूत्र का रंग सामान्य।
- यदि इस अवस्था में इलाज नहीं किया जाए तो फेंफड़ों में अडिमा हो जाता है जिससे पशु की मौत हो जाती है।
- अधिक दिन होने पर रोगी बछड़े की आंखे सूज कर बाहर सी आ जाती है।

DIAGNOSIS

- Symptoms - Swollen lymph nodes, pale mucous memberance.
- Blood exam or lymph node exam- Theileria protozoa.
- Blood picture - Anaemia, ↓RBC , ↓PCV, ↓Hb

TREATMENT

- रोग की शुरूआती अवस्था में ही इलाज सफल हो पाता है वरना देरी हो जाने पर अधिकांश पशुओं की मौत हो जाती है।
- Antibiotics - Chlortetracycline, I/V or I/M Twice a day.
- Buparvaquone- (Butalex) very effective drug.
- Dose- 2.5 mg/kg b.wt., Single I/M injection.
- or Inj. Berenil- 0.8-1.6 gm/100 kg. b.wt., I/M deep, each 0.8 gm desolve in 5 ml D. water.
- Supportive treatment- Blood transfusion, B.complex, liver extract injection.

CONTROL

- समय–समय पर पशु के शरीर पर टिक्स मारने के लिए उपयुक्त दवा छिड़कें। यही दवा पशु बाड़े में दीवारों, बिछावन आदि पर भी जरूर छिड़कें ताकि टिक्स का काफी खात्मा हो सके। वैसे भारतीय परिस्थितियों में विशाल पशुधन में इन्हें पूरी तरह खत्म करना असम्भव है।
- वैक्सीन – रक्षा वेक–टी तीन माह की उम्र पर

बबेसिओसिस (BABESIOSIS)

Synonyms- Tick fever, Piroplasmosis. Texas fever, Red water disease, Biliary fever, लाल पेशाब।

बबेसिओसिस पालतू पशुओं में पाया जाने वाला एक घातक प्रोटोजोआ रोग है जो चींचड़ों (ticks) के द्वारा प्रोटोजोआ पैरासाइटस फैलाने से होता है। इसमें रोगी को तेज फीवर, एनीमिया, पीलिया, हीमोग्लोबिनुरिया जैसे लक्षण प्रकट होते हैं। बबेसिओसिस में भी अधिकतर रोगी पशुओं की मौत हो जाती है।

भारत में गाय, भैंस, घोड़े आदि से लेकर लगभग सभी पालतू पशुओं में यह रोग पाया जाता है। गोवंश में संकर नस्ल के पशु अधिक प्रभावित होते हैं और मृत्युदर भी इनमें ही अधिक होती है। चूंकि यह रोग टिक्स के द्वारा प्रोटोजोआ फैलाने से होता है और भारतीय परिस्थितियों में पशुओं पर टिक्स काफी होते हैं इसलिए हमारे यहां की गायों व भैंसों में यह रोग काफी पाया जाता है। यह आर्थिक दृष्टि से काफी महत्वपूर्ण रोग है।

ETIOLOGY

- Blood protozoan parasite - *Babesia species*
- Cow and Buffalo - *B. bigemina, B. bovis, B. divergens, B. major*
- Horse - *B. equi, B. caballi*
- Sheep - *B. motasi, B. ovis*

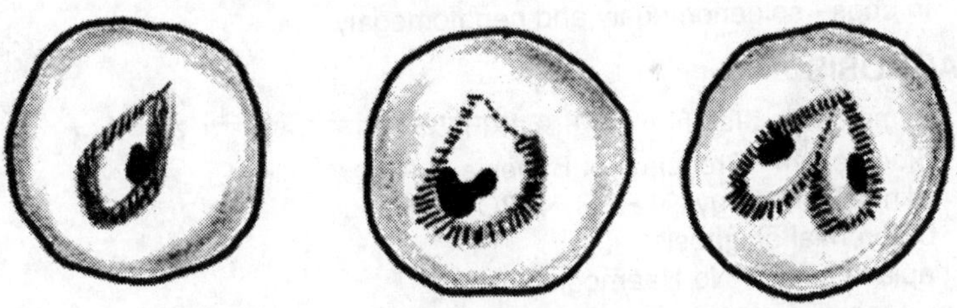

BABESIA BIGEMINA IN BLOOD CELLS.

- Dog - B. canis, B gibsoni

बबेसिया प्रोटोजोआ परजीवी, ब्लड की RBC में पाये जाते है और ये नाशपति (pear-shaped) के आकार में या जोड़े से मिलते है। Boophilus, Rhipicephalus, Dermatocenter, Hyalomma species के टिक्स द्वारा ये परजीवी अधिक फैलते हैं तथा अधिक रोग फैलाते हैं।

PATHOGENESIS

Infected tick bite→ Babesia in body→ Blood stream of host → Multiplication in RBC → Destruction of RBC Haemoglobinuria→ Anaemia and Jaundice → Death due to anaemic Anoxia.

SYMPTOMS

Cattle – Incubation period – 2-3 weeks in field condition.

- एकाएक तेज फीवर (2-3° फा.) सांस व ह्रदय गति बहुत तेज।
- भूख नहीं लगना, सुस्ती, कमजोरी, जुगाली करना बंद।
- आंख शुरू में ईट जैसी गहरी लाल (brick red) बाद में पीली सफेद।
- तेज बुखार के लक्षण के 2-3 दिन बाद हीमोग्लोबिनुरिया होता है तथा पीलिया (jaundice) हो जाता है।
- मूत्र गहरा लाल से भूरा रंग का (कॉफी जैसा), जिसमें झाग बनते है और ये झाग काफी समय तक रहते हैं। इसी कारण इसे "रेड वॉटर डिजीज" भी कहते हैं।
- ऐसी अवस्था में ग्याभन पशु में एबोर्शन हो जाता है।
- रोग की आखरी अवस्था में पशु खड़ा भी नहीं रह पाता है। पिछले पैरों का पेरालाइसिस हो जाता है। पशु निढाल हो गिर जाता है, तड़फता है (convulsions) तथा कॉमा के बाद मौत हो जाती है।
- घोड़ों में बबेसिओसिस में हीमोग्लोबिनुरिया बहुत कम होता है। जबकि पीलिया होता है इसीलिए इसे "बिलियरी फीवर" कहते हैं।

PM Findings

- Marked Jaundice
- Enlarged spleen, liver, gall bladder and kidney.
- Urinary bladder contain redish brown urine.
- Blood stained fluid occurs in the pericardium.
- In dogs - spleenomegaly and hepatomegaly.

DIAGNOSIS

- Symptoms - हाई फीवर, हिमोग्लोबिनुरिया, लाल कॉपी रंग का युरिन
- Blood exam - Presence of Babesia in RBC
- Clinical pathology– ↓RBC, ↓ PCV, ↓Hb
- Differential diagnosis

– Anaplasmosis → No Haemoglobinuria.

–Theileriosis→Enlarged lymph nodes, koch's blue bodies in lymphocytes.

TREATMENT

- Inj. Berenil - 0.8 - 1.6 gm/100 kg. b.wt., I/M Deep
- Supportive treatment- Antihistaminic, Antipyeretic, Liver extract, Glucose saline therapy.

बेरेनिल सिर्फ एक ही बार दें। यदि मूत्र साफ व सामान्य रंग का आना शुरू हो जाता है, तो दुबारा बेरेनिल नहीं दें। यदि कई दिन दिया जाए तो पशु की मौत हो सकती है।

- Old treatment - Inj. Trypan Blue 1% solu in NSS 50-100ml. I/V in Cattle. 50-100 ml, I/V in Cattle.
- Inj. Acriflavin (5% solu) - 20ml. I/V
- Hecoprin and Babesan – 1 ml/50kg b.wt. S/C

CONTROL

- Control of ticks

सर्रा (TRYPANOSOMIOSIS)

Synonyms- सर्रा, तिबरसा।

यह लगभग सभी पशुओं में पाया जाने वाला गंभीर संक्रामक रोग है जो ट्रिपेनोसोमा इवानसाई नामक प्रोटोजोआ के कारण फैलता है। इसमें रोगी को एनीमिया, तेज फीवर शारीरिक रूप से काफी कमजोर हो जाता है। ''सर्रा'' का अर्थ है सड़ा हुआ। यानी इस रोग में पशु दुर्बल व जर्जर हो जाता है।

भारत में यह सभी पालतू व जंगली जानवरों में पाया जाता है। जुलाई, 2000 में उड़ीसा के नंदनकानन अभयारण्य में इसी जानलेवा रोग से 17 सफेद दुर्लभ बाघों की एक साथ मौत हुई थी। घोड़ों व कुत्तों में इस रोग के लक्षण एकाएक प्रकट होते हैं जिसमें काफी पशुओं की मौत हो जाती है। ऊंटों व हाथियों में लम्बे समय तक चलता है। ऊंटों में लगभग तीन वर्ष तक चलता है, इसी कारण इसे ''तिबरसा रोग'' कहते हैं। गाय, भैंसों में यह थोड़े हल्के प्रकार का होता है लेकिन कई बार तेज घातक सर्रा भी इनमें देखा गया है। भारत में सर्वप्रथम ब्रिटेन के पशुचिकित्सक जी–इवान्स ने सन् 1880 में इसकी खोज की थी और उन्हीं के नाम पर इस परजीवी का नाम ट्रिपेनासोमा इवान्साई पड़ा।

ETIOLOGY - Protozoa parasite - *Trypanosoma evansi.*

भारत में सबसे पहले पैरासइट को जी.इवान्स ने 1918 में ऊंटों में मालूम किया था।

TRANSMISSION

सर्रा रोग गर्म व नमी वाले क्षेत्रों में अधिक पाया जाता है। बरसात के दौरान व बाद में उमस का वातावरण (अगस्त से सितम्बर) में रोग प्रकोप अधिक होते हैं। हालांकि छिटपुट रोगी तो पूरे साल देखे जाते हैं।

यह रोग टेबेनस, स्टोमोक्सिस व हिमेटोपोटा प्रजाति की मक्खियों द्वारा काटने से फैलता है। विचित्र बात यह है कि इन मक्खियों में ट्रिपेनासोमा इवानसाई परजीवी के जीवन चक्र की कोई भी अवस्था पूरी नहीं होती है। ये मक्खियां केवल मेकेनिकल रूप से परजीवियों को एक पशु से दूसरे पशु तक फैलाती है। प्रायः मक्खियां काटने या खून चूसने के लिए जल्दी–जल्दी एक से दूसरी जगह कई पशुओं पर बैठती है इसी दौरान वे रोग फैलाती जाती है। खून चूसते या काटते समय रोगी पशु से पेरासाइट्स मक्खी की लम्बी सूंड या मुंह पर चिपके जाते हैं तथा दूसरे पशु तक फैलाते हैं।

PATHOGENESIS

1st Stage – (Pyrexial stage)

Bite by infected flies → Inoculation of Trypanosomas → Multiplication in blood and lymph→ parasitaemia →↑ Temp.

2nd State – (Anaemic stage)

↓RBC – ↓Hb – Severe anaemia

3rd State – (Nervous stage) - In some cases

Trypanosomas enters CSF → Nervous symptoms appears but sudden death occur.

SYMPTOMS - गाय व भैंसों में

गाय भैसों में इन्क्युबेशन पीरियड 1-2 सप्ताह से 6 सप्ताह तक

- यद्यपि रोगी पशु के ब्लड में पैरासाइट मौजूद रहते हैं, लेकिन खास ध्यान में आने लायक लक्षण प्रकट नहीं होते हैं। रोगी पशुओं में reservoir की तरह संक्रमण फैलाता रहता है। कभी–कभी एकाएक प्रकोप से कई पशुओं की मौत हो जाती है।
- सामान्य हल्के प्रभाव में पशु सुस्त व कमजोर हो जाता है।
- हल्का बुखार, एनीमिया, लार गिरना व दांत पिसना (grinding of teeth).
- बार–बार गोबर व मूत्र करना (frequent urination and defecation).
- अधिकतर पशुओं में बाद में नर्वस सिस्टम के लक्षण नजर आते हैं।

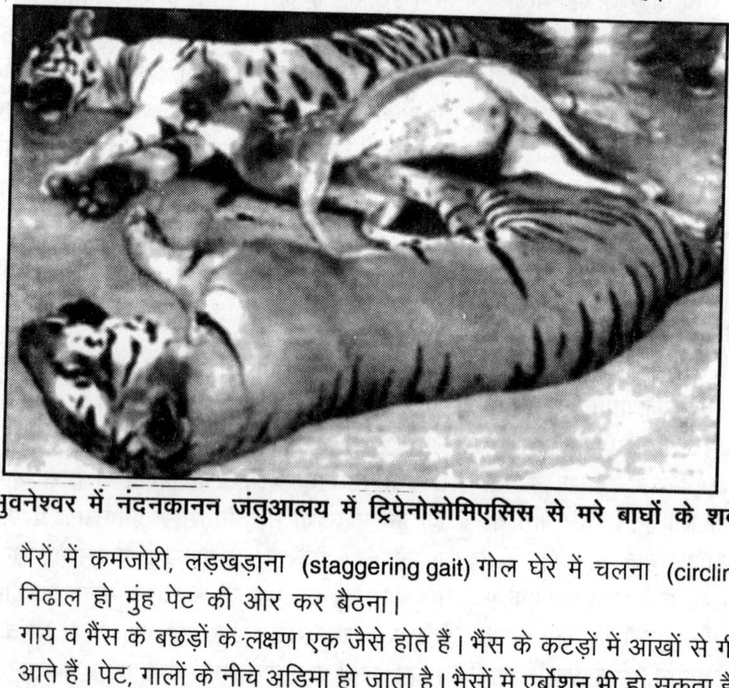

भुवनेश्वर में नंदनकानन जंतुआलय में ट्रिपेनोसोमिएसिस से मरे बाघों के शव

- पैरों में कमजोरी, लड़खड़ाना (staggering gait) गोल घेरे में चलना (circling) निढाल हो मुंह पेट की ओर कर बैठना।
- गाय व भैंस के बछड़ों के लक्षण एक जैसे होते हैं। भैंस के कटड़ों में आंखों से गीड़ आते हैं। पेट, गालों के नीचे अडिमा हो जाता है। भैसों में एर्बोशन भी हो सकता है।
- गाय भैंसों में एक्युट फॉर्म में एकाएक प्रकोप होने पर तेज फीवर (105° फा.), आंखे लाल व जीभ में सूजन (आडिमा) तथा लगभग 5 दिन में ही अधिक छोटे व कमजोर पशुओं की मौत हो जाती है। मौत से पहले टेम्प्रेचर सब्नॉर्मल हो जाता है।
- घोड़ों में जब एकाएक बहुत तेज प्रकोप (acute form) होता है। तो फीवर, पेट व पैरों पर अडिमा होने से घोड़ों की मौत हो जाती है लम्बे चलने वालों लक्षणों में पीलिया, कमजोरी, बुखार आदि शामिल है।

DIAGNOSIS

- Symptoms - Fever, Anaemia, Weakness, Oedema.
- Blood exam - Presence of *Trypanosoma* parasite.
- Mice inoculation test, Serological test.

TREATMENT

- Naganol - 10% aquous solution, I/V curative.
  Cattle - 2 mg/100 lb b.w. divided into two days given at an interval of one week.
  Horse - 5 mg/1000 lb b.w. I/V. second injection at an interval of 30 days.
  Camel- 10 mg total dose for adults and second dose after 30days.
- Antripol - 10% aquous solution, I/V curative
  Camel - 3 injection, Ist- 6 gm, IInd - 2 gm. IIIrd - 2gm. weekly interveal.
- Quinapyramine Sulphate (Antricide) -
  used as curative in camel and buffalo - 4 mg/kg b.wt.
- Quinapyramine Prosalt (Tribexin) _ used in cattle and horse both as curative and prophylactic.
  - 3.5 mg/kg body wt.
- Diminazene aceturate (Berenil) is used in cow, buffalow, horse and dog- 8-10 mg./kg I/M. Berenil is not effective in camel.

CONTROL

- दवा छिड़काव द्वारा काटने वाली मक्खियों पर यथासम्भव नियंत्रण करें। (मेलाथियोन 0.5% स्प्रे)
- समय समय पर पशुओं के ब्लड की जांच हो जो ट्रिपेनोसोमिएसिस के लिए पॉजेटिव मिलें, उन्हें अन्य पशुओं से अलग कर तुरंत इलाज करें।
- दुर्लभ घोड़ों, चिड़ियाघर के जानवरों को मक्खी रहित माहौल में रखें।
- जिस क्षेत्र में रोग प्रकोप की संभावना अधिक हो वहां हर वर्ष बारिस के दिनों में बचाव हेतु एंट्रीसाइड प्रोसाल्ट इंजेक्शन लगाया जाना चाहिए।

Anaplasmosis	Theileriosis	Babesiosis	Trypanosomiosis
A. marginale *A. centrale*	*T. annulata* *T. parva*	*B. bigemina* *B. bovis*	*T. evansi*
Transmission Ticks, Insect. Protozoa in RBC	Ticks in WBC	Ticks in RBC	Biting flies in RBC
Susceptibility Young animals are relatively resistant	Young animals(calves) are more susceptible	All age animals are susceptible	All age animals are susceptible
Temperature Slow rise- below 105°F No haemoglobinuria	High rise- 106°F No haemoglobinuria	High rise- 105°F Haemogloburia. Red,	Slow rise- 104°F No haemoglobinuria, Frequent

लैश्मानिओसिस (LEISHMANIOSIS)

यह पशु व मनुष्य में पाया जाने वाला एक प्रोटोजोआ रोग है जो visceral and cutaneous दो रूप में पाया जाता है। यह मुख्य रूप से मनुष्य व कुत्तों का रोग है लेकिन कभी कभी यह जंगली बिल्ली, भेड़िया, लोमड़ी, सेही, चूहे और जंगली जानवरों में भी पाया जाता है।

यह रोग एक विशेष प्रकार की खून चूसने वाली मक्खी (sand fly) फ्लेबोटोमस स्पीसीज के काटने से फैलता है तथा पशुओं से मनुष्य व मनुष्य से पशुओं में द्वारा फैलाने के लिए कुत्ता महत्वपूर्ण भूमिका निभाता है।

प्रोटोजोआ पैरासाइट पशुकी रक्त कोशिकाओं में वृद्धि कर उन्हें नष्ट करते है।

ETIOLOGY - Protozoa - *Leishmania donovani, L.tropica.*

प्रोटोजोआ पैरासाइट पशु की रक्त कोशिकाओं में वृद्धि कर उन्हें नष्ट करते है।

SYMPTOMS

L. tropica - इस प्रोटोजोआ पैरासाइट से त्वचा पर छोटे–छोटे चकते पड़ जाते हैं, जिन्हें oriental sore कहते हैं।

L. donovani - इससे त्वचा के साथ पूरे शरीर के भागों में रोग लक्षण प्रकट होते हैं, इसे कालाजार या डम–डम फीवर (Kala-a-zar or Dum-Dum fever) कहते हैं।

DIAGNOSIS

- Skin or ulcer scraping exam- Presence of parasite.

TREATMENT

- Antimonial and Allopurinol preparations (Dog).
- Ureastibamina (Human).

CONTROL

- Flies control
- Destruction or sterlization of stray dog population.
- Isolation of positive case or ind killing.

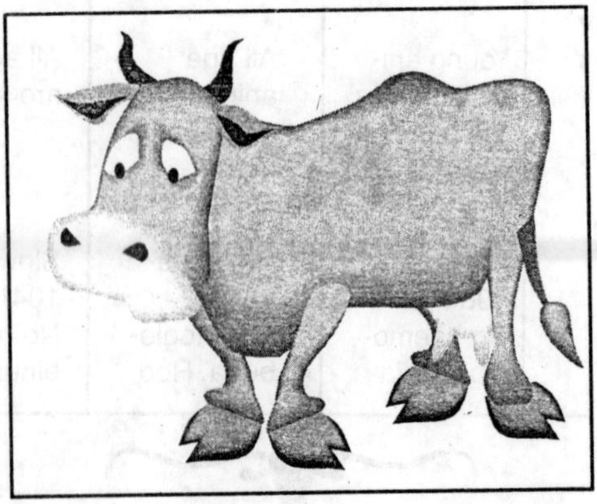

लिवर फ्लूक LIVER FLUKE

Synonyms - Fasciolisis, Liver rot.

ETIOLOGY

यह रोग फेसियोला प्रजाति के चपटे, पत्ती के आकार के हल्के या गहरे भूरे रंग के पैरासाइट द्वारा होता है जो प्रमुख रूप से गाय, भैंस व भेड़ में पाया जाता है। पशु शरीर में ये लिवर को काफी नुकसान पहुंचाते हैं, भारत में प्रमुख रूप से दो प्रकार के फेसियोला पाये जाते हैं।

Fasciola hepatica - यह अधिकतर भेड़, बकरी, गाय, भैंस व जुगाली करने वाले अन्य उन पशुओं में पाया जाता है जो अधिक पहाड़ी व पर्वतीय इलाकों में रहते हैं।

Fasciola gigentica - यह भारत के उन मैदानी भागों में रहने वाले पशुओं में अधिक पाया जाता है, जहां अक्सर नमी रहती है। पोखरों, तालाबों में भी पानी भरा रहता है तथा अधिकतर पशु इन्हीं स्त्रोतों से पानी पीते हैं।

LIFE CYCLE OF LIVER FLUKE

ये पैरासाइट रोगी पशु के शरीर में बड़ी तादाद में अंडे देते हैं जो पशु के गोबर के साथ बाहर निकलते हैं। गांव से बाहर चरागाहों, पोखरों व तालाबों के पास चरने वाले पशुओं के गोबर से निकलने वाले अंडों से जमीन पर उपयुक्त नमी मिलते ही लार्वा अवस्था निकल आती है, जिसे मीरासीडियम (miracidium) कहते हैं, ये लार्वा अपने होस्ट घोंघे की तलाश में रहते हैं तथा मिलते ही घोंघे के शरीर में घुसकर विकास करते हैं। घोंघा न मिलने पर कुछ ही घंटों में लार्वा मर जाता है।

घोंघे के अंदर ये पैरासाइट स्पोरोसिस्ट फिर रेडिया (radia) व इसके बाद सरकेरिया के रूप में विकसित हो जाते हैं। ये असंख्य सरकेरिया 4-7 सप्ताह में घोंघे से बाहर निकलकर पानी में तैरते हैं और किनारे के आसपास की घास तक पहुंच कर पत्तियों पर ये भूरे–काले, छोटे–गोल दानों के रूप में नजर आते हैं। जब भी कोई पशु ऐसी घास खाता है या पानी पीता है तो ये परजीवी के पेट में चले जाते हैं। आंतों में रहने के 4 - 6 दिन बाद अधिकतर लिवर में प्रवेश कर जाते हैं। 5-6 सप्ताह लिवर में रहने के बाद मुख्य पित्तवाहिनी (bile duct) में पहुंच जाते हैं और वहीं पर परिपक्व होकर रोग के लक्षण प्रकट करते हैं। कुछ परजीवी लिवर में पहुंचकर उसे काफी नुकसान पहुंचाते हैं, जिससे कई पशुओं की मौत हो जाती है। प्रायः कम उम्र की गाय, भैंस, भेड़ आदि पशुओं में मृत्युदर अधिक होती है। विशेष नुकसान लिवर व पित्तवाहिनियों में होता है तथा लक्षण भी इन अंगों से सम्बन्धित ही होते हैं।

Bile duct → Eggs pass through faeces → Miracidium → Sporocyst → Snail → Cercaria → Metacercaria → GIT (Adult) Peritoneal cavity → Liver → Bile duct.

रोग की गंभीरता इस बात पर निर्भर करती है कि दूषित चारे, पानी के साथ कितनी संख्या में पैरासाइट (मेटासरकेरिया) पशु के पेट में पहुंचे। इसके अलावा पशु की उम्र, रोग प्रतिरोधक क्षमता आदि पर भी निर्भर करती है। रोग के दो रूप होते हैं।

1. ACUTE FASCIOLISIS

यह रूप मेटासरकेरिया पेट में पहुंचने के 5 - 6 सप्ताह बाद देखने को मिलता है। प्रायः यह रूप भेड़ों में पाया जाता है। यह कम उम्र के पशुओं द्वारा अधिक संख्या में मेटासरकेरिया खा जाने से होता है। लिवर में पहुंचकर उसे भारी नुकसान पहुंचाते हैं जिससे पेरिटोनियम केविटी में लिवर से हिमोरेज होता है। ऐसे में रोग के कोई लक्षण प्रकट होने से पहले ही रोगी की मौत हो जाती है। इसमें लिवर आकार में बड़ा हो जाता है, काफी जर्जर हो जाता है। पोस्टमार्टम में लिवर को काटने पर अंदर पत्तेनुमा लिवर फ्लूक नजर आते हैं।

2. CHRONIC FASCIOLISIS

यह रूप धीरे धीरे विकसित होता है। व्यस्क लिवर फ्लुक के कारण इस रूप में पित्त वाहिनी अधिक प्रभावित होती है। एनीमिया के अलावा इस वाहिनी में सूजन, फाइब्रोसिस तथा रूकावट आ जाती है। बाइल डक्ट में केल्सियम जमा होने से सख्त हो जाती है।

CLINICAL FINDINGS - IN CATTLE

- भेड़ों में अचानक पशु मर जाता है। मौत से पहले नाक व एनस (anus) से ब्लड निकलता है।
- गाय, भैंसों में लक्षण उस समय प्रकट होते हैं जब पैरासाइट लिवर को पार कर काफी बड़े हो जाते हैं।
- सुस्ती, पशु काफी कमजोर हो जाता है तथा दूध में कमी हो जाती है।
- शुरू में कब्ज (constipation) से थोड़ा सख्त गोबर आता है लेकिन बाद में पानी जैसे पतले दस्त (watery diarrhoea) होते हैं।
- एनीमिया, म्युकस मेम्ब्रेन पीली–सफेद।
- छोटे पशुओं में पेट फूल जाता है (pot belly) गले के नीचे सूजन। (bottle jaw)

DIAGNOSIS

- लक्षणों व पोस्टमार्टम द्वारा।
- Faecal exam. लिवर फ्लूक पैरासाइट व अंडे नजर आते हैं।

TREATMENT

- इसमें ऐसी दवाइयां दी जानी चाहिए जो immature and mature फ्लूक दोनों अवस्थाओं के पैरासाइट को नष्ट कर सकें। इनके अलावा दवा के द्वारा लिवर को कोई नुकसान नहीं होना चाहिए। सिर्फ ऑक्सीक्लोजेनाइट के अलावा किसी अन्य दवा को दुधारू गाय–भैंस को नहीं दें।

1 **Carbon Tetrachloride (CCl_4)** यह सबसे पुरानी व काफी असरदार दवा है लेकिन आधुनिक दवाइयों के आने से इसे प्रयोग में नहीं लिया जाता है।

2. **Hexachlorethane**

इसे गाय, भैंसों के लिए काफी उपयुक्त माना जाता है।

Calves - upto 6 months of age - 15 gm.
Heifer- upto 18 months of age - 30 gm.
Adult Cattle - 45 gm.

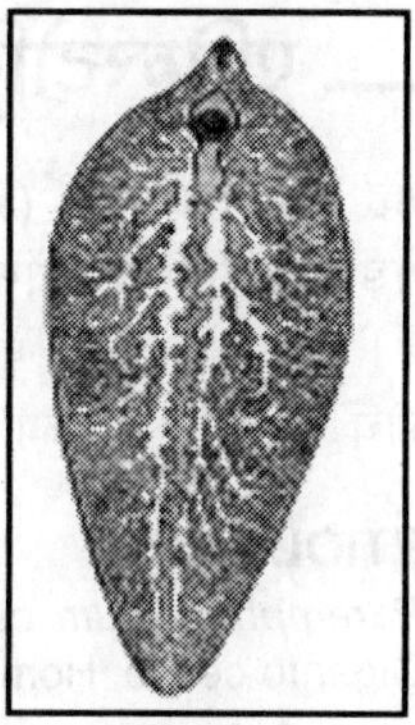

एक वर्ष में इसे चार बार दी जानी चाहिए–

(i) 1st dose - बरसात के मौसम शुरू होते ही।

(ii) 2nd dose - बरसात के मौसम के बीच।

(iii) 3rd dose - बरसात के मौसम के अंत में।

(iv) 4th dose - बरसात के आठ महीने बाद।

Sheep and Goat - 5-15 gm. Repeat after 3 weeks.

3. Oxyclozande (Zanil)

इसे भेड़ बकरियों के लिए बढ़िया माना जाता है हालांकि गाय, भैंसों में भी दिया जाता है। यह Immature व mature flukes के लिए काफी असरदार है। दुधारू पशु को भी दे सकते हैं, लेकिन तीन दिन तक दूध नहीं निकालें।

Sheep - 1 ml/3 kg. b.w. orally
Cattle - 30 ml/100 kg. b.w.
Maximum dose is 100 ml.

4. Nitroxynil (Trodax)

यह फेसिओला हिपेटिका के लिए काफी असरदार है तथा गाय, भैंसों में प्रयोग में ली जाती है इसके देने से भेड़ों में ऊन का रंग पीला हो जाता है।

Sheep - 1 ml/20 kg. b.w.S/C
Cattle - 1.5 ml/50kg. b.w., S/C

5. Rafoximide

यह सभी अवस्थाओं के फ्लूक्स पर असर करती है तथा भेड़ों व गाय, भैसों में प्रयोग में ली जाती है। दूध देने वाले पशु को यह नहीं देनी चाहिए।

Dose - 5 - 7.5 mg/kg b.w., orally

7. Diamphonetide

यह लिवर फ्लूक की सभी अवस्थाओं पर बेहद असरदार दवा है।

Dose - 1000 mg/kg b.w., orally.
Zanil - 30-100 ml/100 kg. b.w.
Distodin - 1-2 gm/animal
Trodox - 1.5 ml/50kg. b.w., S/C
Albendazole - 5 mg/kg b.w.

8. Albendazole- डोज बढ़ाने से फ्लूक्स के लिए असरदार हो सकती है।

FLUKES CONTROL

- पशुओं को समय समय पर विभिन्न तरह के एंडो पैरासाइट्स के लिए दवा देते रहें। यदि यह उस समय भी दी जाय जब शरीर में व्यस्क लिवर फ्लूक बड़ी संख्या में अंडे देते हैं तो इससे बेहतर रोकथाम होगी। इससे पानी, घास भी दूषित होने से बच जाते हैं।
- पशुओं को ऐसे स्थानों पर नहीं चरने दिया जाए जहां घोंघे अधिक हों। यदि संभव हो तो घोंघो को मारने के लिए दवाई का छिड़काव करें!
- पशु को पोखरों, तालाबों का दूषित पानी नहीं पिलाएं।
- पशुओं को पौष्टिक आहार दें ताकि रोग प्रतिरोधक क्षमता बढ़े।

— एम्फिस्टोमिओसिस (AMPHISTOMIOSIS) —

यह रोग एम्फीस्टोम (amphistom) नामक पैरासाइट द्वारा होता है जो गाय, भैंस व भेड़, बकरियों के स्टोमक व आंतों में पाया जाता है। इनसे पशु को तेज दस्त होते हैं। इन मोटे व गोल पेरासाइट्स के दोनों और चूसने वाले sucker होते हैं। इन्हें भी बीच के होस्ट के रूप में पानी के घोंघे की जरूरत पड़ती है।

ETIOLOGY

Paramphistomum cervi, P. microbothrium. Cotylophoron, Ceylono cetyle, Giganto cetyle, Homologaster.

भारत में यह रोग गाय, भैंसों में पाया जाता है। रोग प्रकोप में लगभग 90% पशु मर जाते हैं। भेड़, बकरियों में यह कम पाया जाता है। प्रायः रोग का प्रकोप गर्मी के आखरी दिनों में तथा सर्दी की शुरूआती दिनों में होता है क्योंकि इन दिनों में चरागाह इन पैरासाइट्स से सबसे अधिक दूषित होते हैं।

LIFE CYCLE

इनका जीवनचक्र भी लिवर फ्लूक के समान ही होता है। दोनों के लिए होस्ट के रूप में घोंघे की आवश्यकता पड़ती है, जिसके शरीर में विकास होता है। लेकिन एम्फीस्टोम, पशु के स्टोमक व आंतों में पाये जाते है।

रोगग्रस्त पशु गोबर के साथ असंख्य अंडे छोड़कर पानी, घास को दूषित करते हैं। इन अंडों से 12 दिन में लार्वा निकलता है। यह बाद में घोंघे के शरीर में प्रवेश कर मिरासिडियम से स्पोरोसिस्ट, रेडिया व सरकेरिया अवस्था में बदल जाता है। धूप के समय ये घोंघो से बाहर निकल कर घास की पत्तियों पर या पानी में पड़े किसी पदार्थ पर चिपके होते हैं। फिर ये मेटासरकरिया का रूप धारण कर लेते हैं।

पानी पीते समय या घास खाते समय मेटासरकेरिया अन्य पशुओं को शरीर में प्रवेश कर जाते हैं। अंत में 6-8 सप्ताह चिपके रहने के बाद रुमन व रेटिकुलम में पहुंच जाते हैं। लगभग 48 दिन में ये परिपक्व हो जाते हैं और 80-90 दिन में इनके अडे पशु के गोबर के साथ बाहर निकलने लगते हैं।

Eggs in faeces → Miracidium → On pasture → Water snail Sporocyst → Cercaria in water → Grass → Grazing of pasture by the animals → Duodenum (6 week to 4 months) → Mature parasite → Migrate in abomasum → Settle down in rumen and reticulum.

रोग के लक्षण तब प्रकट होते हैं जब बड़ी संख्या में immature parasite आमाशय की ड्योडिनम भाग में पाये जाते हैं इससे पशु को दस्त होते हैं। जहां ये चिपके रहते हैं वहां चुभन (irritation) से हेमोरेज होता हैं जो गोबर के साथ बाहर निकलता है।

CLINICAL FINDINGS

- पतले, बदबूदार दस्त , जो कई दिन तक होते हैं।
- कमजोरी, शरीर में पानी की कमी, सुस्ती, भूख कम लगना।

- गले के नीचे अडिमा हो सकता है। प्यास अधिक लगती हैं।
- लक्षण प्रकट होने के 15- 20 दिन बाद पशु की मौत हो जाती है। छोटी उम्र के पशुओं में यह तेज रूप में होता है, अधिकतर बछड़ों, पाड़ों व मेमनों की मौत हो जाती है।
- पतले, बदबूदार दस्त , जो कई दिन तक होते हैं।
- कमजोरी, शरीर में पानी की कमी, सुस्ती, भूख कम लगना।
- गले के नीचे अडिमा हो सकता है। प्यास अधिक लगती है।
- लक्षण प्रकट होने के 15-20 दिन बाद पशु की मौत हो जाती है। छोटी उम्र के पशुओं में यह तेज रूप में होता है जिससे अधिकतर बछड़ों, पाडों व मेमनों की मौत हो जाती है।
- कॉनिक फॉर्म– जब लक्षण धीरे–धीरे प्रकट होकर रोग लम्बा चलता है तो पशु धीरे धीरे कमजोर होता जाता है और एनीमिया हो जाता है।

DIAGNOSIS

- Symptoms - Persistant foetid diarrhoea
- Faecal exam - Presence of immature flukes in faeces.
- PM exam- Small flukes in duodenum of stomach.
- Differential diagnosis-
  - Bacterial and viral enteritis (↑ temp.)
  - Parastic enteritis (normal temp)
  - Johne's disease - Chronic shooting diarrhoea, very long course, usually adult animals affected.

TREATMENT

Oxyclozanide (Zanil) - immature तथा mature फ्लूक दोनों के लिए प्रभावी है।

Cattle - 30 ml/100 kg. b.wt.
Sheep- 1 ml/3 kg, b.wt.
Distodin - 1-2 gm/Animal.

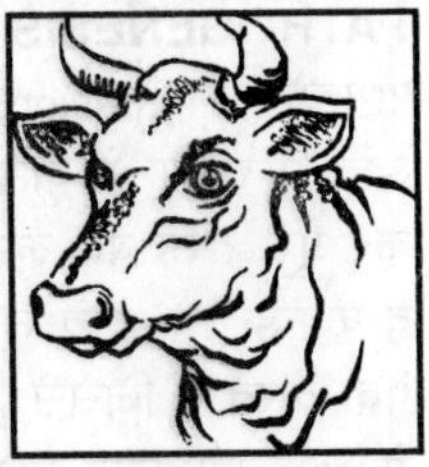

Hexachloroethene

Calf-upto 6 months of age - 15 gm
Heifer - upto 18 months of age - 30 gm.
Adult cattle over 18 months of age - 45 gm
Sheep and Goat - 5-15 gm, orally, mixed with feed

Niclosomide (Niclex) - 10 mg/kg b.w.
Resorantel - Highly effective -65 mg/kg b.w., orally.
Bithional - 25 mg/kg b.w. orally
Brotinate - 15 mg/kg b.w. orally
Fenbendazole - 1-2 gm/animal
Distodin (Oxyclozanide) - 1-2 gm/animal

CONTROL

- पशु को स्वच्छ पानी व चारा दें। समय पर डिवर्मिंग करें।
- खेत को लम्बे समय पड़ा न रहने दें बार–बार हल चलाकर बोते रहें।
- सूर्य उगने व सूर्य अस्त होने से पहले पैरासाइट से दूषित घास वाले खेत में पशुओं को न चराऐं।

एस्केरिओसिस (ASCARIOSIS)

Synonym- Round worm disease.

एस्केरिओसिस भी छोटे व बड़े पशुओं का एक प्रमुख परजीवी रोग है। लंबे व गोल एस्केरिस संख्या में भारी वृद्धि कर आंत व बाइल डक्ट को पूरी तरह बंद कर देते हैं जिससे कभी कभी छोटी आंत फट भी जाती है। इस रोग से पशु कमजोर हो जाते हैं। कम उम्र के रोगी बछड़ों व कटड़ों में बहुत कम ग्रोथ होती है।

LIFE CYCLE

Neoascaris vitulorum - गाय भैंसों की आंतों में पाया जाने वाला यह सबसे बड़ा पैरासाइट है।

लगभग सभी एस्केरिस का जीवनचक्र एक सा ही होता है सिर्फ निओएस्करिस कोलोस्ट्रम व गर्भाशय द्वारा फैलता है। व्यस्क एस्केरिस रोगी पशु की आंत में 2-5 वर्ष तक जीवित रह जाते हैं। रोगी शरीर में ये प्रतिदिन हजारों की संख्या में अंडे देते हैं। नर व मादा अलग अलग होते हैं। अंडे गोबर के साथ बाहर निकलते रहते हैं। बाहर सर्दी, गर्मी का इन पर कोई असर नहीं पड़ता है तथा वर्षो तक जीवित रहते हैं लेकिन रेतीले क्षेत्र में तेज सीधी धूप से ये कुछ सप्ताहों में नष्ट हो जाते हैं। इन्हीं अंडों से दूषत चारा, पानी आदि का खाने से स्वस्थ पशु भी रोगग्रस्त हो जाते हैं।

Adult *Ascaris* → Small intestine → Eggs Contamination of food and water → Ingestion by host → Development of larvae in small intestine → Hatching → Absorbed by portal vein → Liver and lungs → (liver-damage) Lung → Bronchi→ Trachea → Pharynx → Swollen small intestine. (Total period - 8-9 weeks).

PATHOGENESIS

रोग के लक्षण (lesion) आंतों की दीवारों में पड़ते हैं। बड़े आकार के व्यस्क एस्कारिस आंत में संख्या में वृद्धि कर गुच्छों का रूप धारण कर लेते हैं और आंत में रूकावट कर पूरी तरह बंद कर देते हैं। यहां से एस्कारिस के लार्वा जब माइग्रेट कर लिवर व फेंफड़ों में पहुंच जाते हैं तो वहां भी नुकसान पहुंचाते हैं। लिवर में ये फाइब्रोसिस पैदा करते हैं जिससे लिवर पर जगह जगह सफेद धब्बे से बन जाते हैं। फेंफड़ों में ये alveoli में चोट तथा अडिमा पैदा करते हैं।

CLINICAL FINDINGS

Cattle

- बछड़ों में दस्त, पेट दर्द, सुस्ती।
- रूखी (rough) त्वचा, पशु की कम ग्रोथ तथा बछड़े व कटड़े मुरझाए हुए (dull) से लगते हैं।
- शरीर में पैरासाइट अधिक संख्या में होने पर पेट दर्द, तड़फना ।
- अधिकतर कटड़ों (Buffalow calves) की मौत (high death rate).

Horse

- घोड़ी के बछड़ों (Foals) में गाय के बछड़ों (Calves) जैसे ही लक्षण होते हैं,

लेकिन बड़े घोड़ों में एस्केरिस पेरिटोनियल केविटी में भी पाये जा सकते हैं, जिससे पेरिटोनाइटिस हो सकती है। कम ग्रोथ रेट, दस्त तथा पेट दर्द होता है।

DIAGNOSIS

- Clinical findings
- – एस्केरिएसिस कम उम्र के पशुओं में अधिक होता है।
- – कम ग्रोथ रेट तथा रूखी त्वचा
- – माइक्रोस्कोप में गोबर में एडल्ट व अंडे दिखाई देते हैं।

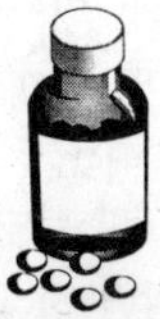

TREATMENT

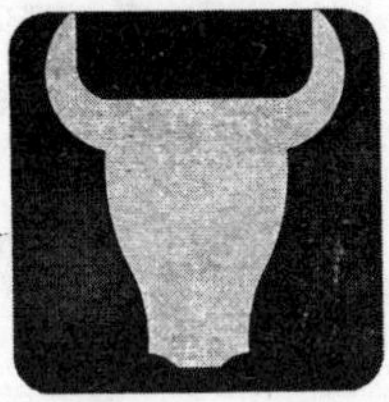

- Piprazine - very common and effective salt -100-400 mg/kg b.wt., in horse and cattle
- Vermex -
  - Sheep, calf and foal - 1 ml/2.5 kkgk b.wt.
  Cat and dog __ 1ml./4.5 kg b.wt.
- Levamisole - 10 mg./kg. b.wt.
- Thiabendazole - Suitable for large animals.
  - 80 - 100 mg/kg b.wt.
- Mebendazole - 500 mg/100 kg b.wt.

CONTROL

- गोबर का अच्छी तरह से घर से दूर निस्तारण करें।
- छोटे बछड़ों, बछड़ों व कटड़ों की बड़ी उम्र के पशुओं से अलग रखें।
- ग्याभन पशु में एस्केरिस नहीं हो, इसके लिए गर्भकाल में ही उचित समय पर उपयुक्त Anthelmintic दें ।

आहारनाल के परजीवी
G.I.T. PARASITES OF CATTLE

आमाशय में पाये जाने वाले पैरासाइट → GASTRITIS

प्रायः गाय व भैंस के आमाशय में कई तरह के गोल, फीतेनुमा पत्तेनुमा परजीवी पाये जाते हैं। यह इन पशुओं की एक प्रमुख पैरासाइट समस्या है। बैक्टीरियल वाइरल रोगों से भी अधिक इन पैरासाइट्स के कारण पशु शरीर का नुकसान व मौत होती है। इन्डायरेक्ट रूप से होने वाली यह एक बड़ी आर्थिक हानि है।

इनका प्रकोप वर्षा व सर्दी में अधिक होता है। मेमनों व भैंस के बछड़ों में रोग अधिक गंभीर होता है तथा उम्र बढ़ने के साथ प्रकोप घटता जाता है। रोगी पशु के गोबर के साथ अंडे बाहर निकल कर पानी, आहार को दूषित करते हैं तथा आहार नाल द्वारा इनके लार्वा दूसरे पशुओं के शरीर में प्रवेश करते हैं।

Parasitic Gastritis के लिए मुख्यतया निम्न पैरासाइट जिम्मेदार होते हैं – *Haemonchus, Mecitocirrus, Ostertagia, Trichostrongylus.*

HAEMONCHOSIS

H. bubalis, H. placei, H. similis - ये पैरासाइट गाय, भैंस के एबोमेजम में पाये जाते हैं। इन्हें वायर वर्म (wire worm) भी कहते हैं। ये होस्ट पशु का खून चूसते हैं। इनका रंग लाल होता है। फिमेल पैरासाइट एक दिन में लगभग दस हजार तक अंडे देती है, जो गोबर के साथ बाहर आते हैं। अंडों से लार्वा निकल कर घास की पत्तियों में चिपक जाते हैं। इसके लार्वा घास व पानी के साथ स्वस्थ पशु के शरीर में पहुँच कर दस दिन में परिपक्व (adult) हो जाते हैं। चूँकि ये पैरासाइट पशु का ब्लड चूसते हैं, इसलिए होस्ट पशु के शरीर में ब्लड की कमी हो जाती है। ब्लड़ में RBC की संख्या भी कम हो जाती है, हीमोग्लोबिन भी कम हो जाता है।

बछड़ों व मेमनों में लक्षण गंभीर व एकाएक होते हैं। तेजी से होने वाले एनीमिया के कारण बिना कोई लक्षण प्रकट किए ही पशु की मौत हो जाती है। जब रोग लम्बे समय चलता है तो आंत की म्युकस मेम्ब्रेन में सूजन आ जाती है। जबड़े के नीचे भी सूजन आती है (bottle jaw) पशु धीरे–धीरे कमजोर होता है, अंत में मौत हो जाती है।

OSTERAGIOSIS

ओस्टेरेजिओसिस वंश के पैरासाइट गाय, भैंस व भेड़,बकरी के एबोमेजम में पाये जाते हैं। कभी–कभी छोटी आंत में भी पाये जाते हैं इन्हीं के कारण गाय–भैंस में पैरासाइट के कारण गेस्ट्राइटिस सबसे अधिक होती है। इन्हें ब्राऊन स्टोमक भी कहते हैं क्योंकि इनका रंग भूरा होता है। ये प्रमुख हैं– O. osteragi, O. pinnata, O. trifurcata, O.lyrata

बछड़ों व गायों में यह रोग अधिक होता है। जुलाई से अक्टूबर में प्रकोप अधिक होता है। पशु के एबोमेजम की म्युकस मेम्ब्रेन से ये घुस जाते हैं, जिससे यह सूज कर गल जाती है। इन पैरासाइट के कारण रोगी पशु के ब्लड प्रोटीन में कमी आ जाती है। दस्त होती है शरीर का वजन कम हो जाता है और अंत में मौत हो जाती है।

TRICHOSTRONGYLOSIS

ये पैरासाइट आकार में छोटे होते हैं तथा गाय, भैंस, घोड़े बकरी के एबोमेजम में पाये जाते हैं। इनकी लम्बाई 3-5 मिमी होती है। इनका जीवनचक्र भी हिमोन्कस (*Haemonchus*) पैरासाइट जैसा ही है, लेकिन ये खून नहीं चूसते हैं।

आंतों में पाये जाने वाले पैरासाइट → ENTERITIS

गायों व भैंसों के आमाशय की तरह आंतों में भी कई तरह के पैरासाइट पाये जाते हैं जिनके कारण दस्त होती है। मुख्य परजीवी निम्न है – Cooperia, Moniezia, Trichuris, Paracooperia, Strongyloides, Trichostrongylus, Nematodirus.

NEOASCARIASIS

Neoascaris - *Toxocara vitulorum* (गोल कृमि)

भारत में गाय व भैंस के बछड़ों व पाड़ों में यह परजीवी खूब पाया जाता है तथा रोग का प्रकोप गर्मियों में अधिक होता है। भैंस में पाड़ों में गाय के बछड़ों की तुलना में ये परजीवी अधिक पाये जाते हैं।

चूँकि ये पैरासाइट पशु की आंत में रहते हैं इसलिए गोबर के साथ अंडे बाहर आते रहते हैं। बाहर उचित वातावरण में ये लार्वा अवस्था में बदल जाते हैं । दूषित चारा, पानी के साथ लार्वा अन्य पशु के शरीर में प्रवेश कर जाते हैं। वहाँ छोटी आंत से लीवर, लंग्स व किडनी में भी पहुँच जाते हैं। यदि पशु गर्भावस्था में है तो ब्लड़ के जरिए ये पैरासाइट एम्ब्रियो के शरीर में भी पहुँच जाते हैं। जिसे prenatal infestation कहते हैं । जब यह भ्रूण नवजात के रूप में जन्म लेता है तो उस समय इनके फेफड़ों में ये पैरासाइट मौजूद रहते हैं। ब्याने के बाद दूध के साथ भी पैरासाइट लार्वा बाहर निकलते हैं इनका दूध पीने से नवजात बछड़ों व पाड़ों को दूध के द्वारा पैरासाइट संक्रमण हो जाता है।

प्रायः तीन महीने की उम्र के आसपास कटड़ों में इन पैरासाइट्स के कारण गंभीर लक्षण प्रकट होते हैं। तेज दस्त होते हैं। तेज दस्त व शरीर में पानी की कमी के कारण काफी निढाल सा कमजोर हो जाता है। पशु खड़ा भी नहीं रह पाता है। सांस में मक्खन जैसी गंध आती है। पैरासाइट की अधिक संख्या के कारण आंत में रूकावट भी हो जाती है और अंत में पशु की मौत हो जाती है।

STRONGYLOIDIOSIS

Parasite - *Strongyloides species*

इन्हें Intestinal thread worm भी कहते हैं। ये बहुत छोटे गोल पैरासाइट होते हैं। एक वर्ष की उम्र के बछड़ों, पाड़ों में ये अधिक पाये जाते हैं। इनमें नर की तुलना में मादा अधिक नुकसान पहुँचाती है जो आंत की म्युकस मेम्ब्रेन में घुसी रहती है तथा बड़ी संख्या में अंडे पैदा करती है। बाहर वातावरण में ये नर व मादा लार्वा रूप में विकसित होते हैं दूसरे पशुओं में पैरासाइट त्वचा के जरिए होता है। ये पैरासाइट त्वचा से ब्लड के जरिए फेफड़ों में पहुँच जाते हैं। यहाँ पतली नलियों के जरिए ट्रेकिया में चले जाते हैं और बाद में इसोफेगस के रास्ते आंत में पहुँचकर वहां व्यस्क होते हैं।

स्ट्रोन्गाइलॉयड पैरासाइट के कारण पशु खाना काफी कम कर देते है।, शरीर के वजन में कमी से पशु कमजोर हो जाते हैं। तेज दस्त होती है, खून की कमी हो जाती है। भेड़ों में पैरों की त्वचा गलने से फुट रॉट हो जाती है।

PARACOOPERIOSIS

Paracooperia nodulosa

भारत में भैंसों में यह परजीवी खूब पाया जाता है। इनमें एक वर्ष की उम्र तक के बछड़ों, पाड़ों में गर्मी के दिनों में अधिक रोग होता है। ये पशु की आंतों में रहकर काफी संख्या में गांठे बना देते हैं। सर्दियों में परिपक्व पैरासाइट इन गांठों से बाहर निकलते हैं। गोबर के साथ अंडे बाहर आते हैं। आंतों में चिपक कर खून चूंसते हैं। आंतों में गांठे बनने के कारण भोजन का अवशोषण ठीक नहीं हो पाता है।

TRICHURIASIS

Synonyms - Whip worm infestation (In man)

ट्राइचुरिस नाम के ये पैरासाइट चाबुक (Whip worm) के आकार के होते हैं। इनके शरीर का अगला भाग लम्बा और पतला चाबुक की तरह होता है तथा पिछला भाग बहुत मोटा होता है। ये पैरासाइट पशु की बड़ी आंत (caecum) में रहते हैं, जिससे दस्त होती है।

Species - T. ovis (Sheep), T. suis (Pig.)
- T. glotulosa, T. discolor (ruminent).

LIFE CYCLE

ये पैरासाइट एनिमल की बड़ी आंत में रहते हुए अंडे देते रहते हैं, जो गोबर के साथ बाहर निकलते हैं। उपयुक्त वातावरण मिलने पर लगभग तीन सप्ताह में लार्वा अवस्था में पहुँच जाते हैं। लार्वा से दूषित चारा, पानी व अन्य आहार खाने से ये पशु के पेट में पहुँचते हैं। वहाँ 1-2 महीने में व्यस्क हो जाते है। कुत्ते व मनुष्य की आंत के सीकम (caecum) वाले भाग में एक्युट व क्रॉनिक रोग पैदा करते हैं। अन्य पशुओं में गंभीरता कम होती है। गाय, भैंसों में कोई खास लक्षण प्रकट होने जैसा गंभीर रोग नहीं होता है।

Ingestion → Hatching → Mature in 7 weeks in Pigs → Mature in 12-20 weeks in Ruminents >→ Start laying of eggs.

SYMPTOMS

- बछड़ों में भूख कम लगना, तेज दस्त, एनीमिया, काफी कमजोरी।
- नवजात सूअरों में मृत्युदर काफी अधिक होती है।
- मेमनों में दस्त, वजन में कमी बनी रहती है। मृत्युदर कम होती है।

DIAGNOSIS

- Faecal exam -
  - Presence of eggs in faeces – yellow oval eggs.
  - Presence of adult worm in faeces, whip-shaped, 2-5 cm long.

TREATMENT

1. Fenbendazole - 5 mg/kg b.wt.
2. Parbendazole - 5 mg/kg b.wt.
3. Haloxon
4. Levamisole injection.

Diagnosis of G.I.T. parasites in ruminents

- अच्छी पौष्टिक खुराक के बावजूद पशु कमजोर होता जाता है।
- रूखी त्वचा (rough body coat), दस्त कमजोरी ।
- दुधारू पशुओं में दूध में कमी, भेड़ों में ऊन में कमी।
- गोबर का परीक्षण करने पर – पैरासाइट के अंडे दिखाई देते हैं।
- पोस्टमार्टम – रूमन, रेटिकुलम व एबोमेजम में विभिन्न अवस्था में पैरासाइट ।
- Haemonchus, Oesdihoagostomum, Trichuris, Trichostrongylus, Osteragia, Cooperia, Nematodirus - ये जीवित पशु में ही मिलते हैं।

G.I.T. Parasite - General Control

- खेतों व चरागाहों में एक साथ पूरी जगह पर पशुओं को न चराएँ।
- समय–समय पर पशुओं की डिवर्मिंग करें, डिवर्मिंग के लिए दवाइयाँ बदलते रहें ताकि किसी खास दवा के प्रति प्रतिरोधक क्षमता पैदा न हो। पौष्टिक आहार दें।

टेपवर्म (TAPEWORM)

चपटे, पतले तथा फीते के आकार के लम्बे टेपवर्म पैरासाइट गाय, भैंस व भेड़, बकरी में पाये जाते हैं। ये पशुओं की आंत में रहते हैं इसके अलावा कई अन्य प्रकार के जीवों में भी इनके जीवन चक्र की कुछ अवस्थाऐं पूरी होती हैं। कम संख्या में तो ये पशु को कोई खास नुकसान नहीं पहुँचाते है लेकिन ज्यादा तादाद में खासकर छोटी उम्र के पशुओं में मौत का कारण बन सकते हैं।

ETIOLOGY -

Ruminents - *Monieza expansa, M. benedini*

LIFE CYCLE

फीताकृमि (tapeworm) से ग्रसित पशु के गोबर के साथ अंडे बाहर निकलते हैं। इनका जीवन चक्र अन्य पैरासाइट्स की तरह सीधा नहीं होकर इन्डायरेक्ट होता है। एक प्रकार का orbatid mite एक होस्ट का कार्य करते हैं। टेपवर्म अंडों से बनने वाले लार्वा इन mites के शरीर में ही विकसित होते हैं। ये माइट घास में बिखरे रहते हैं, जिसे पशु द्वारा खाने से उसके पेट में पहुँच जाते हैं। आंत में पहुँचकर लार्वा से व्यस्क टेपवर्म बनता है। आंत में व्यस्क टेपवर्म अंडे देते हैं तथा इन अंडों से दूषित घास द्वारा नए पशुओं को संक्रमित करते रहते हैं।

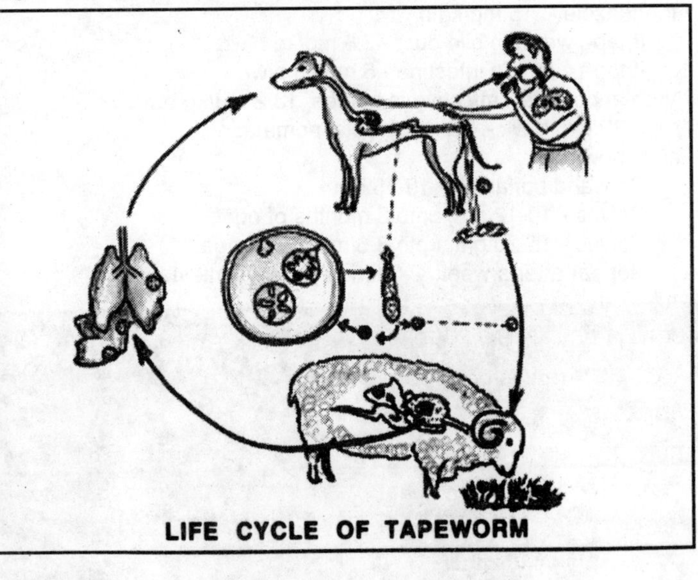

LIFE CYCLE OF TAPEWORM

SYMPTOMS

- छः महीने की उम्र के मेमने, बछड़े या पाड़े अधिक प्रभावित होते हैं।
- पैरासाइट की कम संख्या के कारण कोई खास लक्षण प्रकट नहीं होते है लेकिन अधिक संख्या में पशु की स्थिति गंभीर हो जाती है।

- भारी संख्या में ये आंत की सामान्य क्रिया में बाधा डालते हैं क्योंकि आंत की लम्बाई के साथ में लम्बे फीतेनुमा पैरासाइट भी चिपके रहते हैं।
- आमाशय में पाचक रस रूक जाने से सामान्य पाचन में बाधा होती है।
- कब्ज, हल्के या तेज दस्त, गोबर में ब्लड या म्युकस मिला हुआ भी हो सकता है।। छः महिने से कम उम्र के बछड़ों में कम ग्रोथ रेट तथा पेट फूला हुआ (pot belly) रहता है।
- कभी–कभी एनीमिया।

DIAGNOSIS

- लक्षण – पशु की कम ग्रोथ, कमजोरी, पेट फूला हुआ ।
- क्लिनिकल पैथोलोजी – गोबर में टेमवर्म के टूटे हुए भाग व अंडे नजर जाते हैं।
- पोस्टमार्टम –
  – आंत में टेपवर्म के चिपके रहने वाले स्थान पर अल्सर जैसा घाव ।
  – बिलियरी डक्ट में immature पैरासाइट मिल सकते हैं।

TREATMENT

1. Lead Arsenate - Lamb - 0.5 mg, Calves - 0.5 gm.
   (most effective) Sheep - 1gm, Adult Cattle - 1.5 gm.
2. Niclosamide - 75 mg./kg. b.wt. in calves and lambs.
3. Mebendazole - 20 mg./kg. b.wt.
4. Fenbendazole - 5 mg/kg b.wt.
5. Albendazole - 7.5 mg/kg b.wt.
   If tape worm in bile duct - 7.5 mg/kg b.wt.
   If tape worm in intestine - 5 mg/kg b.wt.
6. Pyrental pomate - effective in horses, 13.2 mg/kg b.wt.
   If 300 kg b.wt. - 4 gm kpyrental pomate.
7. Taenil powder
   Cow and buffaloes - 15-75 gm
   Calves - 10-12 gm, upto 3 months of age.
   Calves - 15-20 gm, upto 3-6 months of age.
   Repeat after a week, 2-3 times in heavy infestation

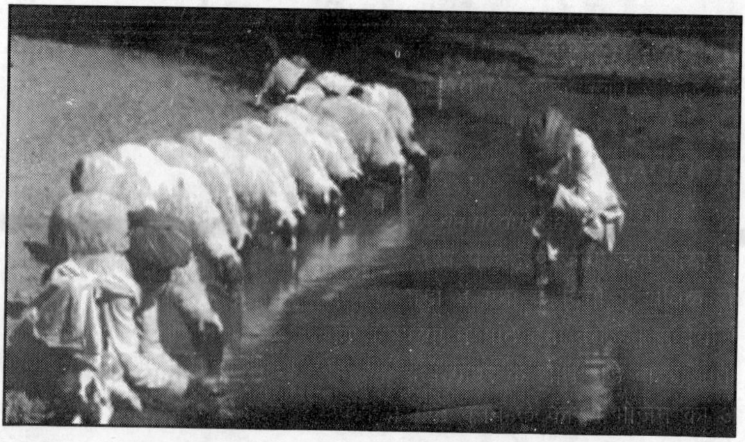

सिस्टीसर्कोसिस (CYSTICERCOSIS)

कई टेपवर्म पैरासाइट ऐसे भी हैं जिनकी एडल्ट अवस्था या जीवन चक्र का अधिकांश प्रमुख भाग तो मनुष्य या कुत्ते की आंतों में विकसित होता है, लेकिन उनकी लार्वा अवस्थाऐं पशुओं में विकसित होती हैं। पशुओं में इन अवस्थाओं को cysticercus, coenurus and hytatid कहते हैं। ये लार्वा अवस्थाऐं सिस्ट या थैलीनुमा रूप में होती हैं जो पशु के शरीर में कई तरह के रोग पैदा करती है। भारत में जुगाली करने वाले रूमिनेन्ट पशुओं में चार प्रकार के सिस्टीर्कोसिस रोग प्राप्त पाए जाते हैं।

1. Cysticercus bovis.
2. Cysticercus tenucollis.
3. Hydatidiosis.
4. Coenurus cerebralis.

1. Cysticercus bovis

यह Taenia saginata नामक टेमवर्म की लार्वा अवस्था है। यह टेपवर्म मनुष्य की आंत में पाया जाता है। लार्वा रूपी सिस्ट पशु के शरीर में मांसपेशियों,फेफड़ों, लीवर, वृक्क, हृदय व जीभ में पाया जाता है।

जब मनुष्य की आंत में परिपक्व टेपवर्म रहता है तो उसके खंड (segment) व अंडे मल (stool) के साथ बाहर मिट्टी, पानी व अन्य खाद्य सामग्री को संक्रमित कर देते हैं। अंडे आंत में विकसित होकर ओन्कोस्फेयर का रूप धारण करते हैं इससे भ्रूण विकसित होकर आंत की दीवार को भेद कर ब्ल्ड वेसल्स में पहुँच जाता है, फिर तो यह मांसपेशियों, लीवर व अन्य भागों में भी फैल जाता है। प्रायः पशुओं में कम संख्या में ये कोई खास लक्षण प्रकट नहीं करते हैं, लेकिन अधिक संख्या में होने पर रोग पैदा कर सकते है।

जीवित पशु में डायग्नोसिस मुश्किल है। पोस्टमार्टम के बाद ही रोग के बारे में मालुम पड़ता है। जीवित अवस्था में जांचकर डायग्नोसिस काफी मंहगा पड़ता है।

2. Cysticercus tenucollis

यह Taenia hydatigena नामक टेपवर्म की लार्वा अवस्था है। टेपवर्म कुत्तों की आंत में पाया जाता है। शरीर में लार्वा एक सिस्ट या थैलीनुमा होता है जो चने के दाने से लेकर मुर्गी के अंडे के आकार तक बड़ा होता है । सिस्ट के अन्दर पानी जैसा द्रव भरा होता है । ये सिस्ट कुत्तों की पेरिटोनियल केविटी, एब्डोमिनल केविटी, लिवर, लंग्स व किड़नी में चिपके रहते हैं। यह सिस्ट लार्वा अवस्था भेड़ व बकरियों में अधिक पायी जाती है।

कुत्ते की आंत में व्यस्क टेपवर्म से खंड व अंडे मल के साथ बाहर आते हैं और चारा, पानी, मिट्टी व खाद्य वस्तुओं को संक्रमित करते हैं। घास चरते समय व पानी पीते समय ये खंड व अंडे पशुओं के शरीर में पहुँचते हैं। आंत में सक्रिय ओन्कोस्फेयर बनता है जिसमें भ्रूण रहता है। भ्रूण बाद में आंत की दीवार को भेदकर ब्लड वेसल्स में पहुँचकर लंग्स व लीवर से होकर परिपक्व होता है तथा पेरिटोनियल केविटी में चला जाता है।

भारी संख्या में होने पर ये पैरासाइट लीवर को नुकसान पहुँचाते हैं, रक्तस्त्राव होता है। ट्रॉमेटिक हेपेटाइटिस व अधिक हेमोरेज से 7-10 दिन में पशु की मौत हो जाती है। यदि शरीर में पैरासाइट की कम संख्या हो तो पशु सुस्त व कमजोर रहता है और कोई खास नुकसान नहीं होता है। जीवित पशु में डायग्नोसिस करना मुश्किल होता है।

3. Hydatidiosis

यह *Echinococcus granulosus* नामक टेपवर्म की एक बीच की अवस्था है। जिसे "Hydatid" कहते हैं। यह टेपवर्म कुत्तों, भेड़ियों व लोमड़ी की छोटी आंत में पाया जाता है। यह हायडेटिड सिस्ट 5-10 सेमी आकार से लेकर बड़े आकार में भी हो सकता है। सिस्ट पशु के शरीर में कई भागों में पाया जाता है लेकिन गाय, भैंस में अधिकतर लीवर व लंग्स में पाये जाते हैं।

कुत्ते के मल (stool) के साथ निकलने वाले टेपवर्म के अंडों से दूषित चारा, पानी व अन्य आहार के साथ पशु शरीर में प्रवेश करते हैं। अंडे पशुओं की आंत में विकसित होते हैं। बाद में पैरासाइट भ्रूण बनकर ब्लड सर्कुलेशन के जरिए शरीर के कई भागों तक पहुँच जाते हैं।

पशु में रोग के लक्षण व हानि इस बात पर निर्भर करती है कि परजीवी सिस्ट किस अंग में कितने बड़े आकार में विकसित हो रही है। जब ये सिस्ट लीवर में विकसित होती है तो एसाइटिस तथा फेफड़ों में विकसित होने पर सांस में तकलीफ होती है। जीवित पशु में डायग्नोसिस करना मुश्किल होता है।

4. Coenurus Cerebralis (GID)

यह टीनिया मल्टीसेप्स नामक टेपवर्म की एक बीच की अवस्था है। टेपवर्म कुत्ते, लोमड़ी व भेडिया की छोटी आंत में पाया जाता है। पैरासाइट की यह अवस्था बकरी, भेड़ व गाय के ब्रेन व स्पाइनल कोर्ड में पायी जाती है। पशुओं में इस रोग को GID sturdy or staggers कहते हैं। बकरियों में पूर्ण विकसित सिस्ट मुर्गी के अंडे व उससे भी बड़ी होती है। काफी पतली, सफेद झिल्लीनुमा सिस्ट में दानों के रूप में कई हेड्स (heads) होते हैं तथा प्रत्येक हेड से बाद में एक व्यस्क टेपवर्म बनता है।

कुत्ते की आंत में रहने वाले व्यस्क टेपवर्म के अंडे चारा, पानी को संक्रमित करते हैं तथा आहार के साथ पशु के पेट में पहुँचते हैं। पशु की आंत में ये अंडे विकसित होकर आन्कोस्फेयर बनते है। इससे एम्ब्रियो बनता है जो ब्लड सर्कुलेशन के जरिए शरीर के विभिन्न भागों में पहुँचते हैं । विचित्र बात यह है कि इन भ्रूणों में से जो केन्द्रीय तंत्रिका तंत्र में पहुँच जाते हैं वे जीवित रहकर स्पाइनल कोर्ड व ब्रेन में विकसित होते हैं बाकी भ्रूण मर जाते हैं।

लक्षण (SYMPTOMS)

संक्रमण होने के लगभग 20-25 दिनों बाद रोग के लक्षण प्रकट होते हैं। शुरू में भेड़–बकरी को हल्का बुखार रहता है। ब्रेन में सिस्ट का जितना बड़ा आकार व जिस स्थिति में होती है उसके अनुसार दिमागी लक्षण प्रकट होते हैं। सिस्ट अधिकतर ब्रेन के ऊपर स्थित होती है। ऐसे में पशु अपना सिर एक ओर ऊपर किए हुए रहता है तथा गोल घेरे में चक्कर लगाता रहता है। यदि सिस्ट ब्रेन पर दबाब डालती है तो चिल्लाता है, पिछले पैरों से लड़खड़ाता चलता है। संतुलन नहीं रहता है तथा कभी–कभी पेरालाइसिस भी हो जाता है। पशु चारा पानी कम लेता है तथा धीरे–धीरे कमजोर होता जाता है। अंत में मृत्यु हो जाती है।

डायग्नोसिस (DIAGNOSIS)

लक्षणों के आधार पर रोग की पहचान की जा सकती है। जब सिस्ट ब्रेन के ऊपर स्थित होती है, तो उस स्थान पर खोपड़ी की हड्डी धीरे–धीरे नरम पड़ जाती है। इस स्थान को अंगूठे से दबाने पर सिस्ट व ब्रेन पर दबाब पड़ता है और रोगी पशु दर्द के मारे चिल्लाता है। लेकिन ब्रेन के अलावा केन्द्रीय तंत्रिका तंत्र के अन्य भाग में सिस्ट होने पर डायग्नोसिस करना बहुत मुश्किल हो जाता है। ब्रेन के ऊपर स्थित सिस्ट को ऑपरेशन द्वारा बाहर निकाल कर पशु को बचाया जा सकता है। यदि ऑपरेशन के दौरान अंदर ही सिस्ट फूट जाय और सिस्ट में स्थित दानेदार एक–दो स्कॉलेक्स अंडे भी अंदर रह जाये तो बाद में फिर से सिस्ट का रूप धारण कर सकते हैं।

Different types of larval stages of tape worms

Adult Tapeworm	Final host	Larva	Intermediate host	Larval site
T. Saginata	Man	*Cysticercus bovis*	Cattle	Muscle
T.multiceps	Dog	*Coenurus cerebralis*	Sheep, Cattle	CNS
T. hydatigena	Dog	*Cysticercus tenuicollis*	Sheepl, Cattle	Peritoneum
T. solium	Man	*Cysticercus cellulosae*	Pig, Man	Muscle
T. ovis	Dog	*Cysticercus ovis*	Sheep	Muscle
T. pisiformis	Dog	*Cysticercus pisiformis*	Rabbit	Peritoneum
T.taeniaeformis	Cat	*Cysticercus fasciolaris*	Mouse, Rat	Liver

SMPTOMS

- गोबर में कभी कभी इन टेपवर्म के टूटे हुए खंड निकलते हैं।
- पशु के पेट में पीड़ादायक बैचेनी महसूस करता है।
- कब्ज के साथ लगातार या कभी–कभी दस्त।
- भूख कम लगना, अधिक संवेदनशील, बाद में दिमागी लक्षण ।
- पशु की ग्रोथ रेट कम व कमजोर स्थिति ।

DIAGNOSIS

- कुत्ते के मल, बकरी की मींगनी व गाय के गोबर में टेपवर्म के अंडे व फीतेनुमा शरीर के टूटे हुए खंड निकलना ।

TREATMENT

- Niclosamide - Tab Niclex - one tab/15-20 kg b.wt. for 3 days.
- Pyrental pomate- 20 mg/kg b.wt.
- Dichlorophen- very effective fordogs.
  0.5 mg/3 kg b.wt.
- Albendazole- 10-15 mg/kg b.wt. - highly effective
- Fenbondazole - 25 mg/kg b.wt.

EGGS OF DIFFERENT ENDOPARASITES

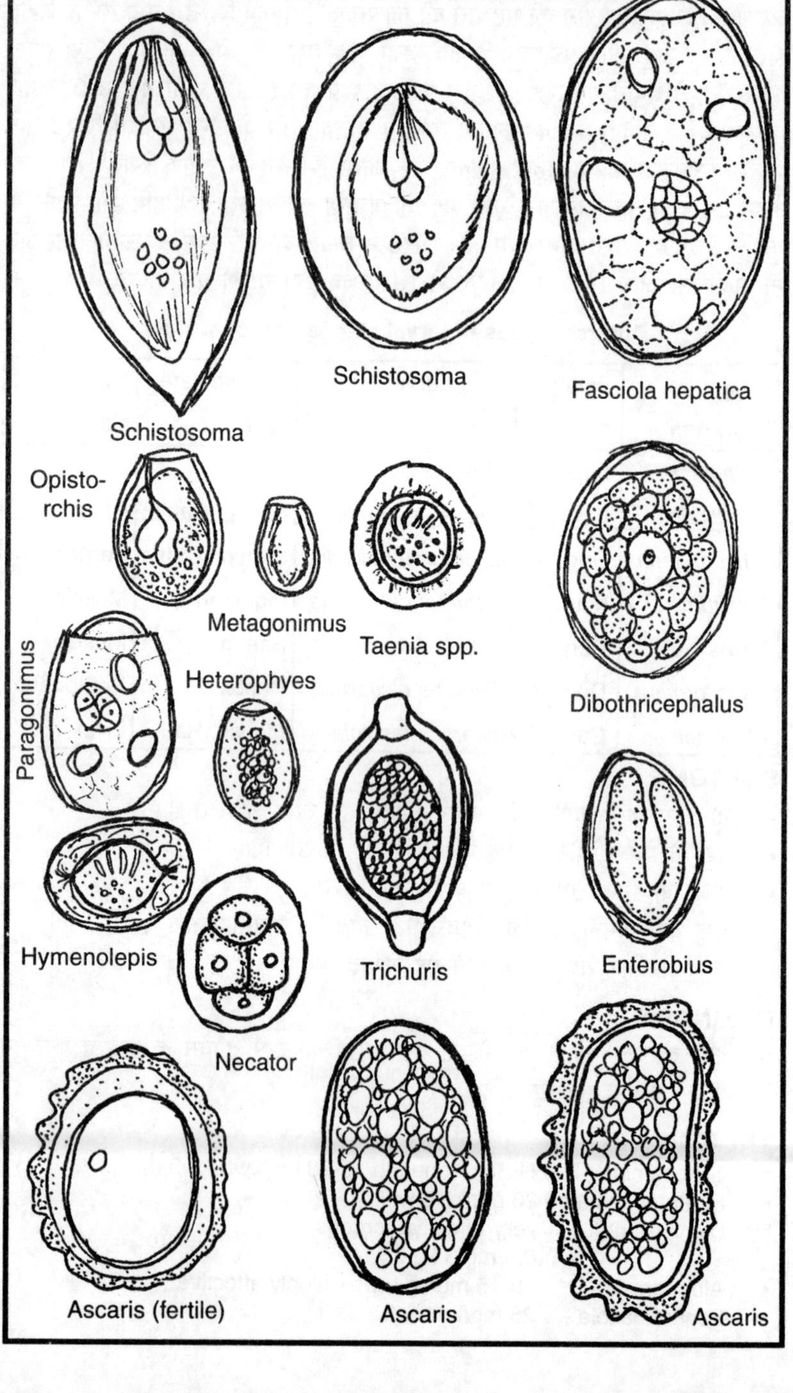

नेजल ग्रेनुलोमा (NASAL GRANULOMA)

Synonyms- Schistosomiosis, Snoring disease, नकड़ा रोग

ये पैरासाइट पशुओं की नाक के अन्दर रहते हैं इससे सिस्टोसोमिएसिस होता है।

ETIOLOGY-Parasite-*Schistosoma nasalis, S. bovis.*

इस पैरासाइट में सिस्टोसोमा वंश के अन्य पैरासाइट्स की तरह नर व मादा अलग–अलग होते हैं। ये धागेनुमा 5–11 मिमी. लम्बाई के होते हैं तथा पशुओं की नाक में म्युकस मेम्ब्रेन के नीचे रक्त शिराओं (veins) में रहते हैं। प्रायः यह रोग भेड़, बकरी, घोड़ों व गाय, भैंस में पाया जाता है। भारत में इन पशुओं में सिस्टोसोमा पैरासाइट बहुतायत से पाया जाता है। मनुष्य में इस रोग से त्वचा में लक्षण प्रकट होते हैं।

LIFE CYCLE

पैरासाइट की एक अवस्था Indoplanorbis exustus घोंघे (snail) में पूरी होती है। इन घोंघों में रहकर पैरासाइट "सरकेरिया" अवस्था के रूप में बाहर निकलते हैं और इधर–उधर घास से चिपके रहते हैं। पशुओं के चरने के दौरान ये पैरासाइट पशु की त्वचा के सम्पर्क में आते ही त्वचा में घुस जाते हैं। पशु की ब्लड वैसल्स के जरिए ये उसके नाक तक पहुँच जाते हैं। ब्लड वैसल्स में ये नर व मादा परजीवी बन जाते हैं। मादा बड़ी संख्या में अंडे देती है। ये अंडे नेजल डिस्चार्ज या गोबर के साथ बाहर आते हैं। इन अंडों से निकली मिरासीडिया अवस्थाऐं उपयुक्त वंश के घोंघों की तलाश कर घुस जाते हैं। घोंघों से सरकेरिया अवस्था बाहर निकल कर पशुओं के शरीर में पहुँचती है।

Parasite in the veins of nasal mucosa → Marked rhinitis with mucopurulent nasal discharge → Mucosa show much fibrous and proliferative epithelium.

SMPTOMS

- जुकाम, बार–बार छींके आना तथा मवाद सा म्युकोपुरूलेन्ट डिस्चार्ज ।
- नाक की म्युकस मेम्ब्रेन में सूजन तथा छोटी–छोटी abscesses बन जाना ।
- छोटी–छोटी गांठों से नाक के मार्ग में रूकावट, सांस में तकलीफ, घर्र–घर्र की आवाज। आवाज के कारण इसे snoring disease भी कहते हैं।
- गाय, भैंसों में दूध कम हो जाता है, बैचेन व सुस्त रहता है, कमजोर हो जाता है।

DIAGNOSIS

- Symptoms के आधार पर ।
- Nasal discharge or faecal exam

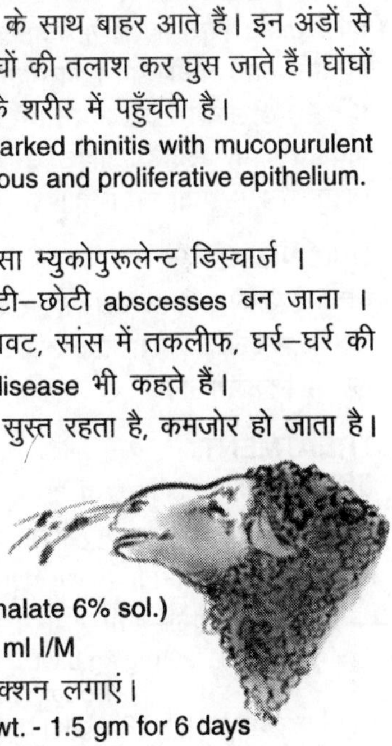

TREATMENT

1. Anthiomaline - (Lithium antimony thiomalate 6% sol.)
   Cattle - 20 ml deep I/M, Horse - 15-20 ml I/M
   सप्ताह में एक तथा कुल दो या तीन इंजेक्शन लगाएं।
2. Tar-tar emetic - 1-2% sol. - 2 mg/kg b.wt. - 1.5 gm for 6 days
   2.5 gm, 1.2% sol., alternate days.
3. Sodium antimony tartrate - 2 mg/kg b.wt. in10% Dextrose, I/V
   दिन में दो बार दो दिन तक।
4. Antimosan - 1.7 mg/kg b.wt. for 6 days.

फाइलेरियल डर्मेटाइटिस
FILARIAL DERMATITIS

Synonyms - Dermatidies, Cutaneous filariasis, पट फूटना, मूंज फूटना।

ETIOLOGY - *Parafilaria multipapilosa, Parafilaria bovicola* (cattle)
फाइलेरिया परजीवी पालतू पशुओं की त्वचा के नीचे पाये जाते हैं। काटने या खून चूसने वाले कीटों तथा मस्का वंश की मक्खियों के द्वारा ये पशु की त्वचा में प्रवेश करते है। ये मक्खियाँ अपने शरीर पर चिपके फाइलेरिया के लार्वा को दूसरे पशु के त्वचा के घाव पर छोड़ देती है। प्रायः एक वर्ष की कम उम्र के पशुओं में यह नहीं पाया जाता है। पालतू पशुओं में से भेड़, बकरियों, घोड़ों व गायों में पाये जाते है। भारत में धूप में काम करने वाले बैलों में फाइलेरिएसिस अधिक होता है।

SYMPTOMS

प्रायः गर्मी के दिनों में त्वचा पर लक्षण प्रकट होते हैं। त्वचा पर हल्के छोटे–छोटे दाने उभरे नजर आते हैं। यह अपने आप उभर कर फूटते हैं। ब्लीडिंग पॉइंट से ब्लड निकलता है, घाव भी भर जाता है तथा लक्षण अपने आप गायब हो जाते हैं। कई बार वर्ष भर बाद फिर से लक्षण प्रकट हो जाते हैं । गायों में त्वचा के ऊपर फाइलेरिया के उभरे दाने कंधों, गर्दन, गलकम्बल व आंख के आस–पास अधिक होते हैं। इन छोटे–छोटे लार्वा से व्यस्क बनने में 5-7 माह लग जाते हैं तथा इन्फेक्शन के 7-9 माह बाद त्वचा पर ब्लीडिंग पॉइंट उभरते हैं। गांठों में फाइलेरिया पैरासाइट लार्वा या व्यस्क रूप में पाया जाता है।

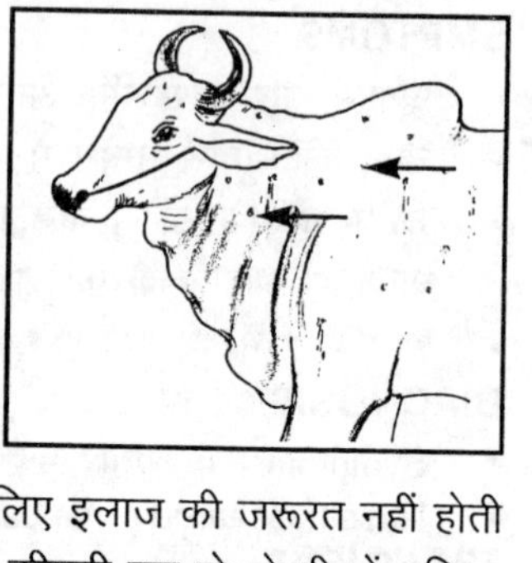

DIAGNOSIS

त्वचा के ऊपर दानेदार उभरे हुए लक्षण, जिसमें से ब्लड व फाइलेरिया पैरासाइट व्यस्क या लार्वा के रूप में निकलते हैं।

TREATMENT

चूँकि इसमें लक्षण अपने आप ही गायब हो जाते हैं तथा पशु को कोई विशेष नुकसान नहीं होता है इसलिए इलाज की जरूरत नहीं होती है। यदि संक्रमण अधिक है तथा पशु घोड़ा या अन्य कीमती पशु हो तो ट्रीटमेंट किया जा सकता है। कभी–कभी भेड़ों में भी ऐसी स्थिति होती है।

- Nitroxynil - 20 mg/kg b.wt.
  Trodox (20%)lml/kg b.wt. S/C (sheep)
- Levamisol Hcl- 12 mg/kg b.wt., daily for four days.
- Anthiomaline- 15-20 ml I/M, alternate day, cattle & horse.
- Tar-tar emetic- (5% solu.) 8 ml., 16 ml. and 20 ml. I/V.
  सप्ताह में एक इंजेक्शन दो या तीन सप्ताह तक लगाएं।
- Inj. Ivermectin - 0.2 mg/kg b.wt. S/C.

थेलेजिओसिस (THELAZIOSIS)

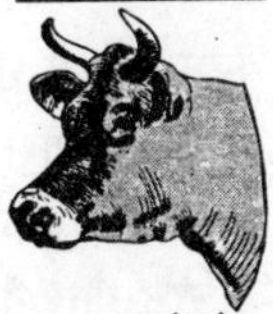

Synonym- Eye worm disease.

ETIOLOGY- Parasite of Thelazia species,
Th. rhodesi, Th. skrjabini, Th. gulosa

सफेद रंग के ये पैरासाइट गाय, भैंस, भेड़, बकरियों की आंख की म्युकस मेम्ब्रेन (conjuctival membrane) में पाये जाते हैं। सर्दियों व बरसात में इसका प्रकोप अधिक होता है, जबकि गर्मियों में कम होता है।

LIFE CYCLE

पशुओं की आँख में रहने वाले इन पैरासाइट्स से लार्वा बाहर निकलते हैं। आँख के आस–पास बैठने वाली मस्का वंश की मक्खियाँ इन लार्वाओं को निगल जाती हैं। मक्खी के शरीर में विकसित होकर संक्रामक लार्वा का रूप धारण कर लेते हैं और मक्खी के मुँह के अंगों तक आ जाते हैं । ये मक्खियाँ जब भी किसी पशु की आँख पर बैठती हैं तो आँख की म्युकस मेम्ब्रेन पर पैरासाइट संक्रामक लार्वा छोड़ देती है। आँख में लगभग डेढ़ महिने में लार्वा एडल्ट थैलेसिया पैरासाइट बन जाता है।

SYMPTOMS

व्यस्क थेलेसिया पैरासाइट पशु की आँख की पलक के नीचे इंर्टनल कैन्थस तथा आँसू की नली (lacrimal duct) में पाये जाते हैं। प्रायः ये पशु को कोई खास नुकसान नहीं पहुँचाते हैं और आँसू या मवाद निकलती है। रोग तेज होने पर आँख सफेद हो जाती है तथा इलाज न मिलने पर लेक्रिमेशन, कंजक्टिवाइटिस तथा केरेटाइटिस के साथ आंख में अल्सर भी बन जाते हैं।

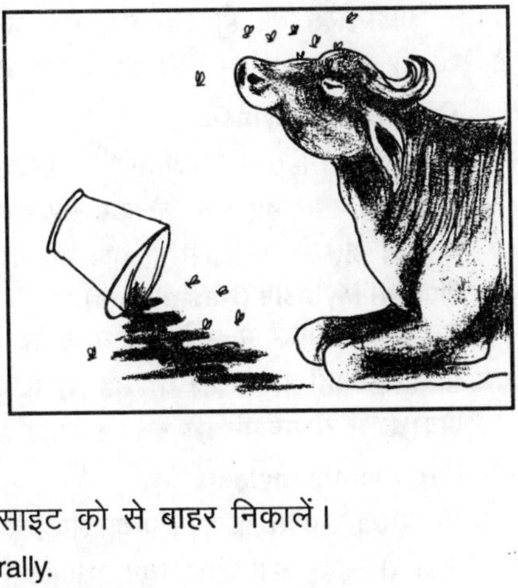

DIAGNOSIS

- आँख की म्यूकस मेम्ब्रेन की आँख की जाँच करने पर थेलेसिया पैरासाइड लार्वा मिलता है।
- आँसू की जांच में पैरासाइट अंडे या लार्वा मिलते हैं।
- पशु की आँख के पास काफी मक्खियाँ भिनभिनाती हैं।

TREATMENT

- उपयुक्त चिमटी से पकड़कर पैरासाइट को से बाहर निकालें।
- Tetramisol - 15 mg/kg b.wt. - orally.
- पशु की आँख में बोरीक एसिड पाउडर डालें ।
- रोकथाम के लिए पशु बाड़े में यथा संभव मक्खियों पर नियंत्रण करें।

माइएसिस (MYIASIS)

वातावरण में छोटी बड़ी कई तरह की मक्खियाँ पाई जाती हैं। गंदे पशुबाड़े व पशुओं के आस–पास भिनभिनाने वाली मक्खियाँ पशुओं का खून चूसते समय या काटते समय कई प्रकार के पैरासाइट्स को पशु के शरीर में डाल देती है, जिससे कई प्रकार के रोग होते हैं। इसके अलावा स्वयं मक्खियों के जीवनचक्र का कुछ भाग पशुओं के

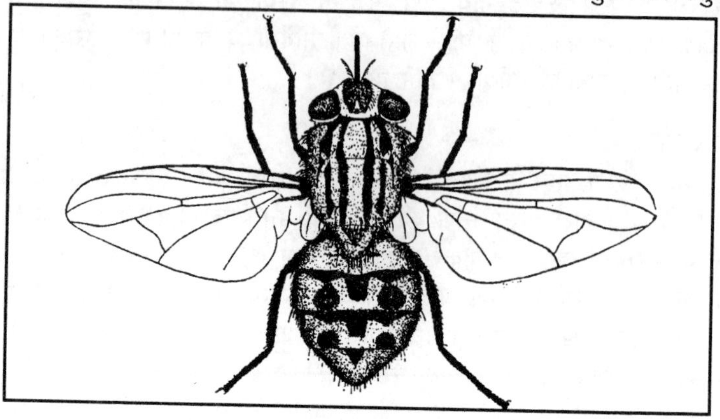

शरीर पर विकसित होता है और इसके बिना एक मक्खी व्यस्क मक्खी नहीं बन सकती है।

पशु के शरीर के किसी भी भाग पर त्वचा के अंदर व नीचे डिप्टेरा (Diptera) वंश की मक्खियों के लार्वा द्वारा जो रोग पैदा होता है उसे माइएसिस (myiasis) कहते हैं। मौटे तौर पर पशु शरीर के घावों में किलबिलाने वाले सफेद कीड़े या मेगट्स माइएसिस का ही एक रूप है। दरअसल ये कीड़े इन मक्खियों के लार्वा अवस्था ही है। माइएसिस तीन प्रकार की होती है।

1. **Cutaneous myiasis**

   प्रायः यह रोग भेड़ों से अधिक पाया जाता है। इसमें लार्वा त्वचा के नीचे बड़ी संख्या में रहते हुए पशु को कमजोर बना देते हैं। ऊन की भारी कमी हो जाती है तथा अंत में कमजोरी से पशु की मौत हो जाती है।

2. **Nostril Myiasis (Nasal bots)**

   यह रोग भी भेड़ों में अधिक पाया जाता है। लार्वा भेड़ की नाक के अन्दर पाया जाता है जहाँ से ये ब्रेन व साइनस में भी पहुँच जाते हैं। नाक के अन्दर प्युपा अवस्था में व्यस्क मक्खी बनकर बाहर आ जाते हैं।

3. **Hypoderma myiasis**

   यह प्रमुख रूप से गायों में पाया जाता है घावों में मक्खियों द्वारा दिये जाने वाले अंडों से लार्वा तथा लार्वा प्युपा बनकर नीचे जमीन पर गिर जाते हैं और व्यस्क मक्खी बन जाता है। लार्वा अवस्था में पशु काफी बैचेन हो जाता है। दूध में कमी आ जाती है। पशु चारा, पानी कम लेता है तथा कमजोर हो जाता है।

हाइपोडर्मा माइएसिस
HYPODERMA MYIASIS

Synonyms - Warble flies, Cattle grubs, Cattle maggots.

ETIOLOGY - *Hypoderma lineatum, H. bovis.*

हाइपोडर्मा वंश की मक्खियाँ पशुओं की त्वचा पर अंडे देती है तथा काफी संख्या में लार्वा बनकर पशु को बैचेन कर देते हैं और टॉक्सिमिया के कारण पशु की मौत भी हो सकती है। जब ये लार्वा सेन्ट्रल नर्वस सिस्टम तथा इसोफेगस में प्रवेश कर जाते हैं तो वहाँ काफी नुकसान पहुँचाते हैं।

LIFE CYCLE

पशु के शरीर पर पैर, पेट, पुट्ठे व कमर पर बालों के सहारे मक्खियाँ भारी संख्या में सफेद अंडे दे देती है तथा पशु शरीर में कई महिनों तक घूमते रहते हैं। बाद में पीठ की त्वचा तक पहुँच जाते हैं। वहाँ त्वचा पर एक छोटा छेद बनाकर बाहर निकलते हैं और प्युपा (pupa) बनकर व्यस्क मक्खी बन जाते हैं।

Eggs on body → Hatching in within 4-6 days → Penetration in skin → Migration to oesophagus (*H. lineatum*) and hypodermal fat) *H. bovis*) → grows for 2-4 months → Migrate to subdermal tissue → after 1-2 months → Make a small breathing hole in skin → fall on the ground to pupate out → Adult fly.

PATHOGENESIS

- जब लार्वा बड़ी तादाद में होते हैं तो इनके द्वारा छोड़े जाने वाले टॉक्सिन के कारण पशु को एनाफायलेटिक शॉक हो सकता है।
- जब लार्वा इसोफेगस तक पहुँच जाते हैं तो वहाँ सूजन से आहार निगलने में तकलीफ होती है। कई बार पशु अपनी लार तक नहीं निगल पाता है।
- इसोफेगस में रूकावट के कारण कभी–कभी रूमन में खूब गैस भर जाती है।
- जब लार्वा स्पाइनल कोर्ड में पहुँच जाता है तो अडिमा के कारण हल्का या गंभीर पेरालाइसिस हो सकता है।

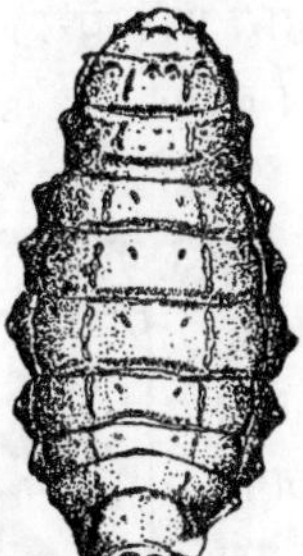

हाइपोडर्मा लार्वा

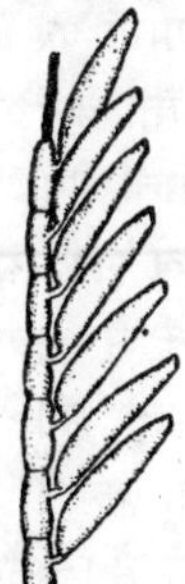

हाइपोडर्मा अंडे पशु के बाल पर

SYMPTOMS

- अंडों से निकले लार्वा पशु की त्वचा व नीचे के भाग को नुकसान पहुँचाते हैं। वहाँ मांसपेशियाँ हरे पीले रंग की हो जाती है। कमर की त्वचा पर कई जगह छोटी–छोटी सूजन (warbles) हो जाती है।
- पशु की ग्रोथ रेट कम होती है, बैचेन रहता है तथा दूध कम हो जाता है।

DIAGNOSIS

- लक्षण –यही एक मात्र रोग है, जिसमें पशु की कमर पर छोटी छोटी गांठे (1-3 cm, swellings or warbles) उभर आती है।

TREATMENT

- Rotenon spray (5%) – इसे पशु की कमर पर रगड़ें तथा महीने में दो तीन बार स्प्रे करें।
- Derris Power – 2 किग्रा. पाउडर को 25 लीटर पानी में मिलाएं। इस घोल को कमर पर रगड़ें तथा साफ करलें। इससे त्वचा पर पैरासाइट प्युपा मर जाते हैं, जिन्हें हाथ से हटाए जा सकते हैं।
- Invermectin injection - 0.2 mg/kg b.wt. S/C
- इंजेक्शन या दवा छिड़काव उस समय करें जब लार्वा त्वचा पर ही हो यानी धंस कर अंदर इसोफेगस या स्पाइनल कोर्ड में जाने से पहले ही करे।

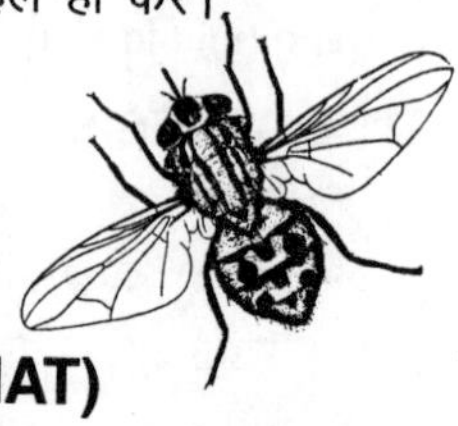

मक्खियाँ (FLIES)

भैंस मक्खी (BUFFALOW GNAT)

यह ब्लेक फ्लाई भी कहलाती है क्योंकि इनका रंग काला होता है, जो भैंस के अलावा कई प्रकार के पशुओं को होस्ट बनाती है। इनके काटने से पशु को काफी दर्द होता है, जिससे पशु चिड़चिड़ा हो जाता है तथा बैचेन रहता है। इनमें सिर्फ फीमेल मक्खी ही ब्लड चूसती है। इनमें भी अलग–अलग स्पीसीज की मक्खियाँ एनिमल के शरीर पर अलग–अलग भागों पर ब्लड चूसती हैं। इनके द्वारा ब्लड चूसने का समय भी दिन में अलग–अलग होता है। प्रायः ये मक्खियाँ एनिमल के पैर, पेट (abdomen) सिर व कानों से ब्लड चूसती है।

यूँ तो ये साल भर सक्रिय रहती है लेकिन बारिश के दिनों में अधिक वृद्धि करती है। ये दिन में सुबह की तुलना में शाम को ज्यादा सक्रिय रहती है। एक साथ बड़ी संख्या में एनिमल पर हमला करने से त्वचा पर जगह–जगह लाल धब्बे बन जाते हैं। इनके बार–बार काटने से पशु कम चरता है। भैंस मक्खियाँ कुछ वाइरल, प्रोटोजोआ तथा पेरासाइट रोग भी फैलाती हैं।

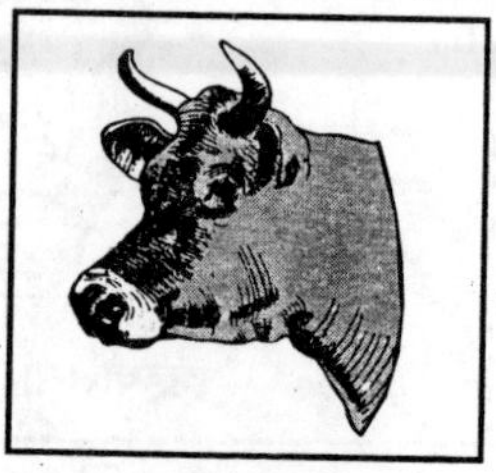

रेत मक्खी (SAND FLY)

ये कई प्रजाति के पशुओं, पक्षियों व मनुष्य को काटती हैं। ये मुख्य रूप से काटने वाली मक्खी (Biting flies) है। सिर्फ मादा मक्खी ही ब्लड चूसती है। ये मक्खियाँ मिट्टी, दीवारों पर खांचों व दरारों में अंडे देती है व जीवनचक्र 30-100 दिन में पूरा होता है।

मादा मक्खियाँ रात को एनिमल का ब्लड़ चूसती हैं जबकि दिन में छाया वाले भागों में आराम करती है। अधिकतर मक्खियाँ बारिश के दिनों में सक्रिय होती हैं जबकि सेंड फ्लाई गर्म प्रदेशों में गर्मी के दिनों में सक्रिय रहती है । ये मक्खियाँ *लिश्मानिया ट्रॉपिका* तथा *लेश्मानिया डोनोवानी* प्रोटोजोआ पेरासाइट को वेक्टर(vector) के रूप में एक से दूसरे पशु में फैलाती है। इस प्रकार ये कुत्तें व मनुष्य मे लेश्मानिओसिस रोग फैलाती है जिसमें कुत्तों की त्वचा से काफी बाल झड़ जाते हैं, त्वचा सूख जाती हैं जगह जगह घाव बन जाते हैं जो कुत्तों की एक गंभीर चर्म बीमारी है।

घोड़ा मक्खी (HORSE FLY)

यह मध्यम से बड़े आकार की मक्खी (large robust fly) है जो पूरी दुनिया में घोड़ा मक्खी के नाम से जानी जाती है। ये मक्खियाँ घोड़े के अलावा अन्य पशुओं व मनुष्य से भी अपना आहार खाती हैं। ये मुख्य रूप से ट्रिपनोसोमा पेरासाइट को पशुओं में फैलाकर सर्रा (ट्रिपेनोसोमिओसिस) रोग फैलाती है। पशुओं में ***Tabanus, Haematopota*** and *Chrysops* वंश की घोड़ा मक्खियाँ अधिक सक्रिय रहती है।

एनिमल से ब्लड चूस कर मादा घोड़ा मक्खी कीचड़, सड़ी गली वनस्पति के नीचे या पत्थरों पर एक साथ सैकड़ों अंडे देती है। अंडे से लार्वा, प्युपा व व्यस्क मक्खी बनने में लगभग 4-5 महीने लग जाते हैं। ये मक्खियां गर्मी के दिनों में ज्यादा सक्रिय रहती है। अंडे देती है तथा वहां से कई किलोमीटर दूर अपना आहार ढूंढने उड़ जाती है। फीमेल मक्खी पशु के शरीर पर गहरी व पीड़ादायक चुभन से खून चूसती है। ये हर 3-4 घंटे बाद खून चूसती है।

घोड़ा मक्खी (horse flies) पशुओं में एन्थ्रेक्स, गलघोंटू, सर्रा (ट्रिपेनोसोमिओसिस), एनाप्लाज्मोसिस तथा मनुष्य में फाइलेरियल रोग व लोएसिस रोग फैलाती है। इन मक्खियों द्वारा भारत जैसे देश में प्रति वर्ष अपरोक्ष रूप से भारी आर्थिक क्षति होती है।

अस्तबल मक्खी (STABLE FLY)

ये *Stomoxys* वंश की मक्खियां हैं जिसे स्टेबल फ्लाई या बाइटिंग हाऊस फ्लाई कहते हैं। यह घरेलू मक्खी जैसी ही होती है। इनके काटने से पशु बैचेन रहता है ये कई प्रोटोजोआ व अन्य परजीवी रोग फैलाती है। ये कई प्रजाति के पशुओं व मनुष्य से अपना आहार ग्रहण करती है। इनमें नर व मादा दोनों मक्खियां पशु का ब्लड चूसती है तथा घरेलू मक्खी की तरह मादा 20-25 अंडे देती है। ये प्रायः पशु या मनुष्य मूत्र से दूषित घास–फूस सड़ी गली सब्जियों पर अंडे देती है। अंडे से लार्वा व वयस्क बनने में 12-60 दिन लगते हैं। विचित्र बात यह है कि एक मादा मक्खी कई बार खून चूसती है तभी अंडाशय से अंडे निकल पाते हैं। गर्म प्रदेशों में साल भर इनका प्रंजनन होता रहता हैं

स्टेबल मक्खी के मुंह के आगे की लम्बी सूंड पर तीखे दांत होते हैं जिसे पशु या मनुष्य की त्वचा में धंसा कर खून चूसती है जो काफी पीड़ादायक होता है। ये मक्खियां ट्रिपेनोसोमिओसिस जैसे रोग के प्रोटोजोआ पैरासाइट फैलाती है। ये मक्खियां प्रायः गर्मी के आखरी दिनों तथा बसंत ऋतु में अधिक सक्रिय रहती है। ये अधिकतर पशुघर (shed or stable) के आसपास ही रहती है इसलिए इन्हें stable flies कहते हैं?

वार्बल मक्खी (WARBLE FLY)

रोग फैलाने की दृष्टि से यह भी एक महत्वपूर्ण मक्खी है जो विश्व के हर भाग में पायी जाती है। हालांकि यह मधुमक्खी जैसी दिखाई देती है लेकिन इनमें सिर्फ एक जोड़ी ही पंख होते हैं तथा मधुमक्खी की तरह विशेष भिनभिनाहट (buzzing) की आवाज निकालती है। ये सिर्फ गर्मी के दिनों में ही सक्रिय रहती है तथा पशु के बालों पर अंडे देती है जो कतार में चिपके रहते हैं। अंडों से निकलने वाला लार्वा अपने मुंह के हुक के सहारे रेंगकर त्वचा के अंदर धंसता है। हाइपोडर्मा लिनिएटम नामक वार्बल मक्खी के लार्वा त्वचा से रेंगकर इसोफेगस की दीवार में जम जाते हैं तथा H. bovis के लार्वा पशु के कमर वाले भाग में जम जाते हैं जहां से पूरी सर्दी गुजरते हैं। सर्दी के अंत में चमड़ी के नीचे धंसा हुआ लार्वा अपने विकसित रूप में बदल जाता है जिससे चमड़ी पर छोटे–छोटे उभार के रूप में सूजन आती है जिन्हें वार्बल कहते हैं। 4-6 सप्ताह बाद इन छोटी गांठों में से अप्रैल मई में लार्वा बाहर निकल कर जमीन पर गिर जाते हैं। सड़ी–गली पत्तियों के नीचे या मिट्टी में लार्वा प्युपा में बदल कर व्यस्क मक्खी का रूप धारण करते हैं। मादा मक्खी अंडे देकर 1-2 सप्ताह में मर जाती है।

चुंकि इन मक्खियों के लार्वा त्वचा के नीचे कई महीनों तक धंसे रहकर गांठे बना देते हैं इससे पशु के चमड़े की क्वालिटी गिर जाती है। यदि लार्वा स्पाइनल केनाल में घुसकर मर जाए तो इनसे एक जहरीला पदार्थ प्रोटिओलाइसिन निकलता है जिससे पशु को पेराप्लेजिया हो सकता है। यदि इसोफेगस में लार्वा मर जाए तो वहां मार्ग में रूकावट से आफरा हो सकता है। इसके अलावा इन मक्खियों की अजीब भिनभिनाहट की आवाज से पशु बैचेन रहता है, इधर उधर भागता है और दूध उत्पादन कम हो जाता है।

बोट मक्खी (BOT FLY)

बोट मक्खी अश्व प्रजाति के पशु यानी घोड़ों, खच्चरों व गधों पर पायी जाती है। मध्यम से बड़े आकार तथा गहरे रंग की इस मक्खी के लार्वा को बोट्स कहते हैं जो काफी समय घोड़ों के स्टोमक में बिताते हैं तथा लीद से बाहर निकलते रहते हैं। एडल्ट मादा मक्खियां घोड़ों के पैर, कंधा, गला, होंठ, जबड़ा आदि भागों के बालों पर अंडे देती है जो क्रीम सफेद रंग के स्पष्ट दिखाई देते हैं। ये अंडों से निकलने वाले लार्वा या तो खुद रेंग कर या घोड़ों द्वारा चाटने के साथ जीभ के द्वार मुंह में चले जाते हैं। मुंह की म्युकोसा व जीभ में अंदर घुसकर कई सप्ताह घूमते रहते हैं इसके बाद नीचे फेरिंक्स, इसोफेगस व स्टोमक में पहुंच जाते हैं। यहां लार्वा 10-12 महीने तक विकास करते हैं जब वयस्क हो जाते हैं तो गर्मी की शुरूआत में स्टोमक की दीवार से अलग होकर लीद के साथ बाहर आ जाते हैं। 1-2 महीने में बाहर वयस्क मक्खी में बदल

जाते हैं। ये मक्खियां घोड़ों के सिर व आसपास अंडे देकर काफी परेशान कर देती है। मुंह में लार्वा पहुंचने से स्टोमेटाइटिस, जीभ में घाव भी हो सकते हैं। स्टोमक में चिपके रहने से सूजन व घाव बना देते हैं। इस प्रकार इन्हें विशेष नुकसानकारी नहीं माना जाता है। सर्दी में चूंकि लार्वा पेट में होते हैं इसलिए इन दिनों कार्बनडाइसल्फाइड, ऐन्थेलमिंटिक्स या ivermectin के एक बार प्रयोग से ही काबू पाया जा सकता है।

घरेलू मक्खी (HOUSE FLY)

मस्का डॉमेस्टिका (हाऊस फ्लाई)–मस्का मक्खी नहीं काटने वाली (Nonbiting) मक्खी होती है लेकिन कई प्रजाति के पशुओं से अपना आहार ग्रहण कर सकती है। यह मक्खियां गोबर या सड़ी–गली चीजों पर केले के आकार तथा क्रीम सफेद रंग के सैंकड़ों अंडे देती है। गर्म वातावरण में 12-24 घंटों में अंडों से लार्वा निकलता है क्रीमी व सफेद रंग के इन लार्वाओं को ही कीड़े या मेगट्स कहते हैं। ये पशु के मृत या सड़ रहे भाग को खाकर 3-7 दिन में आकार में थोड़े बड़े होते हैं लार्वा अब थोड़ी सूखी जगह पर जाकर लार्वा के ऊपरी खोल में ही प्युपा में बदल जाते हैं। यदि अनुकूल तापमान हो तो 3-26 दिन में प्युपा एक व्यस्क मक्खी में बदल जाती है इस प्रकार 35° से. तापमान पर अंडे से उड़ने वाली व्यस्क मक्खी बनने में लगभग आठ दिन लग जाते है लेकिन 16° सें. तापमान पर 50 दिन भी लग सकते हैं।

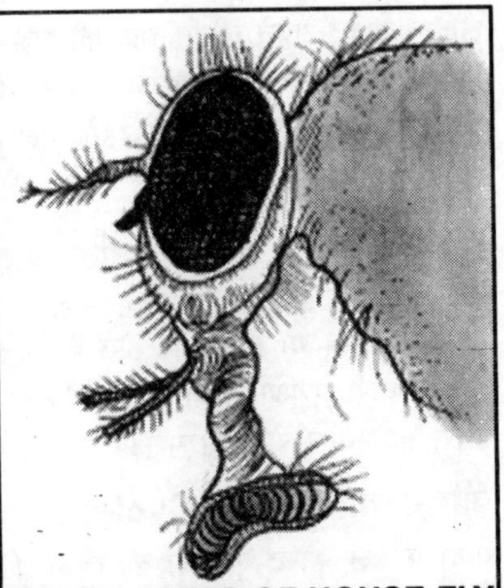

MOUTH PARTS OF HOUSE FLY

पशुओं में रोग फैलाने के दृष्टि से घरेलू मक्खी काफी महत्वपूर्ण है। वैसे तो ये पशु को परेशान करती है लेकिन इसके अलावा ये कई प्रकार की वाइरल, बैक्टीरियल तथा पेरासीटिक बीमारियां भी फैलाती हैं। चुंकि ये मक्खियां गोबर, मल व अन्य सड़ी–गली चीजों पर बार बार बैठती हैं इसी दौरान रोगों के वाइरस, बैक्टीरिया आदि इनके पैरों पर चिपक जाते हैं और स्वस्थ मनुष्य या पशु के शरीर पर छोड़ देती है। पशु को काटते या ब्लड चूसते समय भी लार की उल्टी (salivary vomit) के साथ भी बैक्टीरिया छोड़ देती है। ये मेस्टाइटिस, एन्थ्रेक्स, कंजक्टिवाइटिस आदि रोग फैलाती है। कई प्रकार के पेरासाइट्स के अंडे गोबर में रहते हैं वहां से ये मक्खियां इन अंडों को स्वस्थ पशुओं तक पहुंचा देती है।

इनकी रोकथाम हेतु मनुष्य व पशुघरों में हवा आने जाने की पूरी व्यवस्था होनी चाहिए तथा आसपास ऐसा वातावरण न हो जिस पर मक्खियां अंडे दे सकें। समय समय पर पशुघर व आसपास में इन्सेक्टिसाइड्स छिड़काव करना चाहिए।

माइट (MITE)

माइट्स बहुत छोटी साइज के एक्टोपेरासाइट्स होते है जो आधा मि.मी. से भी छोटे होते हैं लेकिन कुछ ब्लड चूसने वाले माइट ब्लड चूस कर कई मिमी. बड़े हो जाते हैं। त्वचा की गहराई में सुरंगे बनाकर रहने वाले ये माइट चर्म रोगों के अलावा कई रोग पैदा कर देते हैं। ये मुख्य रूप से खाज (Manze) के लिए जिम्मेदार होते हैं।

प्रायः अधिकतर टिक्स होस्ट एनिमल पर अपना जीवन चक्र पूरा नहीं करते हैं लेकिन माइट अपने जीवन चक्र की अंडे से लेकर व्यस्क अवस्था तक होस्ट एनिमल पर ही पूरी करते हैं। ये मुख्य रूप से दो प्रकार के होते हैं–

1- त्वचा पर सुरंगे बनाकर रहने वाले (Burrowing mites)
2- त्वचा के उपरी सतह पर रहने वाले (Non-burrowing mites)

त्वचा पर सुरंग बना कर अंदर रहने वाले (BURROWING MITES)

Sarcoptes, Demodex, Notoeders.

ये माइट लम्बे या गोलाकार होते हैं जिनके पैर बहुत छोटे होते हैं। ये कई प्रजाति के स्तनधारी पशुओं में पाये जाते हैं। ये माइट पशु व मनुष्य दोनों में पाये जाते हैं इनसे होने वाले रोग को पशुओं में मेंज तथा मनुष्य में स्केबीज कहते हैं।

जीवन चक्र (Life Cycle)

मादा फीमेल, होस्ट एनिमल की त्वचा की ऊपरी परत एपिडर्मिस में सुरंग (tunnel) बनाकर अंदर रहती है तथा वहां टूट रही कोशिकाओं से निकलने वाले रस को खाती है। सुरंग के अंदर ही मादा माइट बड़ी संख्या में अंडे देती है। 3-5 दिन में अंडों से लार्वा बनता है जो सुरंग से रेंगकर बाहर त्वचा की सतह पर आ जाता है। लार्वा त्वचा की ऊपरी सतह पर धंस कर छोटे पॉकेट बना लेते हैं जहां ये लार्वा निम्फ तथा एडल्ट में बदलते हैं। इस प्रकार इनका जीवन चक्र 17-21 दिन में पूरा हो जाता है। खाज वाले रोगी पशु के सम्पर्क में आने से स्वस्थ पशुओं में भी माइट पहुंच कर खाज पैदा कर देते हैं। ये माइट कुत्तों, बिल्लियों, गोवंश, भेड़–बकरियों व घोड़े व मनुष्य में सारकोप्टिक व डेमोडेक्टिक मेंज पैदा करते हैं।

त्वचा की ऊपरी सतह पर रहने वाले (NONBURROWING MITES)

Psoroptes, Chorioptes, Cheyletiella, Dermanyssus, Omithonyssus.

ये माइट त्वचा की एपिडर्मिस परत के अंदर घुसकर रहने की बजाय ऊपरी सतह पर ही चिपके रहते हैं। कुछ माइट कोशिकाओं का रस पीते हैं जबकि कई माइट ब्लड चूसते हैं। इस प्रकार के कुछ माइट्स स्थायी रूप से त्वचा पर रहते हैं, तो कुछ बालों या फर में रहते हैं, जबकि कुछ टिक्स की तरह सिर्फ ब्लड या कोशिका रस चूसने के लिए पशु की त्वचा पर चिपकने आते है। ये मुख्य रूप से सोरोप्टिक व कोरियोप्टिक मेंज पैदा करते हैं।

खुजली (MANGE)

Synonyms - स्केबीज, खाज।

स्केबीज या खाज एक चर्मरोग है जो विभिन्न प्रकार के माइट्स द्वारा होती है। ये परजीवी माइट्स अपना पूरा जीवन चक्र होस्ट पशु पर ही पूरा करते हैं। त्वचा पर भारी तादाद में वृद्धि कर त्वचा को काफी नुकसान पहुंचाते हैं। त्वचा मोटी व पपड़ीदार हो जाती है। सूजन, सूखने, घाव आदि से सैकण्ड्री बैक्टीरियल इन्फेक्शन भी हो जाता है। पशुओं में प्रमुख रूप से चार प्रकार की मेंज होती हैं।

1. Sarcoptic mange
2. Demodectic mange
3. Chorioptic mange
4. Psoroptic mange

1. SARCOPTIC MANGE (Barn itch or Red mange)

ETIOLOGY

Mites- *Sarcoptes scabiei* varovis (Sheep)

- *Sarcoptes scabiei* var. bubalis (Buffalo)

प्रमुख रूप से इस प्रकार की मेंज सुअरों में पायी जाती है लेकिन गायों, घोड़ों, ऊंटों व कुत्तों में भी पायी जाती है। इसके माइट्स गोलाकार होते हैं। भेड़ों के शरीर पर प्रायः उस स्थान पर अधिक होती है जहां ऊन कम या नहीं होती है। दूसरे पशुओं में गले, कंधे, पूट्ठे सिर व पूंछ पर लक्षण प्रकट होते हैं। जहां वातावरण में सर्दी व नमी रहती है वहां यह खुजली अधिक होती है। रोगग्रस्त पशु के सम्पर्क में आने से अन्य पशु में भी खाज हो जाती है।

LIFE CYCLE

नर व मादा माइट्स अलग–अलग होते हैं। फीमेल माइट त्वचा में घुस कर सुरंग बनाती है जहां वह बड़ी संख्या में अंडे देती है। विचित्र बात यह कि मादा माइट जीवन भर त्वचा में बनाई सुरंग में रहकर अंडे देती रहती है। इन अंडों से लार्वा अवस्था निकलती है। लार्वा तब तक सुरंग से बाहर त्वचा के ऊपर नहीं आते, जब तक स्वयं विकसित होकर सुरंग बनाने लायक न हो जाय, क्योंकि त्वचा के बाहर आने वाले लार्वा नष्ट हो जाते हैं। लार्वा विकसित होकर निम्फ बनते हैं जो बाद में मेल व फीमेल बनते हैं।

SYMPTOMS

- परजीवी माइट्स द्वारा त्वचा पर जगह जगह सुरंग बनाने तथा लिम्फ चूसने से तेज खुजली होती है। लाल दाने (papules) हो जाते हैं।
- त्वचा सूज कर मोटी हो जाती है। तेल जैसा स्त्राव निकलता है जो सूख कर पपड़ी जैसा बन जाता है।
- किरेटिनाइजेशन से त्वचा पर पपड़ी सी जम जाती है। झुर्रियां व हल्की दरारें भी पड़ जाती हैं,बाल झड़ जाते हैं।
- खुजली (itching) के कारण पशु बार बार शरीर को किसी दीवार, पेड़ आदि से रगड़ता है तथा स्वयं मुंह से भी चमड़ी काटता है।
- अन्य प्रकार की खुजली की अपेक्षा यह मेंज तेजी से फैलती है।

DIAGNOSIS

रोगग्रस्त त्वचा को चाकू या ब्लेड से हल्के ढंग से खुरचन (skin scraping) उतार कर जांच की जाती है इससे परजीवी माईट्स की उपस्थिति का पता लगाया जा सकता है।

TREATMENT

- Gama isomer HCH (Lindane)- 0.01% स्प्रे या डिप करें। 10-15 दिन बाद फिर दोहराएं, दो स्प्रे या डिप पर्याप्त है।
- Trichlorphone - 0.5% Diazinane 0.01%
- Fenchlorphos- 0.01% Coumphos- 0.05% 1%
- Benzyl-benzoate - पानी में 50% घोल बना कर रोजाना लगाएं। आधा घंटा तक निगरानी रखें ताकि पशु दवा चाट न पाएं।
- Sulphur in oil - 1:8 ratio in oil
  त्वचा को साबुन व पानी से धो कर मरे हुए भाग को हटा लें। सल्फर को पूरे शरीर पर लगाएं। लिजन पर हल्का रगड़ें। यदि जरूरत हों तो सप्ताह बाद फिर लगाएं।
- Sulphur (1 part) + Neem oil (4 parts)+ Mustard oil (4 parts) यह मिश्रण भी काफी लाभकारी होता है।
- Invermectin - 0.5 ml/25 kg b.wt., S/C
  Adult Cattle - 7 ml maximum dose, S/C.
  Small animals- 0.5 ml/25 kg b.wt.

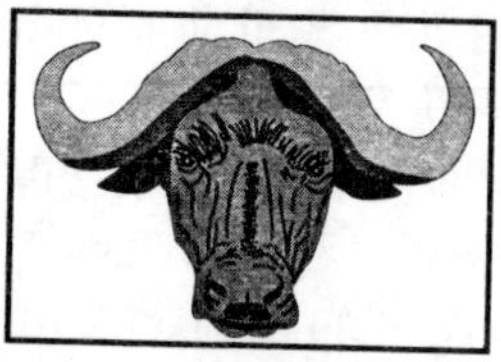

2. DEMODECTIC MANGE

Synonyms - Follicular mange, Demodecosis

यह मेंज भी एक प्रकार के माइट से होती है जो सभी प्रजाति के पालतु पशुओं में पाई जाती है। पशुओं की त्वचा में ये माइट हेयर फॉलाइकल्स और सिबेसियस ग्लेण्ड्स में रहते है, जिससे त्वचा को कई तरह से नुकसान होता है। इसमें सेकण्ड्री इन्फेक्शन से पशु की मौत भी हो सकती है। इस प्रकार की मेंज कुत्तों में अधिक होती है।

ETIOLOGY

Mite - *Demodex bovis, D. ovis, D. equi, D.capre*

LIFE CYCLE

माइट का पूरा जीवन चक्र एक ही होस्ट एनिमल के शरीर पर पूरा हो जाता है। जीवन की सभी अवस्थाएं त्वचा के हेयर फॉलाइकल्स व सिबेसियस ग्लेण्ड्स में रहते हुए 18 से 24 दिन में पूरी हो जाती है। मादा माइट्स अंदर ही रहकर अंडे देती है। स्वस्थ पशुओं में खुजली का संक्रमण सीधे सम्पर्क से हो जाता है।

SYMPTOMS

- त्वचा में सूजन तथा हेयर फॉलाइकल्स में सैकण्ड्री इन्फेक्शन हो जाने से कभी कभी छोटे pustules and nodules बन जाते हैं।
- गंभीर इन्फेक्शन में काफी बाल झड़ जाते हैं। त्वचा मोटी व खुरदरी हो जाती है।

- गाय व भैंसों में गले के नीचले भाग, अगले पैरों के बीच, अगले पैर तथा कंधों पर खाज के लक्षण नजर आते हैं।
- भेड़ों में इस प्रकार की मेंज बहुत कम पाई जाती है।

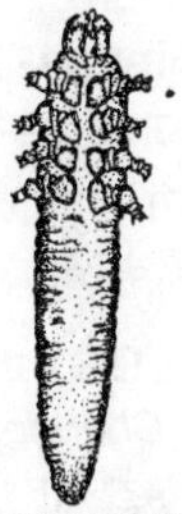

DEMODEXMITE

DIAGNOSIS

- Demonstration of mites from pustular lesions.
- Skin scraping exam. - presence of mites

TREATMENT

1. Benzyl benzoate -25%
2. Rotenone - local application
   - 3% Rotenone के एक भाग को तीन भाग स्प्रिट में घोलकर 20% बंजाइल बेंजोएट के साथ मिलाकर त्वचा पर लगाएं।
- या 10% रोटेनोन को तेल में मिलाकर लगाएं।

3. PSOROPTIC MANGE

Synonyms- Sheep scab, Body mange, Ear mange

यह मेंज भेड़ों में अधिक होती है लेकिन गाय भैंसों में भी होती है। बकरियों में कानों पर लक्षण प्रकट होते हैं इसलिए बकरियों में इसे इयर मेंज कहते हैं।

ETIOLOGY - *Mite- Psoroptic bovis, Ps. ovis, Ps. equi*

LIFE CYCLE

Psoroptic mites इन माइट्स का जीवन चक्र सारकोप्टिक माइट्स के लगभग समान ही होता है। लेकिन इनके माइट्स त्वचा में सुरंग बनाकर अंदर नहीं रहते हैं। सोरोप्टिक माइट्स की फीमेल मादा त्वचा के ऊपर ही अंडे देती है। प्रायः वे शरीर के ऐसे भाग पर अधिक रहती हैं जो ऊन या बालों से ढका हो। अंडों से निम्फ अवस्था निकलती है। छोटे निम्फ मेल, जबकि बड़े फीमेल बनते हैं। इनका पूरा जीवन चक्र लगभग 9 से 12 दिन में पूरा हो जाता है।

व्यस्क माइट त्वचा में घुसकर लिम्फ को चूसते हैं। जिससे सूजन व खुजली होती है। लिम्फ व अन्य स्त्राव त्वचा से बाहर निकलता है जो सूख कर पपड़ी बन जाता है।

SYMPTOMS

- भेड़ों में सर्दी में लक्षण अधिक तेज प्रकट होते हैं। शरीर पर छोटे–छोटे फोड़े (papules) बन जाते हैं। जिनके फूटने से सिरम निकलता है। बाद में सिरम सूखकर पपड़ी के रूप में बन जाता है।
- शरीर पर जगह जगह ऊन झड़ जाती है, भेड़ें कमजोर हो जाती हैं।
- बकरियों में कानों के अंदर की ओर विशेष प्रकार की पपड़ी जम जाती है।
- गायों व भैंसों में कंधे, गर्दन व पूंछ के आधार पर खाज के लक्षण प्रकट होते हैं, जहां बाल झड़ जाते हैं तथा त्वचा में झुर्रियां पड़ जाती है।

TREATMENT

- Lindane - 0.02% dip the sheep, spray in large animals.
- Toxophone - 0.5% dip or spray.

4. CHORIOPTIC MANGE

Synonyms- Tail mange of Cattle, Leg mange of Horses.

यह मेंज गाय–भैंस व घोड़ों में बहुत पायी जाती है। गाय–भैंसों में यह त्वचा को नुकसान पहुंचाती है। घोड़ों में मेंज से कार्यक्षमता कम हो जाती है तथा भेड़ों में अण्डकोषों पर लक्षण प्रकट होने से प्रजनन क्षमता पर असर पड़ता है।

ETIOLOGY

Mite - *Chorioptic bovis, Ch. ovis, Ch. capri, Ch. cuniculli.*

इस माइट का जीवनचक्र सार्कोप्टिक माइट के समान ही होता है तथा तीन सप्ताह में पूरा हो जाता है। सीधे सम्पर्क द्वारा एक से दूसरे पशुओं में खुजली फैलती है। घोड़ों में मालिश करने वाले ब्रुश, कंघों आदि से भी रोग फैलता है।

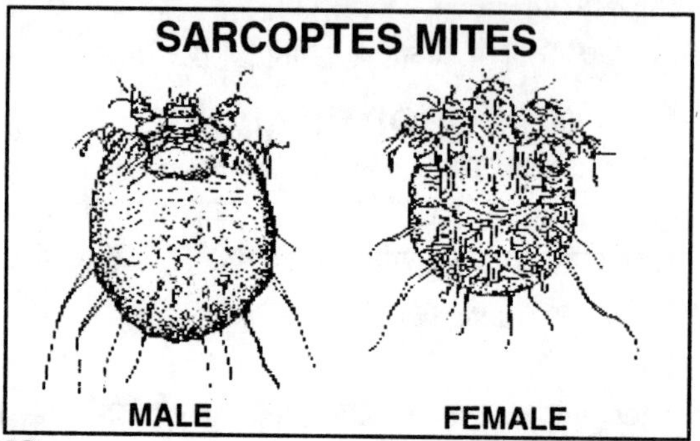

SYMPTOMS

- **Cattle** - गाय–भैंसों में व पैर के ऊपरी भाग पर लक्षण प्रकट होते हैं पैर के नीचले भाग पर भी खुजली होती है। इन जगहों पर बाल झड़ जाते हैं। छोटे छोटे नोड्युल्स से सिरम निकलता है जो सूख कर पपड़ी सा जम जाता है। त्वचा मोटी व झुर्रीदार हो जाती है।
- **Horse** - तेज खुजली से घोड़ा बार बार पैर पटकता है। अक्सर रात को पैर के नीचले भाग को दीवार, खूंटे आदि से रगड़ता है। त्वचा से तेल जैसा सिरम निकलता है, जिससे त्वचा चिपचिपी हो जाती है।
- **Sheep** - भेड़ों में अण्डकोषों पर एलर्जिक डर्मेटाइटिस हो जाती है। त्वचा से हल्का पीला सिरम निकलता है।

DIAGNOSIS

- Skin scraping exam - Presence of mites.
- Differential diagnosis -

Horse -	Greesy heels (severe pain)
Cattle -	Foot-rot (only feet lesions)
	Mucosal disease (lesions on the muzzle)
Sheep -	Contagious ecthyma, Straberry foot rot.

TREATMENT

1. **Crotoxyphos - 0.23% Spray**
2. **Lindane - 0.01% 0.03% Spray.**

चींचड़े (TICKS INFESTATION)

छोटे बड़े पशुओं के शरीर पर पाये जाने वाले बाहरी परजीवियों (ectoparasites) में चींचड़े (ticks) ही सबसे अधिक नुकसानकारी होते है। शरीर की कई जगहों पर गोल, अंडाकार, चपटे कई तरह के टिक्स चिपके रहते हैं। वैसे तो कई तरह के पैरासाइट्स होते हैं लेकिन मोटे तौर पर Ixodiae (हार्ड टिक्स) और argasidae (सॉफ्ट टिक्स) फेमिली के पैरासाइट्स को ही टिक्स कहते हैं।

1. HARD TICKS - Family - Ixodiate
Genus - Ixodes, Haemaphysalis, Dermacentor, Amblyomma, Boophilus, Hyalomma, Rhicephalus.

LIFE CYCLE

ये टिक्स पशुओं के स्वास्थ्य व पशु उत्पादन की दृष्टि से काफी महत्वपूर्ण है, क्योंकि ये ही पशुओं के शरीर पर अधिक पाये जाते हैं। इनके शरीर की ऊपरी सतह कठोर कवच से ढकी होती है। अन्य टिक्स की तरह ये भी होस्ट एनिमल पर कम दिन ही चिपके रहते हैं। इनमें से कुछ अपने जीवनचक्र को एक प्रजाति के एनिमल पर तो कुछ दो व कुछ तीन प्रजाति के एनिमल पर पूरा करते हैं। प्रायः ये पशु के कान पर अधिक चिपके होते हैं जिससे पशु बार बार कान हिलाता है।

फीमेल टिक्स बड़ी संख्या में अंडे देती है। अण्डों से लार्वा निम्फ तथा एडल्ट अवस्थाएं होती है। विचित्र बात यह है कि कई चींचड़ों की अलग अलग अवस्थाएं अलग अलग प्रकार के रोगों के प्रोटोजोआ पैरासाइट्स को अपने अंदर आश्रय दिये हुए होती है। स्वस्थ पशु का खून चूसते समय इन प्रोटोजोआ को अन्य पशु के शरीर में डाल देते हैं ये मुख्य रूप से बबेसियोसिस, थैलेरिओसिस, एनाप्लाज्मोसिस जैसे रोग फैलाते हैं।

टिक्स किस तरह नुकसान पहुंचाते है?

- त्वचा पर चिपक कर घाव बनाते हैं जिससे बैक्टीरीयल इन्फेक्शन भी हो सकता है।
- होस्ट एनिमल का काफी ब्लड चूसकर उसे एनीमिक व कमजोर बना देते हैं।
- ये वाइरस, बैक्टीरिया, रिकेट्सियल व प्रोटोजोआ रोग फैलाते हैं।
- त्वचा को बार बार काटने व जलन से डर्मेटाइटिस हो जाती है।
- टिक्स द्वारा छोड़े टॉक्सिन से पशु के पिछले पैरों का पैरालाइसिस हो जाता है।
- त्वचा को जगह जगह काटने से पशु के चमड़े की क्वालिटी खराब हो जाती है।

TREATMENT

- Family - Ixodiate
- Gamaxin powder - 1%
- Lindane powder - 1%
- Malathion - 0.5%
- D.D.T., B.H.C. - 10%
- Inj. Ivermectin - 2ml /50 kg. b.wt. S/C.

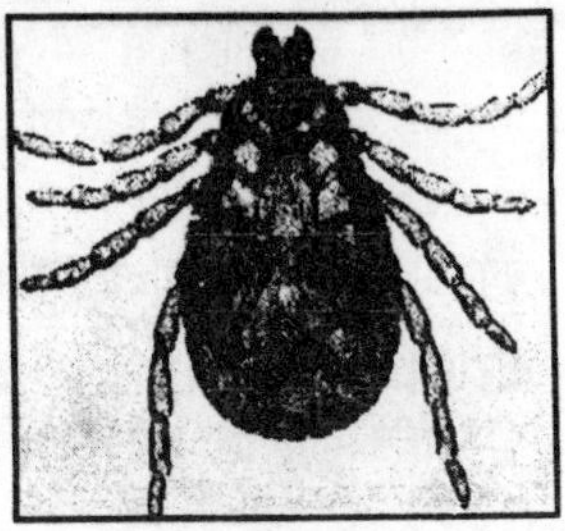

CONTROL

- समय समय पर टिक्स मारने की दवा (acaricide) को पशुओं पर छिड़काव करें। टिक्स के अंड़े, लार्वा व निम्फ अवस्थाएं पशु के शरीर के अलावा आसपास की मिट्टी व दीवारों में छिपी रहती है इसलिए वहां भी दवा का छिड़काव जरूरी है।
- जिस पशु के शरीर पर टिक्स चिपके हों उसे अन्य स्वस्थ पशुओं से अलग रखना चाहिए।

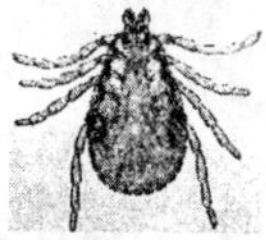

2. **SOFT TICKS** - Family - Argasidae.
   Genus - Argas, otobius, ornithodoros.

Ixodes टिक्स की अपेक्षा ये टिक्स पशुओं के शरीर पर कम पाये जाते हैं। ये मुर्गियों व अन्य पक्षियों में अधिक पाये जाते हैं। इनके शरीर की ऊपरी सतह पर कठोर कवच (scutum) नहीं होता है इसलिए इन्हें सॉफ्ट टिक्स कहते हैं। ये पशु का ब्लड चूसकर Ixodes टिक्स के विपरीत अधिक नहीं फूलते हैं। सॉफ्ट टिक्स पशु की दुर्बल या जर्जर अवस्था में भी पशु शरीर पर जीवित रह सकते है। जबकि Ixodes टिक्स अकाल को सहन नहीं कर पाते हैं।

जूएं (LICE INFESTATION)

Synonyms - Pediculosis, Lousiness.

पशुओं की त्वचा पर अन्य बड़े परजीवियों के अलावा छोटी बड़ी जुएं (lice) भी बहुत पायी जाती है। ये पशुओं का खून व लिम्फ चूसती हैं। ये जुंए त्वचा को खराब करती है, एनीमिया भी पैदा कर सकती है, साथ ही खुजली से पशु को बैचेन भी करती है। जुएं पूरी तरह पशु या मनुष्य होस्ट पर निर्भर रहती है। होस्ट से अलग होकर ये 1-2 दिन भी जीवित नहीं रह सकती है। अधिकतर जुएं अंधी होती हैं। इनके पैर हुक की तरह होते हैं जो होस्ट को मजबूती से पकड़े रहती है।

पालतू पशुओं में गाय भैंसों में जुएं सबसे अधिक होती हैं अलग अलग प्रकार की जुएं पशु के शरीर पर अलग अलग मार्गों पर पायी जाती हैं, लेकिन जब संख्या में ज्यादा हो जाती है तो पूरे शरीर पर चिपक जाती है।

LIFE CYCLE

एक मादा जूं का जीवनकाल लगभग एक महीना होता है। इस दौरान एक मादा लगभग 200- 300 अंडे देती है। सफेद चमकीले अंडे बालों पर चिपके रहते हैं जिन्हें हम लीखें भी कहते हैं। लीख से व्यस्क जूं बनने में 2-3 सप्ताह लग जाते है चुसने वाली जुएं पशु का ब्लड चूसती है जबकि दूसरे प्रकार की जुएं त्वचा को काटती व चबाती (biting and chewing) है। काटने वाली जुएं बालों के नीचले भाग, त्वचा की परत व केरेटिन को भी खाती है। पालतू पशुओं में डेमेलिना वंश की जुएं अधिक पायी जाती है।

ETIOLOGY

गौवंश में जुंए दो प्रकार की होती है।

1- चूसने वाली जुएं (sucking lice)- ये सिर्फ स्तनधारी (mammals) पशुओं में पायी जाती है। Lignothamus, Haemetospinus.

2- काटने वाली जुएं (biting lice)- ये स्तनधारी (mammals) व पक्षियों दोनों में पायी जाती है। Damalinia, Bovicola, Heterodocsus, Trichodectus.

SYMPTOMS

जुओं द्वारा पशु को काटने व खून चूसने से पशु बैचेन रहता है, उत्तेजना (irritation) रहती है। खुजली के मारे पशु अपने शरीर को काटता है तथा दीवार, पेड़ आदि पर रगड़ता है। इससे पशु आराम नहीं कर पाता है। सही ढंग से चारा दाना भी नहीं खा पाता है। जिससे दूधारू पशुओं में दुग्ध उत्पादन भी कम हो जाता है।

जूं के काटने व शरीर रगड़ने से त्वचा पर जो हल्का ब्लड जम जाता है इस पर मक्खियां आकर्षित होती है, जो अंडे भी देती है और मेगट भी पड़ सकते हैं। इनसे ''स्ट्राइक'' रोग भी हो जाता है। धीरे–धीरे पशु कमजोर हो जाता है, शरीर में ब्लड की कमी हो जाती है तथा उत्पादन कम हो जाता है। जुओं के कारण सर्दी में सामान्य रूप से वर्ष में एक बार गिरने वाले बाल भी देरी से गिरते (shedding) है।

TREATMENT

पशुओं के शरीर से जुएं व लीखें मारने के लिए कई तरह की दवाइयों के पाउडर, घोल आदि को dip, spray, wash, dust, bath आदि दिया जाता है।

- Cattle and Horse - DDT 10% Repeat after 14 days.
  - Malathion 4%, dusting, 0.5% wash.
- Sheep - 0.5% Melathion Spray, 0.25% dip
  - Repeat after 2-3 weeks

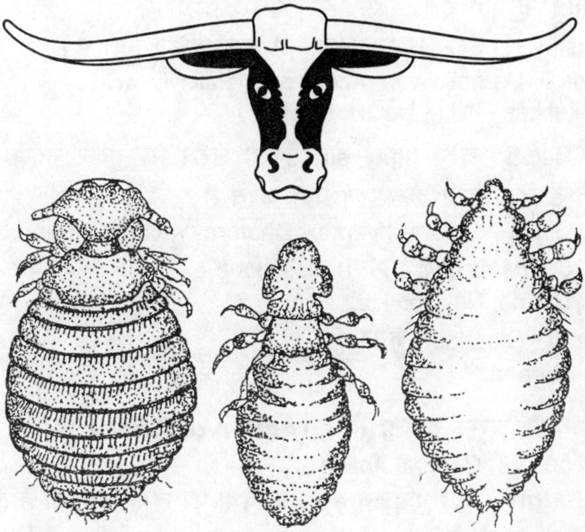

गोपशुओं में पाई जाने वाली विभिन्न तरह की जूएँ

विष विज्ञान (TOXICOLOGY)

विज्ञान की वह शाखा जिसमें जीवित शरीर की कोशिकाओं पर किसी पॉयजन के प्रभाव का अध्ययन, पहचान व इलाज किया जाता "टॉक्सिकोलॉजी" कहलाती है।

POISON -

वह पदार्थ जिसे किसी शरीर में प्रवेश करने या बाहर लगाने से जीव की मृत्यु या बीमार हो जाता हो, जहर या विष (poison) कहलाता है पॉइजन ठोस, द्रव्य या गैस रूप में हो सकते हैं।

Classification of Poison- पॉयजन तीन प्रकार के होते है

(1) Irritants (2) Corrosives (3) Neurotics

(1) **IRRITANTS** – सामान्य तौर पर कोशिकाओं द्वारा जो मेटाबोलिज्म किया जाता है उसे ये disturb करते हैं, जिससे inflammation होता है। ये कई प्रकार के होते हैं।

Metallic -आर्सेनिक, पारा, तांबा, जिंक, सिल्वर।

Non Metallic -फॉस्फोरस, क्लोरिन, आयोडिन।

Vegetables - अरंडी के बीज, क्रोटन तेल, आयोडिन।

Animals - सांप का जहर बिच्छू का जहर, मधुमक्खी का काटना आदि।

Mechanical - कांच का पाउडर।

(2) **CORROSIVES** –जब ये ही irritants पॉयजन अधिक संख्या या मात्रा में होते हैं तो कोरोजिव कहलाते हैं इनका असर irritants से अधिक होता है तथा शरीर को अधिक हानि पहुंचाते है।

Mineral acids - H_2, SO_4, HNO_3,HCl, ये तेज एसिड होते हैं।
Organic acids - Carbolic acid, Acetic acid, Salisylic acid .
Corrosive alkalines - NH_3, NaOH, KOH

(3) **NEUROTICS** - ये वे पदार्थ होते हैं जो शरीर में जाकर नर्वस सिस्टम को प्रभावित करते हैं तथा इसी के लक्षण पैदा करते हैं।

Cerebral - Opium, Chloral hydrate, Dhatura, Alchol, Ether, Chloroform, *Cannabis indica* (भोग), Belladona.

Spinal - Strychnine, Nux vomica.

Cerebrospinal - Oleander (कनेर)

Peripheral - Curana.

- **पॉइजन कैसे असर करता है ? (Action of Poisons)**

(1) Local action (2) General Action

(1) Local action – कुछ पॉइजन को जब त्वचा पर लगाया जाता है तो वे जलन, सूजन आदि पैदा करते हैं। ये अपना प्रभाव त्वचा, आंख की कंजक्टिवा झिल्ली, डायजेस्टिव और रेस्पिरेटरी सिस्टम की म्युकस मेम्ब्रेन तथा कभी–कभी वेजाइना, रेक्टम, युरेथ्रा तथा ब्लेडर पर भी असर दिखाते हैं।

(2) General action – यह असर अधिक हानिकारक होता है। जब कोई पॉइजन शरीर में प्रवेश कर ब्लड के साथ पूरे शरीर में पहुंचकर विभिन्न अंगों की कोशिकाओं तक पहुंचता है तो सैल मेटाबोलिज्म को डिस्टर्ब करता है तथा कोशिकाओं को सामान्य रुप से होने वाली ऑक्सीजन सप्लाई को कम कर देते हैं।

किन कारणों से पॉइजन का असर अधिक होता है ?

- **मात्रा (Quantity)** – पॉइजन की मात्रा जितनी अधिक होगी शरीर में असर उतना ही तेज होगा यानी मौत भी हो सकती है तथा कम मात्रा में मौत के बजाय दूसरे लक्षण प्रकट होते हैं। जैसे– दस्त लगना, चक्कर आना, ऐंठन।
- **रुप (Form)** – पॉइजन किस रुप में है यह भी महत्वपूर्ण है। ठोस की बजाय गैस व द्रव के रुप में पाये जाने वाले पॉइजन अपना अधिक हानिकारक प्रभाव छोड़ते हैं क्योंकि गैस व द्रव पॉइजन शरीर में जल्दी फैल जाते हैं।
- **उम्र व आकार (Age and size of animal)** – कम और अधिक उम्र के पशुओं पर पॉइजन का असर अधिक होता है इसके अलावा शरीर के भार पर भी यह निर्भर करता है।
- **Mode of administration** – शरीर के किस रास्ते के जरिए पॉइजन शरीर में प्रवेश करता है, यह भी महत्वपूर्ण है क्योंकि शरीर में जितना जल्दी पॉइजन का absorption होगा उसका असर भी उतना ही जल्दी होगा। (I/V, I/M, S/C, Respiratory, oral etc.)
- **पशु की प्रजाति (Species)** – अलग अलग प्रजाति के पशुओं में पॉइजन के असर में भी फर्क होता है। किसी में कम तो किसी में अधिक होता है।
- **शारीरिक स्थिति (State of health)** – रोगी व कमजोर पशुओं में पॉइजन का असर अधिक होता है। जबकि स्वस्थ व हष्ट पुष्ट शरीर वाले पॉइजन के असर को काफी हद तक झेल लेते हैं।
- **Exposure to poison** – यदि पशु को कम मात्रा में कोई पॉइजन बार–बार शरीर में प्रवेश करता है तो उसके प्रति शरीर में रेजिस्टेंस पैदा जाता है तथा बाद के अधिक मात्रा में प्रवेश करने पर भी असर कम होता है।

शरीर में पॉइजन कैसे असर करता है ?

डायजेस्टिव ट्रेक्ट, लंग्स, स्किन आदि माध्यमों द्वारा पॉइजन का शरीर में एब्जोर्पशन होता है। इनमें डायजेस्टिव ट्रेक्ट की म्युकस मेम्ब्रेन से सबसे जल्दी एब्जोर्पशन होता है। इसके बाद यह लिवर में जाता है। लिवर से यह जनरल सर्कुलेशन यानी ब्लड के जरिए सारे शरीर में पहुंचता है और विभिन्न अंगों पर अपना असर दिखाता है। पॉयजनिंग के कारण अंगों में बदलाव (lesions) भी आ सकते हैं या नहीं भी।

POISONING - General Treatment

शरीर के बाहर लगे हुए या शरीर में आहार नाल के जरिए प्रवेश कर गए पॉइजन के असर को सबसे पहले कम किया जाना बहुत जरुरी है। त्वचा पर लगे पॉइजन को

साबुन व पानी से अच्छी तरह धोकर हटाएं। यदि पॉइजन फेट सोल्युबल है तो साबुन का प्रयोग नहीं करें। आहार नली में प्रवेश किए पॉइजन के लिए gastric lavage करें। कोशिश करें कि पशु को उल्टी हो सके या पर्गेटिव दें ताकि दस्त के साथ पॉइजन का काफी भाग भी बाहर आ सके। उल्टी करवाने के लिए एमोर्फिन या नमक का घोल दें। इसके साथ ही संभावित पॉइजन का एंटीडोट दें।

- **Mechanical Antidote** - Fat, Milk, Egg albumin, Charcol.
- **Chemical Antidote** – आर्सेनिक पॉइजनिंग में फेरिक क्लोराइड एंटीडोट का काम करता है। एल्कोलाइन के असर को खत्म करने के लिए – हल्का एसिटिक एसिड या वेनेगर दें।

  एसिड के असर को खत्म करने के लिए – MgO or CaO दें।
- **Physiological Antidote** – जब शरीर में पॉइजन ब्लड के जरिए फैल जाता है तब फिजियोलोजिकल एंटीडोट का प्रयोग किया जाता है जैसे Ca and Mg. Atropine and Pitocarpine, Ergotomine and Adrenaline.
- **Pharmacological Antidote** - Nalorphine against morphine.
- **Symptomatic Treatment** – लक्षणों के आधार पर दवाइयां दें।
- **Universal Antidote** – सोडियम थायोसल्फेट एक ऐसा एंटीडोट है जो सभी तरह की पॉइजनिंग में प्रयोग में लिया जा सकता है।

आर्सेनिक (ARSENIC POISONING)

आर्सेनिक एक ऐसा पॉयजन है जो पशुओं व फसलों में विभिन्न रोग पैदा करने वाले बाहरी पैरासाइट्स (ectoparasites) को मारने के लिए प्रयोग में ली जाने वाली दवाइयों के रुप में काम में लिया जाता है।

कैसे होता है Arsenic Poisoning ?

एक्टोपैरासाइट्स को मारने के लिए जब ये दवाइयां अधिक मात्रा में चमड़ी पर स्प्रे की जाती है। इसके साथ ही यदि पशु इसको अधिक मात्रा में चाट लें। इस दवा की कुछ मात्रा पीने के पानी या चारा–दाना में मिल जाय। इसके अलावा चूहे, तिलचट्टे मारने आदि की दवाइयां चारा–दाना, पानी के साथ पेट में चली जाने पर आर्सेनिक पॉयजनिंग होती है।

SYMPTOMS

Acute form – इसमें एकाएक कुछ ही घंटों में लक्षण प्रकट होते हैं।

- जबरदस्त पेट दर्द, मांसपेशियों की कांपने जैसी गतिविधियां।
- लार अधिक, दांत किटकिटाना, पशु दर्द के मारे चिल्लाता है।
- उल्टी, होना, यहां तक कि रुमिनेन्ट पशु में भी उल्टी हो जाती है।
- बदबूदार खूनी दस्त, शरीर में पानी की कमी, कमजोरी।
- ↑ पल्स व हार्ट रेट, टेम्प्रेचर नॉर्मल

Chronic form

- कब्ज तथा अनियमित भूख, लेकिन प्यास अधिक लगती है।
- त्वचा सूखे चमड़े जैसी हो जाती है, जिसमें से कागज जैसी आवाज आती है।
- त्वचा पर जगह–जगह क्रेक होने से उखड़ने लगती है। बाल उखड़ते हैं तथा त्वचा मर सी जाती है।

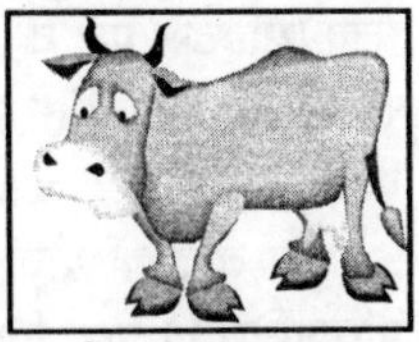

TREATMENT

- गुनगना पानी पिलाकर गेस्ट्रिक लवाज करें।
- मेग्नेसियम सल्फेट या सेलाइन पर्गेटिव दें।
- सोडियम थायोसल्फेट – 20% solu. 10 ml/100 lb, b.w., I/V. यदि जरुरत महसूस हो तो फिर से दें। 20-30 gm in 300 ml water for horse and cattle - Orally.

लैड (LEAD POISONING)

पशुओं में विभिन्न प्रकार के धातुओं (metals) से होने वाली पॉइजनिंग में लैड पॉयजनिंग (सीसा) सबसे अधिक होती है। घरेलू फैक्ट्रियों, कृषि फार्म आदि में काम में ली जाने वाली कई चीजों में लैड की मात्रा होती है और इन चीजों को चाटने, चबाने, खाने आदि से लैड पॉयजनिंग हो जाती है। इन चीजों में रंग, फसलों पर छिड़कने वाली दवाइयां, मोटर बैट्री, बंदूक का बारुद, मोटर तेल, ग्रीस, सीसा युक्त पानी के पाइप से पानी पीना आदि प्रमुख हैं।

SYMPTOMS

Acute form

- गायें इससे अधिक प्रभावित होती हैं। लक्षण एकाएक प्रकट होते हैं, पशु गोल घेरे में घूमता है, सिर दीवार या पेड़ से दबाता है।
- अधिक लार, दांत किटकिटाना, मुंह बंद हो जाना (lock jaw).
- मिर्गी जैसे दौरे (epileptic feats), अंधापन (blindness).
- जोरदार पेट दर्द, दर्द के कारण चिल्लाना, आवाज में बदलाव।
- कमर धनुष के आकार की हो जाती है, मांसपेशियों में कंपन।
- बार–बार तेज गति से पलक झपकाना तथा आंखे घुमाना।
- छूने पर व प्रकाश से अधिक उत्तेजित हो जाना। (hyperaesthesia)
- काली, कठोर गोबर, कभी–कभी दस्त। टेम्प्रेचर – नॉर्मल।
- सांस में तकलीफ, 12-21 घंटों में पशु की मौत।

PM CHANGES - Degenaration of kidney, liver, lungs.

TREATMENT

- Calcium EDTA - 20 gm in 1000 ml. D.Water
  Dose - 1-2 ml/lb b.wt. I/V daily for 3-4 days.
- GIT में चले गए पॉयजन को बाहर निकालने के लिए उल्टी, दस्त के लिए emetics and purgatives दें।
- सेडेटिव भी दें।

सायनाइड (CYANIDE POISONING)

प्रकृति में ऐसे कई पेड़ पौधे हैं जो साइनोजेनेटिक प्लांट्स कहलाते हैं यानी इनमें साइनोजेनेटिक ग्लूकोसाइड्स होते हैं। ऐसे पेड़–पौधो को खाने पर इनमें मौजूद ग्लूकोसाइड्स पशु के रुमन में एन्जाइम की क्रियाओं से HCN एसिड बनाता है जिससे सायनाइड पॉयजनिंग होती है। इस तरह के पौधों में ज्वार, अलसी, सुडान घास, जोहन्सन घास, ऐरो घास, Choke cherry, Chrismas cherry, wild black cherry आदि प्रमुख हैं।

इस तरह के पौधों की पत्तियों में तनों की बजाय अधिक ग्लुकोसाइड होता है जो पॉयजनिंग के लिए जिम्मेदार होता है। जहां खाद व सिंचाई अधिक है। कई बार पानी की कमी से पौधे छोटे रह जाते हैं लेकिन पानी मिलते ही एकाएक अधिक वृद्धि करते हैं उनमें ग्लुकोसाइड्स अधिक पाये जाते हैं। जिन पौधों पर प्लांट हार्मोन का छिड़काव किया जाता है उनके खाने से भी ऐसा हो जाता है।

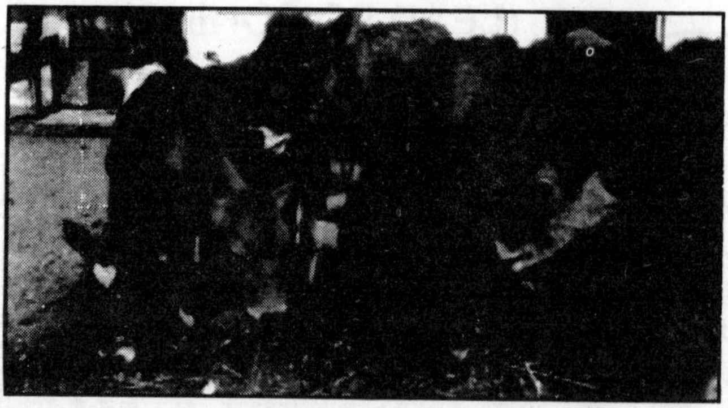

SYMPTOMS

ऐसे पौधों को खाने के 10-15 मिनट बाद ही पॉयजनिंग के लक्षण प्रकट हो जाते हैं लक्षण प्रकट होते ही 10-15 मिनट में ही पशु की मौत हो जाती है।

- उत्तेजना तथा पैरों को पटकना। अधिक लार गिरना।
- सांस लेने में भारी तकलीफ, मुंह खुला रखकर सांस लेना।
- कमर से धनुष के आकार का शरीर बनना (opisthotonus)
- आंखे तेज लाल रंग की हो जाती हैं, आंखों की पुतलियां (pupils) फैलकर बड़ी हो जाती है। शरीर में कम्पन। (shivering).
- आधे घंटे के दौरान ही पशु की मौत।
- मौत से पहले पशु एक विशेष प्रकार की दर्दनाक आवाज निकालता है।

PM CHANGES - Bright red colour of venous unclotted blood, Bloody discharge from mouth, Bitter almond smell in rumen. Congestion of abomasum and intestine.

TREATMENT - **Cattle** - 3 gm Sod. nitrite + 15 gm Sod. thiosulphate in 200 ml. D.water I/V 30 gm Sod. thiosulphate orally (हर घंटे), Respiratory stimulants.

नाइट्रेट व नाइट्राइट पॉइजनिंग
NITRATES AND NITRITES POISONING

नाइट्राइट व नाइट्रेट तत्व कई प्रकार की दलहनी फसलों, कई विशेष पौधों तथा गहरे कुओं के पानी में खासतौर से पाये जाते हैं। ऐसे पौधे खाने तथा पानी पीने से नाइट्रेट पॉयजनिंग होती है। जई, turnip top, sugarbeet top, red root, mint wheat, lamb's quarter आदि पौधों में नाइट्रेट अधिक होते हैं। फैक्ट्रियों से निकलने वाले विषैले रसायनों से दूषित मिट्टी, पानी में भी नाइट्रेट की मात्रा अधिक होती है।

कई बार अनजाने में पशु द्वारा नमक या मेग्नेशियम सल्फेट के स्थान पर नाइट्रेट खा लिया जाता है। कुछ नाइट्रेट खादों के खा जाने तथा नाइट्रेट छिड़के हुए पौधों के खाने से भी यह पॉयजनिंग होती है।

दरअसल खुद नाइट्रेट तो विषैला नहीं होता है लेकिन पौधों के शरीर में या पशु के पेट में जाकर यह नाइट्राइट में बदल जाता है और यह नाइट्राइट ही विषैला होता है जो कि पशु की मौत का कारण बनता है।

SYMPTOMS

- पेट दर्द, उल्टी व दस्त दोनों, जो नाइट्रेट पॉयजनिंग में ही पाये जाते हैं।
- सांस में तकलीफ के कारण मुंह खोलकर सांस लेना।
- शरीर की म्युकस मेम्ब्रेन गहरी नीली पड़ जाती है।
- शरीर धनुष के आकार का हो जाता है।
- ग्याभन पशुओं में गर्भपात होना।
- लक्षण प्रकट होते ही एक घंटे में ही पशु की मौत हो सकती है। यदि मौत नहीं होती है तो कई घंटों तक लक्षण रहते हैं।

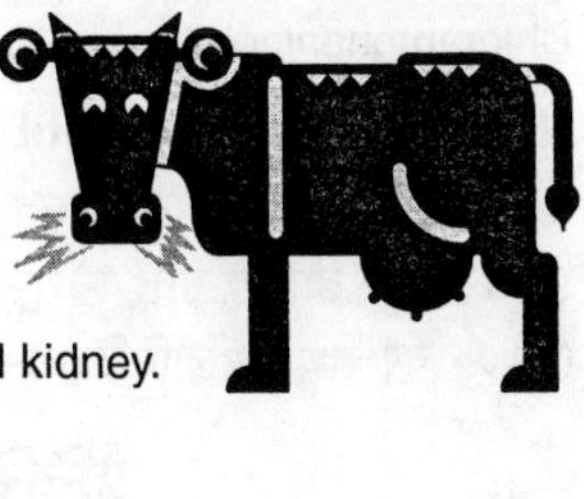

PM CHANGES

- Lesions of GIT.
- Chocolate brown colour of blood.
- Congestion of mucous membrane, Liver and kidney.

TREATMENT

- 1% Methylene blue solution.
  4 mg/ lb I/V यदि आवश्यक हो तो सिर्फ एक बार और दें।

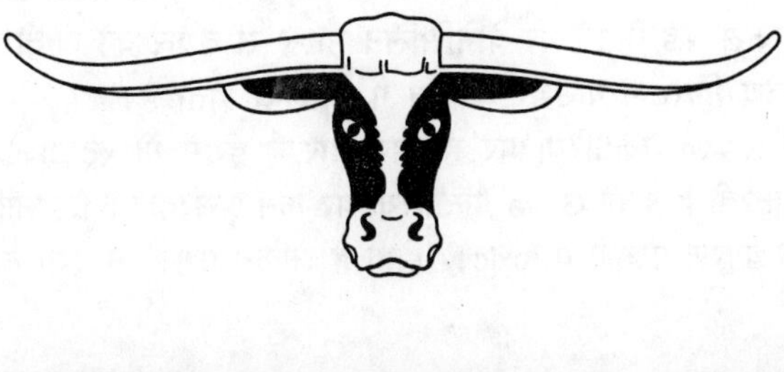

एंटीबायोटिक्स (ANTIBIOTICS)

जब जीवाणु (micro-organisms) वृद्धि करते है तो इनसे कई तरह के जटिल केमिकल्स पदार्थों का स्त्रवण (secretions) होता है। इन केमिकल्स की बहुत कम मात्रा भी अन्य जीवाणुओं की ग्रोथ को रोकने या उन्हें नष्ट करने में सक्षम होती है। मोल्ड (mould) या जीवाणुओं के इन केमिकल उत्पादों (chemicals) को ही "एंटीबायोटिक्स" कहते हैं।

एंटीबायोटिक्स को संक्रामक रोगों (infectious diseases) के इलाज हेतु प्रयोग में लिया जाता है। वैसे अधिकतर एंटीबायोटिक्स प्राकृतिक स्त्रोत मोल्ड या जीवाणुओं से ही बनाई जाती है लेकिन कुछ कृत्रिम रुप से भी तैयार की जाती है। मोटे तौर पर एंटीबायोटिक्स दो तरह की होती है ब्रॉडस्पेक्ट्रम और नेरोस्पेक्ट्रम। जो बैक्टीरिया ग्राम के बैंगनी रंग (gram's violet strain) को स्लाइड बनाने पर ग्रहण कर लेते हैं उन्हें ग्राम–पॉजेटिव (gram +ve) तथा जो बैंगनी रंग को ग्रहण नहीं करते हैं उन्हें ग्राम–नेगेटिव (gram -ve) बैक्टीरिया कहते हैं।

Gram +ve Bacteria - Streptococcus, Staphylococcus, Corynebacterium, Actinobacillus, Actinomyces, Clostridium, Bacillus anthracis, Listeria.

Gram -ve Bacteria - Pasteurella, Brucella, Salmonella, Escherichia, Leptospira, Haemophilus, Rickettsia, Klebsiella.

Broad Spectrum Antibiotics

वे एंटीबायोटिक्स जो कई तरह के बैक्टीरिया (G +ve and G -ve दोनों) तथा कुछ रिकेट्सिया, वाइरस, प्रोटोजोआ पर असरदार होती है उन्हें "ब्रॉड–स्पेक्ट्रम एंटीबायोटिक्स" कहते हैं। जैसे – Oxytetracycline, Chlortetracycline, Ampicillin, Chloramphenicol, Cloxacillin, Amoxycillin, Enrofloxacin.

Narrow Spectrum Antibiotics

वे एंटीबायोटिक्स जो अपेक्षाकृत कम प्रकार के बैक्टीरिया (सिर्फ G +ve या G–ve) पर ही असरदार होते हैं उन्हें "नेरोस्पेक्ट्रम एंटीबायोटिक्स" कहते हैं। जैसे पेनिसिलिन सिर्फ G +ve पर तथा पॉलीमिक्सिन–बी सिर्फ G -ve बैक्टीरिया पर ही असरदार होती है।

पेनिसिलिन (PENICILLIN)

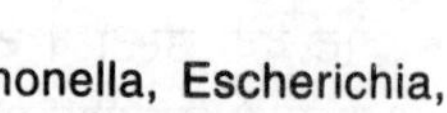

पेनिसिलिन एक नैरो स्पेक्ट्रम एंटीबायोटिक है जिसे 1928 में एलेक्जेंडर फ्लेमिंग ने पेनिसिलिन मोल्ड से तैयार की थी। एंटीबायोटिक्स वर्ग में सबसे पहले इसी की खोज हुई थी। आजकल बड़े पैमाने पर पेनिसिलिन मोल्ड से तैयार की जाती है और दवा के रुप में सफेद क्रिस्टल पाउडर के रुप में उपलब्ध होती है।

यह सिर्फ G +ve बैक्टीरिया पर ही असरदार है इसमें भी स्ट्रेप्टोकोकाई पर ही अधिक असर करती है बाकी G -ve बैक्टीरिया पर कम असरदार है। हालांकि मनुष्य में पेनिसिलिन के कारण एलर्जी व toxicity होती है लेकिन पशुओं में ऐसा नहीं होता है।

कुत्तों में कभी–कभी ऐसा हो सकता है। इसलिए पशुओं में पेनिसिलिन इंजेक्शन लगाने से पहले विशेष जांच की जरुरत नहीं पड़ती है।

Dose - Penicillin G 400-10,000 I.U./kg b. wt. I/M.

हर 12 या 24 घंटे बाद देवें। अर्थात् 20-40 lac (बड़े पशु), 4-8 lac (छोटे पशु) में 5-7 दिन तक दें।

- Long acting Penicillin - यह 3-4 दिन तक असर करती है।

Dose - 6-12 lac (छोटे पशु), 24-48 lac (बड़े पशु) , I/M

Penicillin preparation - Eye ointment, Eye drop, Skin ointment, Tablet, Injections (Inj. Penicillin, Inj. Procaine benzyl Penicillin) Intramammary injections, etc.

पेनिसिलिन किस रोग में प्रयोग करें ?

मेस्टाइटिस (streptopenicillin), टेटेनस, स्ट्रेन्गल्स, एन्थ्रेक्स, एक्टिनोमाइकोसिस (lumpy jaw), एक्टिनोबेसिलोसिस (wooden tongue), मेमनों में खूनी दस्त (lamb dysentry), लेप्टोस्पाइरोसिस, विब्रियोसिस गर्भपात, पाइलोनेफ्राइटिस (गाय), swine erysipelas में काफी असरदार है। इसके अलावा सभी प्रजातियों के किसी लोकल इन्फेक्शन जैसे बर्न, घाव आदि में सल्फा पाउडर के साथ ड्रेसिंग में भी उपयोगी है।

क्लोक्सासिलिन (CLOXACILLIN)

यह एक नये पेनिसिलिन ग्रुप की एंटीबायोटिक है। स्टेफाइलोकोकाई बैक्टीरिया जिस पर पेनिसिलिन असरदार नहीं है उन पर Cloxacillin काफी असरदार है। इसके अलावा यह स्ट्रेप्टोकोकाई पर भी असर करती है। इसे मेस्टाइटिस के इलाज में काफी असरदार माना जाता है क्योंकि मेस्टाइटिस इन दोनों प्रकार के बैक्टीरिया से अधिक होती है।

Dose - 4-10 mg./kg b.wt. (Small animals) I/M
- 1-2 mg./kg b.wt. (Large animals) I/M.
- Intramammary - 200 mg/quarter, once a day :

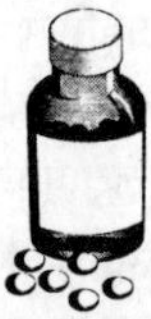

एम्पीसिलिन (AMPICILLIN)

यह एक ब्रॉडस्पेक्ट्रम पेनिसिलिन है। चूंकि बैक्टीरिया पर इसका असर टेट्रासाइक्लिन व क्लोरमफेनिकोल से भी अधिक होता है इसलिए इसे ट्रयु ब्रॉडस्पेक्ट्रम एंटीबायोटिक माना जाता है। यह G +ve तथा G -ve दोनों प्रकार के बैक्टीरिया पर असरकारी है। यह सफेद पाउडर के रूप में उपलब्ध होता है, जो पानी में घुलनशील होता है। इंजेक्शन के अलावा एम्पीसिलिन को मुंह द्वारा पाउडर, घोल या टेब्लेट के रूप में भी दिया जा सकता है। अधिक मात्रा में भी इससे कोई toxicity नहीं होती है।

एम्पीसिलिन कहां प्रयोग करें ?–USES

Cattle-Mastitis (*E. coli*), Metritis, Retained placenta, Calf Scour, Calf entritis (Salmonella), Calf pneumonia, Pyelonephritis.

Dose-Parentral-2-7 mg/kg, Oral-4-10 mg/kg b.wt.-दिन में एक बार दें लेकिन इंफेक्शन एकाएक व तेज होने पर दिन में दो बार दें।

एम्पीसिलिन पाउडर, टेब्लेट, मल्हम, इंजेक्शन व इंट्रामेमरी ट्यूब में उपलब्ध हैं। Ampiclox (Ampicillin+Cloxacillin)- इन दोनों का कॉम्बिनेशन मेस्टाइटिस के इलाज के लिए सर्वाधिक उपयुक्त माना जाता है।

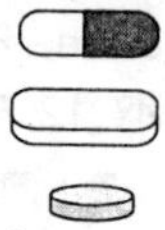

स्टेप्ट्रोमाइसिन (STREPTOMYCIN)

सन् 1944 में बुगी व वॉक्समेन ने एक बैक्टीरिया Streptomyces griseus से इसे बनाया था। इसके बाद खोज से यह मालूम पड़ा कि टी.बी. के लिए यह काफी असरदार एंटीबायोटिक है तो इसके बाद टी.बी. के इलाज में प्रयोग में लिया जाने लगा।

हालांकि यह एक नेरोस्पेक्ट्रम एंटीबायोटिक है लेकिन पेनिसिलिन से इसकी रेंज ज्यादा है। अधिक मात्रा में यह Bactericidal तथा कम मात्रा में Bacteriostatic की तरह असर करता है। स्ट्रेप्टोमाइसिन बहुत कम मात्रा में देने पर यह बैक्टीरिया की वृद्धि को रोकने या बन्द करने की बजाय बढ़ाता है। यह मुख्य रूप से G -ve बैक्टीरिया के लिए असरदार है लेकिन कुछ G +ve बैक्टीरिया तथा Leptospira भी असर करता है।

यह Actinomycosis, Salmonellosis, Brucellosis, T.B., H.S., Mastitis, Vibriosis, में उपयोगी एंटीबायोटिक है। वाइरस, प्रोटोजोआ, फंगस, स्ट्रेप्टोकोकाई, एन्थ्रेक्स आदि पर इसका कोई असर नहीं होता है।

स्ट्रोप्टोमाइसिन का अन्य एंटीबायोटिक्स की तुलना में कम प्रयोग किया जाता है क्योंकि प्रथम तो इसके साइड इफैक्ट्स हैं, toxicity हो जाती है इसके अलावा बैक्टीरिया जल्दी ही इसके खिलाफ इम्मुनिटी बना देते हैं। इसके उपरान्त कुछ रोग ऐसे हैं जिसमें स्ट्रोप्टोमाइसिन प्राथमिकता से दिया जाता है जैसे मेस्टाइटिस (E. coli), enteritis, cystitis, septicaemia, vibriosis etc.

Streptomycin+Penicillin- दोनों एंटीबायोटिक का मिला हुआ रूप स्ट्रेप्टोकोकल मेस्टाइटिस में काफी असर करता है। इसके अलावा मिश्रित इन्फेक्शन में भी यह कॉम्बिनेशन असरदार है। गाय, भैंस व बैलों के विब्रियोसिस रोग में भी इसी से सफलतापूर्वक इलाज किया जाता है। बैल में इसे I/M इजेक्शन दिया जाता है जबकि गाय, भैंस में गर्भपात होने पर स्ट्रेप्टोमाइसिन (। ग्राम) की 15 ml. डि. वाटर में घोलकर युटेरस में डाला जाता है। इसके अलावा H.S. में भी स्ट्रेप्टोमाइसिन का असर होता है।

स्टेप्टोमाइसिन कितनी मात्रा में दें? (DOSE)

Cow and Calf - 10-15 mg/kg b.wt., दिन में एक या दो बार दें। बड़े पशु को 2.5 gm तथा छोटे को 1 gm प्रतिदिन दें। Sheep and Goat- 5-10 mg/kg. हर 3-4 घंटे बाद दें। Dog & Cat-10-20 mg/kg. हर 8-12 घंटे बाद दें।

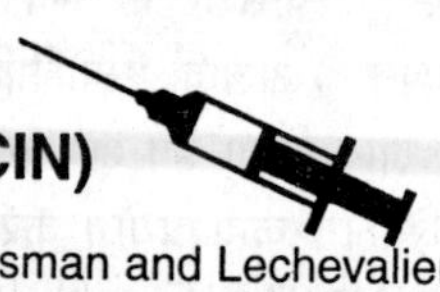

नियोमाइसिन (NEOMYCIN)

यह एक मीडियम स्पेक्ट्रम एंटीबायोटिक है। इसे Waksman and Lechevalier ने 1949 में बनाया था इसे फ्रेमाइसिन भी कहते हैं। यह G +ve तथा G -ve दोनों के लिए असरदार है। यह सबसे अधिक स्टेफाइलोकोकस (G +ve), बेसिलस एंथ्रेसिस पर असर करती है जबकि स्ट्रेप्टोकोकस व न्युमोकोकस पर कम असर करती है।

सभी पशुओं के दस्त, युरिनरी इन्फेक्शन (*E. Coli*), स्किन, आई व इयर इन्फेक्शन में निओमाइसिन काफी असर करती है विशेषतौर से जहां कि अन्य एंटीबायोटिक असफल हो जाती है। निओमाइसिन का I/M या I/V उपयोग बहुत कम होता है क्योंकि स्ट्रेप्टोमाइसिन की तरह ही निओमाइसिन के भी कुछ टोक्सिक असर होते हैं।

छोटे बछड़ों व कुत्तों के दस्त (*E.Coli*) में निओमाइसिन मुंह से दिए जाने पर काफी अच्छा असर होता है। Penicillin+Neomycin को I/mammary तथा इसके अलावा आईड्राप, ओइंटमेन्ट तथा स्किन ओइंटमेन्ट के रूप में भी काम में लिया जाता है।

नियोमाइसिन कितनी मात्रा में दें? (DOSE)

Oral - Horse and Cattle-4-8 gm

Foals and Calves-2-3 gm

Dog- 0.2-0.5 gm

पूरी डोज को 2 या 4 भाग में बांटकर दिन में अलग–अलग समय दें।

I/M, I/V- Large animals-2-4 mg/kg every 8-12 hrs.

Dogs and Cats - 10 mg/kg.

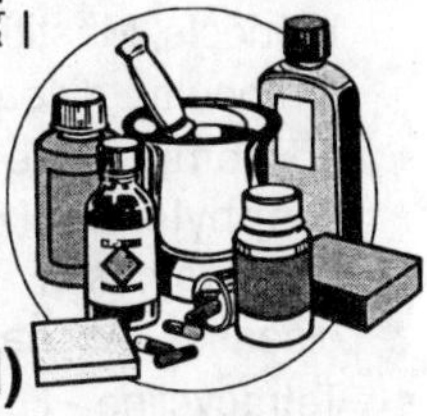

जेंटामाइसिन (GENTAMYCIN)

जेंटामाइसिन एक ब्रॉडस्पेक्ट्रम एंटीबायोटिक है। इसे गेरामाइसिन (Geramycin) भी कहते हैं। यह Pseudomonas, *E. coli*, Klebsiella, Aerobacter के लिए इसे काफी असरदार माना जाता है। इसके अलावा स्ट्रेप्टोकोकाई, पास्चुरेला के लिए भी उपयोग में लिया जाता है। यह कम मात्रा में Baceteriostatic जबकि अधिक मात्रा में यह Bactericidal की तरह एक्शन करती है।

DOSE-Gentamycin Sulphate

Parenteral- 0.8-1.2 mg/kg/day 2-4 भागों में दें।

Oral-15-100 mg/kg b.wt./day

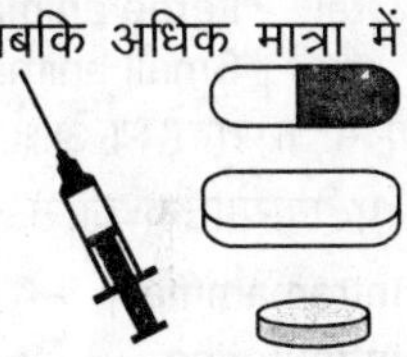

जेंटामाइसिन से एक या दोनों कानों की वेस्टिब्यूल में खराबी आ सकती है जो वापस ठीक नहीं हो पाती है। इसके अलावा जी मचलाहट (nausea), उल्टी तथा शरीर में असंतुलन होना इसके टोक्सिक एफेक्ट्स है। मूत्र कम आना, मूत्र में प्रोटीन आना तथा किडनी में भी टोक्सिक असर देखा गया है।

टेट्रासाइक्लिंस (TETRACYCLINES)

सन् 1947 में डुग्गर ने एक मिट्टी के जीवाणु *Streptomyces aureofaciens* की खोज की और जब इसे कल्चर किया गया तो एक सुनहरा पीला एंटीबायोटिक तैयार हुआ जिसे aureofacin नाम दिया गया। 1950 में फिनले ने व उसके साथियों ने टेरामाइसिन की खोज की। 1952 में तीसरे एंटीबायोटिक टेट्रासाइक्लिन की खोज की गयी। ये तीनों एंटीबायोटिक्स टेट्रासाइक्लिन ग्रुप में शामिल है।

(i) Chlortetracycline (Aureomycin)

(ii) Oxytetracycline (Terramycin)

(iii) Tetracycline Hydrochloride (Achromycin, Panmycin, Polycycline).

टेट्रासाइक्लिन का क्रिस्टल रुप गंधहीन, पीला व हल्का तीखा (odourless, yellow and slightly bitter) होता है। टेट्रासाइक्लिन एक ब्रॉड–स्पेक्ट्रम एंटीबायोटिक ग्रुप है जिसकी तीनों एंटीबायोटिक्स कई तरह के बैक्टीरिया पर असर करती है। जिन बैक्टीरिया पर सिर्फ पेनिसिलिन, स्ट्रेप्टोमाइसिन, क्लोरमफेनिकोल का ही असर होता है, उन बैक्टीरिया पर भी टेट्रासाइक्लिन असरकारी साबित होती है। इसके अलावा ये कुछ रिकेट्सिया व कुछ वाइरस पर भी प्रभावकारी हैं। लेकिन कोकल बैक्टीरिया पर ये पेनिसिलिन से कम असरकारी है।

टेट्रासाइक्लिन किस रोग में प्रयोग करें ?

- Chlortetracycline - H.S., Strangles, Leptospirosis, Calf diphtheria, Anthrax, Vibriosis, Mastitis, Metritis, Secondary infection to viral diseases, Most of the poultry disease, abscess, wounds, Eye ointments, Burns.
- Oxytetracycline (Terramycin) - Mastitis (*E.Coli*), Streptococci, H.S., Staphylococci, Calf scour, Actinomycosis, Strangles, Food rot, Anaplasmosis, Actinobacillosis, Otitis, Inf. Keratitis, Most of the poultry diseases, Abscesses, wounds, Burns.
- Tetracycline - H.S., Vibriosis, Anaplasmosis, Goat pneumonia.

टेट्रासाइक्लिन कितनी मात्रा में दें ? (DOSES)

1. **CHLORTETRACYCLINE - (Aureomycin)**

- Oral - Large animals - 10-20 mg/kg b.wt. (Calves and Foals)
  - Small animals - 20-50 mg/kg b.wt. (Dogs and Cats)

आधी मात्रा सुबह व आधी शाम को दें। रोग से ठीक हो जाने के बाद भी 2–3 दिन तक एंटीबायोटिक जारी रखें।

- Intramammary - 6 ml./quarter दिन में एक बार।
- Intrauterine - 1-2 Tablet (1/2 gm) in Cattle.
  - 1/2-1 Tablet (1/2 gm) in sheep and goats.
- I/M, I/V (Parental) - क्लोरटेट्राइक्लिन को I/M या I/V नहीं देना चाहिए।
- Eye and Skin ointments - आंख के विभिन्न रोगों तथा त्वचा पर Burn, Abscesses and wounds में भी सफलतापूर्वक प्रयोग में लिया जाता है।

2. **OXYTETRACYCLINE - (Terramycin)**

- Oral - Bolus (500 mg) - Bolus/50 kg b.wt. Twice a day (Large animals)
  - 1-2 Bolus I/Uterine
  - Tablet (200 mg) - 2 Tab./50 kg. b.wt. Twice a day (Large animals)
- इंजेक्शन S/C, I/M, I/V, गाय, भैंस, बकरी में तीनों रुट से दे सकते हैं, लेकिन घोड़ों में S/C इंजेक्शन से नहीं दें।
  - Horse and Foal - 2-5 mg./kg b.wt.
  - Cattle and calf - 2-5 mg./kg b.wt.
  - Dog and Cat - 7-11 mg./kg b.wt.
- Eye ointment or drops.

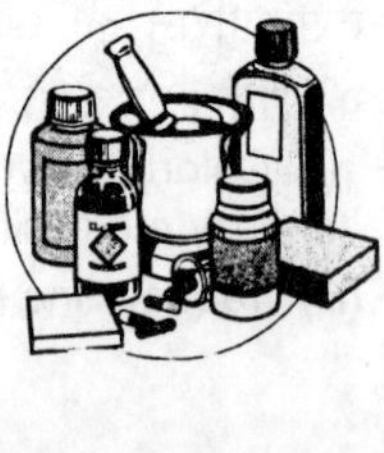

3. TETRACYCLINE HYDROCHLORIDE - (Achromycin)

- I/M - Horse, Cow, Sheep - 2.2 – 4.4 mg./kg b.wt.
  - Dog and Cat - 4.4 – 11 mg./kg b.wt.

– इसे डायलुट कर लगाएं जिसमें 1 ml. में 500 mg Tetracycline हो।

– इसे Deep I/M लगाना चाहिए।

टेट्रासाइक्लिन्स ग्रुप एंटीबायोटिक्स के कोई विशेष toxic असर नहीं होते हैं। त्वचा में डर्मेटाइटिस, आंखों में जलन, वेजिनाइटिस, जीभ में सूजन आदि हो सकती है। ग्याभन पशु को टेट्रासाइक्लिन्स नहीं देना चाहिए इससे भ्रूण में विकृति (monster) पैदा हो जाती है।

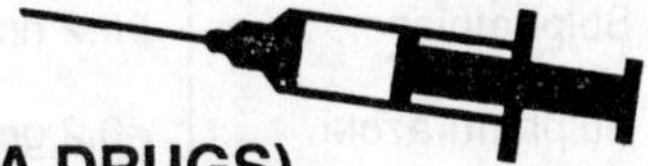

सल्फा ड्रग्स (SULPHA DRUGS)

सबसे पहले 1908 में वैज्ञानिक गैल्मो ने कृत्रिम रुप से सल्फानिलेमाइड बनाया था। 1936 तक इसका प्रयोग विभिन्न रंगों (dye industry) के उद्योग में होता था। इसके बाद इसका उपयोग एंटीबायोटिक्स के रुप में होने लगा। लगातार रिसर्च से ऐसे सल्फा एंटीबायोटिक्स बनाये जाने लगे जो कम टॉक्सिक हो।

सल्फा ड्रग्स मुख्य रुप से G +ve बैक्टीरिया के लिए असरकारी है लेकिन कई G -ve बैक्टीरिया, कुछ रिकेट्सिया तथा कुछ प्रोटोजोआ पर भी असर करती है। पशुओं में लगातार कई दिनों तक सल्फा ड्रग्स देने से दस्त, डिहाइड्रेशन, कमजोरी, भूख में कमी तथा दूध में भी काफी कमी हो जाती है। इनके देने से पशुओं में एकाएक टॉक्सिक असर कम होता है। मनुष्य में जी खराब होना (nausea), आंखों में अंधियारा छा जाना जैसे टॉक्सिक असर प्रकट होते हैं। सल्फा के दो ग्रुप हैं –

Systemic Sulphanamides	"Gut Active" Sulphonamides
Sulphanilamide	Sulphaguanidine
Sulphapyridine	Phthalylsulphathiazole
Sulphadimindine	Succinylsulphathiozole
Sulphathiazole	Phthalylsulpha cetamide
Sulphamerazine	
Sulphadiazine	
Sulphafurazole	
Sulphaquinoxaline	

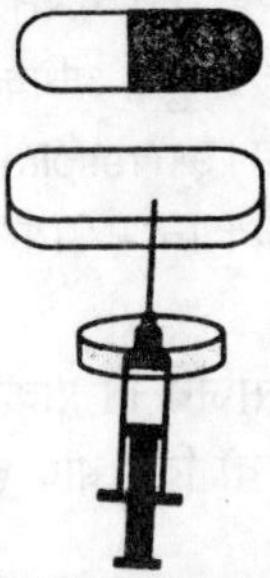

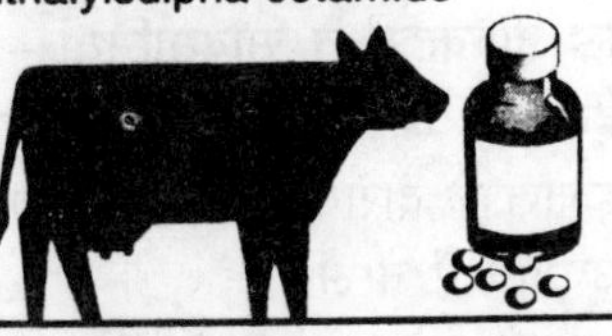

इनमें सबसे अधिक Sulphathiazole असरदार सल्फा ड्रग है जो Streptococci, Staphylococci and Pasteurella पर काफी असर करती है।

सल्फा ड्रग का कहां प्रयोग करें ? (USES)

Mastitis, Strangles, H.S., Actinobacillosis, Salmonellosis, Pneumonia, Metritis, urinary tract infection. Eye and skin ointment अधिकतर सल्फा ड्रग्स का मवाद की मौजूदगी में प्रयोग नहीं करें।

SULPHA + TRIMETHOPRIM THERAPY

Sulphanamide	Initial dose (gm/kg)	Maintenance dose
Sulphadiazine	0.2 gm	Half initial dose twice daily
Sulphamerazine	0.2 gm	Half initial dose once daily
Sulphadimidine	0.2 gm	Half initial dose once daily
Sulphathiazole	0.2 gm	Half initial dose every 6 hrs.
Sulphafurazole	0.2 gm	Half initial dose every 12 hrs.
Sulphamilanide	0.2 gm	1/3 initial dose 3 times daily
Sulphacetamide	0.15-0.2 gm	Initial dose repeated daily
Sulpha pyridine	0.15 gm	Half initial dose twice daily

सल्फा ग्रुप भी कई एंटीबायोकिटस की टॉक्सिसिटी से बचने के लिए sulpha+ trimethoprim combination थेरेपी ज्यादा प्रयोग में ली जाती है। इसमें ट्राइमिथोप्रिम से कोई साइड इफेक्ट भी नहीं है और काफी असर करते हैं। दोनों के साथ होने से बैक्टीरिया पर अधिक असर होता है तथा अधिक प्रकार के बैक्टीरिया के खिलाफ प्रयोग होने से उपयोग बढ़ जाता है। यदि अकेली कोई भी सल्फा ड्रग का प्रयोग करें तो यह Bacteriostatic एक्शन करती है यानी बैक्टीरिया की वृद्धि को सिर्फ रोकते हैं; जबकि यदि sulpha+ trimethoprim दोनों को साथ प्रयोग करें तो Bacteriocidal एक्शन होता है यानी बैक्टीरिया को पूरी तरह नष्ट करते हैं।

छोटे व बड़े पशुओं में आवश्यक मात्रा की दस गुना अधिक मात्रा देने से भी sulpha+ trimethoprim की कोई टॉक्सिसिटी नहीं होती है। इसे respiratory, urinary, alimentary, genital system तथा अन्य बैक्टीरियल इन्फेक्शन में प्रयोग में दिया जाता है।

साइड इफेक्ट्स व सावधानियां –

- इंजेक्शन लगाने की जगह पर टेम्पररी सूजन हो सकती है।
- इलाज के दौरान व आखरी इंजेक्शन के दो दिन बाद तक पशु के दूध को मानव उपयोग में न लें।
- आखरी इंजेक्शन के पाँच दिन तक पशु का मांस प्रयोग में न लें।

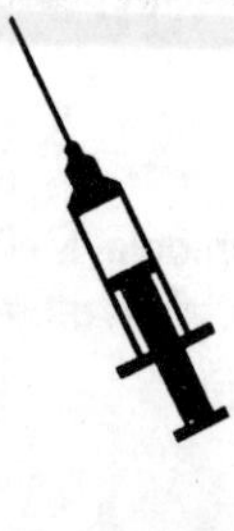
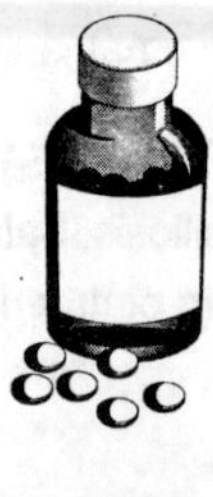
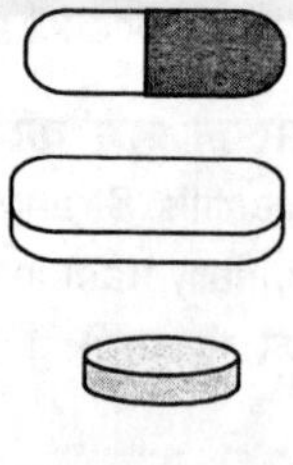

–कॉर्टिकोस्टेरॉइड्स (CORTICOSTEROIDS)–

कोर्टिकोस्टेरॉइड्स हार्मोन होते हैं जो किडनी के ऊपर स्थित एड्रिनल ग्लेण्ड (adrenal gland) से स्त्रावित होते हैं। एक अन्य हार्मोन जो कि पिट्युटरी ग्लेण्ड (pitutary gland) से स्त्रावित होता है उसके कारण कोर्टिकोस्टेराइड्स स्त्रावित होते हैं। इसकी खोज सन् 1930 में हुई थी। शरीर में इन हार्मोन्स का बहुत अधिक महत्व है। जीवन को बनाए रखने के लिए ये हार्मोन जरुरी हैं। जब इसके महत्व को समझा गया तो इन्हें कृत्रिम रुप से बनाकर मौत के मुंह से बचाने के लिए इनका उपयोग किया जाने लगा। यदि कार्टिकोस्टेरोइड्स का सही उपयोग किया जाय तो यह काफी गुणकारी है। रोगी को मौत से बचाने में काफी मददगार होते हैं लेकिन गलत हाथों द्वारा इसका दुरुपयोग किया जाय यानी अनावश्यक रुप से अंधाधुंध प्रयोग किया जाय तो ये एक धीमा जहर है जो मनुष्य या पशु को अंदर ही अंदर जर्जर बना देते हैं।

कोर्टकोस्टेराइड्स दो प्रकार के होते हैं –

(1) Mineralocorticoids - Deoxycorticosterone, Aldosterone.

(2) Glucocorticoids - Cortisone, Hydrocortisone, Predisone, Prednisolone.

Actions of Cotricosteriods

- ये शरीर के बॉडी फ्लूड में विभिन्न तरह के इलेक्ट्राइड्स को संतुलित रखते हैं यानी हर तत्व को आवश्यकतानुसार मात्रा में रखना ताकि शरीर की सारी क्रियाएं सुचारु रुप से चल सकें तथा शरीर में कोई भी फ्लूड न तो अधिक एसिडिक हो सकें और न ही अधिक एल्कली हो सकें।
- कोर्टिकोस्टेराइड्स का दूसरा मुख्य कार्य है सूजन (inflammation) को कम करना। लेकिन ध्यान रहे कि हर सूजन में भी इसका प्रयोग सावधानी से करें, क्योंकि किसी भी बैक्टीरियल इन्फेक्शन में शरीर अपनी सुरक्षा हेतु सूजन पैदा करता है जो लाभकारी होता है यदि ऐसा नहीं हो तो बैक्टीरिया शरीर में जल्दी बढ़ते हैं और सेप्टीसीमिया पैदा करते हैं। इसलिए किसी भी बैक्टीरियल इन्फेक्शन में सूजन होने पर कार्टिकोस्टेराइड्स को एंटीबायोटिक्स के साथ ही प्रयोग करना चाहिए।
- पशुओं व मनुष्य में आर्थ्राइटिस के इलाज में भी इनका प्रयोग खूब किया जाता है क्योंकि ज्वोइंट्स पर इनका असर अच्छा होता है। जोड़ों के अंदर I/articular इन्जेक्शन में इन्हें इसीलिए प्रयोग में लिया जाता है। लेकिन जब ज्वोइंट्स में इन्फेक्शन हो तो कोर्टिकोस्टेराइड्स प्रयोग नहीं करें।
- ये शरीर में कार्बोहाइड्रेट, प्रोटीन व वसा के मेटाबोलिज्म को नियमित करते हैं।
- त्वचा के विभिन्न रोगों में भी इनका महत्वपूर्ण उपयोग है। ये त्वचा में ब्लड सप्लाई को तेज करते हैं तथा त्वचा की सूजन को कम करते हैं तथा जलन व खुजली को कम करते हैं। लेकिन लम्बे समय तक उपयोग करने से त्वचा की सामान्य मोटाई कम हो जाती है, नमी कम हो कर सूख सी जाती है तथा बालों की ग्रोथ भी कम होती है। प्रायः कुत्तों में त्वचा रोगों में इनका प्रयोग किया जाता है।

- शरीर में किसी भी एलर्जिक रिएक्शन में इनका प्रयोग काफी लाभदायक होता है क्योंकि ये एलर्जी को काफी हद तक कम कर देते हैं।
- कोर्टिजोन से अधिक असरदार हाइड्रोकोर्टिजोन होते हैं तथा हाइड्रोकोर्टिजोन से पांच गुना अधिक असरदार प्रेडनिसोलोन होते हैं।

  Cortisone → Hydrocortisone → Prednisolone → Betamethasone and Dexamethasone.

Betamethasone and Dexamethasone – ये प्रेडनिसोलोन से भी पांच गुना अधिक असरदार होते हैं। मेटाबोलिक रोग जैसे किटोसिस, प्रेग्नेन्सी टॉक्सिमिया तथा आर्थ्राइटिस, आंख व त्वचा के रोगों में इनका प्रयोग काफी किया जाता है।

- भेड़ों में प्रेग्नेन्सी टॉक्सिमिया में भी इनका प्रयोग किया जाता है।
- Cystic ovaries, irregular oestrus, abortion जैसी स्थितियां एड्रिनल ग्लेण्ड के कार्य से संबंधित होती हैं। Irregular oestrus में बीटा या डेक्सामिथाजोन की लार्ज डोज में उपयोग काफी लाभकारी होता है।
- आंखों के विभिन्न रोगों में इनका प्रयोग किया जाता है। आंखों के लिए हाइड्रोकोर्टिजोन सबसे अधिक उपयुक्त रहते हैं।
- कई वैज्ञानिक पशु को जल्दी ब्याने के लिए (induced parturition) भी इनका प्रयोग करते हैं। इसके लिए गाय में लगभग 245 दिन की गर्भावस्था में 10-30 mg डेक्सामिथाजोन इंजेक्शन का सिर्फ एक बार लगाने से ही पशु ब्या जाता है लेकिन ऐसे में रिटेंशन ऑफ प्लेसेन्टा अधिक होता है।

Doses :

Prednisolone - 100-200 mg daily I/M (L. animals).
2-20 mg initially (S. animals) followed by oral therapy.
Dogs (orally) 7-14 kg (15-30 lb), 2–5 mg daily. गंभीर अवस्था में डोज अधिक भी दी जा सकती है।

Betamethasone and Dexamethasone -

Horse, Cattle - 10-30 mg I/M, I/V.
Calf, Goat - 2-5 mg I/M, I/V.
Dog - 0.25-2 mg I/M, I/V.
Large animals - 2-10 mg I/articular.
Small animals - 0.25-5 mg I/articular.
Small animals - 0.25-2 mg oral.

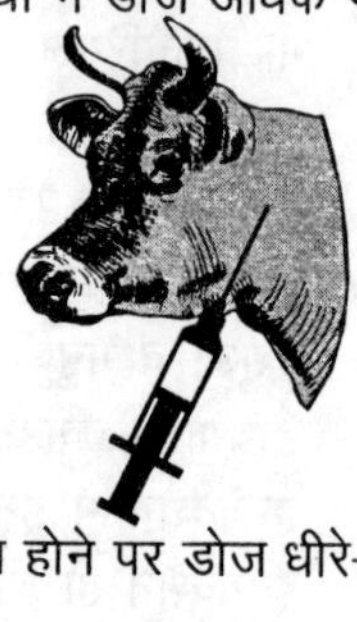

- शुरु में डोज अधिक हो सकती है लेकिन रोग के लक्षण कम होने पर डोज धीरे–धीरे कम करनी चाहिए।
- जहां बैक्टीरियल इन्फेक्शन हो वहां अकेले कार्टिकोस्टेराइड्स को नहीं दें, इनके साथ एंटीबायोटिक भी अवश्य दें।

कार्टिकोस्टेराइड्स का प्रयोग सावधानी से करें –

- इस बात को हमेशा ध्यान में रखें कि कार्टिकोस्टेरॉइड्स किसी भी रोग से उबरने के लिए मददगार (palliative) होते हैं न कि पूर्ण रुप से इलाज के लिए

(curative) है। इसलिए पशु को रोग से मुक्ति तभी मिलेगी जब उसके अनुसार साथ में ट्रीटमेन्ट दिया जाएगा। सिर्फ कॉर्टिकोस्टेराइड से रोग के लक्षण एक बार तो कम हो जाते हैं लेकिन यह बंद करते ही लक्षण फिर प्रकट हो जाते हैं।

- इनका गलत व लम्बे समय तक प्रयोग करने से शरीर पर काफी बुरा असर पड़ता है छोटे पशुओं में अधिक भूख व प्यास लगना, बार–बार मूत्र आना, अडिमा, शरीर पर जगह–जगह से बाल झड़ना आदि प्रमुख हैं।
- अधिक दिनों तक प्रयोग से घाव देरी से भरता है तथा शरीर की रोग प्रतिरोधक क्षमता कम हो जाती है। जिससे पशु जल्दी ही इन्फेक्शन की चपेट में आ जाता है।

निम्न स्थितियों में कोर्टिकोस्टेराइड्स का प्रयोग नहीं करें –

हालांकि बड़े पशुओं में इसका विशेष महत्व नहीं है लेकिन छोटे पशु जैसे डॉग्स में इसका विशेष ध्यान रखना चाहिए।

- बैक्टीरियल इन्फेक्शन, जिसमें एंटीबायोटिक द्वारा काबू नहीं हो पा रहा हो।
- गाय, भेड़–बकरियों में जोहन्स डिजीज।
- कुत्तों में डायबिटिज में।
- Recent abdominal surgery.
- Deep corneal ulceration.
- गर्भावस्था में भी यथासंभव इनका प्रयोग नहीं करें अन्यथा गर्भपात हो सकता है।

Adverse reaction of Glucocortisteroids

- Acute erosive gastritis with hemorrhage.
- Peptic ulcers
- Intestinal perforation
- Pancreatitis
- Muscular dystrophy.
- Osteoporosis.
- Hypertension
- Glaucoma
- Cataract
- Glycosuria during therapy.
- Suppression of immune response.

इनमें प्रिडनिसोलोन का ही प्रयोग किया जाना सुरक्षित रहता है क्योंकि इसमें साइड इफेक्ट्स अन्य स्टेराइड्स से कम है।

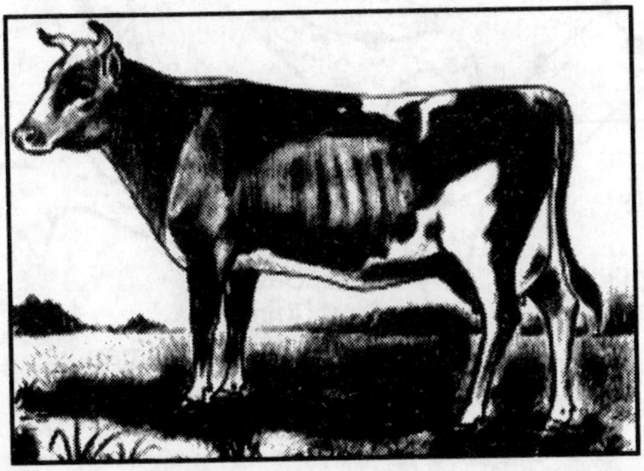

सामान्य जानकारियां

GENERAL INFORMATION

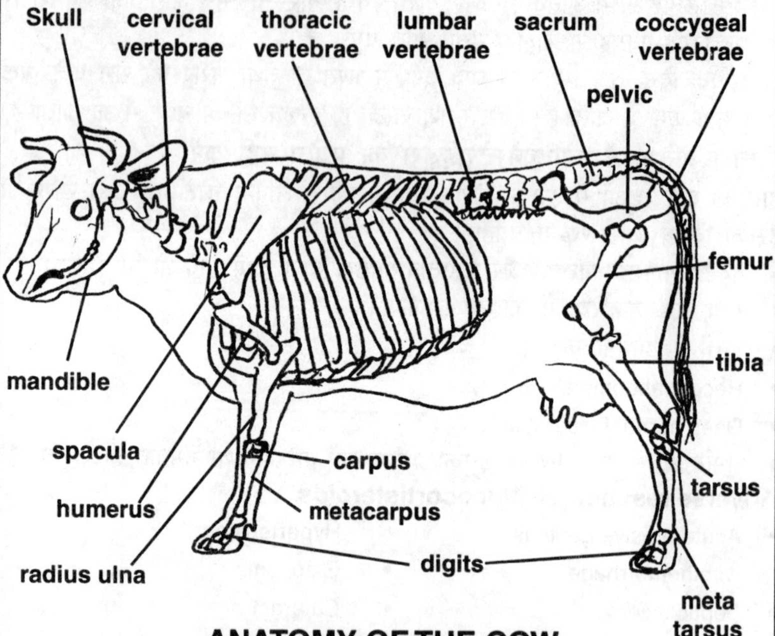

ANATOMY OF THE COW

MAJOR LYMPH NODES OF THE COW

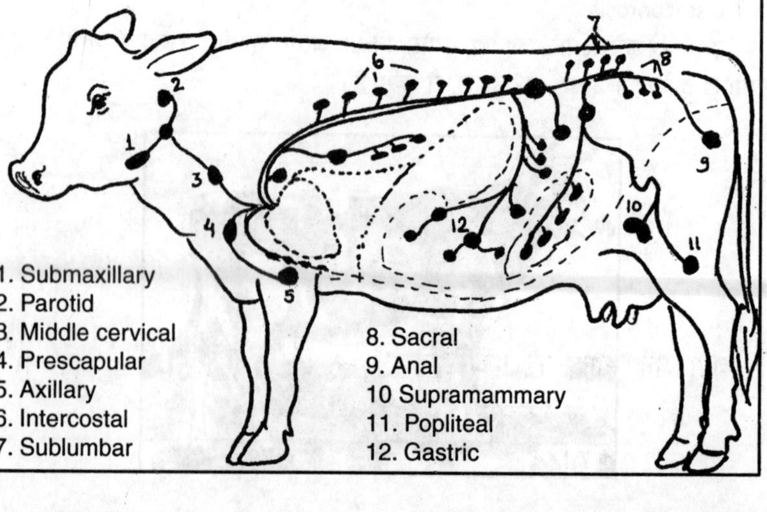

1. Submaxillary
2. Parotid
3. Middle cervical
4. Prescapular
5. Axillary
6. Intercostal
7. Sublumbar
8. Sacral
9. Anal
10 Supramammary
11. Popliteal
12. Gastric

RESTRAINING OF CATTLE

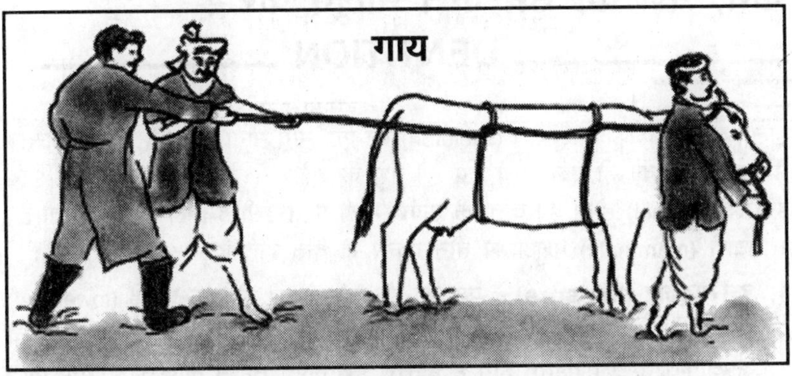

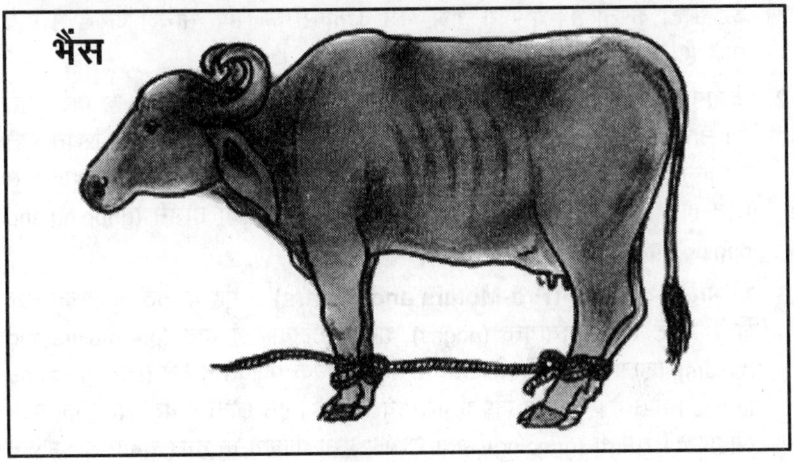

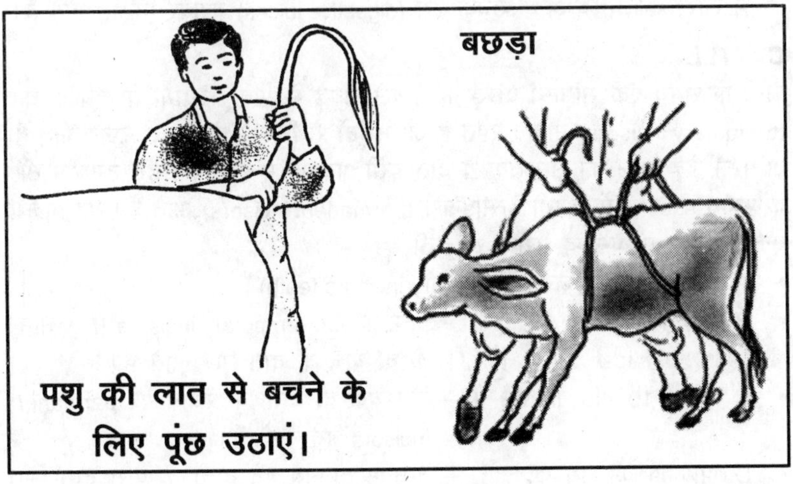

गाय, भैंस की उम्र कैसे मालूम करें ?

DENTITION

हालांकि दांतों को कंकाल तंत्र (skeleton) का एक भाग माना जाता है लेकिन वास्तव में दांत त्वचा का ही एक अन्य रुप है। पशु के शरीर में सबसे अधिक कठोर भाग इनेमल (enamel) होता है। दांत की ऊपरी मोटी परत इसी इनेमल से बना होता है। स्तनधारी (mammals) पशुओं में तीन प्रकार के दांत होते हैं –

1. **इनसाइजर (Incisors)** – पशु का मुंह खोलने पर नीचे के जबड़े (lower jaw) पर सामने ही नजर आने वाले दांत "इन्साइजर्स" कहलाते हैं। ये चौड़े व अपेक्षाकृत तीखे (sharp) होते हैं जिससे पशु अपने मुंह में लाए आहार को काट कर छोटा करता है। ये गाय, भैंस, भेड़ व बकरी के सिर्फ नीचले जबड़े में पाये जाते हैं।
2. **केनाइन (Canine)** – केनाइन दांत पशु के सिर्फ नीचले जबड़े में ही पाये जाते हैं। नीचले जबड़े की दांतों की लाइन में ये इन्साइजर्स के ठीक पीछे स्थित होते हैं। केनाइन दांत तेज व तीखे (sharp and pointed) होते हैं तथा इन्साइजर्स से छोटे होते हैं। ये दांत मुंह में आहार को पकड़े रहने तथा तोड़ने (gripping and ripping) का काम करते हैं।
3. **प्री-मोलर व मोलर (Pre-Molars and Molars)** – मुंह के ठेठ अंदर की ओर चौड़े, चपटे तथा खाचोंयुक्त (ridges) दांत छोटी दाढ़ व दाढ़ (pre-molars and molars) कहलाते हैं जो सभी दांतों में सबसे अधिक मजबूत व बड़े (strongest and largest) होते हैं। ये दोनों जबड़ों पर पाये जाते हैं। इन छोटी व बड़ी दाढ़ों का काम आहार को घुमाना (grinding) होता है और इसी प्रक्रिया के द्वारा चबाए हुए भोजन में लार (saliva) व अन्य पाचक रस (digestive juices) बराबर मिश्रित होते हैं।

CATTLE

जन्म के समय एक सामान्य बछड़े के नीचले जबड़े में आठ अस्थायी या दूध के दांत (temporary incisors) मौजूद रहते हैं जो मसूढ़ों से निकले हुए स्पष्ट नजर आते हैं। जन्म से डेढ़ साल की उम्र तक ये दांत इसी अवस्था में रहते हैं। इन टेम्पररी टीथ के स्थान पर बाद में स्थायी इन्साइजर्स (permanent incisors) आते हैं। यह प्रक्रिया एक नियमित व क्रमबद्ध तरीके से होती है।

- A - अस्थाई इन्साइजर्स (temporary incisors teeth)
- B - 1½ वर्ष की उम्र पर – जन्म के आठ temporary incisors में से सामने के दो बीच के दांत गिर जाते हैं।
- C - 1 वर्ष 10 माह की उम्र पर – गिर चुके दो दांतों के स्थान पर permanent incisors बन जाते हैं।
- D - 2½ वर्ष की उम्र पर – बीच में दो नये बने दांतों के पास दोनों ओर

एक–एक यानी एक जोड़ा दांत बन जाते हैं।

- E - 3 वर्ष की उम्र पर – बीच में नये चार दांतों के दोनों ओर एक–एक यानी कुल एक जोड़ी और दांत बन जाते हैं।
- F - 3½ वर्ष की उम्र पर – इसी क्रम में permanent incisors की चौथी जोडी भी बन जाती है।

DEVELOPMENT OF TEETH IN CATTLE

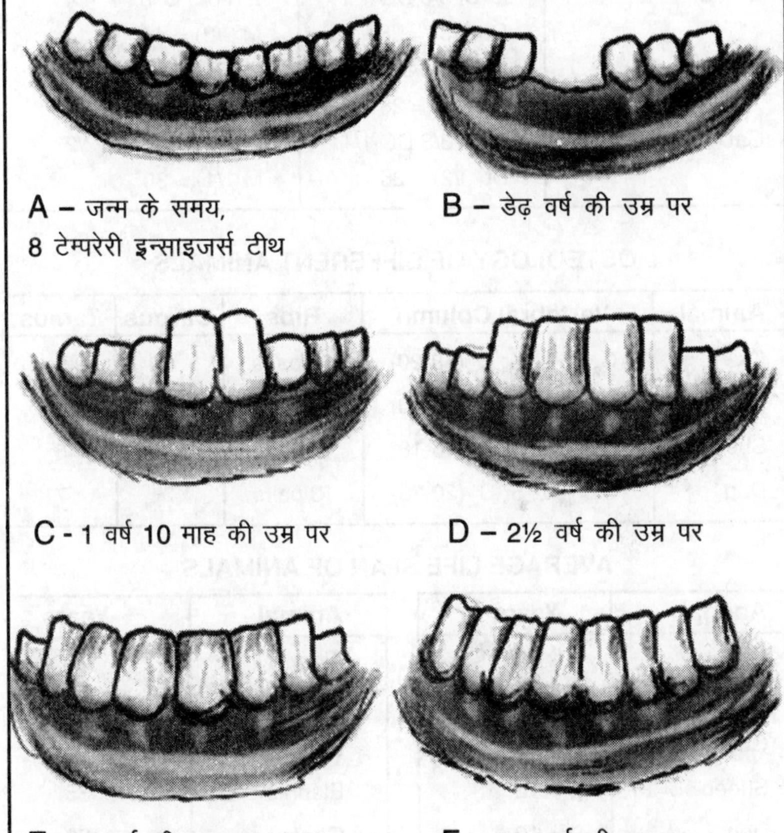

A – जन्म के समय, 8 टेम्परेरी इन्साइजर्स टीथ

B – डेढ़ वर्ष की उम्र पर

C - 1 वर्ष 10 माह की उम्र पर

D – 2½ वर्ष की उम्र पर

E – 3 वर्ष की उम्र पर

F – 3½ वर्ष की उम्र पर

इसी प्रकार आठ स्थायी इन्साइजर्स की इस अवस्था को भरा हुआ मुंह "फुल माऊथ" (Full Mouth) कहा जाता है।

Dental Formula

- Temporary or Dediduous 2 (DI, 0/4, DC 0/0, DP 3/3)
- Permanent teeth 2 (I 0/4, C 0/0, P 3/3, M 3/3)

DENTAL FORMALA

Animal	Deciduous	Permanent
Ox, Sheep, Goat	2 (Di 0/3 DC 0/1 Dp 3/3) = 20	2 (I 0/3 C 0/1 P 3/3 M 3/3 = 32
Horse	2 (Di 3/3 DC 0/0 Dp 3/3) = 24	2 (I 3/3 C 1/1 P 3-4/3 M 3/3) = 40-42
Swine	2 (Di 3/3 DC 1/1 Dp 3/3) = 28	2 (I 3/3 C 1/1 P 4/4 M 3/3) = 44
Dog	2 (Di 3/3 DC 1/1 Dp 3/3) = 28	2 (I 3/3 C 1/1 P 4/4 M 2/3) = 42
Cat	2 (Di 3/3 DC 1/1 Dp 3/2) = 26	2 (I 3/3 C 1/1 P 3/2 M 1/1) = 30

OSTEOLOGY OF DIFFERENT ANIMALS

Animal	Vertebral Column	Ribs	Carpus	Tarsus
Ox	$C_7\ T_{13}\ L_6\ S_5\ C_y$ (18-20)	13 pairs	6	5
Horse	$C_7\ T_{18}\ L_6\ S_5\ C_y$ (15-20)	18 pairs	8	6
Sheep	$C_7\ T_{13}\ L_6\ S_4\ C_y$ (16-18)	13 pairs	6	5
Dog	$C_7\ T_{13}\ L_7\ S_3\ C_y$ (20-23)	13 pairs	7	7

AVERAGE LIFE SPAN OF ANIMALS

Animal	Years
Cow	20
Horse	20
Goat	15
Sheep	12
Dog	10
Cat	12
Rat	3

Animal	Years
Tiger	20
Monkey	25
Bear	15
Elephant	35
Goose	30
Parrot	30
Rabbit	12

भारत के पशुधन की प्रमुख नस्लें

गायों की प्रमुख नस्लें (BREEDS OF COW)

- **दूधारु नस्लें (Milch breeds)**
  गिर, थारपारकर, साहीवाल, रेड सिंधी, राठी।
- **बोझा ढ़ोने वाली नस्लें (Draught purpose breeds)**
  नागौरी, खिल्लारी, हल्लीकर, अमृतमहल, मालवी, कृष्णघाटी की नस्ल, बछौर, कांगेयम, सिरी, पोंवार, खीरीगढ़, गावलाव।
- **दोहरे उपयोग वाली नस्लें (Dual purpose breeds)**
  कांकरेज, हरियाणा, राठी, ओंगोल, देवनी, निमाड़ी, मेवाती, डांगी।

भैंसों की प्रमुख नस्लें (BREEDS OF BUFFALO)

- **मुर्रा ग्रुप** – मुर्रा, नीली–रावी, कुंडी, गोदावरी।
- **गुजरात ग्रुप** – सूरती, जाफराबादी, मेहसाना।
- **सेन्ट्रल इण्डिया ग्रुप** – नागपुरी, पंडरपुरी, मंडा, जेरांगी, संबलपुर, कालाहांडी।
- **साऊथ इण्डिया ग्रुप** – टोडा, साऊथ कनारा।
- **उत्तरप्रदेश ग्रुप** – भदावरी, तराई।

बकरियों की प्रमुख नस्लें (BREEDS OF GOAT)

नस्ल	कहां पाई जाती हैं
सिरोही	राजस्थान, गुजरात
मारवाड़ी	राजस्थान, गुजरात
जखराना	राजस्थान
बारबरी	उत्तरप्रदेश, राजस्थान
बीतल	पंजाब, हरियाणा
जमुनापारी	उत्तर प्रदेश
जलवाड़ी	गुजरात
गोहिलवाड़ी	गुजरात
मलाबारी	केरल

नस्ल	कहां पाई जाती हैं
गद्दी, चम्बा	हिमाचल, उत्तरांचल
चेंगु	हिमाचल, उत्तर प्रदेश
चांगथांगी	लद्दाख के ऊंचे पर्वत
पश्मीना	लद्दाख
उस्मानाबादी	महाराष्ट्र
संगमनेरी	महाराष्ट्र
कन्नी–आदु	तमिलनाडू
गंजम	उड़ीसा
बंगाली	पं. बंगाल, पूर्वी राज्य

- **मांस देने वाली नस्लें** – मलाबारी, बंगाली, उस्मानाबादी, संगमनेरी, कुची, गंजन, जलवाड़ी, गोहिलवाड़ी, सिरोही।
- **दूध व मांस देने वाली नस्लें** – जखराना, बीतल, जमुनापारी, बारबरी, सूरती।
- **रेशे देने वाली नस्लें** – मारवाड़ी, गद्दी, चांगथांगी, चिगुं।

भेड़ों की प्रमुख नस्लें (BREEDS OF SHEEP)

- **राजस्थान** – चोखला, नाली, मालपुरा, पुगल, जैसलमेरी, सोनाड़ी, मगरा।
- **कश्मीर** – गद्दी, करनाह, कश्मीर मेरिनो, चांगथांगी, पूंछी।
- **उत्तरप्रदेश** – जालौनी, मुजफ्फरनगरी।
- **कर्नाटक** -- बेल्लारी, हसन, मड्या, केंगुरी।
- **गुजरात** – पट्टनवाड़ी।
- **तमिलनाडू** – मेचेरी, किलाकर्सल, वेम्बुर, नागिरी, मद्रास रेड, ट्रिची ब्लेक।
- **बिहार, बंगाल** – छोटानागपुर, साहबादी।
- **उड़ीसा** – गंजम, बालंगर।
- **पूर्वी राज्य** – बोनपाला, टिब्बती भेड़।
- **आन्ध्र प्रदेश** – नेल्लौर, डेक्कानी।

घोड़ों की प्रमुख नस्लें (BREEDS OF HORSE)

काठियावाड़ी (गुजरात), मारवाड़ी (राजस्थान), भूटिया (पहाड़ी राज्य, पंजाब, पश्चिमी बंगाल, हिमालय की तलहटी), मणिपुरी टट्टू, स्पीती टट्टू (कांगड़ा)।

ऊंटों की प्रमुख नस्लें (BREEDS OF CAMEL)

ऊंटों की जातियाँ – (1) बैक्टीरियन (दो कूबड़ वाले ऊंट)
(2) अरबी या ड्रोमडरी (एक कूबड़ वाले ऊंट)

ऊंटों की नस्लें – जैसलमेरी, बीकानेरी, मालवी, कच्छी, बागड़ी, मेवाती, अफगानी, सिंधी।

क्षेत्र के अनुसार नस्लें – रेगिस्तानी ऊंट, पहाड़ी ऊंट, नदीय ऊंट।

कुत्तों की प्रमुख नस्लें (BREEDS OF DOG)

छोटे आकार की नस्लें – चिहुआहुआ (दुनिया की सबसे छोटी नस्ल), पॉमेरेनियन, स्पिट्ज, डेचहंड, पिकनीज, पुडल, ल्हासा एप्सो, बुलडॉग, कॉकर स्पेनियल।

बड़े आकार की नस्लें – ग्रेटडेन (दुनिया की सबसे बड़ी नस्ल), सेंट बनार्ड, डॉबरमेन, एल्सेशियन, लेब्राडोर, अफगान हॉउंड, डेल्मेशियन, बॉक्सर, गोल्डन रेट्रीवियर।

COMMON TERMS FOR DIFFERENT ANIMALS

Animal	Male	Female	Young	Name for giving birth	Group
Cattle	bull	cow/heifer	calf	calve	herd
Ox	steer	cow	stot	calve	hert
Horse	stallion/ stud	mare/ dam	foal colt (M) filly (F)	foal	stable/
Donkey	jackass	jannet	colt	foal	herd
Sheep	buck/ram	ewe/dam	lamb	lamb	flock
Goat	buck	nanny	kid	kidding	trip
Hog	board	sow/gilt	piglet	farrow	herd
Dog	dog	bitch	pup	whelp	kennel
Cat	tom	queen	kitten	queening	clowder
Chicken	cock	hen	chick	haten	flock
Camel	camel	sand	todya	-	tola
Elephant	bull	cow	calf	calve	herd
Giraffe	bull	cow	calf	calve	herd
Lion	lion/tom	lioness	cub	whelp	flock

COMMON TERMS FOR DIFFERENT SPECIES OF ANIMALS

- गो (गाय) – बोवाइन (Bovine) – Cow
- महिषी (भैंस) – बोवाइन (Bovine) – Buffalo
- अश्व (घोड़ा) – इक्वाइन (Equine) – Horse
- अविका (भेड़) – केप्राइन (Caprine) – Goat
- वराह (शूकर) – स्वाइन (Swine) – Pig
- श्वान (कुत्ता) – कैनाइन (Canine) – Dog
- मार्जारी (बिल्ली) – फेलाइन (Feline) – Cat
- उष्ट्र (ऊँट) – कैमल (Camel) – Camel
- गज (हाथी) – एलिफेन्ट (Elephant) – Elephant
- खग (पक्षी) – एवियन (Avian) – Birds

NORMAL TEMPERATURE, PULSE AND RESPIRATION

Species of animal	Temperature		Pulse rate/ minute	Respiration/ minute
	(°C)	(°F)		
Cow	38.5	101.5	40-60	10-20
Buffalo	38.5	101.5	40-60	15-20
Horse	38.0	100.5	30-45	09-12
Camel	35-38.6	95-101.5	30-50	05-12
Sheep	39.0	102.5	55.75	15-30
Goat	39.0	102.5	55-75	15-30
Pig	38.5	101.2	60-80	10-25
Dog	38.5	101.5	80-110	15-25
Cat	38.5	102.2	110-130	20-40
Fowl	41.5	106.5	120-160	15-50

REPRODUCTIVE CYCLE OF DOMESTIC ANIMALS

Animal	Puberty Age	Breeding Age	Gestation Period
Cow	1-2 Yrs.	1½-2 Yrs.	282 days
Buffalo	1-3/4 - 2½ Yrs.	2-2½ Yrs.	310 days
Mare	1½ - 2 Yrs.	2½-3 Yrs.	340 days
Ewe	8-12 months	1-1½ Yrs.	150 days
Goat	8-12 months	1-1½ Yrs.	150 days
Sow	6-8 months	8-10 months	115 days
Bitch	6-12 months	1-1½ Yrs.	62 days
Cat	6-15 months	1-1½ Yrs.	60 days
Camel	3½ - 5 Yrs.	3½ - 5 Yrs.	391±17 days

- **Ruminants**

Cow, Buffalo, Sheep, Goat, Deer, Giraffe, Nilgai (4-chambered stomach). Llama, Camel (3-chambered stomach)

- **Nonruminants**

Man, Horse, Dog, Monkey, Elephant, Zebra, Ass, Rhinocerus, Hippotamus, Rabbit

ZOONOTIC DISEASES OF CATTLE

Disease	Etiology	Method of Zoonosis
BACTERIAL DISEASES		
• Anthrax	*Bacillus anthracis*	Direct Contact
• Brucellosis	*Brucella* spp.	Direct Contact
• Tuberculosis	*Mycobacterium tuberculosis* (bovis)	Milk and Contact
• Actinomycosis	*Actinomyces bovis*	
• Leptospirosis	*Leptospira* spp.	Skin abrasion, contact
• Listeriosis	*Leptospira* spp.	Skin abrasion, contact
• Salmonellosis	*Salmonella* spp.	Ingestion
• Diptheria	*Coryne. diptheriae*	Contact and milk
• Staphylococcosis	*Staphylococcus species*	Contact and ingestion
• Streptococcosis	*Streptococcus*	Contact and ingestion
VIRAL DISEASES		
• Rabies	Rhabdovirus	Animal bite
• FMD	Picornavirus	Contact and milk
• Cow Pox.	Vaccinia virus	Contact, skin cut
• Vesi. stomatitis	Virus	Uncertain
FUNGAL DISEASES		
• Aspergillosis	*Aspergillus* spp.	Inhalation of spore
• Candiasis	*Candila albicans*	Direct contact
• Cryptococcosis	*Cryp.neoformans*	Inhalation
• Ring worm	*Trichophyton* spp.	Direct contact
RICKETTSIAL DISEASES		
• Q.Fever	*Coxiella burntti*	Animal bite
PARASITIC DISEASES		
• Sarcocystiasis	*Sarcocystic* spp.	Ingestion
• Toxoplasma	*Toxoplasma* spp.	Ingestion, contact
• Filariasis	*Dirofilaria* spp.	Mosquito bite
• Taeniasis	*Taenia saginata*	Ingestion
• Babesiosis	*Babesia* spp.	Tick bite
• Trypanosomiasis	*Trypanosoma* spp.	Tsetse fly bite, cotact
• Echinococcosis	*Echi. multiceps*	Contact, ingestion, inhalation
• Cryptosporidiosis	*Crypto. parvum*	Ingestion, contact

COMPOSITION OF MILK OF DIFFERENT SPECIES

Species	Water %	Fat %	Protein %	Lactose %	Ash %
Human	87.20	4.12	1.62	6.98	0.21
Cow (Desi)	86.58	4.50	3.35	4.70	0.68
Cow (HF)	87.75	3.50	3.35	4.85	0.68
Cow (Jersy)	85.47	5.05	3.78	5.00	0.70
Buffalo (Indian)	83.23	7.45	3.75	4.80	0.74
Buffalo (China)	76.80	12.60	6.04	3.70	0.86
Buffalo (Egypt)	82.09	7.96	4.16	4.86	0.78
Sheep	80.71	7.90	5.23	4.81	0.90
Goat	87.00	4.25	3.52	4.27	0.86
Camel	87.60	5.39	3.00	3.25	0.70
Mare	89.00	1.60	2.70	6.15	0.52
Donkey	89.03	2.53	2.01	6.07	0.41

CHEMICAL COMPOSITION OF EGG

Part of egg	Water %	Fat %	Protein %	Ash %
Whole egg	65.5	11.8	11.0	11.7
White	88.0	11.0	0.2	0.8
Yolk	48.0	17.5	32.5	2.0
	Calcium Carbonate%	Magnesium Carbonate%	Calcium Phosphate%	Organic Matter%
Shell	94	1.0	1.0	4.0

PHYSICAL CHARACTERISTICS OF MEATS OF DIFFERENT ANIMALS

Meat	Colour	Consistency	Fat
Goat Meat	Light red	Very firm	Pure white
Pork	Light red	Very soft	Grey white
Buffalo meat	Dark red	Firm	Pure white
Horse flesh	Light red	Very firm	white or yellow
Beef	Red	Fairly firm	Yellowish white
Camel meat	Red	Fairly firm	Yellowish white Pale yellow

DEWORMING SCHEDULE OF LIVESTOCK

Stage	Deworming Schedule
Cattle	
Calf	1 month age and thereafter every month
Heifer	Once every 2 months
Adult	Once every 3 to 4 months
Pregnant Cow	5th month of pregnancy and 2 weeks pre-calving.
Post-Calving	2 weeks post-calving. Repeat twice at one month interval.
Horse	
Foal	4, 8, 16, 20, 24, 32 and 40 weeks of age.
Yearling	In spring before pulling out to pasture.
Adult	Once every 3 to 4 months.
Pregnant Mare	4 weeks pre-foaling.
Post-Foaling	4 weeks post-foaling.
Dog	
Pup	2, 4, 7 and 11 weeks of age
Adult	Once every 3 to 4 months
Pregnant Bitch	2 weeks pre-whelping
Post-whelping	2 weeks post-whelping
Sheep / Goat	
Lamb	4, 8 and 12 weeks of age
Adult	Once every 2 to 3 months
Pregnant ewe/doe	4th month of pregnancy and 2 weeks pre-lambing/kidding
Post-Lambing/ kidding	4 weeks post-lambing/kidding
Pig	
Young	5 and 9 weeks of age
Adult Pig	Once every 3 to 4 months
Pregnant Sow	1 week pre-farrowing
Post-Farrowing	5 weeks post-farrowing
Poultry	
Chick	1-1½ months age
Grower	2- 2½ months. Repeat at 3 months
Adult	Every months

NORMAL HAEMATOLOGIAL VALUES IN DOMESTIC ANIMALS

Animal	Hb (gm./100ml)	PCV (%)	RBC (million/ mm^2)	WBC (thousand/ mm^2)	Differential Count				
					Neutro-phils (%)	Lympho-cytes (%)	Eosino-phils(%)	Baso-phils (%)	Mono-cytes (%)
Cow	8-15	25-45	6-10	7-10	25-30	50-70	2-5	<1	5
Buffalo	8-14	40-55	6-8	7-10	25-30	30-70	2-5	<1	5
Sheep	8-15	25-50	8-15	7-10	25-30	50-70	2-5	<1	4
Goat	8-14	20-35	10-16	8-12	20-40	50-70	2-5	<1	4
Dog	12-18	35-50	6-8	9-13	65-75	20-25	2-5	<1	5
Horse	8-14	30-50	6-12	8-11	50-60	20-50	2-5	<1	5-6
Camel	12	30	6-7.5	20	40	45	1	1	6
Elephant	12-16	35-40	2-4	7-15	25-50	40-60	6-15	<1	2-5
Poultry	8-13	25-45	2.2-4	20-30	25-30	60-75	3-8	1-4	8

NORMAL HAEMATOLOGICAL VALUES IN DOMESTIC ANIMALS

Animal	Whole blood				Serum				
	Protein (gm/100 ml)	Urea (mg/ 100 ml)	Glucose (mg/ 100 ml)	Creatinine (mg/ 100 ml)	Na^+ (m mol/l)	K^+ (m mol/l)	Ca^{+2} (m mol/l)	Mg^{+2} (m mol/l)	Cl (m mol/l)
Cow	7.5	10-30	35-60	1-2	130-150	4-6	2-6	0.5-1.5	90-110
Horse	6.5	10-20	60-100	1-2	130-150	3-5	2.8-3.5	0.8-1.2	100-120
Sheep	6.0	8-20	35-60	1-2	140-160	4-5.5	2.5-3.2	0.8-1.2	95-110
Goat	6.5	10-30	60-100	1-2	140-155	4-6	2.3-3.0	0.9-1.2	100-120
Dog	6.5	10-20	70-100	1-2	145-155	4-5.5	2.2-3.0	0.7-1.1	105-120

Animal	Oestrus cycle type	Cycle length	Oestrus length	Ovulation time	Best Breeding time	Time of breeding after parturation
Cow	Polyestrus	21 days (18-24)	18 hrs. (10-24)		Last half of oestrus	60-90 days
Bufalo	Seasonally Polyestrus Sept.February	21 days	20 hrs.	10-12 hrs. after end of oestrus	Later half of oestrus	60-90 days
Mare	Seasonally Polyoestrus Spring and Summer	21 days (19-26)	6 days (2-10)	1-2 days end of before end	3rd or 4th day of oestrus	About 4 week or II oestrus, I oestrus if normal in every case.
Ewe	Seasonally Polyoestrus Summer, Autumn and Post monsoon	17 days (14-20)	1-2 days	12-24 hrs. before end of oestrus	18-24 hrs. after onset oestrus	Usually the I oestrus
Goat	Seasonally Polyoestrus Early fall to late winter	20 days (18-21)	2-3 days	About the last day of oestrus	24-36 hrs. after onset of oestrus	Usually the I oestrus
Cow	Polyoestrus All year	21 days (16-24)	2-3 days	30-40 hrs. after onset of oestrus	12-30 hrs.after onset of oestrus	First oestrus
Bitch	Unseasonally Monoestrus March-April, Sept.Oct.	Two cycles Per Year	6-12 days (2-21)	1-2 days onset of true oestrus	2-3 days after onset of oestrus or 10-14 days after onset of post oestrus bleeding	Usually the I oestrus
Goat	Seasonally Polyoestrus Spring and early fall	14-21 days	6-7 days	Induced 24-30 hrs. after	Induced ovulator daily from day 2 of oestrus	Usually the I oestrus
Camel (Sand)	Rutting Season Nov. - March	16-22 days	3-5 days	36 hrs.after coitus	4-5 days of Oestrus	One year post-calving

VACCINATION SCHEDULE OF LIVESTOCK

Age to Vaccinate	Type of Vaccine	Dose	Route of Administration	Remarks
CATTLE				
Above 2 Months	Theileriasis vaccine	3 ml	S/C	Repeat yearly
4 Months	Food and Mouth disease (Quadrivalent)	As per manufacturers instruction Give Booster after 21 days	S/C	Repeat half yearly
6 Months	Anthrax Spore vaccine	1 ml.	S/C	Repeat yearly. Preferably before monsoon. In endemic areas only
Above 6 months	Haemorrhagic Septicaemia vaccine	2 ml.	S/C	Repeat yearly Preferably before monsoon
Above 6 Months	Black Quarter Vaccine	2 ml.	S/C	Repeat yearly. To be administered only in animals upto 3 years of age. Preferably before monsoon.
6-9 Months	Brucellosis C-19 Vaccine	5 ml.	S/C	Females only. Life long immunity. Vaccination only if incidence of the disease is more than 5%.
6-9 Months	Rinderpest Vaccine (TCRP)	1 ml.	S/C	Repeat after 3 years. Preferably in November or December

VACCINATION SCHEDULE OF LIVESTOCK (*Contd.*)

Age to Vaccinate	Type of Vaccine	Dose	Route of Administration	Remarks
HORSE				
3-4 Months	Tetanus Toxoid	2 does at 30 days interval	S/C or I/M	Repeat yearly. Vaccinate mares in the last 2-3 weeks of pregnancy.
After 3 Months	Strangles Vaccine	3 injections of 2 ml, 4 ml, 8 ml, at 10-14 days interval	S/C	Repeat yearly
6 Months	Equine Influenza vaccine	2 does at 21 days interval and a booster after 5-7 months	S/C	Repeat yearly
6-12 months	Anthrax Spore Vaccine	1 ml	S/C	Repeat yearly. Preferably before monsoon.
8 months	African Horse Sickness Vaccine	5 ml	S/C	Repeat yearly
2-3 months	Salmonella Abortivoequina Vaccine	3 doses of 10 ml at weekly interval	S/C	Repeat yearly. In endemic areas in mares only

VACCINATION SCHEDULE OF LIVESTOCK (*Contd.*)

Age to Vaccinate	Type of Vaccine	Dose	Route of Administration	Remarks
DOG				
7-9 Weeks	Distemper, Hepatitis Leptospirosis Vaccine 1	1 ml.	S/C or I/M	
7-9 Weeks	Parvovirus Vaccine 1	1 ml.	S/C or I/M	
7-9 Weeks	Coronavirus Vaccine 1	1 ml.	S/C or I/M	
After 12 Weeks	Rabies Vaccine	1 ml.	S/C or I/M	Repeat yearly.
12-14 Weeks	Distemper. Hepititis Leptospirosis Vaccine 2	1 ml.	S/C or I/M	Repeat yearly.
12-14 Weeks	Parvovirus Vaccine 2	1 ml.	S/C or I/M	Repeat yearly
SHEEP				
10-12 Weeks	Tetanus Toxiod	2 doses at 6-8 weeks interval	S/C or I/M	Repeat yearly. Also vaccinate ewes in the last 2-3 weeks of pregnancy
12 Weeks	Enterotoxaemia Vaccine	2.5 ml. 2 doses at 3 weeks interval	S/C or I/M	Repeat yearly
4-6 Weeks	Anthrax Spore Vaccine	1 ml.	S/C	Repeat yearly In endemic areas only

VACCINATION SCHEDULE OF LIVESTOCK (*Contd.*)

Age to Vaccinate	Type of Vaccine	Dose	Route of Administration	Remarks
GOAT				
12 Weeks	Contagious Caprine Pleuropneumonia Vaccine.	0.2 ml	At ear tip	Repeat yearly.
12 Weeks	Enterotoxaemia Vaccine	2.5 ml, 2 doses at 3 weeks interval	S/C	Repeat yearly
POULTRY				
1 Day	Mareks Disease Vaccine	0.2 ml	I/M or S/C	
2-7 Days	Ranikhet Disease vaccine (F-1)	2 Drops	Eye Drop/Nasal drop	
2-3 Days	Gumboro Disease Vaccine	As per manufacturer's instruction	Drinking Water	
3-4 Weeks	Infectious Bronchitis Vaccine 1	2 drops	Eye Drop	In endemic areas only
4-5 Weks	Ranikhet Disease Vaccine (Lasota)	As per manufacturer's instruction	Drinking water	Only Wher foci or RD infection is present
6-8 Weeks	Ranikhet Disease Vaccine (R2B) 1	0.5 ml	S/C or I/M	
8-10 Weeks	Fowl Pox Vaccine	2 Pricks	Wing web puncture	
10-12 Weks	Infectious Bronchitis Vaccine 2	2 drops	Eye drop	In endemic areas only.
16-18 Weeks	Ranikhet Disease Vaccine (R2B) 2	0.5 ml	S/C or I/M	

FITNESS CERTIFICATE

Serial No.________________ Date ______________

This is to certify that at the request of Shri ________________________

address ____

____

I have examined on this the ____________ day of ____________

the below mentioned animal, said to be the property of Shri __________

______________________________ Address ____________________

____

for the purpose of finding fitness :

Kind of Animal : ______________________________

Breed : ______________________________

Age : ______________________________

Sex : ______________________________

Colour : ______________________________

Height : ______________________________

Markings : ______________________________

Defects : ______________________________

____

Opinion : In my opinion the said animal is sound / unsound in health and is fit / unfit for being utilized / employed as a ____________

(If unsound mention the form of unsoundness).

Place : ____________ Signature ______________

Name ______________

Date : ____________ Designation ______________

R.V.C.No. ______________

POST MORTEM REPORT

Serial No.______________ Date ______________

Dr.______________________ Vety. Hosp.______________________

(Veternary Officer)

Dt. & Hr. of Exam. ______________ Dt. & Hr. of Death ______________

Camp ____

Certified that on this the __________ day of ______________ I have

(Date) (Month & Year)

examined a ______________________________ at the request of

(Kind of Animal)

____ said to be the

(Name & Address)

property of ____

(Name & Address)

having the following discription :

IDENTIFICATION

A. ____

(Species) (Breed) (Sex) (Age) (Colour) (Height)

B. Markings ____

EXTERNAL EXAMINATION

A. ____

(Condition of Cadaver) (Hall coas) (Body Orifices) (Scars)

B. ____

(Injuries, Superficial tumors, etc. with location and dimensions)

C. ______________________ D. ______________________

(Condition of pupil & eye) (Rigor - Mortis)

INTERNAL EXAMINATION

A. Respiratory System ______________________________

(Larynx) (Trachea)

____

(Bronchi) (Lungs) (Pleura) (Lymphnodes)

B. Cardiovascular System ______________________________

(Heart including valves and coronary vessels)

____

(Aorta, Blood, Serum colour, Coagulation, etc. & Lymph vessels)

C. Spleen ________________________________

D. Liver ________________________________

(Gall Bladdar) (Bile Duct)

E. Gastro Inestinal tract ________________________________

(Mouth) (Tongue) (Oesophagus)

____

(Rumen) (Reticulum) (Omasum) (Abomasum/Stomach)

____

(Small Intestine) (Caecum) (Colon) (Rectum) (Anus)

F. Urinary Tract ________________________________

(Kidney) (Ureters) (Bladder) (Urethra)

G. Genital System ________________________________

(Penis/Vulva) (Testes / JO varies)

____

(Epididymus / Oviducts) (Spermatic Cord/Uterus)

____

(Prostate/Cervix) (Seminal Vesicles/Vagina) (Bulbourethral Glands)

H. Head ________________________________

I. Brain ________________________________

J. Spinal Cord ________________________________

K. Bones and Joints ________________________________

L. Musculature ________________________________

BACTERIOLOGICAL / CHEMICAL EXAMINATION

____

____

OPINION AS TO THE CAUSE OF DEATH

____

____

Signature ____________________

Name ____________________

Designation ____________________

R.V.C. No. ____________________